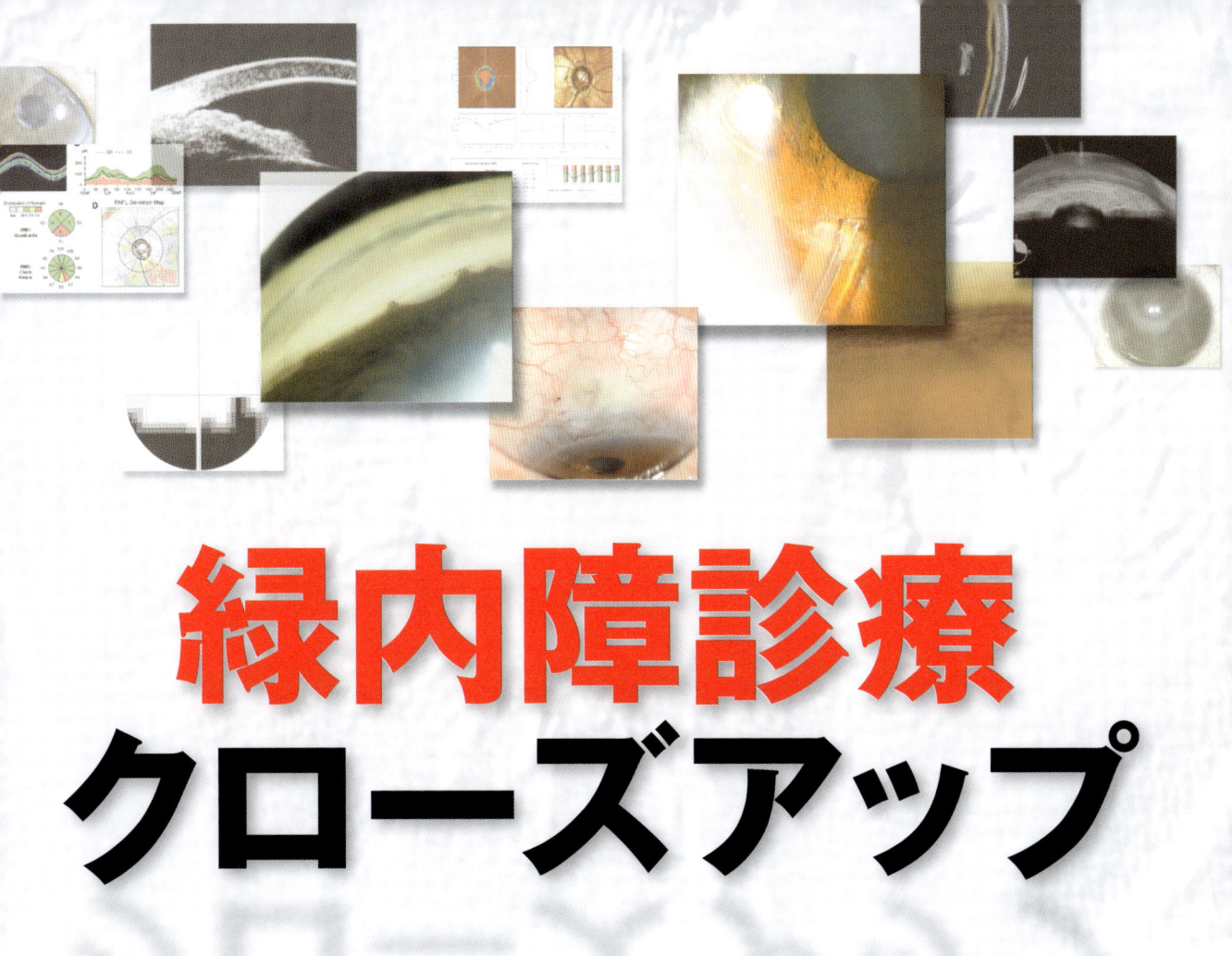

緑内障診療クローズアップ

■編集
木内良明
広島大学大学院医歯薬総合研究科視覚病態学教授

MEDICAL VIEW

本書では，厳密な指示・副作用・投薬スケジュール等について記載されていますが，これらは変更される可能性があります．本書で言及されている薬品については，製品に添付されている製造者による情報を十分にご参照ください．

Essential Guide for Glaucoma Clinic
（ISBN 978-4-7583-1088-8 C3047）

Author: Yoshiaki Kiuchi

2014. 4.10 1st ed

©MEDICAL VIEW, 2014
Printed and Bound in Japan

Medical View Co., Ltd.
2-30 Ichigayahonmuracho, Shinjukuku, Tokyo, 162-0845, Japan
E-mail ed@medicalview.co.jp

序　文

　アレルギー性結膜炎，眼鏡やコンタクトレンズ診療を目的として受診した患者に緑内障を発見することが良くあります。ひとたび緑内障になるとほとんどの患者は生涯緑内障に対する治療，経過観察が必要になりますので眼科医の役割は重大です。緑内障は有病率も高いために緑内障患者を全く診療しないという眼科医は極めてまれでしょう。

　医療は常に進化し，医師の知識と技量もそれに伴って進化しないといけません。緑内障の世界も日々進化しています。患者さんからの信頼を得るためには眼科医療の知識を更新する必要があります。「緑内障診療クローズアップ」は緑内障を専門としない実地医療者を読者として想定し，最新の緑内障診療の知識を分かりやすく伝える事を目的として企画されました。緑内障診療の基本的な知識として一部基礎的な部分もありますが，多くの内容を緑内障の診療に関係する臨床的な項目に絞りこみました。

　本書を詳しく読み込むとその奥に潜む宝に気付かれる先生もおられると思います。でもそこまで完全に理解する必要はありません。患者さんを目の前にしてなんと答えるべきか，どう対処すべきか，短い文章でズバッと正解を伝えるのが本書の役割です。成書になるころには多くの知識は古くなっているとよく言われます。著者やメジカルビュー社の努力もあり，本書には時代に遅れることなく最先端の内容を盛り込むことができました。読みやすく，最先端の情報が詰まった本書を日常の診療にご活用ください。

　本書の著者は西日本の先生方に少し偏っています。監修者が関西緑内障道場，中国四国緑内障アカデミーのメンバーとして臨床眼科学会，眼科手術学会のインストラクションコースに参加していることもあり，そのメンバーに多くの原稿を依頼したことによるものです。企画の段階から有用な提言もいただきました。素早く原稿を寄せていただいた全ての著者と企画・編集にあたって多大なご苦労をおかけしたメジカルビュー社の榊原優子氏に深く感謝いたします。

2014年3月

木内良明

緑内障診療クローズアップ

目次 CONTENTS

I 緑内障診療の基本

緑内障の疫学	齋藤 瞳	2
緑内障に関連する遺伝子	池田陽子,中野正和	6
緑内障診察の進め方	竹中丈二	12
房水循環の生理	竹中丈二	14

眼圧検査
眼圧計の種類と眼圧測定の実際	中倉俊祐	16
手持ち眼圧計の種類と眼圧測定の実際	中倉俊祐	19
眼圧に影響する因子：体位変動・日内変動	中倉俊祐	22

視野検査
視野検査に影響する因子	加藤昌寛,中野 匡	24
視野検査の種類と特徴		
Humphrey静的視野解釈の基本	内藤知子	28
Goldmann動的視野解釈の基本	内藤知子	36
Octopus静的視野解釈の基本	奥山幸子	38
早期発見のための視野検査	奥山幸子	42
視野検査でみる進行評価	伊藤義徳,中野 匡	46

前眼部検査
スリットランプでみること	小林 賢	50
隅角鏡でみること	小林 賢	54
UBMと前眼部OCT	三嶋弘一	58

眼底検査
視神経乳頭所見の取り方	大鳥安正	64
鑑別を要する乳頭所見	大鳥安正	68

画像診断
- OCT ... 金森章泰 **70**
- HRT ... 宇田川さち子，大久保真司 **76**
- その他の画像診断 ... 宇田川さち子，大久保真司 **81**

II 点眼治療

- 点眼治療の原則 ... 廣岡一行 **88**
- 眼圧下降以外の薬 ... 廣岡一行 **93**
- アドヒアランス ... 廣岡一行 **96**
- 緑内障患者に使えない薬 ... 中村　誠 **100**
- 妊婦，小児への点眼薬処方 ... 中村　誠 **103**

III 術式選択と術後管理

トラベクレクトミー
- トラベクレクトミー　適応病態と術後管理 ... 井上俊洋 **108**
- トラベクレクトミー　合併症対策 ... 井上俊洋 **114**

濾過胞再建術 ... 原　岳 **120**

トラベクロトミー
- トラベクロトミー　適応病態と術後管理 ... 家木良彰 **122**
- トラベクロトミー　合併症対策 ... 家木良彰 **126**

その他の隅角手術 ... 陳　進輝 **130**

緑内障シャント手術
 EX-PRESS™手術　適応病態と術後管理，合併症対策 …… 石田恭子　**134**
 Baerveldtインプラント手術　適応病態と術後管理 …… 谷戸正樹　**140**
 Baerveldtインプラント手術　合併症対策 …… 谷戸正樹　**144**

周辺虹彩切除術
 周辺虹彩切除術　適応病態と術後管理，合併症対策 …… 杉本洋輔　**150**

レーザー手術
 虹彩のレーザー治療 …… 杉本洋輔　**154**
 隅角のレーザー治療 …… 丸山勝彦　**157**
 毛様体のレーザー治療 …… 石川　誠　**162**

Ⅳ　病型別診断と治療

原発開放隅角緑内障（広義）
 原発開放隅角緑内障（狭義）
  原発開放隅角緑内障（狭義）　診断 …… 溝上志朗　**168**
  原発開放隅角緑内障（狭義）　治療 …… 溝上志朗　**174**
  正常眼圧緑内障　概論 …… 中村　誠　**180**
  正常眼圧緑内障　循環障害と緑内障 …… 柳　昌秀　**184**
  正常眼圧緑内障　緑内障と近視性視神経症 …… 新田耕治　**186**
  正常眼圧緑内障　緑内障の生活指導 …… 小松直樹　**192**
  正常眼圧緑内障　運転免許と緑内障 …… 結城賢弥　**194**
 高眼圧症
  高眼圧症　診断と治療 …… 鈴木克佳　**196**

原発閉塞隅角緑内障

瞳孔ブロックによる閉塞隅角緑内障
- 瞳孔ブロックによる閉塞隅角緑内障　疫学と診断 …… 酒井　寛　**202**
- 瞳孔ブロックによる閉塞隅角緑内障　治療 …… 酒井　寛　**210**

プラトー虹彩緑内障
- プラトー虹彩緑内障　診断と治療 …… 望月英毅　**216**

急性原発閉塞隅角症
- 急性原発閉塞隅角症　診断 …… 望月英毅　**220**
- 急性原発閉塞隅角症　治療 …… 望月英毅　**223**

続発緑内障
- ぶどう膜炎に続発する緑内障 …… 鴨居功樹　**226**
- 水晶体疾患に関係する緑内障
  - 水晶体脱臼 …… 三木篤也　**234**
  - 落屑緑内障 …… 谷戸正樹　**238**
- 角膜疾患に続発する緑内障 …… 丸山悠子, 森　和彦　**242**
- ステロイド緑内障 …… 本庄　恵　**248**
- 網膜疾患に続発する緑内障 …… 馬場哲也　**252**
- 悪性緑内障 …… 戸田良太郎　**256**
- 外傷性緑内障 …… 木村雅代, 東出朋巳　**260**

発達緑内障
- 早発型発達緑内障　診断と治療 …… 横山知子　**266**
- 続発発達緑内障　診断と治療 …… 芝　大介　**270**

索引 …… **274**

執筆者一覧

● 編集

木内良明	広島大学大学院医歯薬総合研究科視覚病態学教授

● 編集協力（五十音順）

家木良彰	川崎医科大学眼科学准教授
鈴木克佳	山口大学大学院医学系研究科眼科学講師
谷戸正樹	松江赤十字病院眼科部長
内藤知子	岡山大学医学部眼科学
馬場哲也	明世社　白井病院副院長
溝上志朗	愛媛大学医学部眼科学准教授

● 執筆者（掲載順）

齋藤　瞳	公立学校共済組合関東中央病院眼科
池田陽子	御池眼科池田クリニック院長
中野正和	京都府立医科大学ゲノム医科学部門准教授
竹中丈二	広島大学大学院医歯薬総合研究科視覚病態学
中倉俊祐	三栄会ツカザキ病院眼科医長
加藤昌寛	東京慈恵会医科大学眼科学
中野　匡	東京慈恵会医科大学眼科学准教授
内藤知子	岡山大学医学部眼科学
奥山幸子	近畿大学医学部眼科学講師
伊藤義徳	東京慈恵会医科大学眼科学
小林　賢	広島大学大学院医歯薬総合研究科視覚病態学
三嶋弘一	東京逓信病院眼科
大鳥安正	国立病院機構大阪医療センター眼科科長
金森章泰	神戸大学医学部眼科講師
宇田川さち子	金沢大学附属病院眼科
大久保真司	金沢大学附属病院眼科病院臨床准教授
廣岡一行	香川大学医学部眼科学講師
中村　誠	神戸大学医学部眼科教授
井上俊洋	熊本大学大学院生命科学研究部眼科学分野講師
原　岳	原眼科病院院長
家木良彰	川崎医科大学眼科学准教授
陳　進輝	北海道大学大学院医学研究科眼科学診療教授

石田恭子	岐阜大学大学院医学系研究科眼科学講師
谷戸正樹	松江赤十字病院眼科部長
杉本洋輔	広島大学大学院医歯薬総合研究科視覚病態学
丸山勝彦	東京医科大学眼科学講師
石川　誠	秋田大学大学院医学系研究科眼科学准教授
溝上志朗	愛媛大学医学部眼科学准教授
柳　昌秀	広島大学大学院医歯薬総合研究科視覚病態学
新田耕治	福井県済生会病院眼科部長
小松直樹	鳥取大学医学部視覚病態学
結城賢弥	慶應義塾大学医学部眼科学
鈴木克佳	山口大学大学院医学系研究科眼科学講師
酒井　寛	琉球大学医学部眼科学講師
望月英毅	草津眼科クリニック院長／ 広島大学大学院医歯薬総合研究科視覚病態学非常勤講師
鴨居功樹	東京医科歯科大学眼科学講師／ 東京大学医科学研究所附属病院非常勤講師
三木篤也	大阪大学大学院医学系研究科眼科学学部内講師
丸山悠子	京都府立医科大学大学院医学研究科視覚機能再生外科学
森　和彦	京都府立医科大学眼科学講師
本庄　恵	東京都健康長寿医療センター眼科医長
馬場哲也	明世社　白井病院副院長
戸田良太郎	広島大学大学院医歯薬総合研究科視覚病態学
木村雅代	南砺市民病院眼科医長
東出朋巳	金沢大学附属病院眼科病院臨床教授
横山知子	広島大学大学院医歯薬総合研究科視覚病態学講師
芝　大介	慶應義塾大学医学部眼科学

I

緑内障診療の基本

I 緑内障診療の基本
緑内障の疫学

失明原因としての緑内障

- 緑内障は2011年のWHOの調査によると世界の成人の失明原因の第3位であった。
- 2007年に厚生労働省より発表された日本人の成人の失明原因では，長らく1位だった糖尿病網膜症を抜いて緑内障が第1位の疾患となり（表1），高齢化社会が進んでいるわが国では今後さらに重要視される疾患と思われる。
- 緑内障に罹患すると全例が失明するわけではないため，緑内障による失明率の高さはその有病率の高さを物語っていると考えられる。

表1 日本人の中途失明原因疾患（2007年厚生労働省研究班の調査報告書より）

順位	疾患
1位	緑内障（20.9％）
2位	糖尿病網膜症（19.0％）
3位	網膜色素変性（13.5％）
4位	加齢黄斑変性（9.3％）
5位	網脈絡膜萎縮，視神経萎縮（8.6％）

表2 世界の緑内障疫学調査

	施行場所	広義の開放隅角緑内障有病率
Beaver Dam Eye Study	アメリカ	2.1％
Barbados Eye Study	中米	6.7％
Rotterdam Study	オランダ	1.1％
Blue Mountains Eye Study	オーストラリア	3.0％
Andhra Pradesh Eye Disease Study	インド	1.9％
Latino Eye study	中米	4.7％
Tajimi Study	日本（多治見市）	3.9％
Chennai Glaucoma Study	インド	1.6％
Beijing Eye Study	中国	2.6％

世界の緑内障疫学調査

- 緑内障のさまざまな病型とその有病率は世界各国で疫学調査として調べられている。
- わが国からは多治見スタディ[1]と久米島スタディ[2]が報告されている。多治見スタディ以前の諸外国の代表的な疫学調査にはBeaver Dam Eye Study[3]，Barbados Eye Study[4]，Blue Mountains Eye Study[5]，Rotterdam Study[6]などがあげられる。しかしこれらは主に欧米人を対象としたものばかりで，アジアからはこの当時は大規模な報告はインドのAndhra Pradesh Eye Disease Study[7]くらいであった。
- 上記調査の報告によると，原発開放隅角緑内障（POAG）の有病率は1.1～3.0％程度であった（表2）。しかし，この時代の疫学調査はまだ手法が確立しておらず，緑内障の確定診断を非接触型眼圧計による眼圧測定で行っていたり，視野検査方法が調査によって異なっていたり，緑内障の診断基準が統一されておらず，各国で行われた疫学調査の結果を直接比較することが困難であった。
- 近年の疫学調査では，なるべく緑内障の定義を統一するために，2002年にFosterらにより提唱された診断基準をInternational Society for Geographic and Epidemiological Ophthalmology（ISGEO）の国際的な診断基準（表3）として定めており，2002年以降に論文化された（疫学調査のデータ収集時期はそれ以前の場合もあるが）調査の緑内障はほぼすべてこの基準に沿って診断されている。
- 2002年以降の世界の疫学調査としては，Latino Eye Study[8]，Chennai Glaucoma Study[9]やBeijing Eye Study[10]などがあげられる。
- 上記の報告でもPOAGの有病率は2.6～3.9％（表2）と比較的高値であった。

日本の緑内障疫学調査―多治見スタディ

- 過去の疫学調査の結果より人種によって緑内障の有病率が異なることが判明している。
- 欧米人では比較的有病率が低く[3,5]，アフリカ系民族やラテンアメリカ系民族では有病率が高い[4,8]傾向にあった。
- 1998年ごろに塩瀬らによる日本全国の大規模調査の報告はあったものの，アジアからの正式な疫学調査報告がわずかであったため，わが国初のpopulation-based studyが多治見で行われることとなった。
- 多治見スタディでは，2000年9月〜2001年10月の期間に岐阜県多治見市在住の40歳以上の市民54,165人より無作為に4,000人を抽出し，眼科検診に参加するようよびかけたところ，最終的な検診参加率は78.1%であった。1次検査で眼疾患のスクリーニングを行い，異常の疑いのあるものを2次検査で精密検査した（**表3, 4**）。
- 多治見スタディによる成人の失明・ロービジョンの原因疾患は**表5**のとおりである。厚生労働省の失明原因は視覚障害者申請をされた疾患を元に報告しているため，さまざまなバイアスがかかっている可能性があるが，疫学調査の結果でも同様に緑内障が成人の失明原因の第2位であったことが判明した。
- 緑内障の有病率を病型別に**表6**に示した。広義のPOAGの有病率は3.9%で欧米人より高く，黒人の報告より低い数値であった。また，広義のPOAGをさらに狭義のPOAG（無治療時眼圧＞21mmHg）と正常眼圧緑内障（NTG）（無治療時眼圧≦21mmHg）に分けると全緑内障の7割以上，また広義のPOAGの9割以上がNTGであることが判明した（**図1**）。
- 欧米人を対象とした調査ではNTGの有病率が1%前後であったことから，日本人の緑内障の重要な特徴としてNTGの割合が非常に高いことがわかった。これは，検診で眼圧のみで緑内障の有無を判定しているとほとんどの症例を見逃してしまうことを示唆しており，現在多くの緑内障検診で眼圧検査に加えて眼底写真の読影を行っている根拠となっている。

表3　多治見スタディ1次検査項目

- 問診
- 身体測定（身長・体重・血圧）
- 矯正視力
- 細隙灯検査
- 角膜厚
- 眼圧測定（アプラネーション）
- 視野検査（FDT　C-20-1）
- HRT II
- 眼底写真

表4　多治見スタディ2次検査項目

- 視野検査（HFA　SITA-standard 30-2）
- 隅角検査
- 散瞳下眼底検査
- 立体眼底写真

表5　多治見スタディ　成人失明・ロービジョン原因

1位	白内障（0.37%）
2位	緑内障（0.1%）
3位	近視性黄斑変性（0.1%）
4位	角膜混濁（0.07%）
5位	糖尿病網膜症（0.07%）

表6　多治見スタディにおける病型別緑内障の内訳

病型	有病率（%）
原発開放隅角緑内障（広義）	3.9 (3.2-4.6)
原発開放隅角緑内障（狭義）	0.3 (0.1-0.5)
正常眼圧緑内障	3.6 (2.9-4.3)
原発閉塞隅角緑内障	0.6 (0.4-0.9)
続発緑内障	0.5 (0.2-0.7)
発達緑内障	―
全緑内障	5.0 (4.2-5.8)

図1　全緑内障の病型別内訳

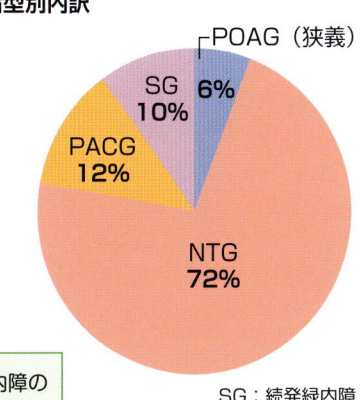

SG：続発緑内障

> **ポイント**
> 日本における全緑内障の7割以上がNTG

日本の緑内障疫学調査—久米島スタディ

- 多治見スタディでは原発閉塞隅角緑内障（PACG）の有病率を0.6％と報告している．しかし，東南アジア諸国からは1〜2.5％とより高い有病率が報告されているため，PACGの有病率も地域差が存在すると思われる．
- 日本国内でも，本州の中央に位置する多治見市と琉球諸島の離島ではPACGの有病率が違う可能性が過去の国内の報告より示唆されていたため，久米島スタディが実施された．
- 2005年5月〜2006年8月の期間に沖縄県久米島町に在住の40歳以上の住民4,632人全員を対象に（参加率81.2％）多治見スタディとほぼ同様の疫学調査が行われた[2]．
- 久米島では40歳以上の成人のPACGの有病率は2.2％であり，多治見スタディで報告された数値よりも4倍近く高いことがわかり，国土の狭い日本国内でも大きな地域差が存在することが浮き彫りとなった．
- 女性，高齢，遠視，短眼軸，浅前房がPACGのリスクファクターであることが再確認された．
- 久米島スタディによる失明・ロービジョンの原因疾患は**表7**のとおりである．
- 多治見スタディでは第2位だった緑内障が久米島では第4位になっていた．
- 多治見では近視性黄斑変性症が緑内障と並んで失明原因第2位であったが，久米島スタディでは近視関連の疾患がトップ5にはまったく入っていないことが特徴である．

表7 久米島スタディ 成人失明・ロービジョン原因

順位	疾患
1位	白内障（0.94％）
2位	網膜色素変性（0.37％）
3位	眼外傷（0.31％）
4位	緑内障（0.26％）
5位	角膜混濁，加齢黄斑変性（0.20％）

世界のさまざまな国より緑内障の疫学調査結果が報告されており，それぞれの地域の特徴が判明しつつある．わが国で行われた多治見スタディにより，日本人のNTG有病率の高さが明らかとなり，従来の眼圧測定に頼った緑内障診療が現在では様変わりしている．また，久米島スタディにより，PACGの有病率が本土とは大きく異なることが報告され，同じ日本国内でも明らかな地域差が存在することが発見された．

◎文献

1) Iwase A, et al. : The prevalence of open-angle glaucoma in Japanese : the Tajimi Study. Ophthalmology, 111 : 1641-1648, 2004.
2) Sawaguchi S, et al. : Prevalence of primary angle closure and primary angle-closure glaucoma in a southwestern rural population of Japan. Ophthalmology, 119 : 1134-1142, 2012.
3) Klein BE, et al. : Prevalence of glaucoma. The Beaver Dam Eye Study. Ophthalmology, 99 : 1499-1504, 1992.
4) Leske MC, et al. : The Barbados Eye Study : Prevalence of Open Angle Glaucoma. Arch Ophthalmol, 112 : 821-829, 1994.
5) Mitchell P, et al. : Prevalence of open-angle glaucoma in Australia. The Blue Mountains Eye Study. Ophthalmology, 103 : 1661-1669, 1996.
6) Dielemans I, et al. : The prevalence of primary open-angle glaucoma in a population-based study in the Netherlands. The Rotterdam Study. Ophthalmology, 101 : 1851-1855, 1994.
7) Garudadri C, et al. : Prevalence and risk factors for primary glaucomas in adult urban and rural populations in the Andhra Pradesh Eye Disease Study. Ophthalmology, 117 : 1352-1359, 2010.
8) Varma R, et al. : Prevalence of open-angle glaucoma and ocular hypertension in Latinos : the Los Angeles Latino Eye Study. Ophthalmology, 111 : 1439-1448, 2004.
9) Vijaya L, et al. : Prevalence of primary angle-closure disease in an urban south Indian population and comparison with a rural population. The Chennai Glaucoma Study. Ophthalmology, 115 : 165-160, 2008.
10) Wang Y, et al. : Prevalence of glaucoma in North China : the Beijing Eye Study, Am J Ophthalmol 150 : 917-924, 2010.

I 緑内障診療の基本
緑内障に関連する遺伝子

ゲノムと遺伝子（図1）

- 「ゲノム（genome）」は「遺伝子（gene）の総体（-ome）」という意味を込めて作られた造語であるが，実際のゲノムは遺伝子だけでなく他のさまざまな塩基配列によって構成されている。
- 「ゲノム」は「遺伝子」とその他の領域（遺伝子砂漠領域：繰り返し配列，調節配列，非コードRNAをコードする配列など）すべてを含み，体細胞では約66億塩基対が24種類の染色体に分配されて核内に収納されている。
- 蛋白質をコードする遺伝子はプロモーター，エキソン，イントロン，5′UTR（untranslated region），3′UTRの4つの領域から構成され，ゲノム全体のわずか2％に過ぎない。
- ヒト同士のゲノム配列の相同性は約99〜99.5％であり，ヒトの個人差を規定する配列の違い（バリアントと総称する）は約0.5〜1％で，数千万塩基対に相当する。

1000Kアレイ（図2）

- DNAマイクロアレイ（アレイやチップと呼称される）は，アフィメトリクス製とイルミナ製のものが主流である。
- アフィメトリクスの1000Kアレイでは，ゲノム上に存在する約100万個の一塩基多型［single nucleotide polymorphism（SNP）：集団におけるアレル頻度が1％以上のバリアントを特にSNPとよぶ］を調べることができる。
- 1000Kアレイでは500ngのゲノムDNAを出発材料とし，3日間のプロトコールでデータを取得する。アレイ上のプローブと断片化したゲノムDNAとのハイブリダイゼーションの有無を専用スキャナで読み取り，SNPを決定（ジェノタイピング）する。
- アレイ上のSNPを検出するためのプローブは白人に最適化され，日本人では約40％がSNPではなく，実際には約60％しか解析に使用できない。

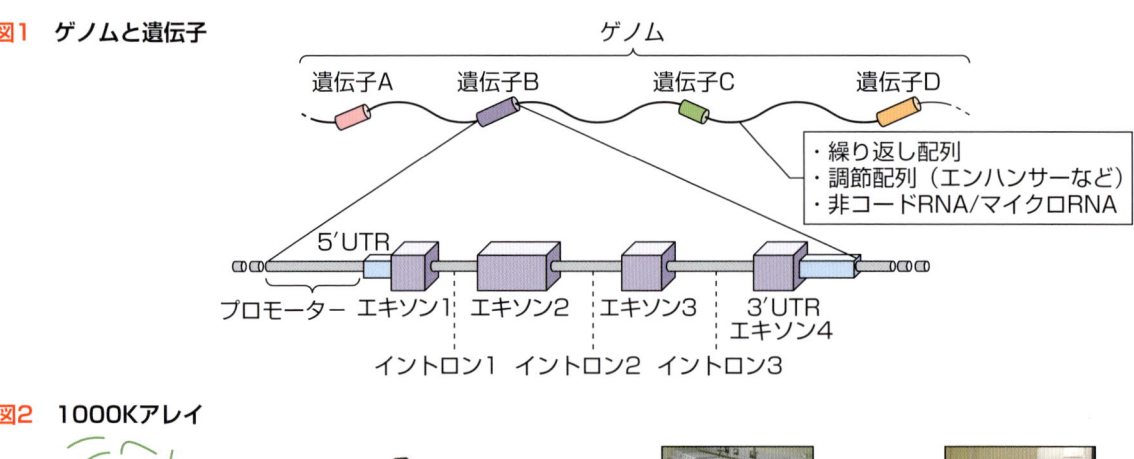

図1　ゲノムと遺伝子

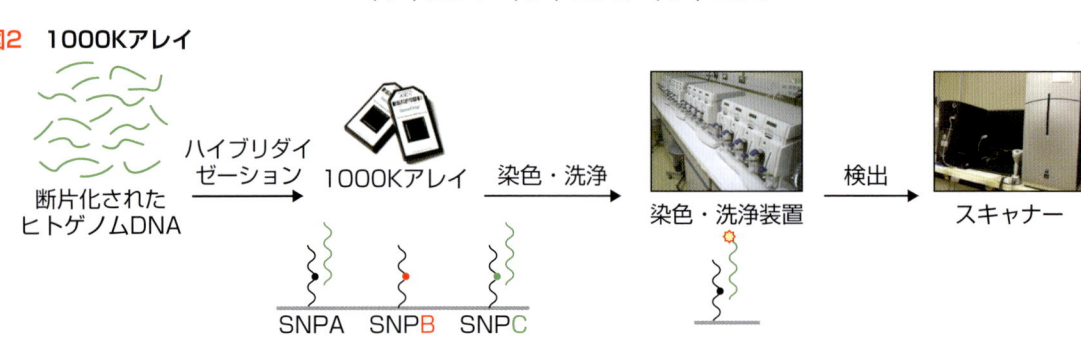

図2　1000Kアレイ

ゲノムワイド関連解析（図3）

- *CDKN2B-AS1*に代表される緑内障に関連する遺伝子は，ゲノムワイド関連解析（genome wide association study；GWAS）で同定されたものである（**表3**参照）。GWAS（ジーワス）が実際どのような手法かを理解することが大切である。
- 一般的にGWASは，ゲノム全体のSNPをスクリーニングする探索（discovery）実験とdiscovery実験で取得した候補SNPを評価する再現性取得（validation）実験の2ステージで構成される。
- discovery実験では全ゲノム解析用のアレイを使用してジェノタイピングを行い，相関解析を実施する。x^2（カイ二乗）検定によりcaseとcontrolの検体群の間でアレル頻度に差がある有意なp値を示したSNPを候補として選定する。さらに別集団のcaseとcontrol検体を用いて候補SNPを検証するvalidation実験を行い，最終的に2ステージを統合した解析で有意なP値を示したSNPを疾患関連SNPとして同定する。
- discovery実験でボンフェローニ補正（**表4**）を超えるバリアントが検出されるのが望ましいが，P値上位のSNPが最終的にvalidation実験との統合解析で有意になる場合もある。

図3　ゲノムワイド関連解析

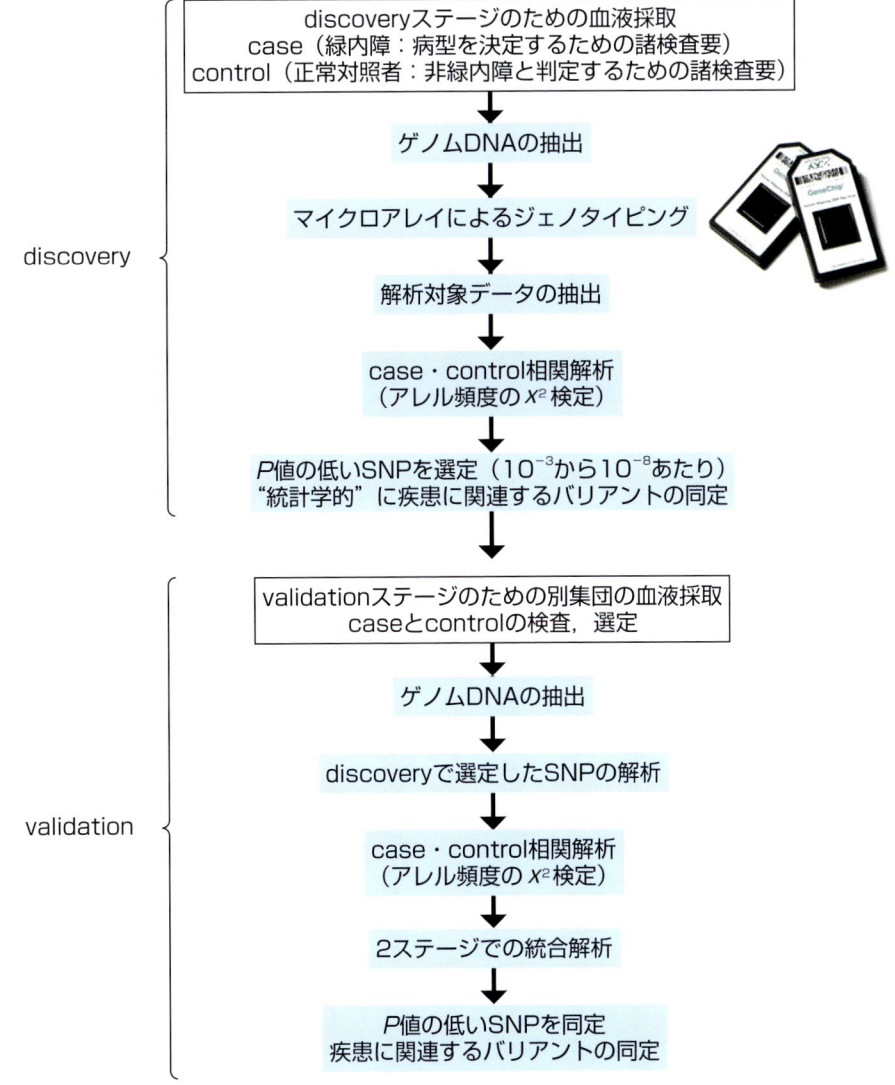

統計学的検出力：サンプル数とオッズ比の関係（図4）

- GWASの研究設計を立案するうえで参考になる基準として，サンプル数（caseとcontrolを合わせた数），オッズ比，リスクアレル頻度を考慮した統計学的検出力という指標がある。
- バリアントのオッズ比が十分に高い場合（オッズ比＞2.0），サンプル数が少なくても検出力が高くなることから，ボンフェローニ補正を超える（P値が$1×10^{-8}$未満）真の疾患関連バリアントを捉えられる可能性が高い。
- 疾患に関連するバリアントのオッズ比もリスクアレル頻度も低い場合，必要なサンプル数は膨大になる。

図4　統計学的検出力：サンプル数とオッズ比の関係

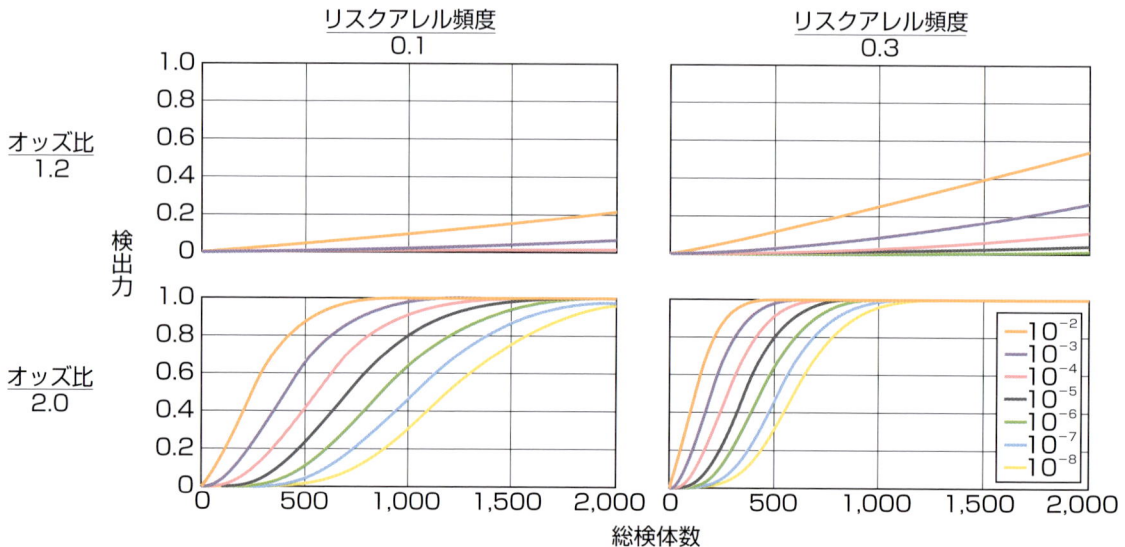

ポストGWAS時代の解析手法

- GWASは，世界の3人種・270人分のゲノム上の300万個のSNPを決定した国際HapMapプロジェクトの成果によって飛躍的に発展した。2007年4月〜2008年3月までにのべ40を越える疾患のGWAS結果が生まれ，2007年のScience誌のBreakthrough of the Yearに選ばれた。
- ただしGWASの限界点も浮き彫りになった。GWASで同定された多因子疾患に関連するバリアントはオッズ比の平均が1.2と低く，遺伝子砂漠領域から同定されることが多かったため，同定されたバリアントの生物学的意義を解明する課題が残されている。しかし少なくとも疾患が関連する染色体領域はある程度特定できた。
- GWASの限界点を補完するのが次世代アレイを用いたエキソーム解析である。従来のアレイではアレル頻度が5％以上のSNPを検出するプローブがゲノム全体から選択されていたのに対して，エキソーム解析用のアレイではゲノム全体だけからでなく，遺伝子のエキソン上のバリアントが検出可能なプローブが搭載されている。エキソン上からオッズ比の高い疾患関連バリアントが同定されれば，機能解析やゲノム診断に直結するメリットがある（図5①）。
- ゲノム上の繰り返し配列のコピー数が個人間で異なるバリアントをコピー数バリアント（copy number variation；CNV）という。疾患に関連するCNVは疾患マーカーになりうる（図5②）。
- 次世代シーケンサーは，高精度な塩基配列を大量かつ高速に取得できる。連鎖解析で家系から遺伝子を同定していた時代の10年分の仕事を数日で処理する能力がある。機器もランニングコストも高価ではあるが，GWASで同定された疾患関連領域について，多検体分の塩基配列を短時間で読み取ることにより，同定されたバリアントの生物学的意義（調節配列上にバリアントがあり，遠隔遺伝子の発現を調節している可能性が示唆されている）解明が期待されている（図5③）。

図5 ポストGWAS時代の解析手法

①エキソーム解析
遺伝子のエキソン上のバリアントのジェノタイプデータに基づく相関解析

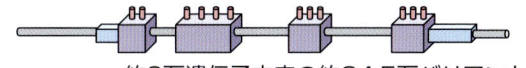

約2万遺伝子由来の約24.5万バリアント
＋ゲノム上の約26.5万バリアント

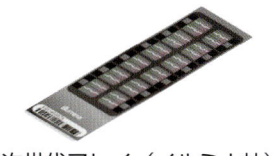

次世代アレイ（イルミナ社）

②copy number variant（CNV）解析
CNVデータに基づく相関解析

繰り返し配列の回数（コピー数）の個人差
Aさん TTTAGCTTCTTAAACC *GCATATGCATATGCATAT* GCATCATGGAACGTTA
Bくん TTTAGCTTCTTAAACC *GCATAT*------------------ GCATCATGGAACGTTA

③次世代シーケンサー解析
GWASで同定された疾患関連領域のリシークエンス解析

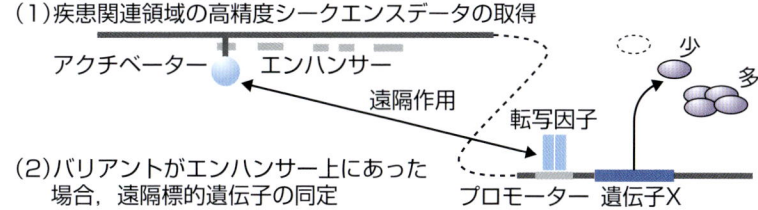

HiScan SQ（イルミナ社）

(1) 疾患関連領域の高精度シークエンスデータの取得
アクチベーター　エンハンサー
遠隔作用
転写因子
(2) バリアントがエンハンサー上にあった場合，遠隔標的遺伝子の同定
プロモーター　遺伝子X
少／多

緑内障遺伝子報告のまとめ

- 表1は大きな家系から連鎖解析によって同定された遺伝子である。
- これらの遺伝子上のバリアントはGWASでは再現されなかったため，家系を離れた一般集団の原発開放隅角緑内障（POAG）患者がこれらのバリアントを保有する割合は低いと考えられる。
- 表2は候補遺伝子解析で同定された遺伝子の一覧である。
- これらの遺伝子もGWASでは再現されていない。
- サンプル数が限定されているなかで同定されている遺伝子が多く，多数例での再解析結果が待たれる。
- 表3はGWASで同定されたバリアントと近傍遺伝子の一覧である。
- 同一人種を用いたGWASであっても施設間で再現されるバリアントは少ない。診断基準やサンプル数などの違いが反映している可能性がある。
- *CDKN2B-AS1*上のバリアントは，白人／日本人／黒人など多人種間で再現されている。

表1 連鎖解析を端緒として同定された緑内障遺伝子

染色体位置	領域名（発表年）	遺伝子	文献
1q23-24	GLC1A（1993）	*MYOC*	Stone et al.: Science, 275: 668-670, 1997.
5q22.1	GLC1G（2003）	WDR36	Monemi et al.: Hum. Mol. Genet., 14: 725-733, 2005.
10p13-15	GLC1E（1998）	OPTN	Rezaie et al.: Science, 295: 1077-1079, 2002.

表2 候補遺伝子解析で同定された主な緑内障関連遺伝子

染色体位置	遺伝子（発表年）	病型
1p13	GSTM1（2000），VAV3（2010）	POAG
1p34	COL8A2（2010）	POAG
1p36	ANP（1996），MFN2（2009），MTHFR（2004）	POAG, NTG
1q31	OCLM（2003）	POAG
1q32	OPTC（2007）	POAG
2p21-22	CYP1B1（1997, 2002）	PCG, JOAG
2q12	NCK2（2011）	NTG
2q13	IL1A（2006），IL1B（2002）	POAG
3q26	MFN1（2009）	NTG
3q27	PARL（2009）	NTG
3q29	OPA1（2002）	NTG
4q31	EDNRA（2005）	POAG, NTG
5q22.1-32	ADRB2（2006）	POAG, NTG
5q33	SPARC（2010）	JOAG
6p21	CDKN1A（2004），HSP70-1（2007），SFRS3（2010），TAP1（2004），TNF（2003）	POAG, NTG
7q21	PON1（2006）	POAG, NTG
7q35-36	GPDS1（2009），NOS3（1998）	POAG, NTG
9p33	TLR4（2008）	NTG
9p34	COL5A1（2011），VAV2（2010）	POAG
10q25	ADRB1（2006）	POAG, NTG
11p15	IGF2（2003）	POAG
14q11	RPGRIP1（2011）	POAG
14q23	ESR2（2008）	POAG
14q32	CYP46A1（2009）	POAG
16q22	CDH1（2003）	POAG
17p13	TP53（2002）	POAG
19p13	APOE（2002），NTF4（2009），OLFM2（2006）	POAG, NTG, JOAG
22q11	GSTT1（2007）	POAG
Xq23	AGTR2（2005）	POAG, NTG
Xq23	AGTR2（2005）	POAG, NTG

表2 GWASで同定された主な緑内障関連染色体領域と近傍遺伝子

染色体位置	近傍遺伝子	病型	代表バリアント	P値	オッズ比	人種（発表年）
1p21	COL11A1	PACG	rs3753841	9.22×10^{-10}	1.20	アジア人（2013）
1q24	TMCO1	POAG	rs4656461	6.1×10^{-10}	1.68	白人（2011）
2p21	SRBD1	NTG	rs3213787	2.5×10^{-9}	2.80	日本人（2010）
6p12	ELOVL5	NTG	rs735860	4.1×10^{-6}	1.69	日本人（2010）
7q31	CAV1, CAV2	POAG	rs4236601	2.2×10^{-10}	1.27	白人（2010）
8q11	PCMTD1, ST18	PACG	rs1015213	3.29×10^{-9}	1.50	アジア人（2013）
8q22	LRP12, ZFPM2	NTG	rs284489	8.88×10^{-10}	1.61	白人（2012）
9p21	CDKN2B	POAG	rs1063192	1.41×10^{-8}	0.76	白人（2011）
			rs1063192	5.20×10^{-11}	0.75	日本人（2012）
9p21	CDKN2B-AS1	NTG	rs2157719	1.17×10^{-12}	1.72	白人（2010, 2012）
			rs564398	9.6×10^{-10}	1.94	日本人（2012）
11p15	PLEKHA7	PACG	rs11024102	5.33×10^{-12}	1.22	アジア人（2013）
14q23	SIX1, SIX6	POAG	rs10483727	9.49×10^{-8}	0.79	日本人（2012）
			rs10483727	3.87×10^{-11}	1.32	白人（2012）
15q24	LOXL1	PE	rs2165241	1.0×10^{-27}	3.62	白人（2007）

表4 人類遺伝学関連用語解説

用語	説明
バリアント	生物どうしの個体差を規定する遺伝的な塩基配列の違いの総称。全ゲノム66億塩基対の約0.5〜1%（数千万塩基対）が該当する。
アレル頻度	あるバリアントの対立遺伝子（アレル）がAとTであった場合，ある集団でAまたはTを有する人数の割合をアレル頻度とよぶ。
リスクアレル	2つのアレルのうち，頻度が少ないほうのアレルをマイナーアレルとよぶ。疾患関連バリアントでは，一般的にマイナーアレルをリスクアレルと定義する。
DNAマイクロアレイ	何十万個のプローブ（20〜30塩基のDNA断片）が基盤（チップ）やスライドガラス上に固相化されたもの。プローブの中央にバリアントを配置し，断片化したヒトゲノムDNAとプローブとの相補鎖形成の有無によって，その検体がどの配列のバリアントを有するかを決定（ジェノタイピング）する。
ゲノムワイド関連解析	DNAマイクロアレイで取得したジェノタイプデータを用いてcase・control相関解析を実施し，統計学的にcase群に関連するバリアントを同定する方法。
オッズ比	ある事象の起こりやすさを2群間で比較する際に用いる統計学的な指標。
ボンフェローニ補正	検定の多重性を避けるために，検定を繰り返した回数で有意水準を割る補正方法。GWASの場合，$P<0.05$の有意水準を解析対象バリアント数で割るので$P<1\times 10^{-8}$程度になる。ボンフェローニ補正は厳しい補正方法として知られているため，この補正を超えた場合有意性は高いと考えられる。

I 緑内障診療の基本
緑内障診察の進め方

- 現在緑内障患者は40歳以上の20人に1人いるといわれている。
- 緑内障患者の89%は発見されておらず未治療であるとされているため，すべての患者に対して緑内障を念頭に置いて診察することが必要である。
- 緑内障診療ガイドラインによると「緑内障は，視神経と視野に特徴的変化を有し，通常，眼圧を十分に下降させることにより視神経障害を改善もしくは抑制しうる眼の機能的構造的異常を特徴とする疾患である」とされている。

緑内障のスクリーニング方法

- 視神経を観察してその形状から緑内障が疑われる場合は視野検査を行い診断するのが一般的である。
- 視野検査ではまだ異常を検出できないが視神経乳頭の異常が検出されるpreperimetric glaucomaの概念も広がっている（図1）。
- OCTは早期の緑内障性の視神経障害を発見できるのでOCTもうまく活用すべきである。

視野に異常はないが視神経の耳上側に神経線維層欠損（NFLD）があり，OCTではその部位に一致して網膜が菲薄化している

図1 preperimetric glaucoma
眼底写真　　静的視野検査結果

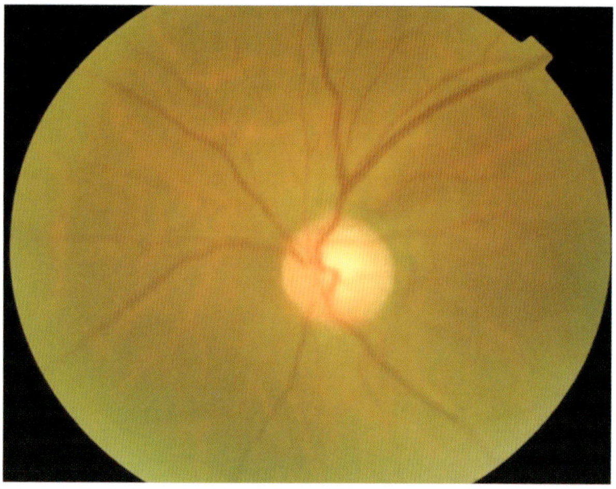

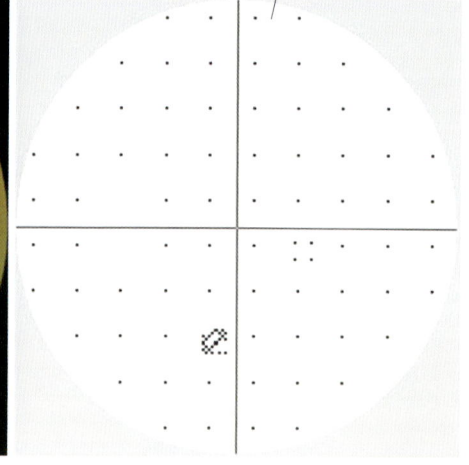

GCC厚　　RNFL厚

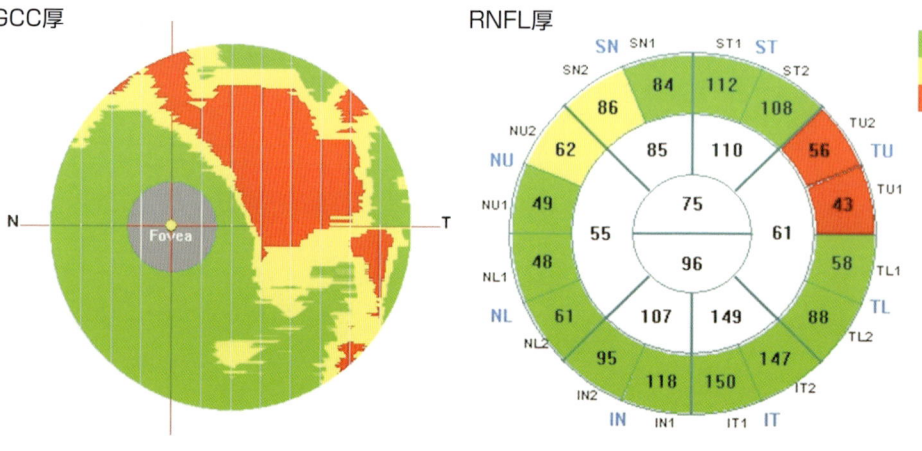

緑内障検査

- 緑内障と診断したら緑内障診療ガイドラインに沿って検査を進めて緑内障の病型，病期を決定することが重要である。
- 現在さまざまな眼圧計があるが，Goldmann圧平眼圧計は臨床的に最も精度が高く，緑内障診療において標準的に使用されるべき眼圧計である。
- 緑内障の検査で眼圧検査や視野検査が必要であることはいうまでもないが，病型の決定に隅角検査が必須であり忘れずに行うことが大切である。
- UBM検査は隅角だけでなく毛様体の形状を把握できるため，特にプラトー虹彩や原発閉塞隅角緑内障（PACG）の診断に有用である。
- 前眼部OCTでは毛様体の形状はわからないが，簡便に隅角の形状を記録できるため診療の一助となる（図2，3）。

治療

- 緑内障に対するエビデンスに基づいた唯一確実な治療法は眼圧を下降させることである。
- 病期などに応じて目標眼圧を設定するため，基準となる眼圧を初めに設定しておくことが重要になる。
- 日時を変えて3回の眼圧を測定しその平均値をベースラインの眼圧とする。
- すでに緑内障の点眼を使用しておりベースラインの眼圧がわからない場合は，点眼の使用を一時中断してベースラインの眼圧を設定することもある。
- 目標眼圧は病期のほかに視野障害の進行速度や他眼の状態なども考慮して決定するが，視神経所見や視野所見の悪化する速度が速ければ目標眼圧をさらに低く設定し直す必要があるため，定期的に目標眼圧の修正を行いながら経過観察することが必要である。

図2　緑内障診療に必要な検査

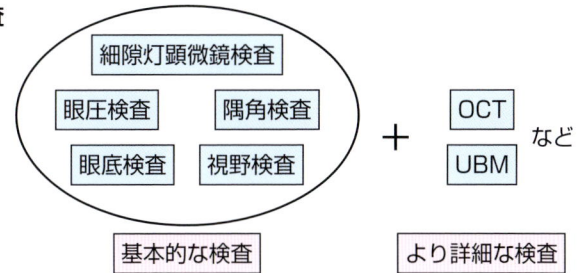

図3　UBMとOCTの画像の比較（プラトー虹彩の同一患者）
前眼部OCTの画像は縦横比補正と屈折補正がされていないと実際の形状とは異なる。

UBM

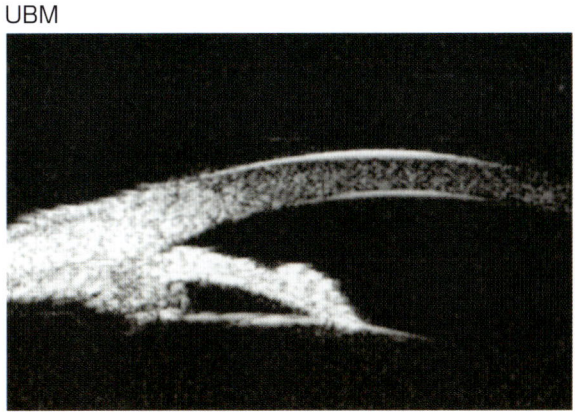

OCT

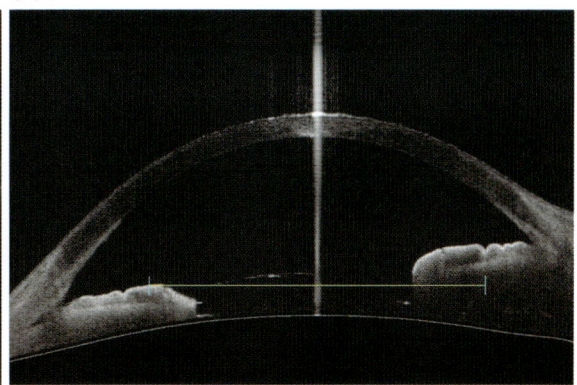

ポイント
- 隅角検査を怠らない。
- ベースラインの眼圧も必ず設定する。

◎文献
1) 日本緑内障学会：緑内障診療ガイドライン，日本緑内障学会，2003．

I 緑内障診療の基本
房水循環の生理

房水産生

- 房水は約2.5μL/分の割合で毛様体から産生されている。
- 毛様体血管の有窓構造から血漿成分が移動し、2層の毛様体上皮細胞を通して後房に房水として産生される（図1）。
- 2層の毛様体上皮細胞は血管側が毛様体色素上皮細胞で、後房側が毛様体無色素上皮細胞で構成される。
- 無色素上皮細胞のtight junctionが血液房水関門として働き分子量の大きい血漿蛋白などは通過できない。
- 房水産生は能動輸送説が有力で、それはイオンポンプであるNa^+-K^+ ATPaseが重要な働きをしている（図2）。
- Na^+-K^+ ATPaseによりNa^+が無色素上皮細胞の間隙に能動輸送される。
- 電気的バランスをとるためHCO_3^-やCl^-などのイオンも細胞の間隙へ移動する。その結果毛様体無色素細胞の間隙の浸透圧が上昇し、毛様体実質から後房への水の移動が生じ房水が産生される。

前房水の成分

- 前房水の成分は血漿成分と少し異なる（表1）。
- 電解質の中でNa^+とCl^-は血漿濃度よりも高くK^+は血漿濃度よりも低い。これは前述のイオンポンプの働きによるものである。
- 血漿成分と比べてグルコースが少なく乳酸が多いのは、房水内のグルコースが角膜や水晶体内に取り込まれ代謝され、生じた乳酸が前房内に拡散するためである。

図1　毛様体色素上皮と毛様体無色素上皮
毛様体血管から2層の毛様体上皮細胞を通して後房へ房水が産生される。

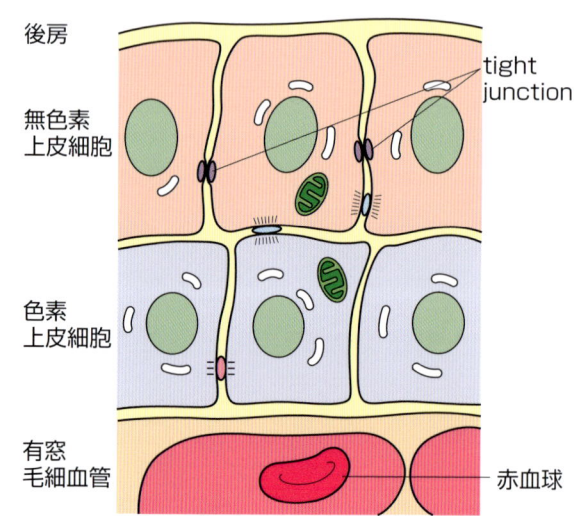

図2　毛様体上皮細胞における房水産生のしくみ

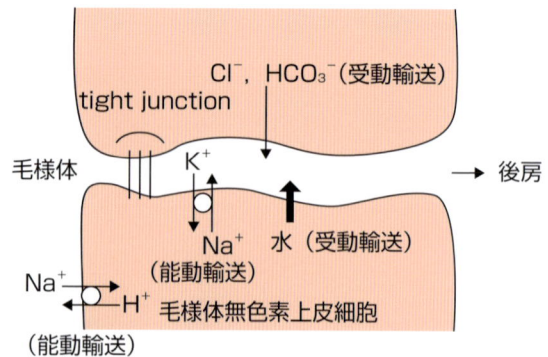

> **ポイント**
> イオンポンプにより細胞間隙の浸透圧が上昇し、受動的に細胞内から後房へ水（房水）が移動（産生）する。

房水流出路

- 大きく分けて2つの経路があることはよく知られている（図3）。

●線維柱帯流出路
- 線維柱帯，Schlemm管，集合管を通過して上強膜静脈へ流れる経路である。
- 眼圧と上強膜静脈圧の差に依存する。
- 総流出量の80～90％を占めており，緑内障における眼圧上昇は多くはこの経路の流出抵抗の増加が原因とされている。

●ぶどう膜強膜流出路
- 虹彩根部から毛様体筋，毛様体上腔を通って脈絡膜上腔へ流れる経路である。この経路の房水は最終的には強膜血管や眼窩組織へ吸収されると考えられているが，不明な部分も多い。
- 基本的には眼圧に依存することなく一定である。
- 薬剤の作用ターゲットとして最近特に注目されている。

表1 前房水の性状

	前房水濃度	房水/血漿比
Na（μmol/mL）	162.9	1.15
K（μmol/mL）	2.2-3.9	0.49-0.87
Ca（μmol/mL）	1.8	0.94
Mg（μmol/mL）	1.1	1.1
Cl（μmol/mL）	124.8-131.6	1.16-1.22
HCO_3（μmol/mL）	20.2	0.73
リン酸（μmol/mL）	0.62	0.56
アスコルビン酸（μmol/mL）	1.06	26.5
クエン酸（μmol/mL）	0.12	―
グルコース（μmol/mL）	2.7-3.7	0.47
乳酸（μmol/mL）	2.5-4.5	1.3-2.4
グルタチオン（μmol/mL）	0.002	―
ヒアルロン酸（μg/mL）	1.1	―
蛋白質（mg/100mL）	23.7	0.003-0.004
酸素（mmHg）	53	0.53

図3 房水の2つの流出路
①線維柱帯流出路
②ぶどう膜強膜

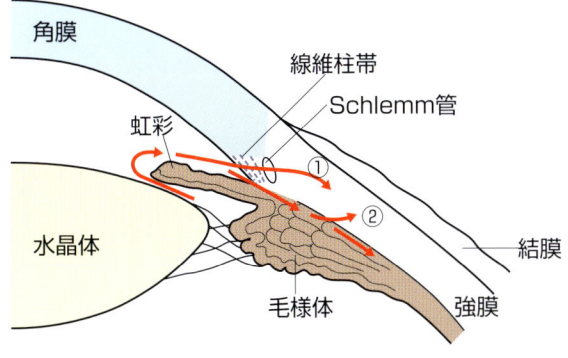

◎文献
1) Pepose JS, Ubels JL: The cornea. Adler's Physiology of the Eye, 9th ed, 29, CV Mosby, 1992.
2) Caprioli J: The ciliary epithelia and aqueous humor. Adler's Physiology of the Eye, 9th ed, 228, CV Mosby, 1992.

I 緑内障診療の基本／眼圧検査
眼圧計の種類と眼圧測定の実際

- 眼圧測定は緑内障診療におけるすべてのスタート地点であり，Goldmann圧平眼圧計が経過観察の基本であるが意外とその中身は奥深い。
- 日常診療においてはさまざまな眼圧計の長所・短所をよく理解したうえで使い分ける必要がある。

Goldmann圧平眼圧計（図1）

● 測定原理
- Imbert-Fickの法則（図2）に基づく。
- 直径3.06mmのチップの先端を角膜中央にあて，角膜圧平面とチップ先端部の面積が一致したときの値を読む。

● 特徴
- 再現性が高く，今でもgold standardな眼圧計であり，あらゆる学術的論文の根拠となる眼圧計で，他の眼圧計への指標にもなる眼圧計である。

● 注意点
- 左右どちらから測定しても，先に測定した眼のほうが少し眼圧が高く出る傾向がある[1]ので複数回測定が望ましい。
- 瞼裂の狭い人は測りにくく，眼をつぶろうとすると正常人で1.5mmHg[2]，緑内障患者では約4mmHg高くなることが報告されている[3]。
- 角膜形状に異常がある症例や角膜移植症例では，正確には測定できない。
- 感染症を防ぐために，毎回チップを変えるかディスポーザブルのTonosafe™などを用いるほうがよい（図3）。

● 測定値の表示
- ダイアルを回し，眼圧に一致した値を読む。
- 測定時間の記載も重要である。

> **ポイント**
> 涙液と角膜厚の影響を受ける。

● 点眼麻酔／フルオレセイン染色
- 両方必要である。

図1 Goldmann圧平眼圧計

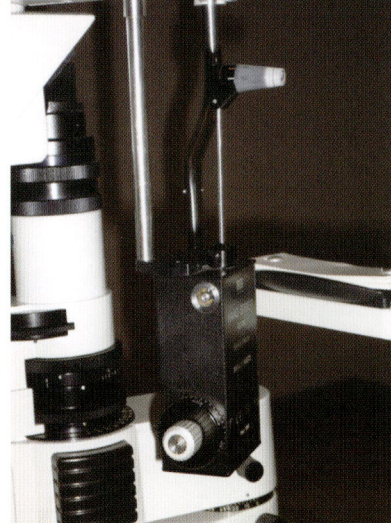

I 緑内障診療の基本

dynamic counter tonometer（DCT）（図4）

● 測定原理
- 陥凹したチップを角膜と密着させ，中にある小さなセンサーで眼圧を測定する。

● 特徴
- 中心角膜厚の影響を受けにくいので，LASIK眼の経過観察に有効である[4,5]。

● 注意点

> ここに注意！ Goldmannやノンコンタクトトノメーターよりも眼圧が約3mmHg高く出る[5]。

- Goldmannより測定時間がかかる。

● 測定値の表示
- ocular pulse amplitude（脈波，mmHg）とともに表示される（図5）。
- Qスコアで1～3なら採用，4，5なら再検する。

> **ポイント**
> 涙液と角膜厚
> どちらの影響も受けない。

● 点眼麻酔/フルオレセイン染色
- 点眼麻酔は必要だが，染色は不要。

図2　Imbert-Fick の法則
外力W＝内圧Pt×圧平面積A

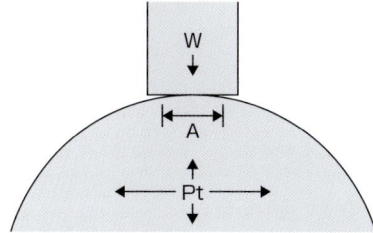

図3　Tonosafe™

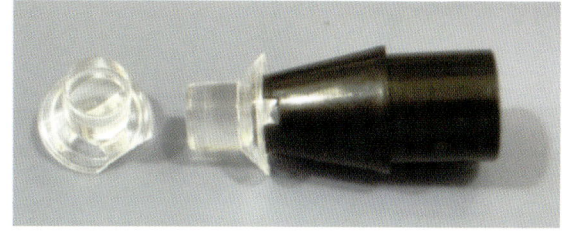

図4　DCT

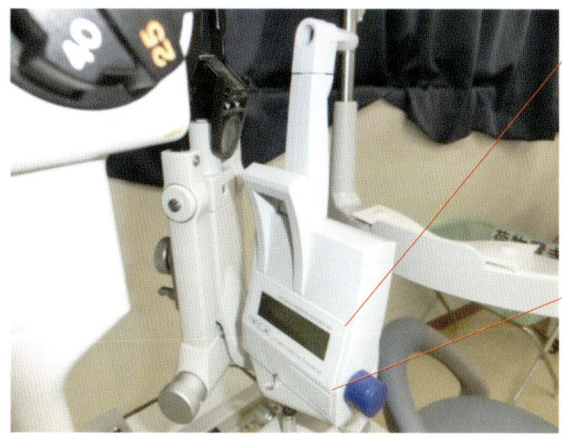

図5　DCTの測定値の表示

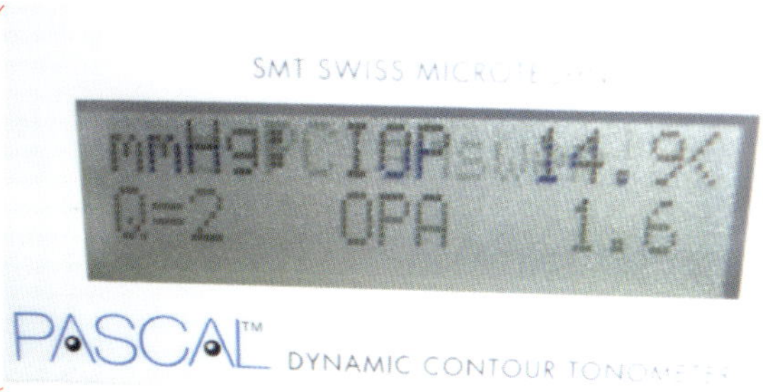

ノンコンタクトトノメーター（図6）

●測定原理
- 空気を噴射して角膜を平坦化し，横から入れた光の角膜反射を利用して角膜が平坦化するまでの時間を検出し，眼圧値に変換する（図7）。

●特徴
- 感染症や角膜障害の心配は少なく，スクリーニングには最適である。

●注意点
- 高眼圧領域では低めに，低眼圧領域では高く眼圧が表示される。
- GoldmannやTONO-PEN®よりも角膜厚の影響を受ける[6]。

●測定値の表示
- 3回以上測定し，その平均値を用いる。

> **ポイント**
> 涙液の影響は受けないが，角膜厚の影響は受ける。

●点眼麻酔/フルオレセイン染色
- 両方不要である。

●その他
- よりノンコンタクトトノメーターを進化させ，角膜の影響を取り除いた眼圧値を算出できるocular response analyzerも海外では販売されているが，現在わが国の代理店は扱っていない。

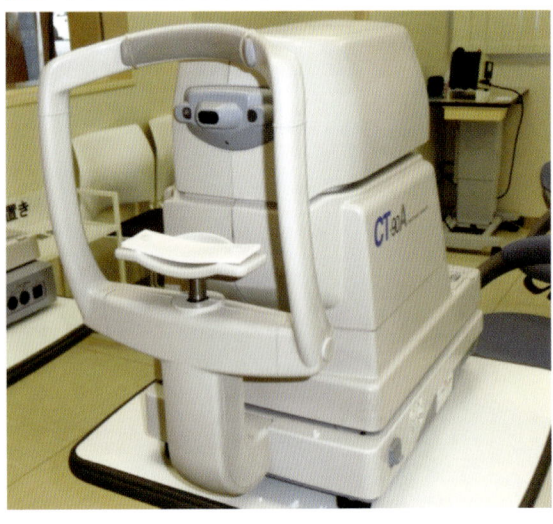

図6　ノンコンタクトトノメーター

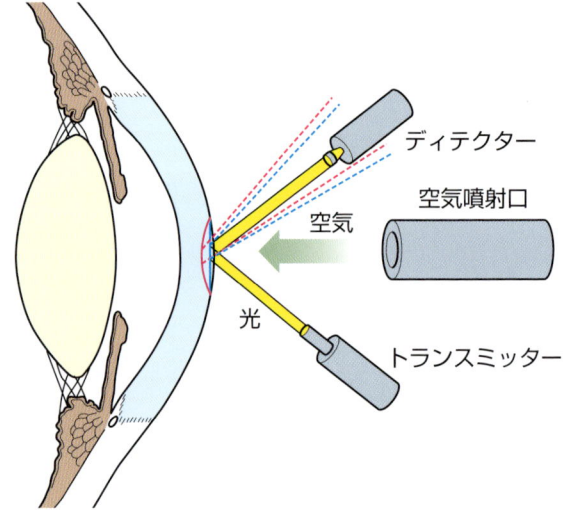

図7　ノンコンタクトトノメーターの原理
角膜が適正に圧平されると，受光部（ディテクター）に入行する平行光が最大となる。

◎文献
1) Pekmezci M, et al.: Effect of measurement order between right and left eyes on intraocular pressure measurement. Arch Ophthalmol, 129 : 276-281, 2011.
2) Gandhi PD, et al.: Attempted eyelid closure affects intraocular pressure measurement. Am J Ophthalmol, 131 : 417-420, 2001.
3) Jamal KN, et al.: Attempted eyelid closure affects intraocular pressure measurement in open-angle glaucoma patients. Am J Ophthalmol, 134 : 186-189, 2002.
4) Siganos DS, et al.: Assessment of the Pascal dynamic contour tonometer in monitoring intraocular pressure in unoperated eyes and eyes after LASIK. J Cataract Refract Surg, 30 : 746-751, 2004.
5) Ito K, et al.: IOP measured by dynamic contour tonometry correlates with IOP measured by Goldmann applanation tonometry and non-contact tonometry in Japanese individuals. J Glaucoma, 21 : 35-40, 2012.
6) Tonuu PA, et al.: The influence of central corneal thickness and age on intraocular pressure measured by pneumotonometry, noncontact tonometry, the Tono-Pen XL, and Goldmann applanation tonometry. Br J Ophthalmol, 89 : 851-854, 2005.

I 緑内障診療の基本／眼圧検査
手持ち眼圧計の種類と眼圧測定の実際

本来眼圧は座位で測定できれば一番いいが，高齢化社会の進行により車椅子や寝たきりの患者，ならびに小児の眼圧測定をする機会もある。そういう場合に手持ち眼圧計が有効であり，それに備えて普段から手持ち眼圧計に慣れておき，その眼圧の傾向を知ることが重要である。

Goldmannタイプ：Kowa手持ち眼圧計/Perkins眼圧計（図1）

● **測定原理**
- Goldmann圧平眼圧計と同じである。

● **特徴**
- Goldmannとほぼ同じ値が得られる。

● **注意点**
- ブルーライトが暗くてリングが見えにくい場合は，倒像鏡や手持ちスリットのグリーンorブルーライトを横からあてると見えやすい。
- Perkins（マーク2）ではブルーライトが2個になり見やすくなった。

● **測定値の表示**
- ダイアルを回し，眼圧に一致した値を読む。

● **涙液/角膜厚の影響**
- 両方受ける。

● **点眼麻酔/フルオレセイン染色**
- 両方必要である。

図1　Goldmannタイプの眼圧計
白矢印のところにGoldmannと同じチップを付ける。
黄色矢印はブルーライト。

①Kowa手持ち眼圧計　　②Perkins眼圧計

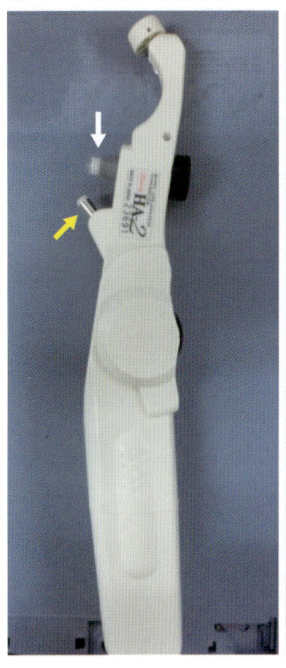
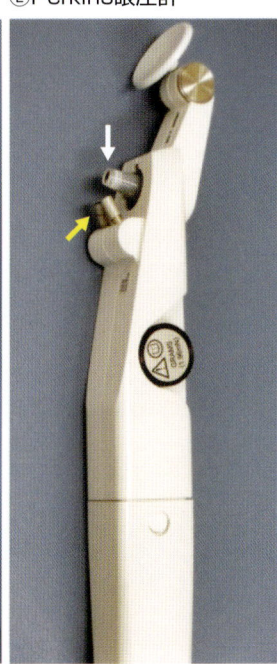

Mackay-Margタイプ：TONO-PEN®XL/TONO-PEN AVIA®（図2）

● **測定原理**
- 中央にあるチップが先に角膜に接触し，さらに押し込んで外筒が角膜に接触すると，チップにかかる圧力が少し軽減される。その圧曲線の変化から眼圧値を読み取る。

● **特徴**
- 体位を選ばず測定できる。

● **TONO-PEN®XLとAVIAの違い**
- 従来のXLは使用前のキャリブレーションが必要であったが，改良されたAVIAでは不要である。
- AVIAの測定値は従来のXLと同じであるが，先端のロッドの感度が改良された。

● **注意点**
- XL：4〜7回の測定の平均値が最後に表示されるが，測定回数は不明である。
- AVIA：10回の測定回数とその平均値が最後に表示される。

● **測定値の表示**
- XL：眼圧値の下に表示されるバーが5%の部位なら信頼性が高い。
- AVIA：XLとは逆で，95%と表示され，それ以下では信頼性が低い。

● **涙液／角膜厚の影響**
- 涙液の影響は受けないが，角膜厚の影響は受ける。

● **点眼麻酔／フルオレセイン染色**
- ベノキシール®（オキシブプロカイン）ならびにディスポーザブルのキャップが必要である。フルオレセイン染色は不要である。

リバウンドトノメーター（iCare®/iCare®PRO）（図3）

●測定原理
- 小型プローブを角膜に発射し，その減速度から眼圧値を算出する。

●特徴
- 点眼麻酔が不要。鎮静薬や全身麻酔をかけずに子供や動物の眼圧を測定できるため，小児眼科では必須である。

●iCare®とiCare®PROの違い
- 従来のicare®は下向きではプローブが落下するため，仰臥位で測定したいときは子供を側臥位にして上の眼を測定していた[1]。
- 新しくなったicare®PROではプローブが変わり，仰臥位でも測定できる。ただし，仰臥位測定時は連射はせず，2秒ほど間隔を空けて測定すると正しく測定しやすい[2]。
- 子供の手の隙間や不利な体勢からの測定には従来のicare®のほうが測定しやすいが，測定値には注意が必要である[3]。

●注意点
- icare®：他の眼圧計に比べて座位でも仰臥位でも眼圧が高く出る[1,4]。
- icare®PRO：斜めからの測定は難しいが，眼圧値はGoldmannに近い[2]。

●測定値の表示
- icare®もicare®PROも，6回測定した値の，最大値と最小値を除いた4回の平均値が表示される。
- icare®：P or P⁻，icare®PROは背景が緑ならOK。

●涙液／角膜厚の影響
- 涙液の影響は受けないが，角膜厚の影響は受ける。

●点眼麻酔／フルオレセイン染色
- 両方不要である。

図2 Mackay-Margタイプの眼圧計　①TONO-PEN®XL　②TONO-PEN AVIA®　③TONO-PEN®XL表示画面

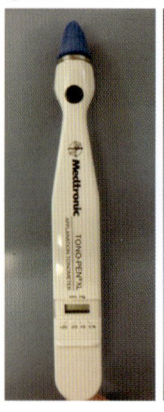
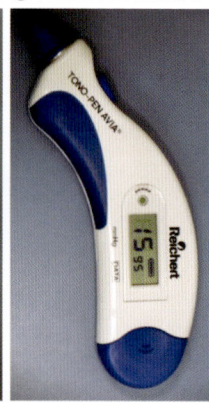
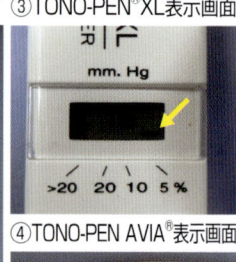

④TONO-PEN AVIA®表示画面

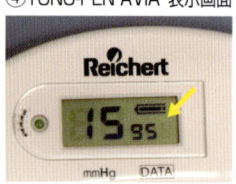

図3　リバウンドトノメーター　①icare®　②icare®PRO

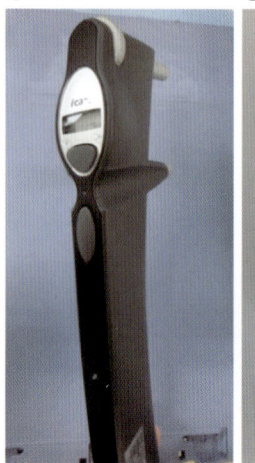
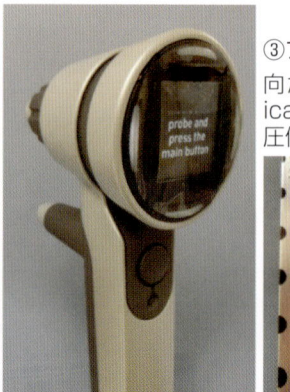

③プローブの比較
向かって左がicare®PRO，右がicare®のプローブ。この違いで眼圧値も異なる。

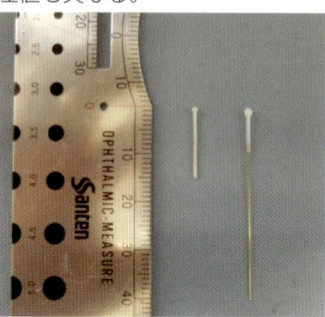

経眼瞼眼圧計(diaton®tonometer)(図4)

● **測定原理**
- 瞼の上から角膜輪部に垂直にロッドを落下させ，内部センサーが圧を感知する。

● **特徴**
- 理論上角膜混濁や角膜厚などの影響を受けない。

● **注意点**
- 水平に対し常に45°注視した状態で測定しなければならず，ラーニングカーブも必要。眼圧値もGoldmannに対し低く出る。
- 他の眼圧系の値と相関は不良である[1]。

● **測定値の表示**
- 6回の平均値で表示する。

● **涙液/角膜厚の影響**
- 両方受けない。

● **点眼麻酔/フルオレセイン染色**
- 両方不要である。

図4 経眼瞼眼圧計 diaton®眼圧計

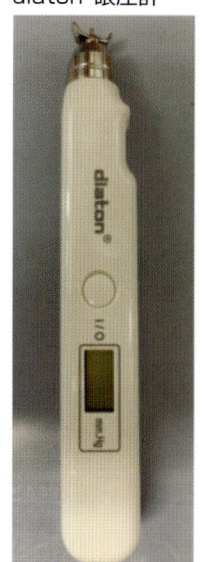
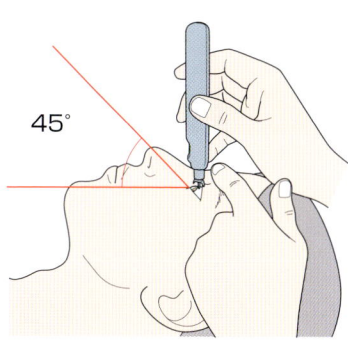

図5 眼圧の傾向　　highteen以上の眼圧の場合
座位でも仰臥位でも

眼圧値

icare®　　TONO-PEN®XL　　Kowa手持ち圧平式　　icare®PRO　　diaton

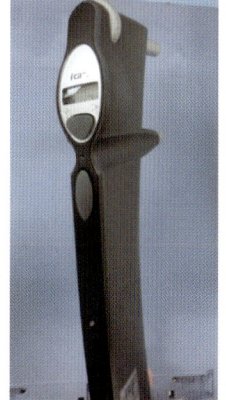
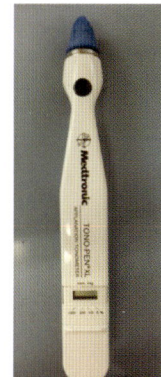
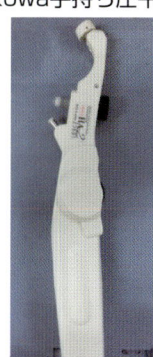
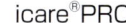
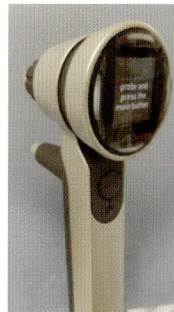
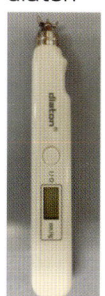

◎文献
1) Nakakura S, et al.: Intraocuar pressure of supine patients using four portable tonometers. Optom Vis Sci, 90 : 700-706, 2013.
2) Nakakura S, et al.: Intradevice and Interdevice Agreement Between a Rebound Tonometer, Icare PRO, and the Tonopen XL and Kowa Hand-held Applanation Tonometer When Used in the Sitting and Supine Position. J Glaucoma, 2013（in press）.
3) Takenaka J, et al.: Intraocular pressure measurement using rebound tonometer for deviated angles and positions in human eyes. Curr Eye Res, 37 : 109-114, 2012.
4) Nakamura M, et al.: Agreement of rebound tonometer in measuring intraocular pressure with three types of applanation tonometers. Am J Ophthalmol, 142 : 332-334, 2006.

I 緑内障診療の基本／眼圧検査
眼圧に影響する因子：体位変動・日内変動

眼圧はさまざまな要因で変動することが知られている。

> **ポイント**
> 変動するものとして患者にもあらかじめ説明しておく必要がある。

体位変動：緑内障患者にとって不利な体位は存在するのか？

●座位と仰臥位
- 健常人でも緑内障患者でも仰臥位では眼圧が上昇することが知られているが（0.3〜5.6mmHg），正常人のほうがその値は低く，その差は0.6mmHgであった[1]。
- ベッドを30°傾けて寝れば眼圧上昇を抑制できるのか？という研究では，血圧や眼灌流圧が変化することなく仰臥位と比べて眼圧は3.2mmHg下降し，35％の患者で20％以上の眼圧下降ができると報告されている[2]（図1）。

●首の位置は？
- 昔から暗室うつむき試験で狭隅角患者においては眼圧が上昇することが知られているが，正常人でもそれは生じる。
- 例えば首を垂直，後ろに倒す，うつむきの3つの姿勢眼圧を調べた研究がある[3]。これによると，正常人でも後ろに倒す姿勢あるいはうつむき姿勢を5分持続すると，それぞれ1.6mmHgと5mmHgの有意な眼圧上昇を認める（図2）。

●側臥位では？
- 35歳を超えてくるとヒトは就寝中にあまり寝返りをしなくなり，特に右側臥位をとるようになる[4]。
- 仰臥位から側臥位にすると下になったほうの眼の眼圧はさらに約2mmHg上昇する[5]。上側の眼の眼圧は仰臥位と変わらない（図3）。
- 視野に左右差がある緑内障患者で，視野の悪いほうの眼が仰臥位でも側臥位でも視野の良いほうの眼に比べて眼圧が高く，さらに患者の75.5％が視野の悪いほうの眼を下にする側臥位を就寝中好んでいると報告されている[6]。
- 以上の報告を考慮すると，普段はなるべくうつむかず，寝るときは30°head-upで上向きで寝るほうがいいのかもしれないが，脳脊髄圧との関係は不明であり今後の検討を要する。

> **季節変動：冬のほうが高く夏は低い**
> - アジア人の季節変動を報告した健常人の研究では，約90％の人で夏に比べて冬のほうが1〜3mmHg眼圧が高くなり，残りの約10％の人では変動がないと報告している[7]。
> - 原因は血中の塩化ナトリウムと水分のバランス，日照時間が関与しているとされる。

図1 頭の高さによる眼圧の変動

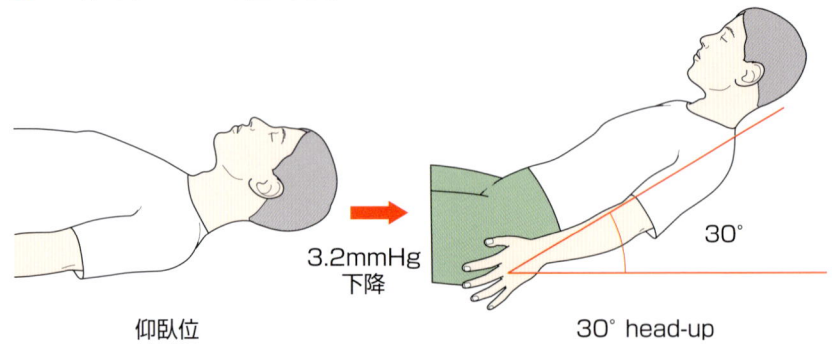

仰臥位　3.2mmHg下降　30° head-up

図2 首の位置による眼圧の変動

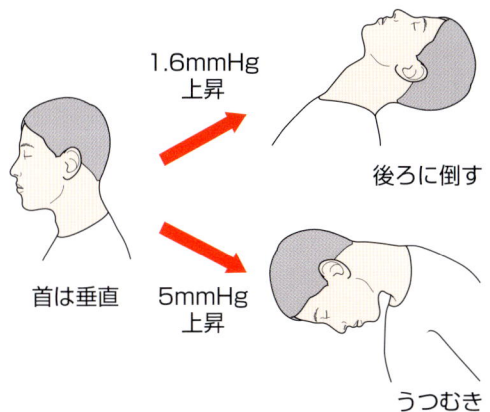

図3 仰臥位と側臥位における眼圧の比較

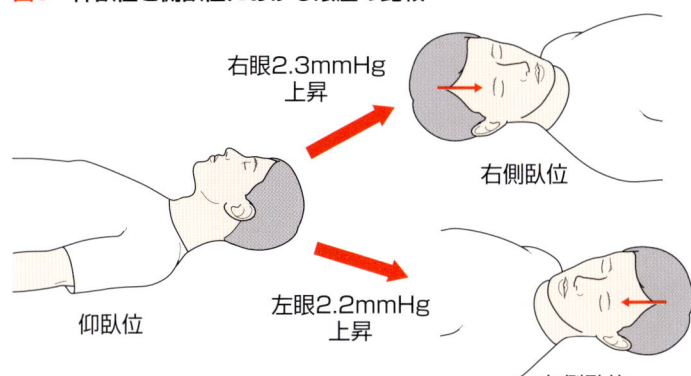

その他眼圧を上下させる因子

●**眼圧上昇因子**
気張ること（吹く楽器，ウエイトリフティング），煙草，ネクタイ，スイミングゴーグル[8]

●**眼圧下降因子**
アルコール，ジョギング，全身麻酔

日内変動

- 正常眼圧緑内障（NTG）患者では座位のみで測定した場合に，4mmHg程度の眼圧日内変動がある。
- 2/3は外来時間内にピークをもつが，薬物治療をするとカーブが変わり外来時間外にピークになることが多くなる。
- 眼圧日内変動幅が10mmHgを超えることもあるため，24時間の眼圧日内変動カーブを外来眼圧から推測するのはかなり難しい。しかしながらトラベクレクトミーが奏効し機能的な濾過胞が維持されると，この変動幅が小さくなり体位に関係なく眼圧のカーブが平坦化することが知られている。

> **ここに注意！** 薬物治療で日内変動カーブは変化し，トラベクレクトミーなら平坦化する。

◎文献

1) Nakakura S, et al.: Intradevice and Interdevice Agreement Between a Rebound Tonometer, Icare PRO, and the Tonopen XL and Kowa Hand-held Applanation Tonometer When Used in the Sitting and Supine Position. J Glaucoma, 2013 (in press).
2) Buys YM, et al.: Effect of sleeping in a head-up position on intraocular pressure in patients with glaucoma. Ophthalmology, 117 : 1348-1351, 2010.
3) Malihi M, et al.: Effect of head and body position on intraocular pressure. Ophthalmology, 119 : 987-991, 2012.
4) De Koninck J, et al.: Sleep positions and position shifts in five age groups: an ontogenetic picture. Sleep, 15 : 143-149, 1992.
5) Lee JY, et al.: The effect of lateral decubitus position on intraocular pressure in healthy young subjects. Acta Ophthalmol, 90 : e68-72, 2012.
6) Kim KN, et al.: Effect of lateral decubitus position on intraocular pressure in glaucoma patients with asymmetric visual field loss. Ophthalmology, 120 : 731-735, 2013.
7) Qureshi IA, et al.: Effect of seasons upon intraocular pressure in healthy population of China. Korean J Ophthalmol, 10 : 29-33, 1996.
8) Morgan WH, et al.: Wearing swimming goggles can elevate intraocular pressure. Br J Ophthalmol, 92 : 1218-1221, 2008.

I 緑内障診療の基本／視野検査
視野検査に影響する因子

視野検査は緑内障の診断を行い，その後の進行評価をする際に必要不可欠な検査である。そのため長期にわたる定期的な検査として，常に安定した結果を得，緑内障を正確に評価することが重要となる。本項では視野検査に影響するさまざまな因子について具体例を交えて解説していきたい。

検査結果の変動要因
● 学習効果
- 通常，被検者が検査法の理解に不十分である場合や，検査自体に慣れないと実際の視野障害よりも結果が悪くなる傾向がある。そのため通常初回と比べ，2回目以降で視野検査の結果が改善することが多く，視野障害の再現性を確認して結果を評価する必要がある。

器械セッティング
● 姿勢
- 精度の高い安定した検査結果を得るためには検査の姿勢が重要となる。
- 被検者によっては座位自体が良好に保てない者もいるため，検者は被検者が検査台に顎や額がしっかり接しているか・首が傾斜したまま検査台に乗っていないかなど，常に同一条件下で検査が実施できているか，確認する必要がある（図1）。

● レンズ
- 周辺視野が輪状に障害されている結果が出た場合はレンズホルダーによる影響に注意する（図2）。
- 頂点間距離が12mmよりも離れればレンズホルダーによる影響が出やすくなるため，適切な距離（12mm）に合わせることが重要である。
- 不適切な屈折矯正もアーチファクトの原因になりうる。屈折矯正および老視の補正が適切に行われることが重要である。老視の補正は表1を参照していただきたい。

図1　誤った検査の姿勢
①体がややずれており顔が傾斜している。

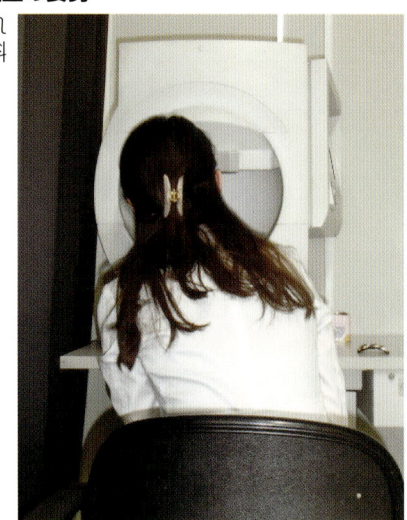

②顎台が上がってしまい，額がしっかりとついていない。

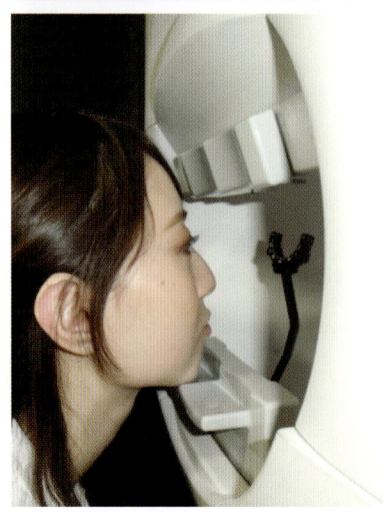

図2 姿勢が悪く頭部が傾斜してしまった症例
①レンズ枠の影響が考えられた視野結果

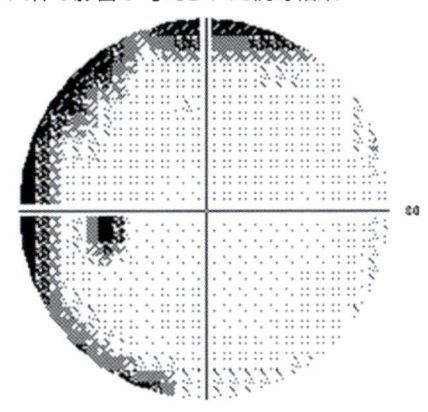

②レンズ枠の影響補正後

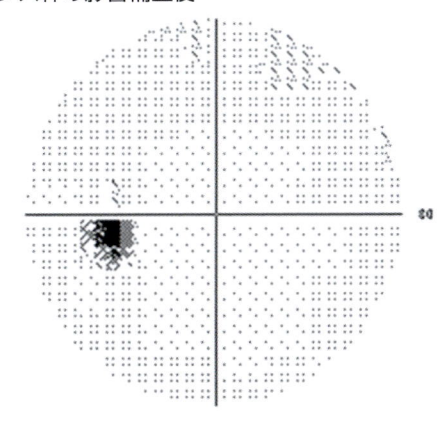

表1 年齢による加入度数の目安

年齢	加入度数（D）
40～45	+1.0～+1.5
45～50	+1.5～+2.0
50～55	+2.0～+2.5
55～	+2.5～+3.0

患者のコンディション①固視不良

- 検査中に固視が動揺すると視野検査の信頼性が低下する。特に緑内障の晩期などで中心視野の障害が強くなると，固視が維持できないケースも多々ある。
- Goldmann動的視野計であれば検者が，Humphrey静的視野計ならばHeijl-Krakau法による固視不良の信頼性などを参考にその検査が妥当であったかを判断しなければならない。
- Humphreyでは固視不良20%以下，偽陽性15%以下は信頼性不良とされている。
- Gaze-Tracking法は基線上方へのブレは固視ずれの角度を表し，下方は瞬目などで固視追尾ができない状態を表している。
- 検査結果だけでなく測定時を通したモニタリング情報を確認することも大事である。

患者のコンディション②疲労，眠気

- 視野検査の測定時間は動的視野検査で15分程度，静的視野検査では検査プログラムにもよるが7～15分程度かかる。
- 被検者は検査が長くなるにつれて徐々に疲れるため，検査眼の順番が視野検査の精度に影響することもある。
- 前回の結果が疲労や眠気の影響を受けて正確に評価できていないと考えられる場合は，ときに検査開始眼を変更し，視野障害を過大評価していないか確認することも大切である。
- 高齢者や若年者などで検査の集中や続行が困難となった場合は，励ましとともに，一度測定を中止して休憩を入れるなど，被検者への配慮も必要である。
- 患者負担や検査のスケジュールなどを考えると，視野検査は決して気軽に再検査が可能とはいえない。そのため貴重な検査結果が信頼性のないデータとならないように，予約の際は検査によいコンディションで臨むように患者に十分理解させる必要がある。

患者のコンディション③閉瞼

- 眼瞼が視力や視野に与える影響は大きい。
- 極度のドライアイにより瞬目過多になっている場合は，視標が出たにもかかわらずボタンを押せないこともある。
- 老人性皮膚弛緩や重症筋無力症などの眼瞼下垂例では，視野の上方の反応が著しく悪くなることがある（図3）。

患者のコンディション④年齢

- 基本的に若年者よりも高齢者は視標に対する反応が遅い。場合によってはボタンが押せないまま次の視標が出てしまうこともあり，検査がスムーズに行えているか，検査中も注意する必要がある。
- Humphreyの正常者データベースは17～89歳までであり，それよりも高い年齢の被検者であれば参考程度に考えるべきである。

図3　眼瞼下垂例
眼瞼下垂により上方の視野欠損が起こっている。

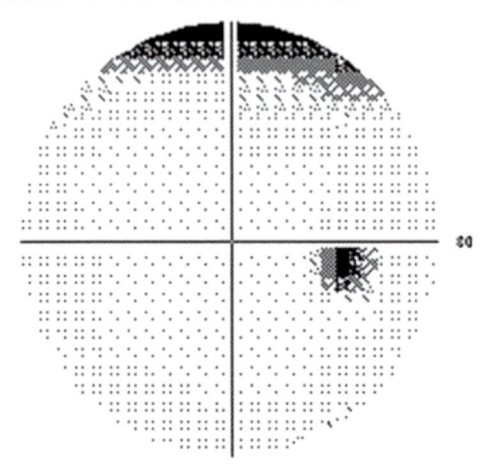

図4　強度近視眼に遠見視力を完全矯正した測定
右眼の中心30°以内にⅠ/3の暗点を検出したが（①），屈折度の再補正により暗点は消失した（②）。

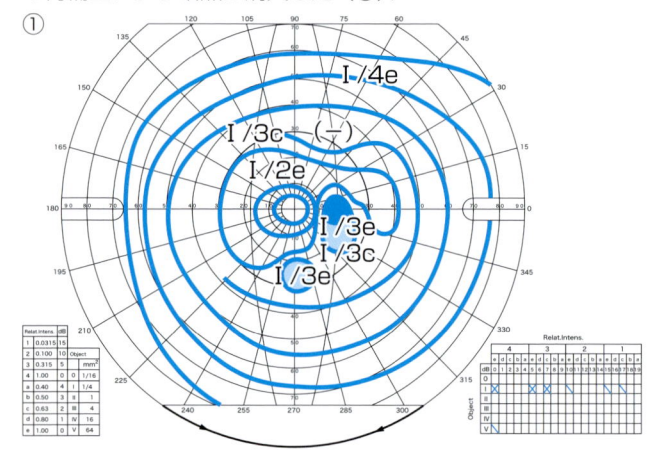

患者のコンディション⑤強度近視

- 一般的には近視眼，その中でも特に軸性近視では正視眼や遠視眼に比べて周辺視野が狭いとされている。
- 変性近視に伴う網脈絡膜萎縮や豹紋状眼底においては，中心視野に多彩な視野異常が生じることがある。このような障害は網膜病変部に一致した感度低下であり，屈折矯正によって改善する屈折性暗点と区別することが重要である。
- 屈折性暗点の場合は，暗点内で矯正レンズを変えて測定を行うと暗点の改善がみられる（図4）。
- 強度近視眼における緑内障や視覚路病変の鑑別や合併は，これらの屈折異常に伴う視野異常に十分注意する必要がある[1]。

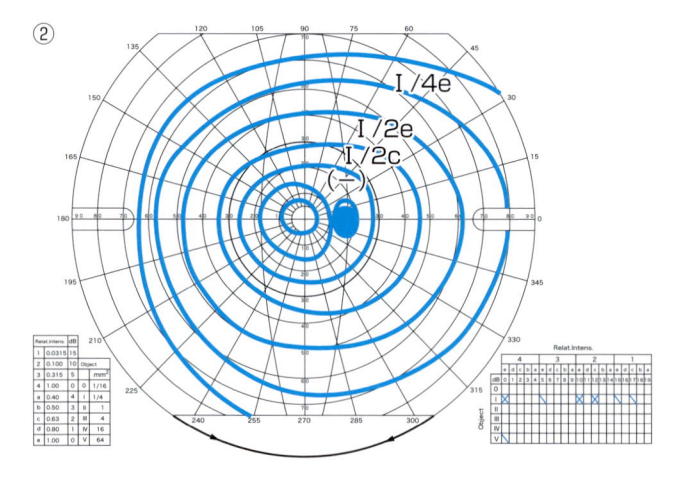

患者のコンディション⑥ 心因性，詐盲

- 心理的な要素も視野に大きく影響する。
- 特に心因性が疑われる（精神的に不安定）場合は，求心性の視野狭窄やらせん状視野を呈する場合がある（図5）。
- 詐盲症例では，頭部外傷後やむち打ち症などで，故意に視野検査の結果が悪くなることもあり，眼所見と一致しない原因不明の視野障害の判定は，慎重に判断すべきである。
- 評価に苦しむ視野障害は，結果から得られる被検者の利益など，患者背景にも注意する必要がある。

多くの場合，医師（評価者）は視野検査に立ち会うことはなく，測定時の現場状況を詳細に知ることは難しい。そのため診察の際に検査がうまくできたか，眠気はなかったかなど，必ず患者に確認するとともに，検査者と密に測定時の患者情報を共有することも忘れてはならない。最終評価の際は，これらの視野に影響する因子に注意を払い，障害部位が実際の眼所見と整合性があるか，必ず確認して結果判定を行うことが重要である。

図5 心因性視野障害
求心性の視野狭窄（青線）が検査途中からららせん状視野障害（赤線）に変化した症例。

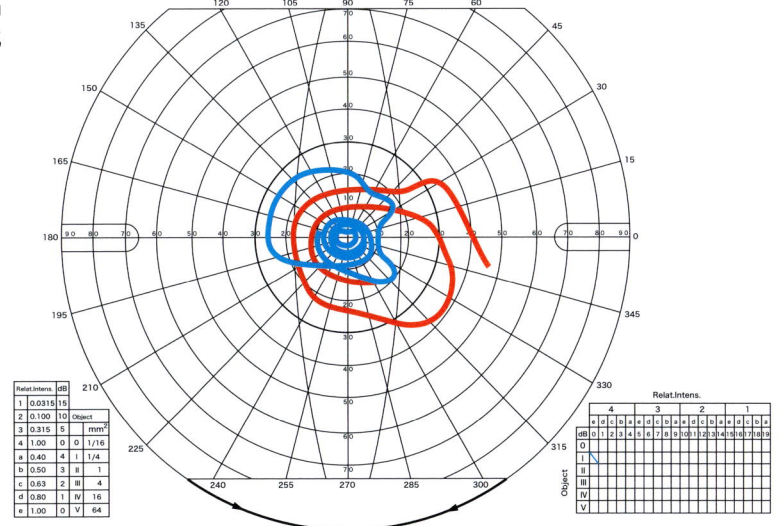

◎文献
1) 中野 匡：Goldmann 視野解釈の基本．眼科プラクティス，15，90-95，文光堂，2007．

I 緑内障診療の基本／視野検査／視野検査の種類と特徴

Humphrey静的視野解釈の基本

グレースケールの成り立ち（図1）

- グレースケールは視野のイメージを把握しやすい反面，真の視野の姿ではないことに注意が必要である．
- 視野の実測感度とそれに対応するグレースケールをマス目で区切ると，ポイントAの感度（0dB）に対応するシンボル表示は，さらに細かい9マスで構成されていることが理解できる．この9マスのうち，中央の1カ所だけが実際の測定値である0dBのシンボル表示を呈し，他のシンボル表示は推測値で埋める（補間する）ことによってグレースケールが作成されている．
- グレースケールは，実測感度を5dB間隔のシンボル表示で示している．つまり，仮に4dBの初期の感度低下を認め，周囲より4dBの沈下した部位を認めても，同じシンボル表示となる可能性があり，グレースケールのみで初期視野障害の有無を診断するのは危険である．そのため，グレースケールは視野の全体像のイメージに留めることが大切である．

図1 グレースケールの成り立ち

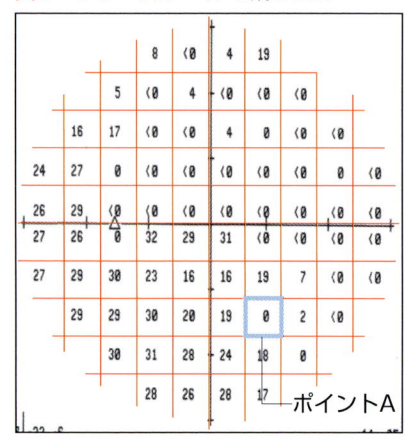

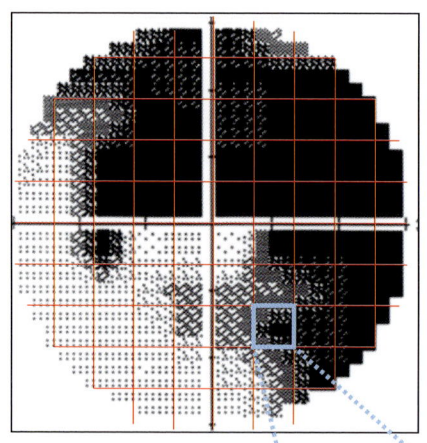

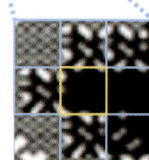

シンボル表示		・	∴	⋮	▨	▩	▦	▪	■
dB	>40	>35	>30	>25	>20	>15	>10	>5	>0	≤0

ここに注意！ ポイントAの感度は0dBであるが，9マスのうち中央の1カ所だけが対応，ほかは推測値で埋めて作成されている．

眼底所見とグレースケールの比較（図2）

- 眼底所見では，視神経乳頭の4時の部位にノッチと，それに続く神経線維層欠損（NFLD）を認める。
- NFLDは乳頭黄斑線維束に近い部位まで確認できるが，Humphrey視野検査中心30-2のグレースケールでは明らかな暗点を認めない。そこで，中心10-2を施行すると，弓状の感度低下が検出された。中心30-2で測定したポイントにはたまたま暗点がなかったため，その周辺は推測値のシンボル表示で補間され，白く埋められてしまったのである。
- 中心30-2の測定点は6°間隔で76点，一方中心10-2の測定点は2°間隔で68点，両者の測定が重なっているのは中心30-2の中心4点のみである。
- 乳頭耳側にNFLDのある症例や中心視野障害を生じやすい近視眼などでは，中心30-2で暗点が検出されなくても，中心10-2で確認する意識をもつことが大切である。

図2 健康診断で視神経乳頭の陥凹拡大を指摘された症例

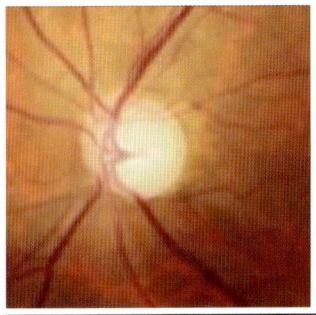

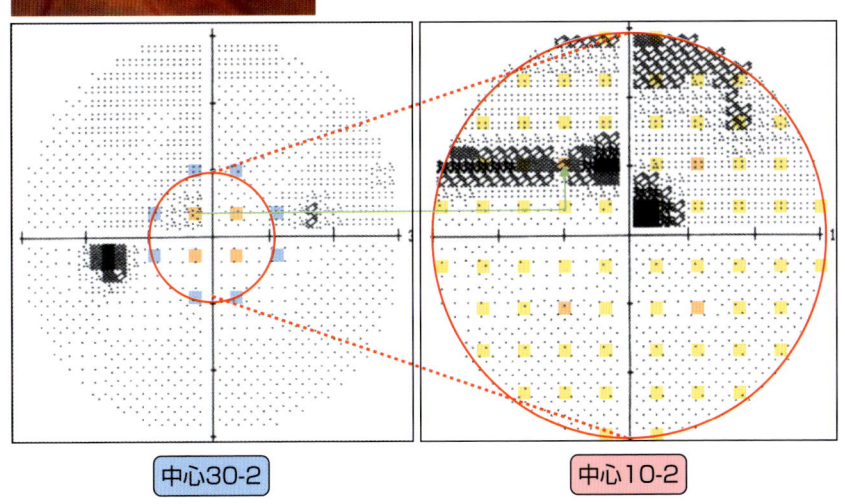

中心30-2

中心10-2

ここに注意！ 中心30-2で測定したポイントにはたまたま暗点がなかったため，間の暗点は測られないまま，白く埋められてしまっている。

MDとPSDの関係（図3, 4）

- 平均偏差（mean deviation；MD）は『全体の感度を数値化したもの』であるのに対し，パターン標準偏差（pattern standard deviation；PSD）は『視野の凹凸を数値化したもの』と理解できる。
- MDとPSDの関係について，原発開放隅角緑内障（POAG）患者203人のMDを横軸に，PSDを縦軸にプロットした（図3）。
- MDが－15dBまでは，視野の悪化に伴い，PSDは増加するが，MD－15dB以下になるとPSDは減少に転じる。これは緑内障の中期以降のグレースケールは黒く"均質化"し，PSDが減少するため，中期まではPSDも進行を反映していると考える。

図3　MDとPSDの関係
MD：全体の感度を数値化したもの
PSD：視野の凹凸を数値化したもの

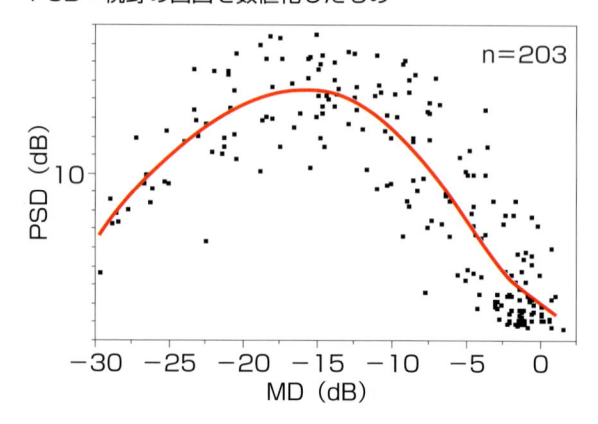

図4　続発緑内障の症例
再三にわたり手術を勧めるも拒否されたため，視野の悪化する経過を観察できた症例。

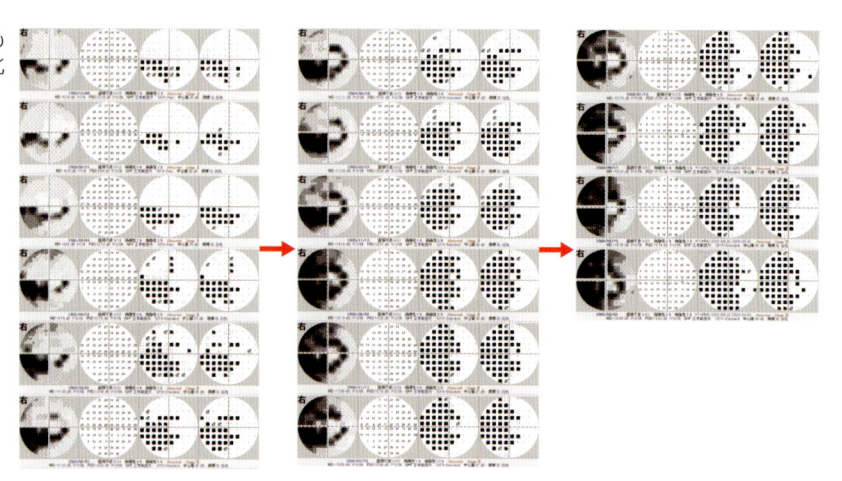

中期までは視野の悪化に伴いPSDは増加しているが，中期以降，PSDは減少に転じることがみてとれる。

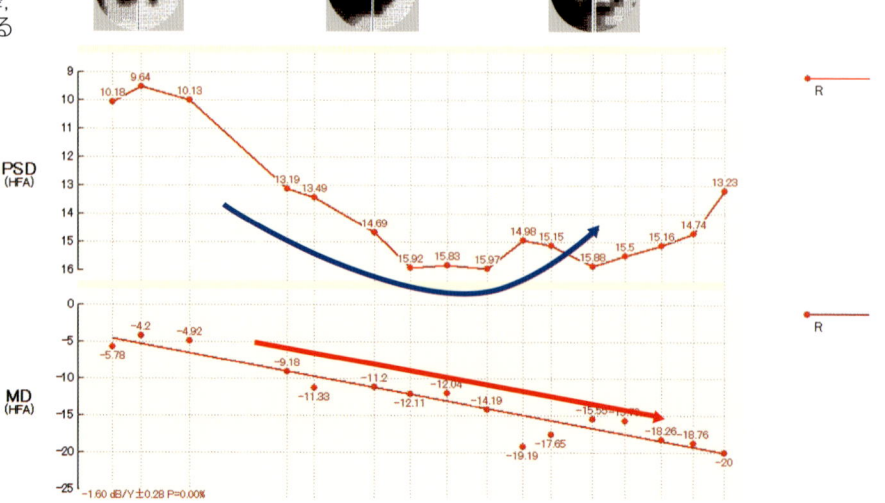

トータル偏差とパターン偏差

- トータル偏差は，各測定点の感度低下を年齢別正常値との差で示したものであるのに対し，パターン偏差はトータル偏差を視野全体の高さで補正したものと理解できる。
- トータル偏差は，被検者の視野丘の感度の年齢別正常値からの乖離の大きさを示したものである。しかし，トータル偏差は加齢による縮瞳や白内障の影響で全体的な悪化を伴うことは珍しくなく，このような場合，初期緑内障による限局性で小さな感度低下がマスクされる恐れがある。
- パターン偏差では，24-2の範囲の測定ポイント中，高いほうから7番目の感度を基準として全体の感度を補正することで，初期緑内障による局所感度沈下の検出力を向上させている。
- 図5の症例では7番目の感度が−5dBであり，そこがゼロになるよう全体を『かさ上げ』している。

図5 トータル偏差とパターン偏差

中心24-2の7番目の感度を0にする

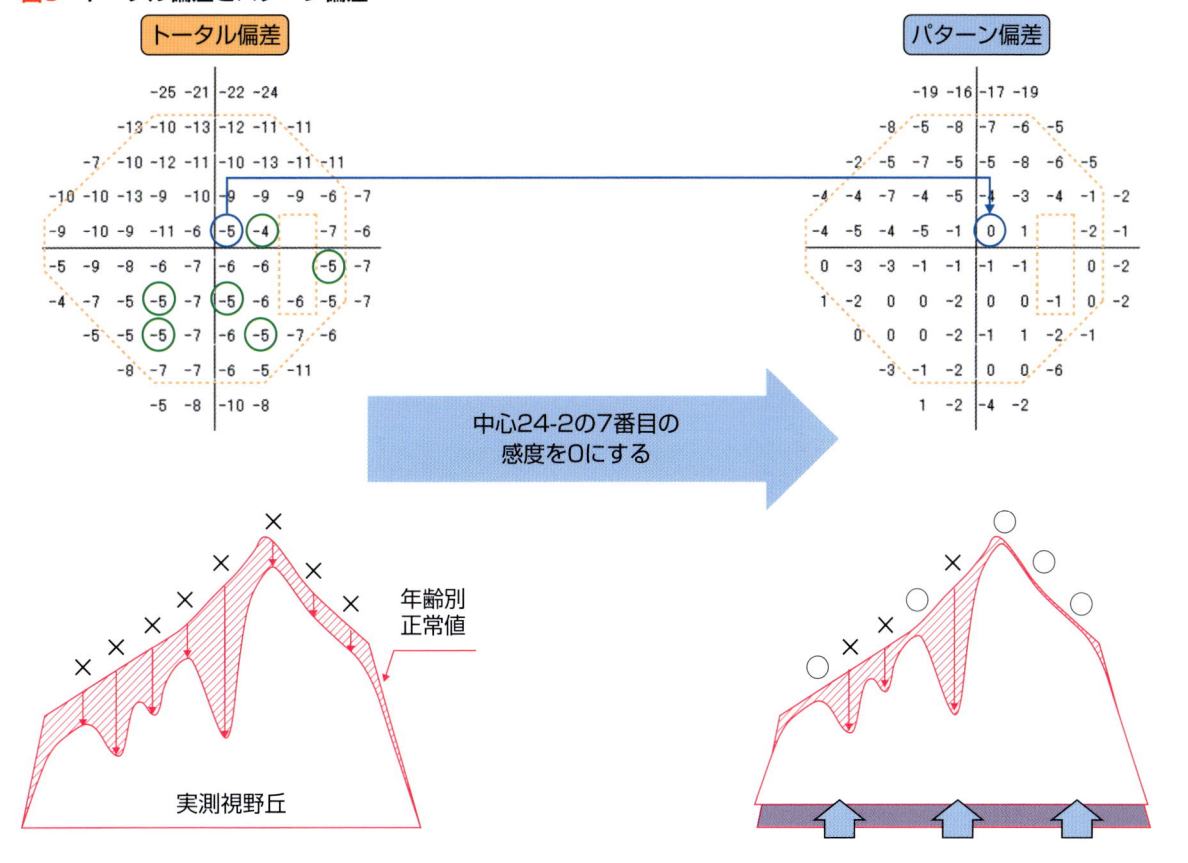

ポイント
パターン偏差では，トータル偏差を視野全体の高さで補正し，白内障などの影響を減弱している。初期緑内障変化は通常，局所沈下より始まるが，パターン偏差で局所沈下をより鋭敏に検出することにより，緑内障成分があぶり出されて見やすくなる。

信頼性視標（図6）

- 視野検査は，患者の自覚に頼った主観的な検査であるため，患者側・検者側のさまざまな要因によって，不正確な結果が検出されることがある。
- 信頼性の高い検査結果を得るためには，検査を行う際に起こりがちなアーチファクトについて知り，そのパターンを理解しておくことが必要であるし，また，検査結果を読む際には，検査データの信頼性を確認したうえで評価を行うことが重要と考える。

●固視不良

- Mariotte盲点に視標を呈示し，応答があった場合を『固視不良』と評価する。この割合が20％以上になると『××』が表示される。
- 測定前のMariotte盲点の設定が悪いと，患者の固視状態が良好でも固視不良の割合は高率となる。このような場合には，ゲイズトラックの結果を参考に，患者の固視ずれがほとんどなければ，固視は良好と判断する。

●偽陽性率

- 全点閾値法では，本来，見えないはずの視標に応答があった（視標輝度をゼロとし，プロジェクターの作動音だけに対して応答した）場合を『偽陽性』と評価し，この割合が33％以上になると，『××』が表示される。
- Swedish interactive thresholding algorithm（SITA）では，検査中の被検者の全応答時間をもとに，被検者の標準的応答時間を逸脱する応答を偽陽性応答として算出し，15％以上になると信頼性が低い。

●偽陰性率

- 本来，見えるはずの高輝度の視標を呈示しても応答のない（感度測定の終了した部位で，決定した感度より十分明るい視標を呈示し，応答がない）場合を『偽陰性』と評価し，この割合が33％以上になると『××』が表示される（ただし，最近のversionのSITAでは偽陰性率がいくら高くても『××』は表示されなくなっている）。

●ゲイズトラック

- 基線をもとに，上方に伸びるラインは固視ずれ，下方に伸びるラインは固視追尾不可能な状態（瞬目・上眼瞼の下垂など）を表す。

図6　信頼性視標

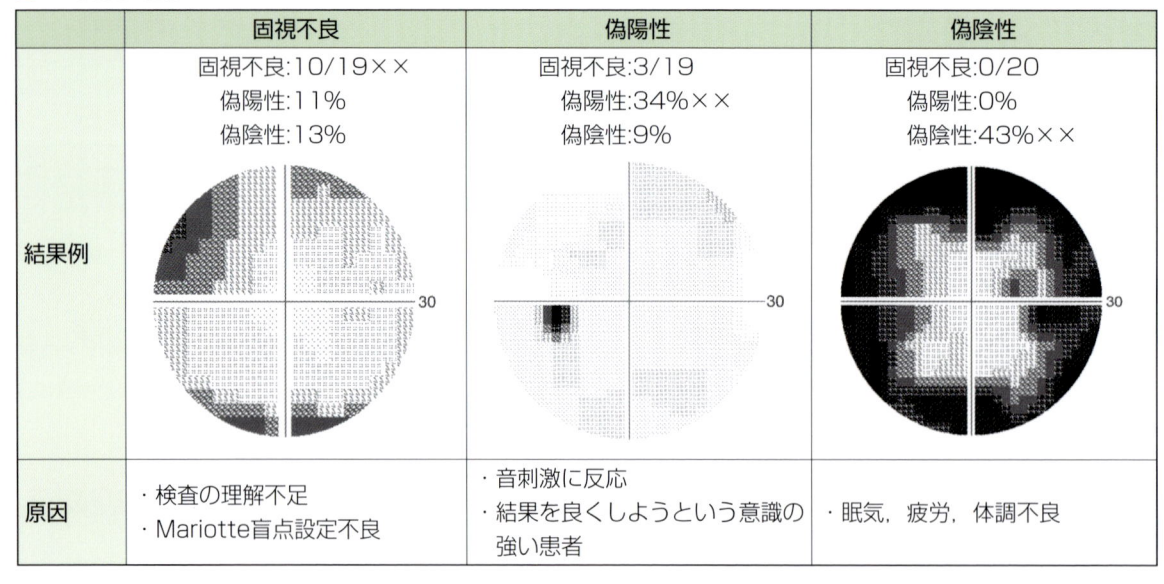

	固視不良	偽陽性	偽陰性
結果例	固視不良:10/19×× 偽陽性:11％ 偽陰性:13％	固視不良:3/19 偽陽性:34％×× 偽陰性:9％	固視不良:0/20 偽陽性:0％ 偽陰性:43％××
原因	・検査の理解不足 ・Mariotte盲点設定不良	・音刺激に反応 ・結果を良くしようという意識の強い患者	・眠気，疲労，体調不良

I 緑内障診療の基本

表1 初期緑内障性視野障害の判定基準 Anderson-Pattelaの分類

①	パターン偏差の確率プロットで，最周辺部の検査点を除いて$P<5\%$の点が3つ以上隣接して存在し，かつそのうち1点が$P<1\%$
②	PSDまたはCPSDが$P<5\%$以下
③	GHTが正常範囲外

CPSD：corrected pattern standard deviation

図7 Anderson基準のみかた
視神経乳頭には2時の部位にノッチ，さらにノッチから連なるNFLDを認める。

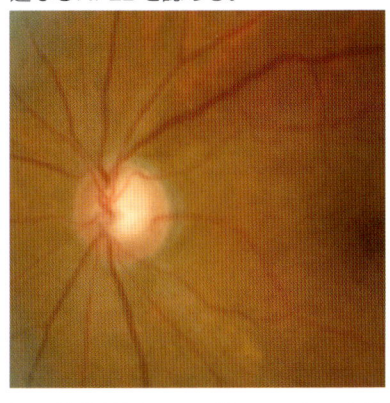

初期緑内障性視野障害の判定基準

- 緑内障診療ガイドラインでは，Humphrey視野検査における初期緑内障性視野障害の判定基準として，Anderson-Pattelaの分類が用いられている。
- この分類基準を満たさないと緑内障ではないというわけではないが，1つの客観的な指標となりうる。
- 表1①～③の基準のいずれかを満たす場合に，緑内障性視野障害の可能性ありと判定される。最終的に緑内障と診断するには，異常部位の再現性と，眼底所見（視神経乳頭陥凹・NFLDなど）との相応性をみたうえで判断する必要がある（図7）。

視野検査結果では，グレースケールは白く，一見，異常がないように判定してしまいやすい。Anderson基準を順番にみていくと，PSDは2.30dBで5%未満はつかないが，glaucoma hemifield test（GHT）は正常範囲外で，基準を満たしている。パターン偏差の異常を評価する際には，最周辺部の検査点を除いて，異常点が網膜神経線維走行に沿った異常であることを確認することが重要である。図の症例は，5%未満の異常が3点以上固まり，かつ1%未満の点を含み，網膜神経線維走行に沿った異常であることがみてとれる。そして，最終的に眼底所見との相応性をみたうえで緑内障と診断する。

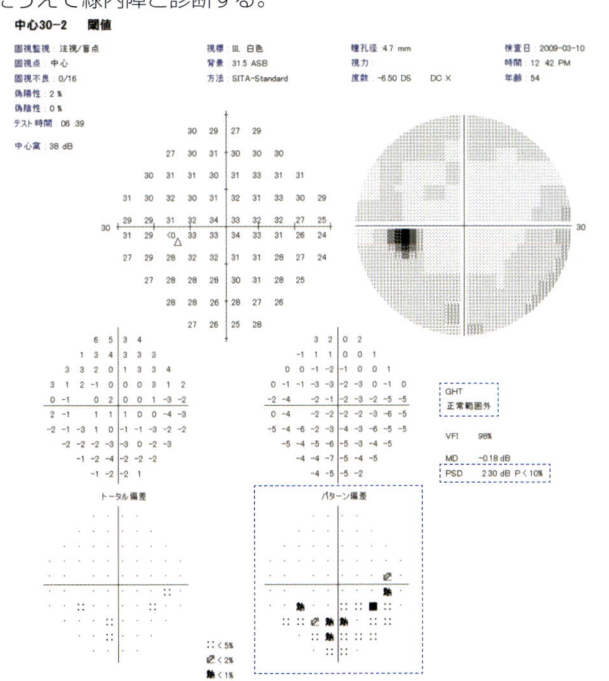

①C30-2の最周辺部以外の検査点
②$P<5\%$の点が3点以上隣接
③うち1点が$P<1\%$以上の沈下を示すもの

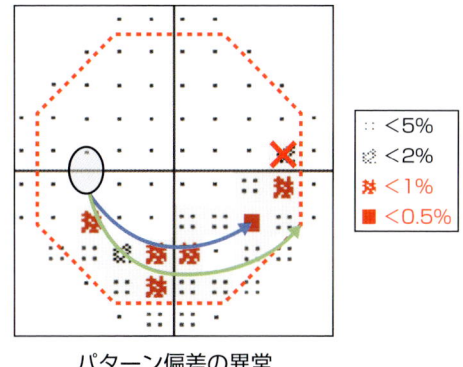

パターン偏差の異常

測定プログラムの選択（図8）

- 測定プログラムは，眼底所見から予測される視野異常が検出できる測定点を含んだものを選択する。
- 典型的な緑内障では，視野中心から10°〜20°の範囲内であるBjerrum領域に感度低下がまず出現する。そのため，緑内障の診断には通常，中心30-2か中心24-2が最も多く選択される（中心24-2は，中心30-2から変動の多い最周辺部の測定点を除き，緑内障の初期変化が出現しやすい鼻側部位を残したものである）。
- 固視点近傍に障害がある場合や，視野異常は検出されないがパターン偏差で固視点近傍に感度低下を認め，中心視野障害が疑われる場合には，中心10-2を選択し，10°以内（図9）を密に測定する。

図8 測定プログラム

中心30-2　76点（6°間隔）

中心24-2　54点（6°間隔）

中心10-2　68点（2°間隔）

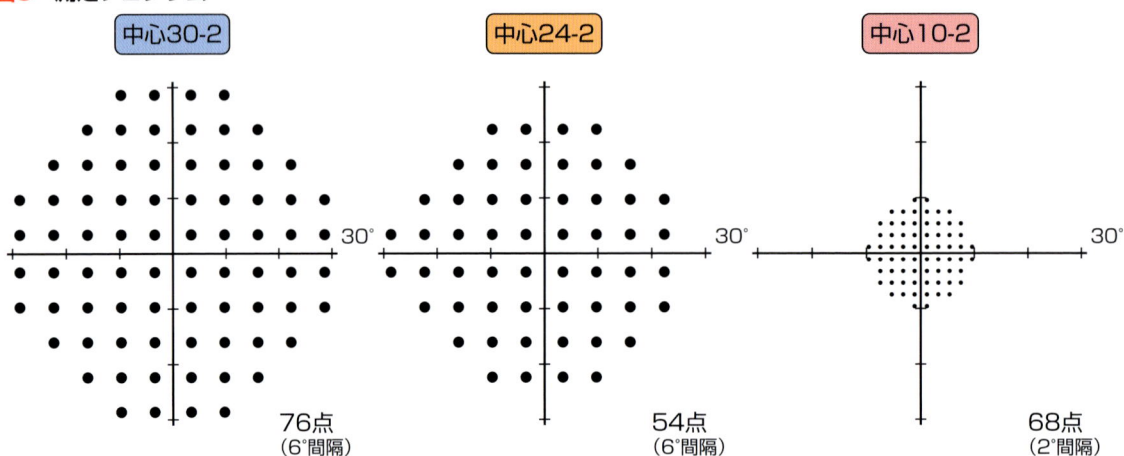

図9 実際の中心10°に相当する視野

日常生活において，上下10°以内の視野とはどのくらいの範囲であろうか。例えば，相手との距離が85cmと仮定した場合，中心10°の範囲に相当するのは30cm，ちょうど相手の顔がすっぽり入るくらいの部分に相当する。10°以内，すなわち中心視野領域はquality of vision（QOV）にかかわる非常に大切な領域であることが理解できる。

$$\tan 10° (= 0.17633) = x/85\text{cm}$$
$$x = 85 \times 0.17633 ≒ 15\text{cm}$$

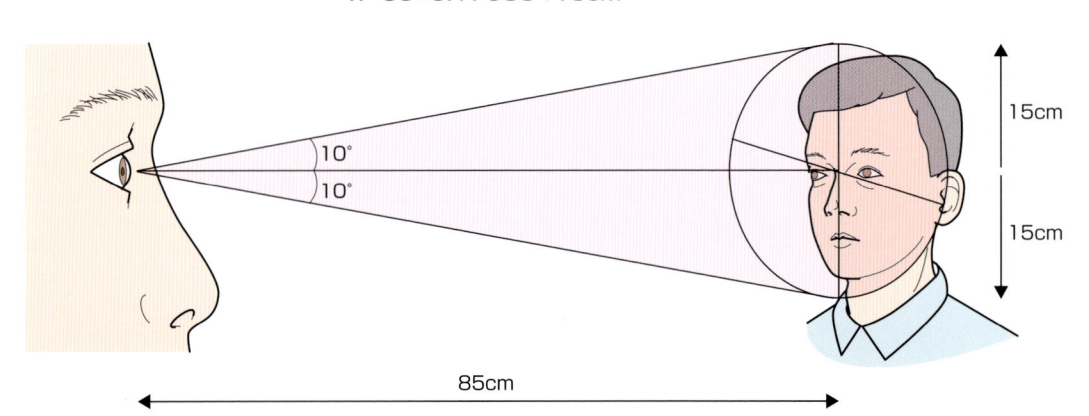

| 中心10-2プログラムの利点 |

- 中心10-2の最大の利点は，QOVに直結する中心視野領域を正確に評価できる点にある．
- 乳頭黄斑線維束にNFLDのある症例や，早期から中心視野障害をきたしやすい近視眼などでは，視野障害の発見に有用である．
- 中期〜後期緑内障眼では，残存視野の評価に活用することができる．
- 図10①の症例は図2でも呈示した症例であるが，グレースケールでは中心視野領域にはっきりした暗点はみられなかったものの，中心10-2でNFLDに一致した暗点が認められた．
- 一方，図10②の症例は，中心30-2では，中心視野領域は上方2象限が障害されているようにみえるが，中心10-2をとると，感度良好な部位が残っていることが確認できる．したがって，緑内障診断時に一度は中心10-2を測定し，中心視野領域に障害が認められた症例では，中心30-2のみならず，中心10-2を併用してフォローすることが望ましいと考える．

図10 中心10-2はどのようなときに選択するか
①視野障害の発見

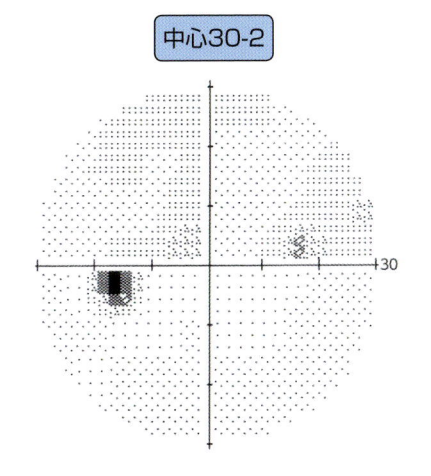

中心30-2　　　　　　　中心30-2，中心10-2合成

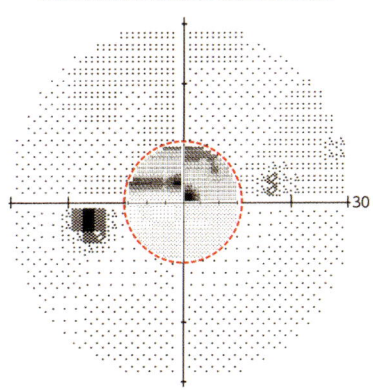

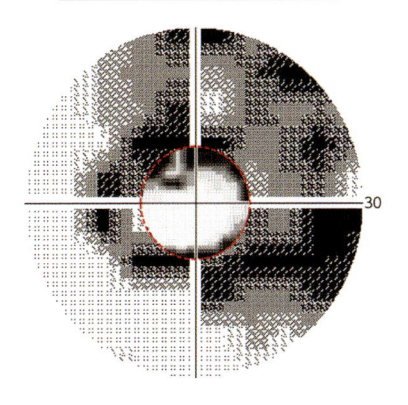

②残存視機能の評価

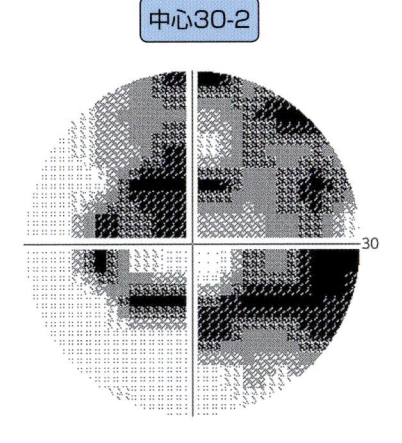

中心30-2　　　　　　　中心30-2，中心10-2合成

I 緑内障診療の基本／視野検査／視野検査の種類と特徴
Goldmann動的視野解釈の基本

Goldmann動的視野の特徴（図1）

- Goldmann動的視野検査は，静的視野検査とは異なり，手動式で指標の提示位置・順序を自由に設定することが可能である。
- 患者の残存視機能の状況に応じて，見えるところから順に指標を動かしていくこともできるため，患者にとってはより見やすく，応答しやすい利点があり，検者が患者と対話をしつつ検査を進めていくなかで，患者の表情や行動に注意を払える特徴もある。
- 視野全体を把握できる点から，患者のquality of vision（QOV）を判断するうえでも有用性は高い。
- 反面，検者の技量に影響されやすく，中心視野領域の評価は静的視野計の精密さには及ばない。
- Goldmann視野検査を行う際は，以上の特徴を十分理解したうえで，患者ごとの使い分けや組み合わせを選ぶことが大切である。

図1　Bjerrum暗点とnasal step

Bjerrum暗点：Mariotte盲点から固視点より鼻側の水平経線に連なる，一般的には10°〜20°の領域に弓状に出現する暗点。

nasal step（鼻側階段）：鼻側視野の水平経線を境とした感度閾値の差。耳側では，水平経線が上下の網膜神経線維の境界（temporal raphe）となっているので，視神経乳頭の上下いずれかに限局した神経線維束障害では，水平経線を越えて視野障害が拡大することはない。

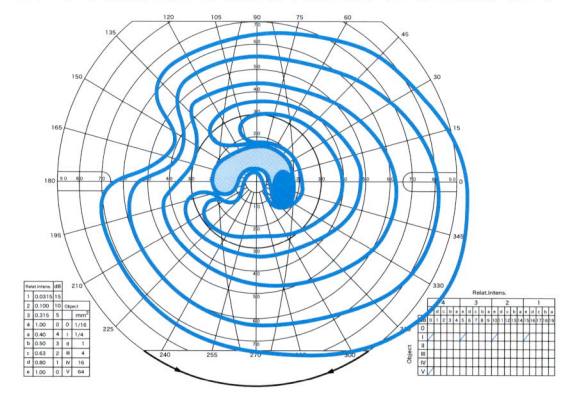

Goldmann動的視野検査が有用な症例

● 高齢者や小児
- 静的視野検査にうまく慣れることができず，信頼性の高い検査結果が得られにくい患者では，患者のペースに合わせて臨機応変に検査が行えるGoldmann視野検査のほうが有効な場合がある。

● 進行した後期緑内障（図2）
- 緑内障では後期になるほど「残存視機能の把握」が，「異常部位の検出」よりも重要になってくる。
- 患者の日常生活におけるQOVを評価するためには，視野の全体像が把握できるGoldmann視野検査が不可欠となる。

● 視神経乳頭部分低形成（図3）
- 視神経乳頭部分低形成の特徴的な所見は楔状視野欠損である。
- Goldmann視野検査では視神経乳頭所見に一致する外部イソプタからMariotte盲点に向かう楔状視野欠損が認められるが，静的視野検査ではその特徴を捉えることが難しい。

● 頭蓋内疾患
- 視交叉以降の病変では，垂直経線を境とした視野異常が現れる。
- 片眼に半盲性の視野異常がみられたら，反対眼の測定時には，同側の内部イソプタに暗点がないか注意する。

● 視神経疾患
- 視力低下が比較的重度である視神経疾患では，静的視野検査だけでは残存視機能の評価が難しい。
- 中心暗点が高度である症例が多く，患者が固視点を認識すること自体が困難であるため，視野検査を正確に行うことが難しい（進行した緑内障患者においても，固視不良を繰り返す患者では，中心視野喪失の可能性も念頭に置く必要がある）。
- 最初に観察孔で患者の正面視を確認し「その位置が真ん中です」と説明し，検査中も「そこから眼を動かさないでください」など，随時声かけを繰り返しながら検査を行うことで，周辺部の残存視野を評価することが可能となる。

図2 残存視機能を評価

緑内障で加療中の2症例．両症例ともHumphrey視野検査中心10-2で高度の視野障害を認めるが，症例1は周辺視野が比較的残存しているのに対し，症例2は中心部をわずかに残すのみである．

症例1 Humphrey視野 中心10-2

症例2 Humphrey視野 中心10-2

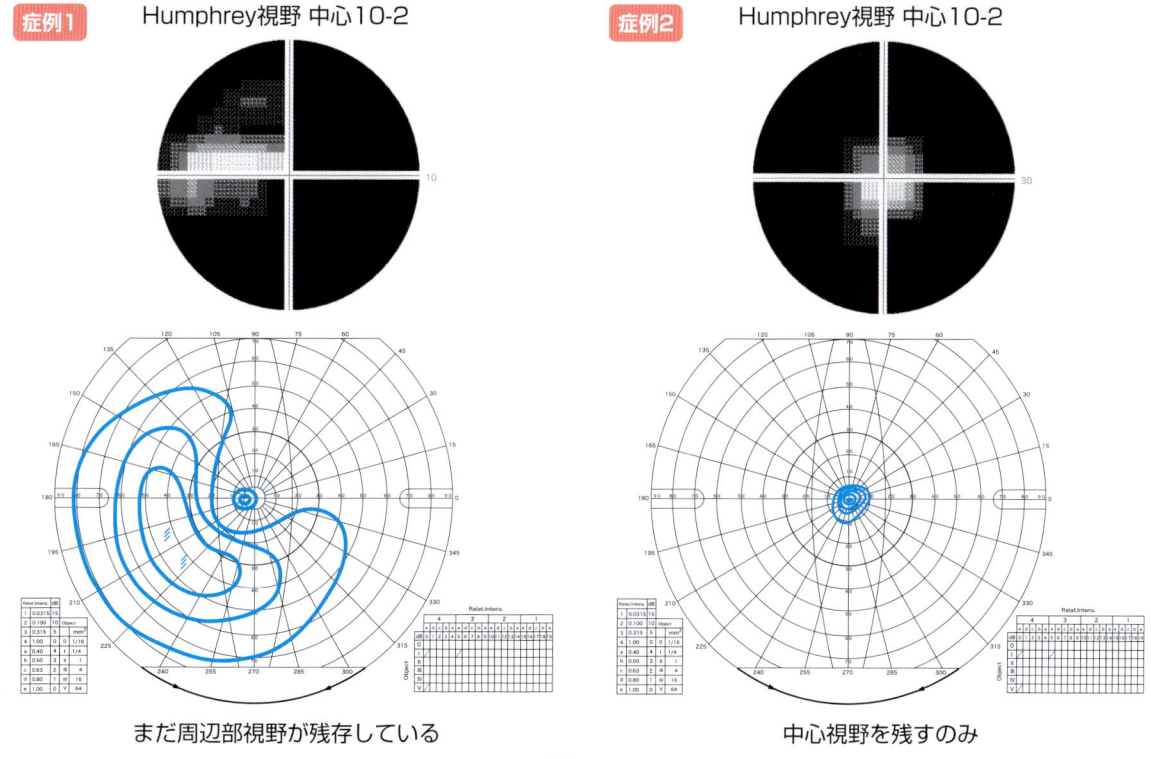

まだ周辺部視野が残存している

中心視野を残すのみ

ポイント
静的視野検査では周辺部視野の測定に限界があるため，ある程度進行した後期緑内障においては，全体的な評価が可能なGoldmann視野が有効となる．

図3 SSOHの症例（15歳，男性）

視神経乳頭陥凹のほかに，乳頭上鼻側のリムの菲薄化，網膜中心動静脈入口部の上方偏位，double ring signがみられる．Humphrey視野ではMariotte盲点から連続して下方に向かう弧状の視野障害が認められ，Goldmann視野ではMariotte盲点から下方に向かう楔状視野欠損が出ていることから，典型的な上方視神経部分低形成（superior segmental optic hypoplasia；SSOH）と診断した．

double ring sign

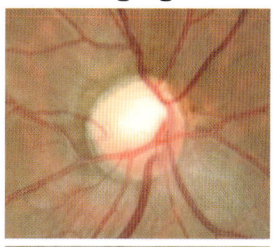

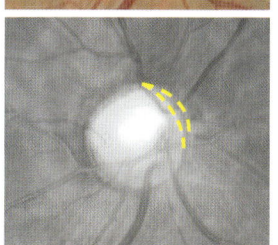

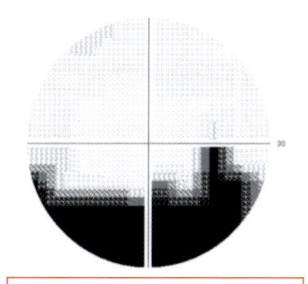

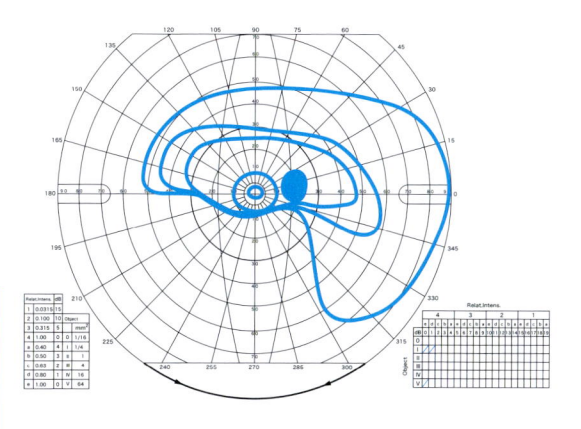

ここに注意！ SSOHと緑内障の合併例もゼロではないが，SSOHと診断がついてしまうと，その合併を見逃しやすい．したがって，SSOHでは基本的に進行性はなくとも1年に1度の定期検診などを行うことが望ましい．

Ⅰ 緑内障診療の基本／視野検査／視野検査の種類と特徴
Octopus静的視野解釈の基本

1回の検査結果をどう読む？（図1）

②グレースケールでパターンを確認

・実測値を元に5dBステップで表すgreyscale（VA）と，正常値に対する沈下量の割合（％）を示すgreyscale（CO）があり，視野解析ソフトEye Suite™ Perimetryでは後者が標準である。

図1　7-in-1プリントアウト

ポイント
①をまず確認。信頼性は影響大。次いで，他疾患やその合併の可能性があるかを考えよう。緑内障は後からじっくりと。

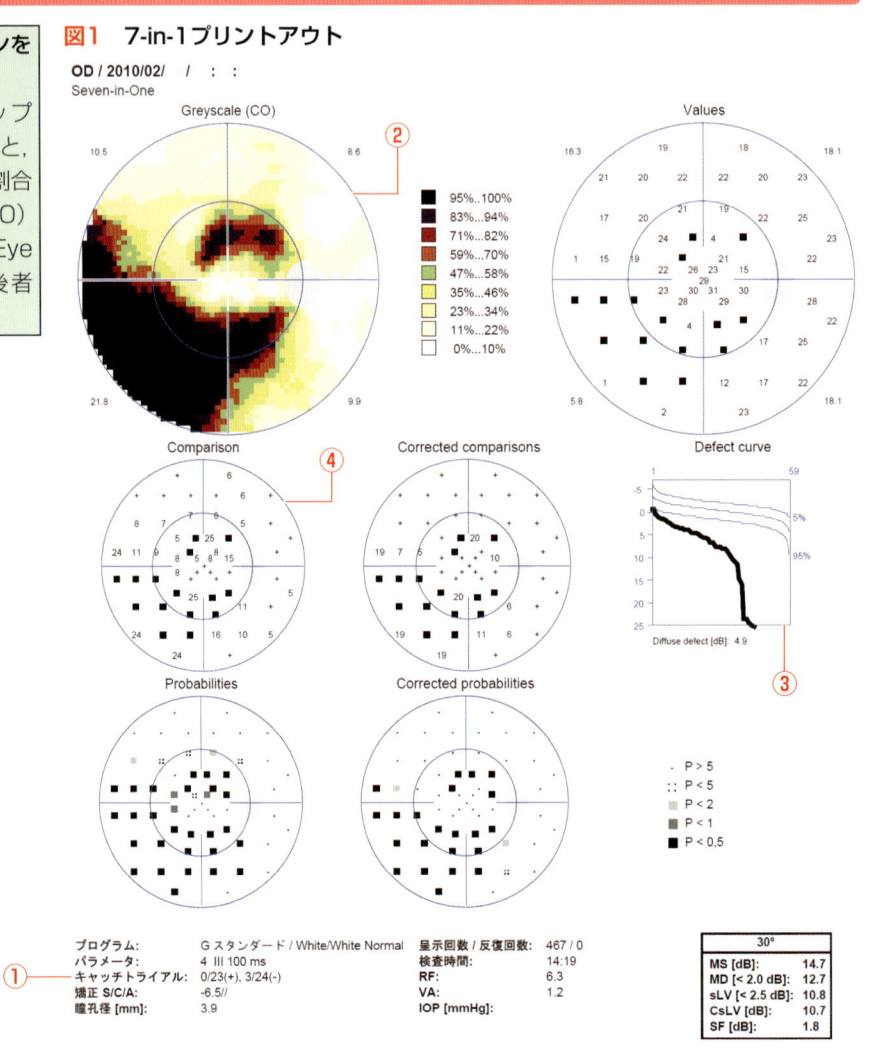

①【1】患者，【2】測定，【3】応答信頼性の情報をまず確認
・【1】：生年月日，瞳孔径など。
・【2】：プログラム（症例は緑内障用のG。中心部に密で神経線維走行に沿う点配置），ストラテジ（検査時間と精度がnormal＞dynamic＞TOP），測定条件，stageなど。
・【3】：偽陽性（呈示音のみに応答。良すぎる視野になる）
　　　　偽陰性（応答点で最高輝度に無応答。悪すぎる視野になる。障害が強いと増えやすい）
　　　　reliability factor（RF）（偽陽性＋偽陰性の％表示）
　　　　短期変動（short term fluctuation；SF）（2回測った点での標準偏差）
　　　　固視は，ずれると検査が中断されることで保障される。

I 緑内障診療の基本　39

図2　cluster / corrected cluster / polar analysis

図1と同一検査の解析結果。polar analysis は視神経乳頭部と直に見比べるため上下反転して表示されることに注意。

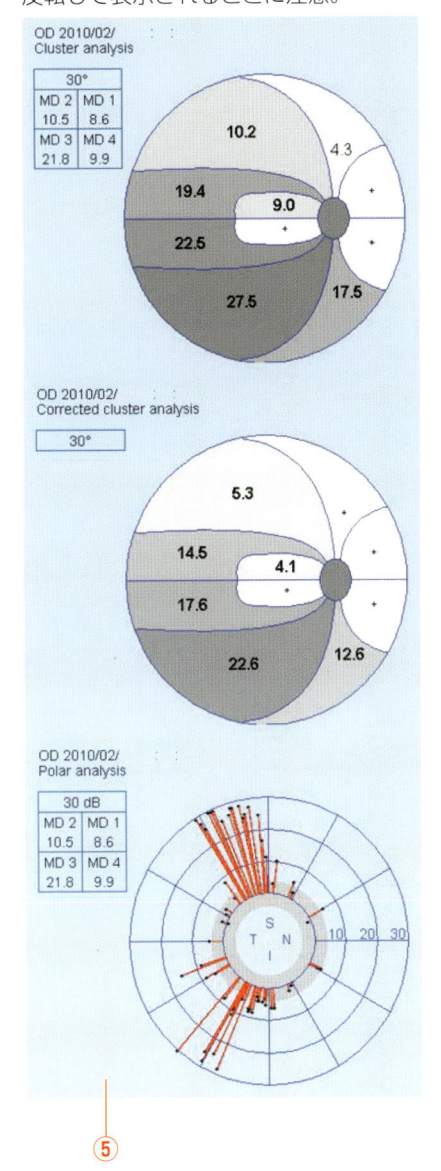

⑤

③偽陽性による異常高感度や，びまん性・局所性沈下度をdefect curveで確認
- 各点沈下量が小さい順に左から並ぶ。
- 全体指標のmean defect（MD）（平均沈下量），sLV（沈下量の標準偏差），corrected sLV（CsLV）（sLVからSFの影響を除く）よりも障害度が一目でわかる。
- びまん性沈下量（diffuse defect；DDc）は，左から20〜27%の点の沈下量と正常50%値の差の平均である。
- 局所性沈下量（local defect；LDc）は，左から23〜100%の点の沈下量から正常50%値とDDcを引いた平均である。

④各点沈下量をcomparison（CO）で確認
- 4dB以内は「＋」，超えれば数値。
- DDcを引いたcorrected comparisonや，probabilitiesとcorrected probabilitiesの確率プロットも見比べ，異常判定や程度を確認する。

⑤緑内障性眼底変化と比較
神経線維走行モデルに基づくクラスタ別平均沈下量を示すcluster analysis，DDcを引き局所性を強調したcorrected cluster analysis，各点沈下量を上下反転し視神経乳頭モデルに収束する赤線の長さで示すpolar analysis（図2）が役立つ。

経過をどうみる？

- トレンド解析画面に時系列で並ぶ両眼のgreyscale（CO）と偽陽性・偽陰性から変動を直接確認し，解析対象を選ぶ．

● **グローバルトレンド解析（図3）**
- MD, sLV, DDc, LDcの直線回帰の傾きと変動，有意性（下向き赤三角：悪化，上向き緑三角：改善）を示す．
- 解析対象はグラフで青点で表される．
- DDcの改善で，sLVやLDcが悪化しても，MD不変のこともある．

● **局所トレンド解析（図4）**
- クラスタ別平均沈下量の回帰直線の傾きと有意性を示すcluster trend, DDcを引いて解析するcorrected cluster trend, 点別沈下量の回帰直線上の変化を乳頭に収束する線分の始点・終点と色（悪化：赤，改善：緑）で示すpolar trendがある．
- 進行検出が早い一方，結果の変動に影響され，0dBで底を打ち傾きが小さくなるフロア効果（黒矢頭で示す）が生じやすい．

図3 グローバルトレンド解析
下方には両眼の視野が時系列で並ぶ．図1，2と同一症例．

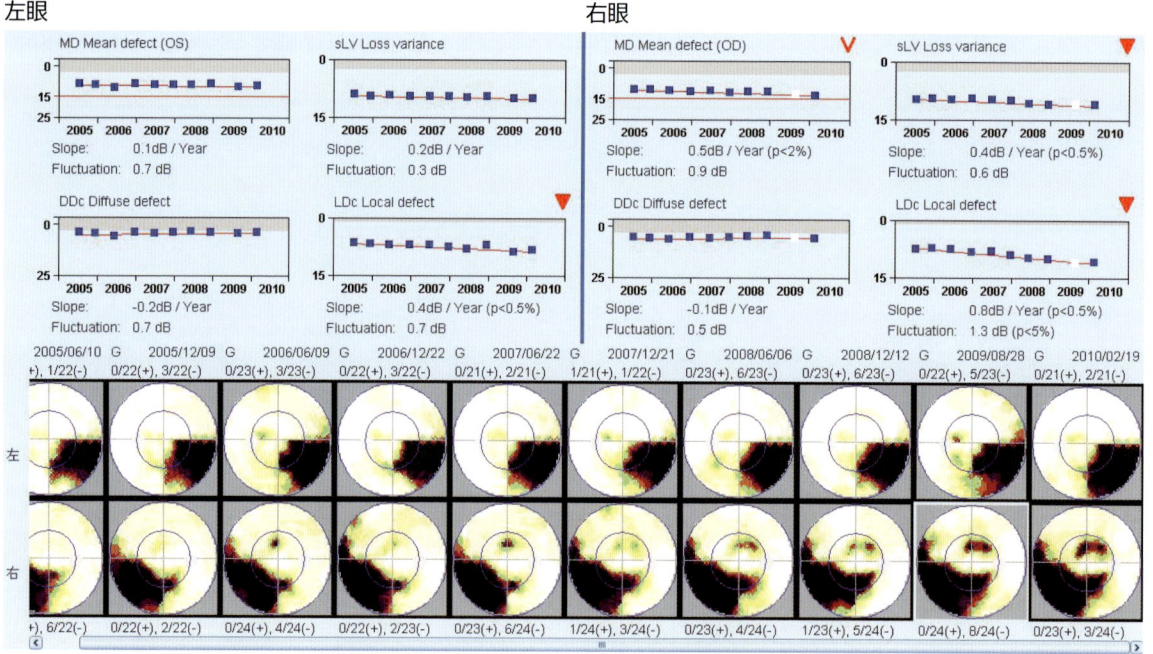

左眼　　　　　　　　　　　　　　　　　　右眼

ポイント
統計解析は一面のみを示す．解析結果を鵜呑みにせず，実際の視野の経過と見比べて判断しよう．

図4 局所トレンド解析
上から順にcluster / corrected cluster / polarの各解析結果。図3と同一対象。

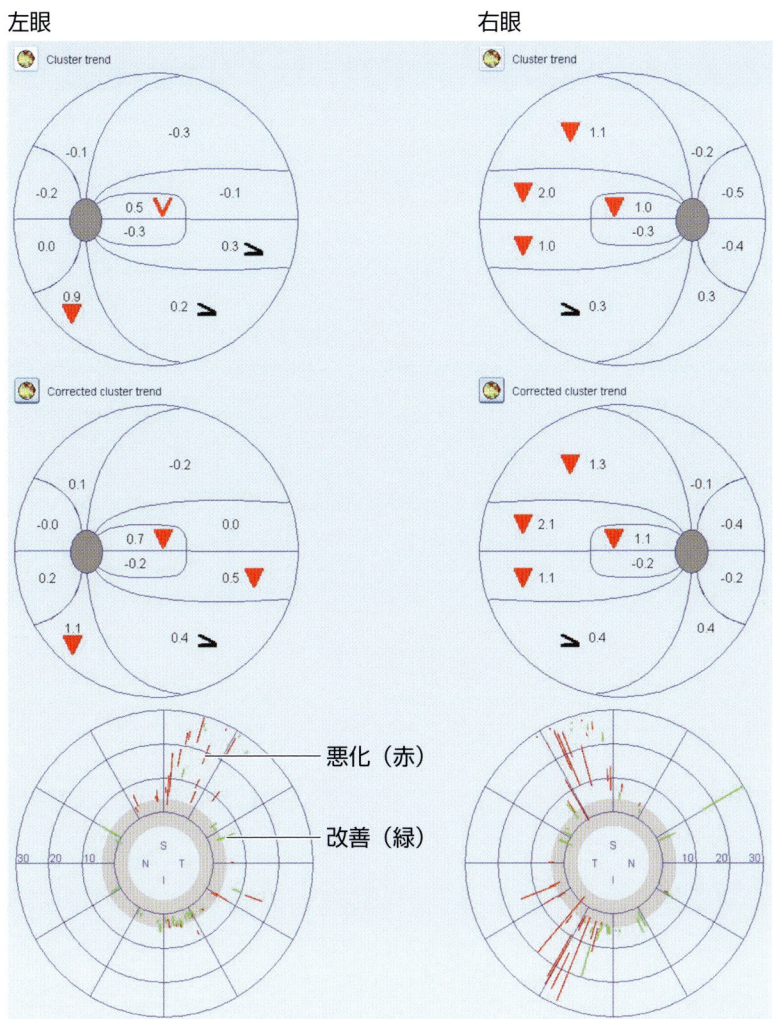

左眼　　　　　　　　　　　右眼

I 緑内障診療の基本／視野検査／視野検査の種類と特徴
早期発見のための視野検査

スタンダードな視野を有効に活かそう

- 若くて先が長い，あるいは進行リスクが高いなら，確実に早期発見し，進行も早期に検出したい。早期のわずかな異常の検出には，応答の信頼性と閾値精度の高さが必要である。
- 偽陽性が多いと，早期でなくても本来の異常が検出できない（図1）。偽陰性が多いと，本当の異常か判断できない。固視が不良なら不正確になる。応答の信頼性は不可欠であり，検査前には十分に説明し，検査中も見守る。医師からも検査の重要性を説明することが大切である。
- 軽い感度低下を再現性よく検出するには，精度の高い測定方法が必要である。検査時間が短く手早く測るストラテジーは，得られる閾値の精度が低い（図2）。早期発見のためには，当初から十分な精度でしっかり測る。
- データをしっかり読む。十分に信頼性が高く，閾値精度の高い検査ならば，一般的な視野異常判定基準は満たさなくても，周囲との比較から正常範囲内の感度変化が疑えることもある。ただし，再現性の確認は必要である。

図1 応答の信頼性は大切！

①の検査結果は信頼性良好。②は同一例の7カ月後の検査で，固視不良8/15××，偽陽性28％××，偽陰性25％。高い偽陽性が最も問題。そのために盲点チェックにも高率に応答を示す。本来より高い閾値に決まることで，偽陰性も高率になる。これがもし早期例なら，異常が出なくて当然である。

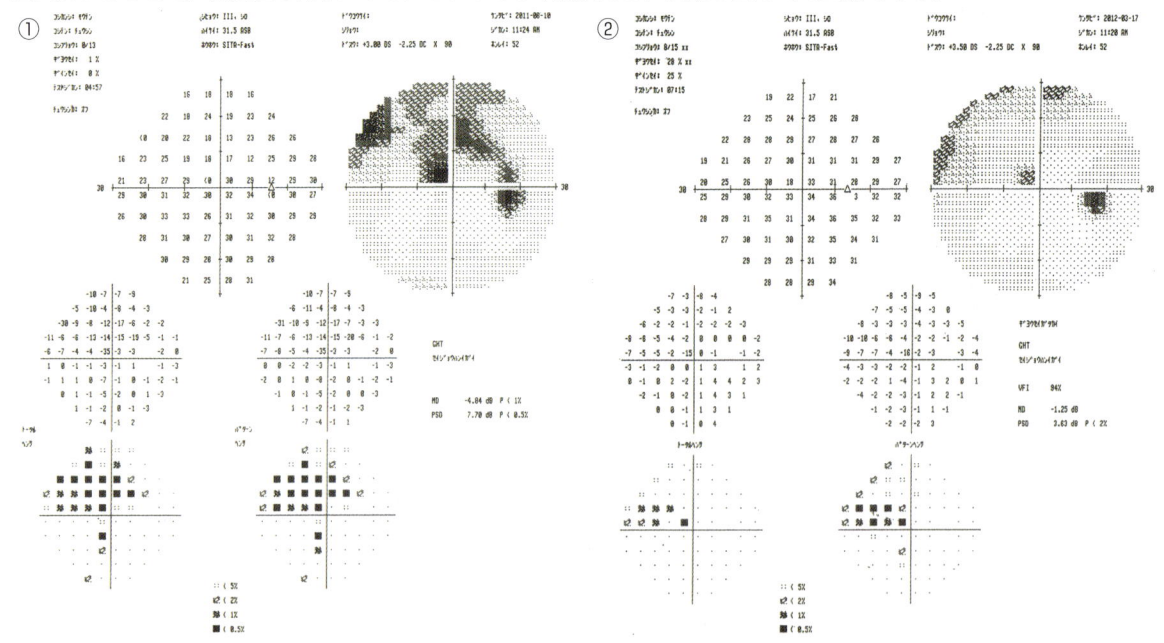

ポイント
早期発見のためには，しっかりと正しく測り，測られることが大切。

I 緑内障診療の基本

大事な中心付近の異常は早く見つけたいから，密に測る

- 黄斑部は網膜神経節細胞密度が高く，脳に送る情報量が多く，QOL（quality of vision）上もその機能は重要。視野検査もその重要性に応じた対応を行う。
- 中心30°内用プログラムの中心5°内にわずかでも感度低下を検出した場合や，眼底に乳頭黄斑線維束障害を認めれば，中心10°内用プログラムも測る。大事な中心部だからこそ，点配置の粗い測定では見逃されるような限局した視野異常も確実に捉えたい（図3）。

図2 しっかり測るストラテジーを

normal，dynamic，TOPの各ストラテジーによる同一例のOctopus Gプログラムの測定結果。全点1回のみ視標呈示し約2分で測るTOPは最短のストラテジーだが，閾値精度は低い。軽くて限局した早期の異常は検出困難である。

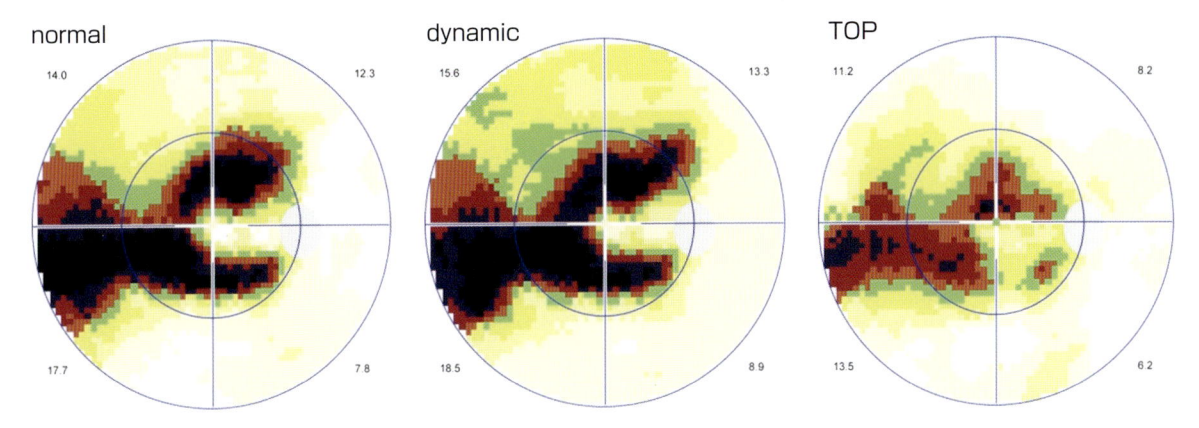

図3 固視点付近はしっかり密に

①はHFA中心30-2，②は中心10-2による同一例の測定結果。6°間隔の測定では出ない異常を2°間隔の測定で検出する。

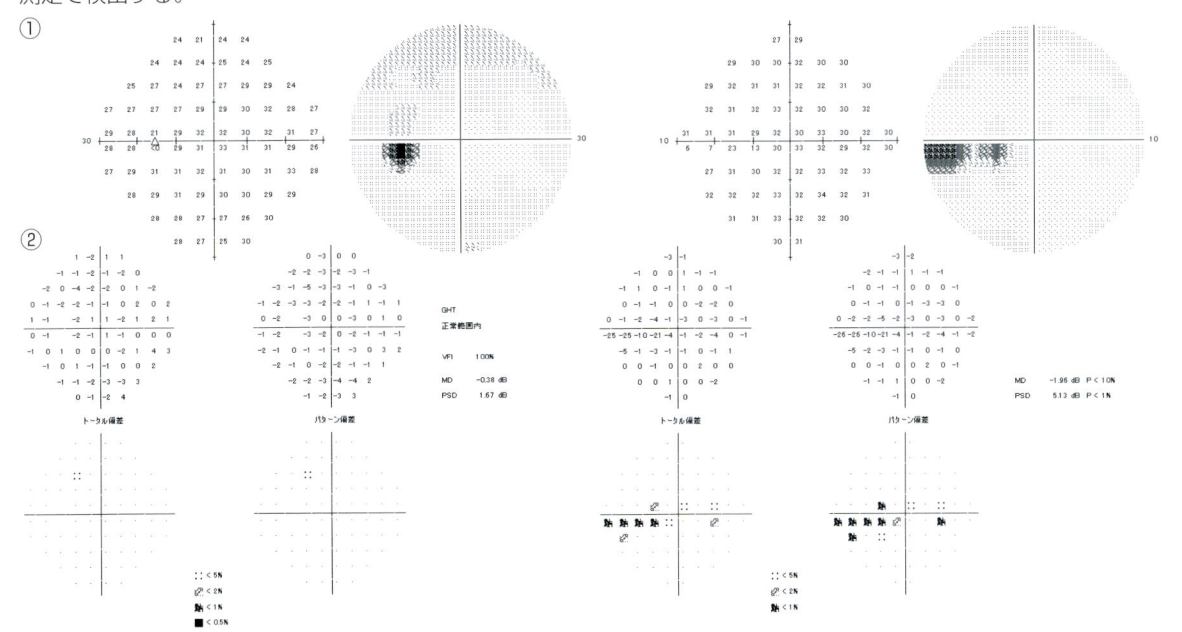

機能選択的な視野検査で，機能変化を早期に捉える

- 外側膝状体で層別化される視覚経路のうち，光の時間的変化を鋭敏に捉えるM細胞系や，短波長光に関与するK細胞系など，相対的に網膜神経節細胞密度の少ない細胞系の機能を選択的に測定すると，機能的な余剰性が少なく，異常検出感度の高い視野検査が行えると考えられる。
- 刺激される網膜神経節細胞が少ない視野検査法は，測定値の変動や個体差が大きい。そこで，複数の検査法で異常となることを確認したり（図4），再現性を確認して（図5），慎重に判断することが大切である。
- 緑内障は生涯を通して管理する慢性疾患。患者の一生のどの時点にあるかで，早期発見の臨床的意義は異なる。機能選択的視野検査を早期発見に用いるには，その特徴を理解して対象を選ぶ。長期に経過観察できるスタンダードな視野検査を有効に行うことは，どの患者にも重要である。

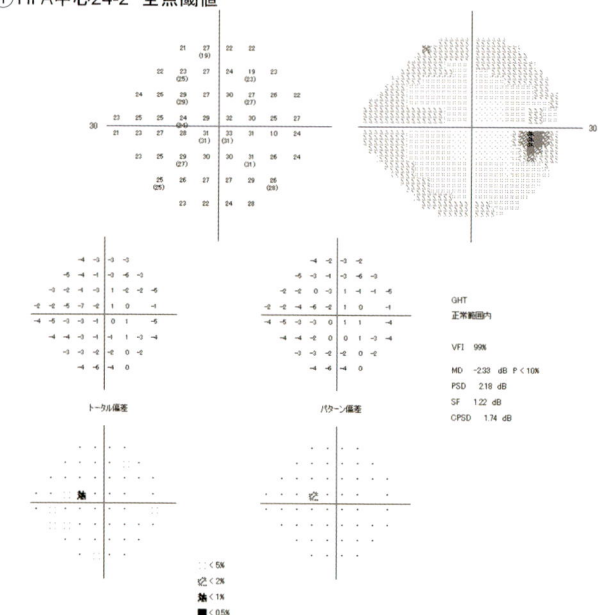

図4 極早期例の機能異常を機能選択的検査で捉える

①はHFA中心24-2で，パターン偏差で1点のみの低下。②のフリッカ視野スクリーニング，③のFDTスクリーニング，④のSITAによるSWAPは，どれも明らかに異常を検出した。

① HFA中心24-2 全点閾値

② Flicker 38S / 4-zone

③ N-30-5 FDT スクリーニング

④ SITA SWAP

●フリッカ視野

視野の各部位で高輝度フリッカ光の周波数を変えて，ちらつきが感じられるぎりぎりの周波数［フリッカ融合頻度（critical fusion frequency；CFF）］を測定する。白内障など中間透光体混濁に影響されにくい。

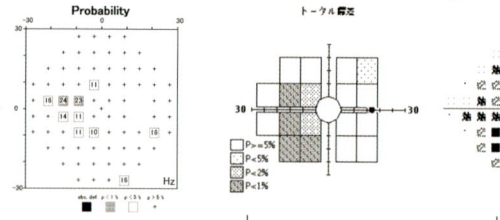

●frequency doubling technology（FDT）

1cycle/degree以下の正弦波パターンを15Hz以上の速い周波数で反転すると，平均輝度の灰色にはならずに2倍の周波数の縞として見える錯視現象（frequency doubling illusion）を使ってM細胞系機能を評価する。視角10°の0.25cycle/degreeの低周波数正弦波パターンを25Hzで呈示し，縞のコントラストを変えて，コントラスト感度を測定。

●short wavelength automated perimetry（SWAP）（blue on yellow perimetryともよばれる）

高輝度の黄色背景光により本来視感度の高い中波長（緑），長波長（赤）錐体機能を抑制した条件下で，短波長（青）視標を呈示し，短波長（青）錐体からのK細胞系機能を選択的に測定する。加齢に伴う水晶体変化に影響される。

図5 極早期例の経過

右眼が中期の緑内障のため，左眼も治療し極早期を保つ。上段OctopusプログラムGのスタンダードな視野は正常，中段フリッカ視野，下段FDTの異常は再現性があるが変動もある。

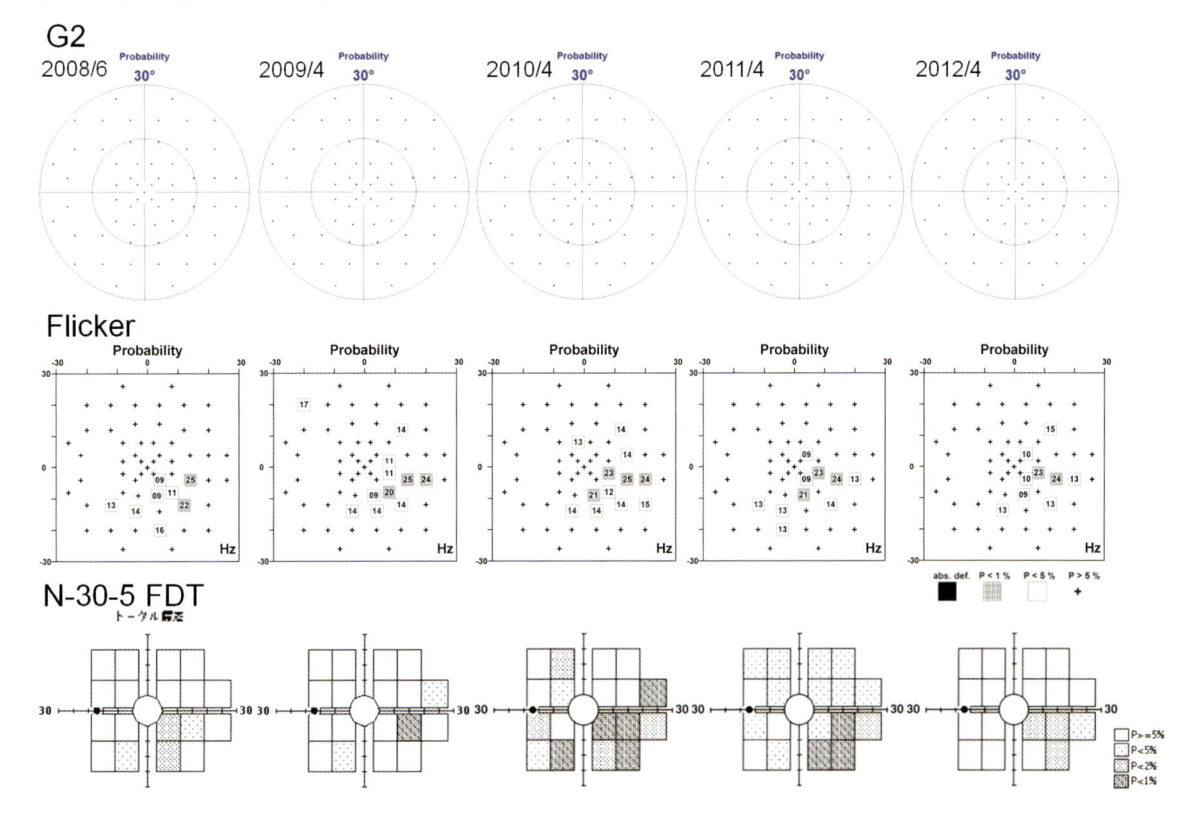

ポイント
スタンダードな視野で明らかな異常がなくても，機能異常がないとはいえない。

I 緑内障診療の基本／視野検査
視野検査で見る進行評価

　緑内障の経過観察において視野障害の進行の有無は，治療方針の継続や変更を決定するうえで最も重要な判断基準となる。しかし，視野検査は自覚的・心理学的検査であるために結果の変動が大きく，単にプリントアウトを羅列するのみでは正しく進行評価を行うことは困難である。そのため可能な限り視野進行を客観的に正確な評価をするために，統計学的手法を用いた精度の高い解析法の活用が推奨されている。

進行評価の考え方

● イベント解析
- イベント解析とは最初の複数回の検査結果をベースラインとして設定し，その後の検査データをその都度比較し，一定基準を超えた悪化が認められた時点で進行と判断する方法である（図1）。
- この解析の利点としては，検査ごとに進行の有無を判定するため，どの時点で進行があったかが明確で，局所的な視野変化もとらえやすい特徴がある。
- 注意すべき点は，最初に定めた基準値と比較するため，ベースライン視野の精度が高くないと判定の正確性が損なわれてしまうこと，初回に出た異常判定は，偽陽性のこともあり，再現性の確認が推奨されること。さらに明確に進行評価が確認された後は，ベースライン視野の再設定が必要となることなどがあげられる。

● トレンド解析
- トレンド解析とは観察中の全検査結果を時系列でプロットし，回帰直線を引くことにより，その傾きが統計学的に有意性をもつか判定する方法である（図2）。
- トレンド解析の利点としては長期的な進行速度を推測することができ，すべての検査結果を活用するため，1回の異常判定に左右されず，俯瞰的に進行を評価できる点である。
- 注意すべき点は，複数回以上の測定結果がなければ統計解析ができないため，進行の判定までに時間を有することと，進行が速い症例に関しては不向きということである。また，MD値やPSD値などのパラメータで評価するため局所的な進行判定には課題が残る。

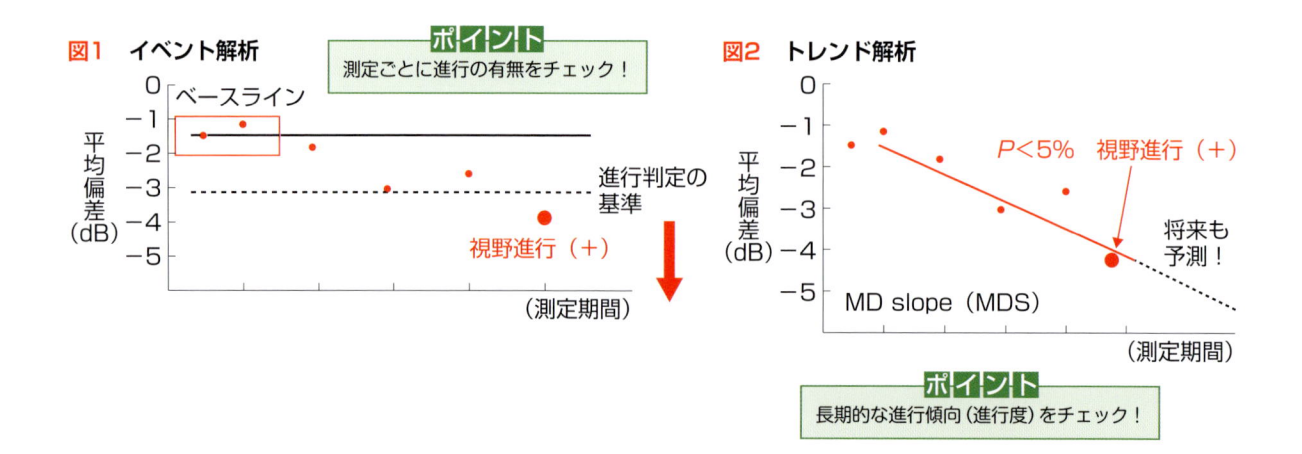

図1　イベント解析

ポイント：測定ごとに進行の有無をチェック！

図2　トレンド解析

$P<5\%$　視野進行（+）
MD slope（MDS）
将来も予測！

ポイント：長期的な進行傾向（進行度）をチェック！

視野解析プログラム

- Humphrey視野計（HFA）には上述した解析理論による各種進行評価プログラムが搭載されている。
- イベント解析としてguided progression analysis（GPA）が，トレンド解析ではMD slope・VFI slopeなどがある。
- Octopus視野計（オクトパス）では，クラスター解析やpolar解析といった局所的なトレンド解析や，視神経所見との整合性を判断するプログラムも活用することができる。以下に各プログラムの詳細を記す。

● guided progression analysis（GPA）

- 各測定点においてパターン偏差の値がベースラインと比較してP<5%の悪化が認められれば△，同部位で連続2回の悪化が認められれば▲，連続3回続けば▲が示され，さらに▲が3個以上あれば「進行の可能性があり」と警告され，▲が3個以上あれば「進行の可能性が高い」と判定される（図3）。

● MD slope

- 全検査ごとのMD値を時系列にプロットすることにより，俯瞰的な評価が可能である。
- 回帰直線の傾きが統計学的に有意な場合に，視野進行と評価される（図4）。
- 進行度は，dB/年で表記され，観察期間における視野進行の速さを示す。
- 通常，最低5回以上の検査結果が必要とされる。

● visual field index（VFI）

- パターン偏差を用いquality of visionに大きく影響するとされる中心視野に重み付けをして算出し，％で重症度を示す視機能評価法である。
- 従来の解析法よりも中心部の視野障害に鋭敏であることが期待されている（図5）。

● クラスター解析

- 網膜の神経線維の走行に沿って視野を10個のクラスターに分け，それぞれのクラスターごとにトータル偏差の傾き（dB/年）を算出する。
- 局所的なトレンド解析を行うことで，MD slopeに比べ，感度の高い進行判定が期待されている（図6）。

● polar解析

- 視野異常の範囲・程度から，神経線維層の障害レベルを予測するもので，構造変化である視神経所見と機能変化である視野障害の整合性を確認することができる（図7）。

図3　GPA

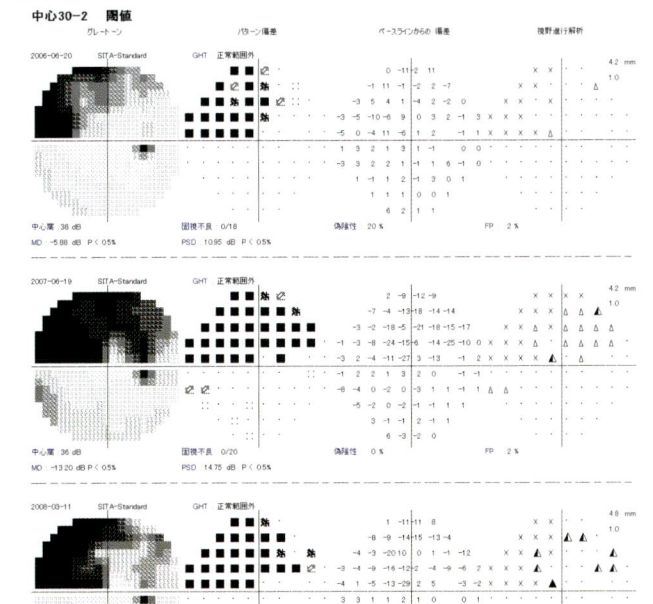

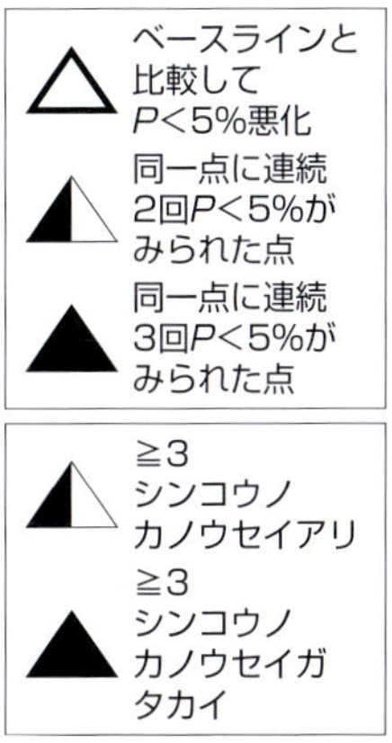

図4　MD slope
統計学的に傾きが優位かどうか，進行速度の確認を行う。

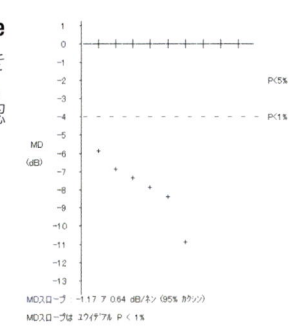

△　ベースラインと比較してP<5%悪化
▲　同一点に連続2回P<5%がみられた点
▲　同一点に連続3回P<5%がみられた点

▲　≧3　シンコウノカノウセイアリ
▲　≧3　シンコウノカノウセイガタカイ

図5 VFI (visual field index)

①パターン偏差の確率プロット（$P<5\%$）の比率をベースとして中心視野に重み付けをして算出した新しい視機能評価法である。

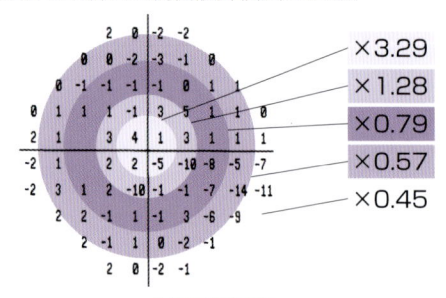

×3.29
×1.28
×0.79
×0.57
×0.45

ポイント
視覚野の皮質拡大（cortical magnification）に対応して，中心視野に重み付け！

②VFI slope
VFI slopeにより，3〜5年後のVFI値の予測が可能である。

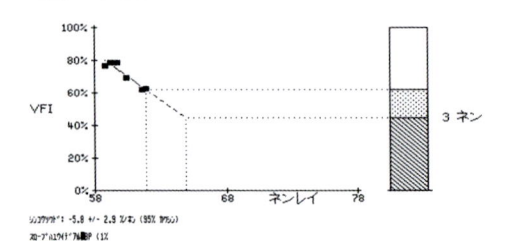

図6 クラスター解析
クラスターに分け各クラスターにおいてトレンド解析を行う。

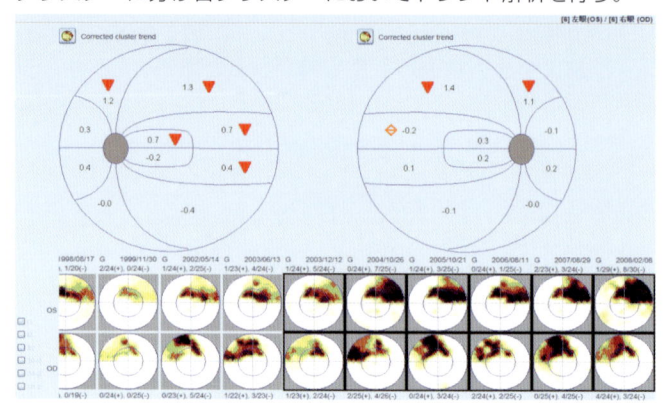

図7 polar解析
視神経所見，OCT所見との比較を行う。

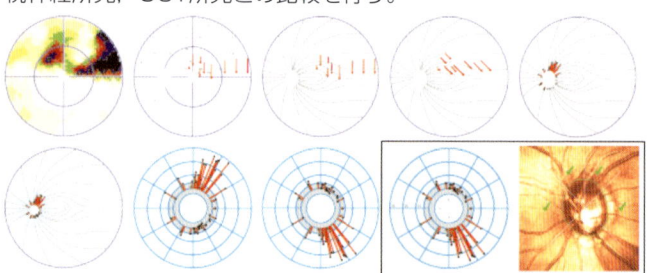

図8 HfaFiles
①治療効果の判定に有用である。

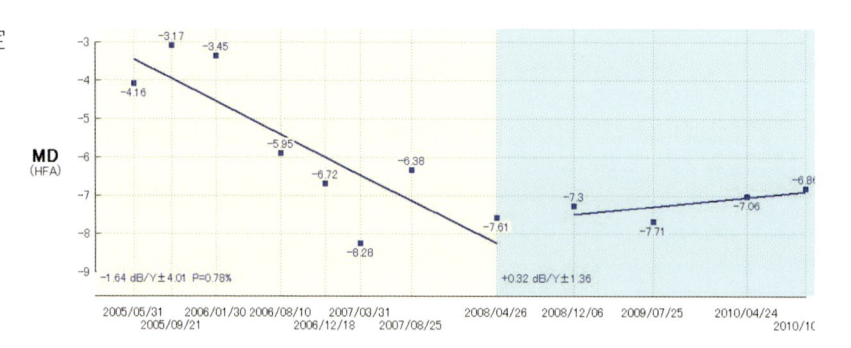

②上下に分けて進行を評価する。

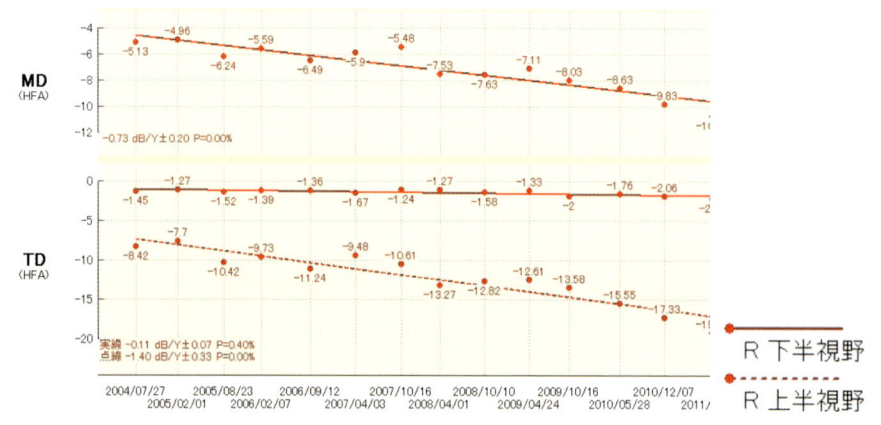

R 下半視野
R 上半視野

ファイリングシステム

- 近年電子カルテの導入に伴い，視野検査の結果を診察室で簡単に閲覧できるようになった。
- 各種ファイリングシステムの日常臨床への急速な普及に伴い，ストレスなく各種解析ソフトの再解析も可能となってきた。

●HfaFiles

- HfaFiles（ビーライン）はサードパーティーとして，現在最も普及したファイリングシステムである。
- サーバを通してHFAデータを診察室のPCに転送することで検査結果の閲覧および管理を可能とした。
- 画面に表示される解析データはイベントの時期などに合わせて，自由に評価が可能である（図8①）。
- MD slopeのみでなく，HFAではプリントアウトで表示できないPSD slopeや，上下のTD slopeも確認することができる（図8②）。
- Advanced Glaucoma Intervention Study（AGIS）や，Collaborative Initial Glaucoma Treatment Study（CIGTS）で用いた評価法など，多彩なプログラムが活用できる。

●Eye Suite™

- Eye Suite™（アールイーメディカル）はOctopusで利用できる進行解析ソフトである。
- ファイリングシステムとして閲覧するだけでなく，上述したクラスター解析やpolar解析がPC上で解析可能である。
- OctopusのみでなくHFAデータのインポートが可能で，HFAの検査結果も解析可能である。

●FORUM®

- 近年発売されたカール・ツァイスのファイリングソフトであるFORUM®は，専用サーバから視野計を介すことなくHFAデータをPC上で操作，再解析が可能である（図9）。
- Cirrus HD-OCTのデータを共有することで，視野とOCTの結果を一画面に統合して表記することもできる。

図9　FORUM®
VFI slopeでも，PC上でベースラインを変更して進行評価が可能である。

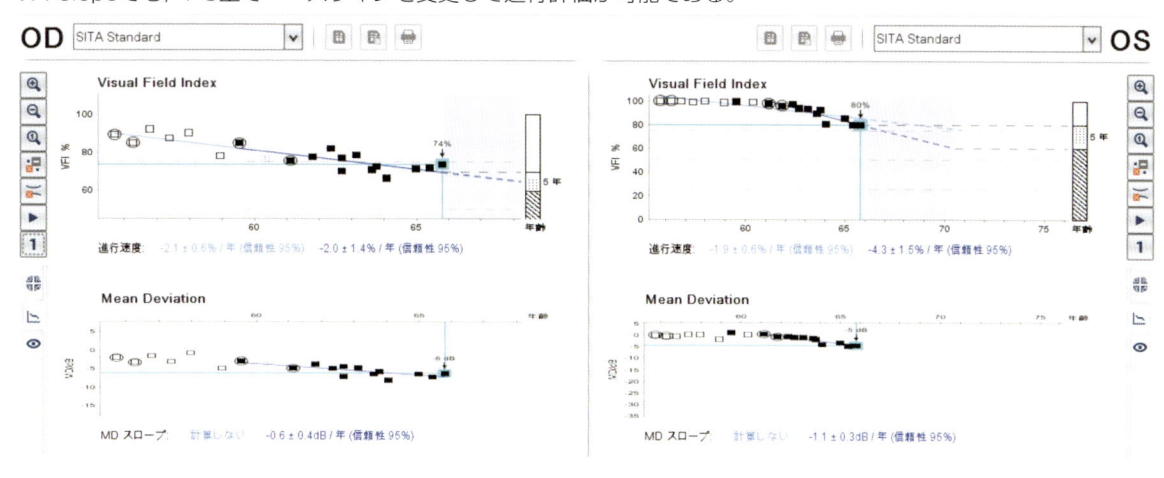

　実際の進行判定を行う際は，2つの解析理論と，本項で紹介した各種検査プログラムの長所，短所を十分理解して，可能な限り複数の検査プログラムによる総合評価が望ましい。またファイリングシステムの活用は，視野進行が容易に視認できるようになり，より質の高い診療を実現するための有効なツールとして期待できる。

I 緑内障診療の基本／前眼部検査
スリットランプでみること

- 細隙灯顕微鏡検査は眼科検査の基本であり，緑内障診療においてもその役割は大きい。
- 検査によって得られる前眼部や外眼部所見，レンズを併用することで得られる隅角所見や立体的な視神経乳頭所見は，緑内障の病型診断，治療指針や経過の判断には欠かすことはできない。
- 緑内障診療においては，眼圧や視野のみにとらわれることなく，細隙灯顕微鏡検査を適切に行うことが重要であるが，そのためには目的に応じた特徴的所見を理解しておく必要がある。

診断時にみること①結膜・強膜

- 充血，血管拡張，血管腫を観察する。
- 眼科手術既往があれば，術創の位置，結膜癒着の有無，濾過胞の性状も観察する。
- Sturge-Weber症候群では，眼瞼，結膜，強膜に血管腫を生じ，海綿静脈洞瘻では上強膜血管の拡張を生じる。

図1　発達緑内障
角膜径の拡大とHaab striae（白矢印）を生じている。

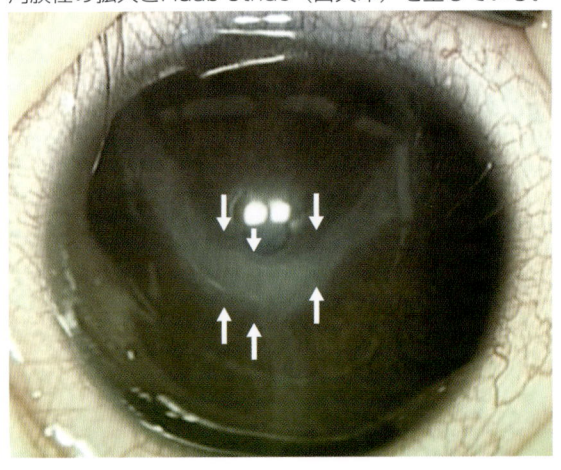

図2　Peters異常
角膜中央に混濁（白矢印）を認める。

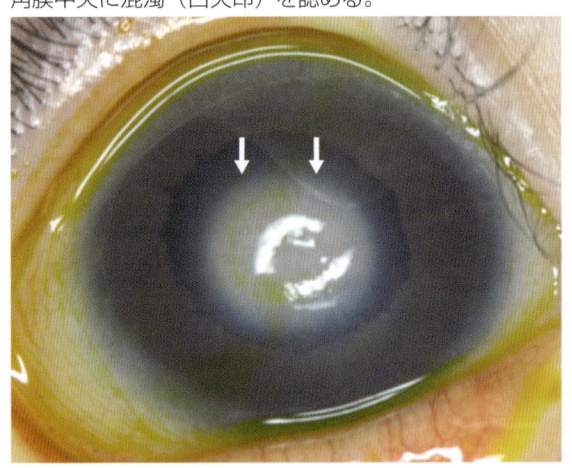

診断時にみること②角膜

- 角膜変性，浮腫，混濁，角膜径，角膜後面沈着物（keratic precipitates；KPs）を観察する。
- びまん性の角膜上皮浮腫を生じていれば，眼圧の上昇が疑われる。発達緑内障では角膜径の拡大によりDescemet膜が破裂し，Haab striae（図1）が観察される。
- Peters異常では，角膜中央部のBowman膜とDescemet膜が欠損し，角膜混濁と菲薄化を生じる（図2）。ときに虹彩や水晶体が前方偏位し角膜へ付着する。
- Axenfeld-Rieger症候群では，後部胎生環（図3）とそれに向かう虹彩癒着が観察される。虹彩萎縮を生じ，多瞳孔，瞳孔偏位を伴う。
- 虹彩角膜内皮症候群（iridocorneal endothelial syndrome；ICE症候群）（図4）では，虹彩と角膜内皮細胞が障害され，細隙灯顕微鏡で角膜内皮面の微小な凹凸が観察される。虹彩萎縮と瞳孔偏位を生じる進行性虹彩萎縮症，多数の虹彩結節を伴うCogan-Reese症候群，角膜内皮障害を強く生じるChandler症候群の3型に分けられる。角膜後面沈着物は眼内の炎症を示唆し，ぶどう膜炎やPosner-Schlossman症候群などを考える。

図3　Axenfeld-Rieger症候群
後部胎生環（白矢印）が角膜輪部に平行した白線として観察される。

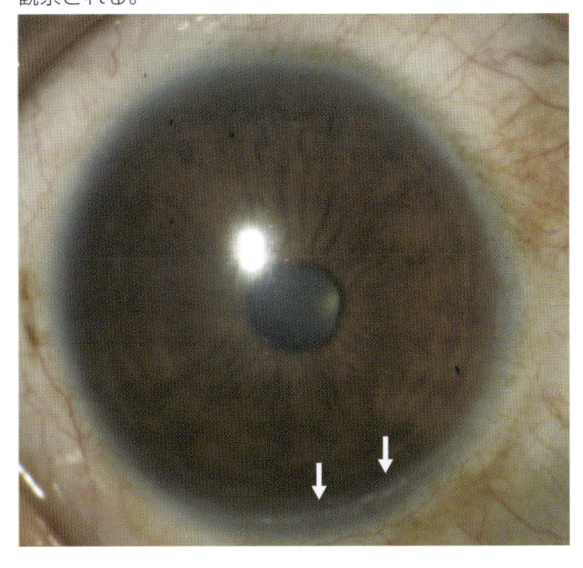

図4　ICE症候群
多瞳孔を生じている。

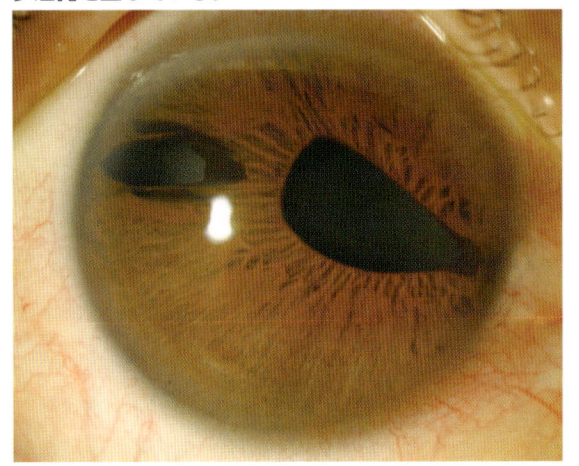

診断時にみること③前房

- 前房深度と浮遊物を観察する。
- 前房が浅い場合は狭隅角の可能性があるため，van Herick法で隅角の評価（ポイント参照）を行うが，あくまで簡易的な手段と心得るべきである。
- 前房内に炎症細胞，フィブリン，出血，水晶体融解物質，乳化したシリコーンオイルなどがないか確認する。
- 落屑症候群の患者を散瞳すると，前房内に落屑が舞い，前房微塵として観察される。
- 前房深度の左右差は水晶体の偏位を疑う所見である。

ポイント

van Herick法（図5）
隅角の開大度を簡易に判定する検査法である。細隙灯顕微鏡のスリット光を十分に細くし，照射角度を60°とする。眼位を正面視とし，スリット光を角膜輪部に垂直に入射する。スリット光により切り取られた周辺部前房深度と角膜厚を比較し分類する。前房深度が角膜厚の1/4未満であれば1度，1/4を2度，1/4〜1/2を3度，1/1を4度とする。2度以下では閉塞隅角の危険性がある。

図5　van Herick法
周辺前房深度（白矢印）と角膜厚（黄矢印）を比較する。

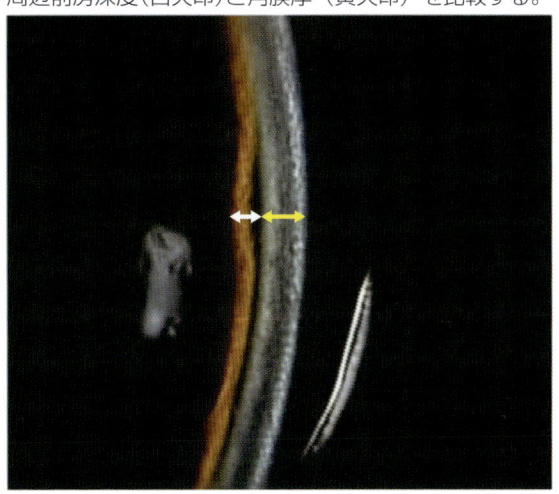

診断時にみること④虹彩

- 虹彩萎縮，瞳孔偏位，落屑，虹彩後癒着，新生血管，結節を観察する。
- ヘルペス性ぶどう膜炎やFuchs虹彩異色虹彩炎では虹彩萎縮を生じる。
- 落屑症候群，アミロイド緑内障では，瞳孔縁や水晶体前面にフケ状の白色沈着物が観察される（図6）。
- 肉芽腫性ぶどう膜炎，von Recklinghausen症候群，ICE症候群では，虹彩に結節を生じることがある。
- 虹彩後癒着は前房内炎症の既往が疑われ，瞳孔ブロックにより虹彩が前方へ膨隆（iris bombé）することがある。
- 虹彩新生血管は，眼部虚血が疑われるため，必ず原因検索を行う。

図6　アミロイド緑内障
瞳孔領にアミロイドの沈着（白矢印）を生じている。

診断時にみること⑤水晶体

- 水晶体偏位，白内障，水晶体厚，水晶体振盪を観察する。
- 水晶体脱臼や亜脱臼は，眼外傷，落屑症候群，Marfan症候群などに合併し，瞳孔ブロックや毛様体ブロックによる眼圧上昇を生じる。
- 白内障による水晶体厚の増加は，閉塞隅角の原因となる。

診断時にみること⑥視神経乳頭

- 緑内障診断では視神経乳頭所見を正しく評価しなければならない。
- 前置レンズや接眼レンズを用いた立体的な視神経乳頭の観察は，より正確な乳頭評価の一助となる（図7）。

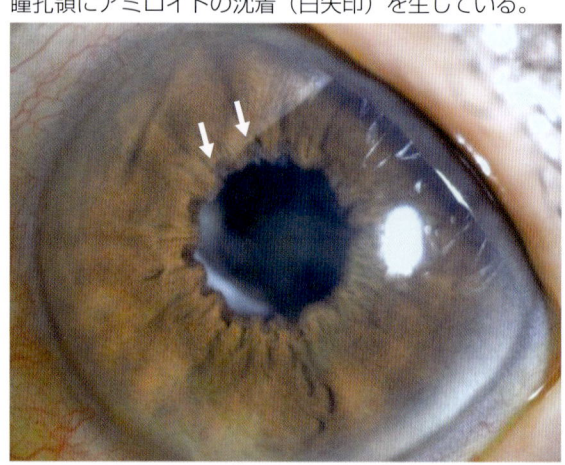

図7　立体的な視神経乳頭観察
視神経乳頭の色調とリムの位置は解離する可能性がある。リムの切痕がある（白矢印）。

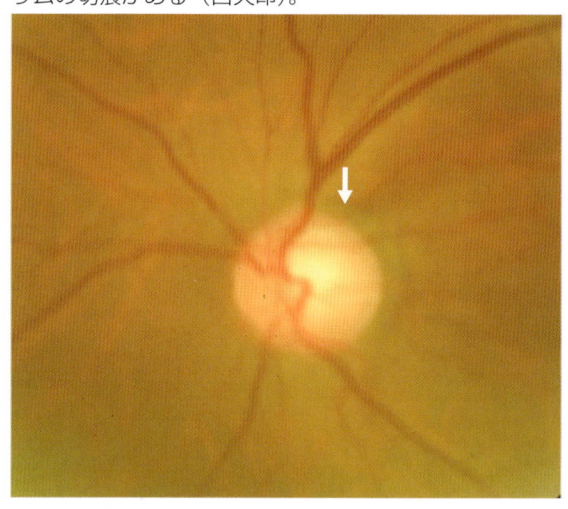

図8 薬剤性アレルギー
上眼瞼に薬剤性の炎症を生じている。

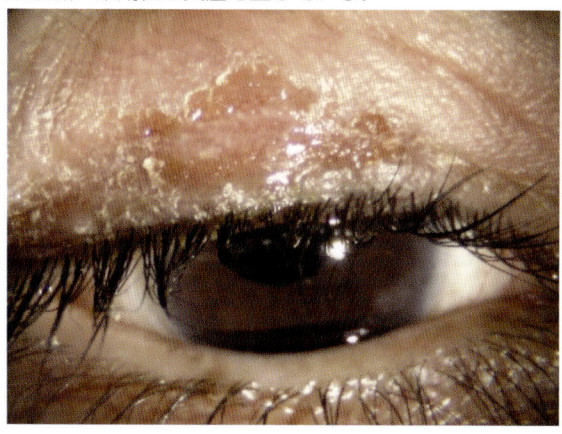

図9 角膜上皮障害
①薬剤性角膜上皮障害
角膜上皮障害を生じているが，結膜の障害はない。

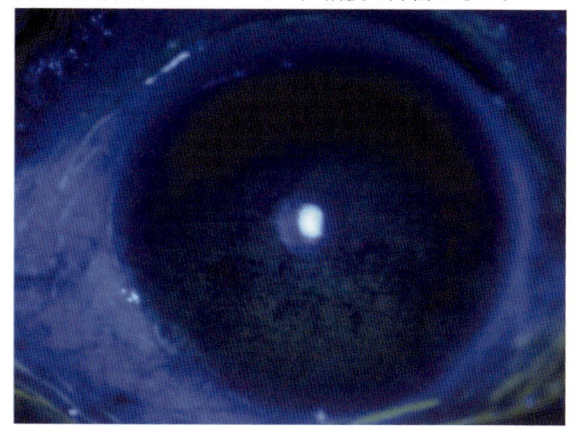

②ドライアイ
結膜上皮の障害を生じている（白矢印）。

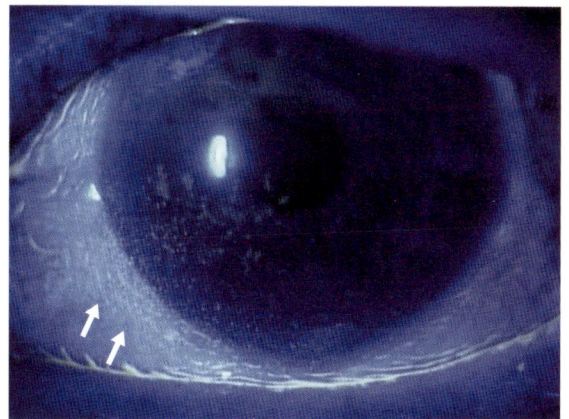

経過観察時にみること

●濾過胞
- 濾過手術後には濾過胞の範囲，丈，圧迫による変化，房水漏出，充血を観察し，眼圧の変化と照らし合わせて評価する。
- 流涙の悪化や眼圧が低下した際は，フルオレセイン染色を行い，濾過胞からの房水漏出を確認する。房水漏出やoozingは濾過胞感染のリスクを高める。
- encapsulated濾過胞では，濾過胞を認めるが被包化されているため，周囲への房水の拡散が妨げられた状態となっている。

●点眼薬の副作用
- 点眼薬の主剤や防腐剤は，薬剤毒性や免疫反応により角膜上皮障害，結膜炎，眼瞼炎などを生じさせる（図8）。
- 多剤点眼，涙液減少，角膜知覚低下，糖尿病は所見を悪化させるリスクファクターとなる。
- 緑内障の点眼治療は長期に及び，多剤点眼となることも多いため，角膜上皮障害は遷延化しやすい。
- ドライアイによる角膜上皮障害との鑑別が問題となるが，ドライアイでは結膜上皮も障害されるが，薬剤性では結膜上皮障害は少なく，角膜上皮障害が主体となる（図9）。
- 各々の点眼においても特徴的な副作用があるため，点眼治療中にもその変化には注意したい（表1）。

表1 点眼薬の副作用

	副作用
プロスタグランジン製剤	眼瞼・虹彩色素沈着 睫毛異常 上眼瞼溝の深化（DUES） 囊胞様黄斑浮腫
β遮断薬	涙液減少 角膜知覚低下
炭酸脱水酵素阻害薬	角膜内皮障害
副交感神経刺激薬	結膜囊の短縮

I 緑内障診療の基本／前眼部検査
隅角鏡でみること

隅角検査とは？

- 房水の流出路である隅角を観察する検査である。
- 隅角を観察することにより得られる情報は多く，緑内障の病型診断や治療方針決定，房水流出路の評価などに非常に有用であり，日常診療には必要不可欠な検査である。

隅角鏡の種類

- 隅角検査はレンズを通した像をみる直接検査とミラーを通した鏡像をみる間接検査に分けられ，それぞれに用いるレンズは異なる。
- 直接検査は隅角癒着解離術や隅角切開術時に行われ，日常診療においては間接検査を行う。
- 間接検査に用いられる隅角鏡には多数の種類があり，用途に応じて使い分ける必要がある。
- 四面鏡などのミラーの多い隅角鏡は，回転させることなく一度に広範囲の隅角を確認できるため便利であるが，拡大率は落ちる。
- 隅角所見を詳細に観察したい場合はミラーの少ないものや倍率の大きなものを用いる。
- 圧迫隅角検査を行う場合には，角膜との接触面積の小さなタイプが便利である（図1）。

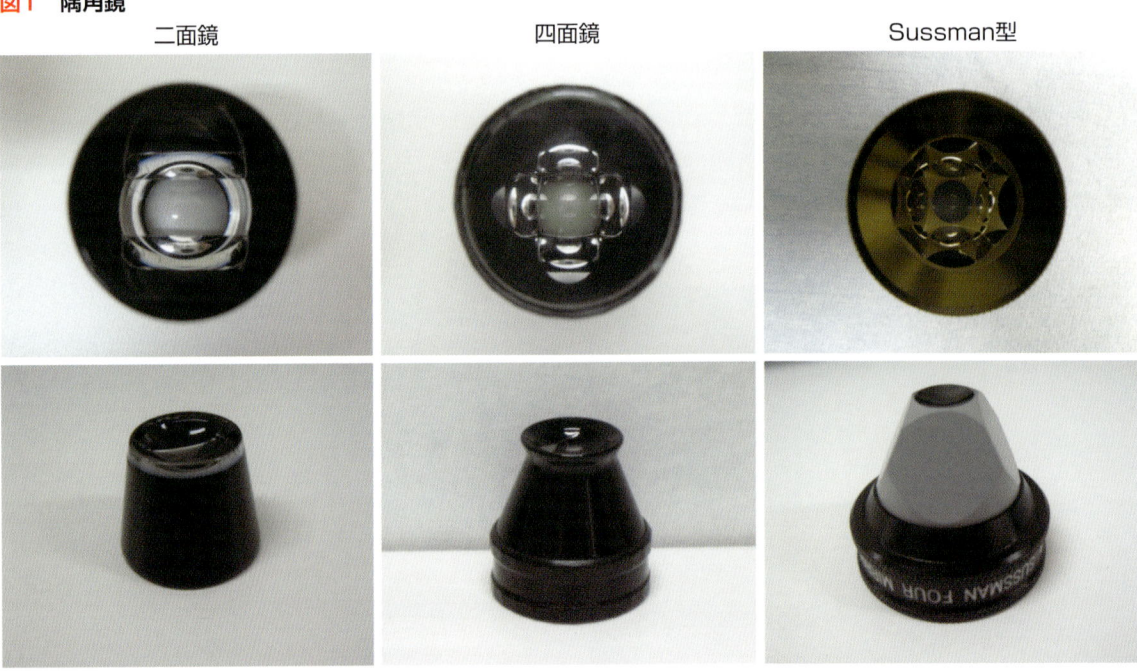

図1　隅角鏡

二面鏡　　　　　　四面鏡　　　　　　Sussman型

隅角検査の行い方

- 点眼麻酔後に眼瞼を広げ，エチルセルロースを滴下した隅角鏡を角膜との間に空気が入らないように下方から装用させる［Sussman型はスコピゾル®（エチルセルロース）が不要］。
- 細隙灯のスリット幅，光量，入射角を調節し，隅角鏡を回転させ全体を観察する。

> **ポイント**
> ミラーで見る隅角は対側の隅角の鏡像となることに注意する。

- 静的隅角検査と動的隅角検査を行い，隅角の開大度，隅角底の所見，線維柱帯の位置や色素沈着の有無，圧迫隅角所見などをチェックする。

静的隅角検査

- 第一眼位（正面視），普通瞳孔下で行う隅角検査法。
- 眼球の圧迫や対光反応による縮瞳は隅角を開大させるため，隅角鏡での圧迫，細隙灯顕微鏡の光量や瞳孔領へ光の入射には注意する。
- 隅角開大度の評価は静的隅角検査で行い，分類にはShaffer分類やScheie分類（**表1，2，図2**）を用いる。
- 分類は検者の技量に左右され，また主観的な検査であるので注意を要する。

動的隅角検査

- 縮瞳（細隙灯顕微鏡の光量を上げ，瞳孔領へ光を当てる）による隅角の開大，眼位，隅角鏡の傾斜により，隅角底をより観察しやすくした状態での隅角検査法。
- 隅角底を観察したいときは，自分が**み**ている**ミ**ラーの方向を患者に**み**てもらう（**みみみ**の法則）。
- 圧迫隅角検査は，圧迫隅角鏡で眼球をまっすぐに後方へ向けて圧迫することで，房水の移動により隅角がさらに開くため，狭隅角により観察が困難な隅角底の観察も可能になる。

> **ポイント**
> 慣れないうちは隅角鏡が眼球からはずれることを防ぐため，眼球へ押しつけやすい。圧迫が強くなると角膜の皺により透見性が落ちるばかりか，隅角を開大させ，本来の隅角とは異なることに注意する。

表1 Shaffer分類

grade	隅角の角度	
0	0°	閉塞隅角が生じている
1	10°	閉塞隅角がおそらく起こる
2	20°	閉塞隅角が起こる可能性がある
3	20°〜35°	閉塞隅角は起こりえない
4	35°〜45°	閉塞隅角は起こりえない

表2 Scheie分類

	隅角所見
wide open	開放隅角で隅角のすべての部位が確認できる
1	毛様体帯の一部が観察できない
2	毛様体帯が観察できない
3	線維柱帯の後方半分が観察できない
4	隅角のすべての部位が確認できない

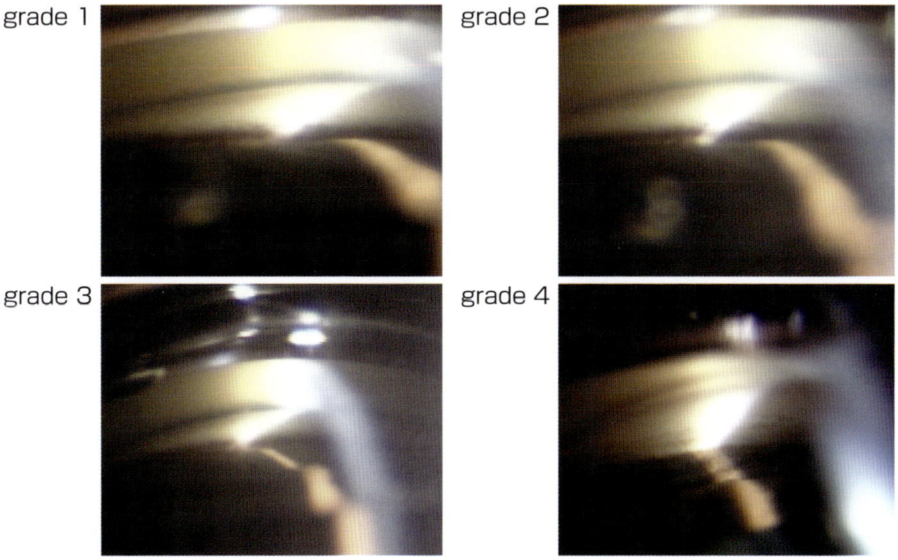

図2 Shaffer分類　grade 1　grade 2　grade 3　grade 4

隅角所見（図3）

●Schwalbe線
- 角膜から線維柱帯に移行する部位に相当し，Descemet膜の終端となる。
- 不明瞭である場合は，角膜前後面の2本のスリット光が交わる部位として観察できる。

●線維柱帯
- Schwalbe線と強膜岬の間に位置する。
- 角膜側の部分は白色であるが，強膜岬側は淡い褐色となり，色素帯とよばれる。
- 色素帯の裏側にはSchlemm管が存在する。

●強膜岬
- 強膜がSchlemm管を取り囲むように前房側に突出した部分であり，毛様体帯と線維柱帯の間の白い帯として観察される。
- 毛様体縦走筋の付着部である。

●毛様体帯
- 毛様体筋をぶどう膜網を通して観察している。
- 灰色から褐色の帯として観察される。

図3　隅角所見

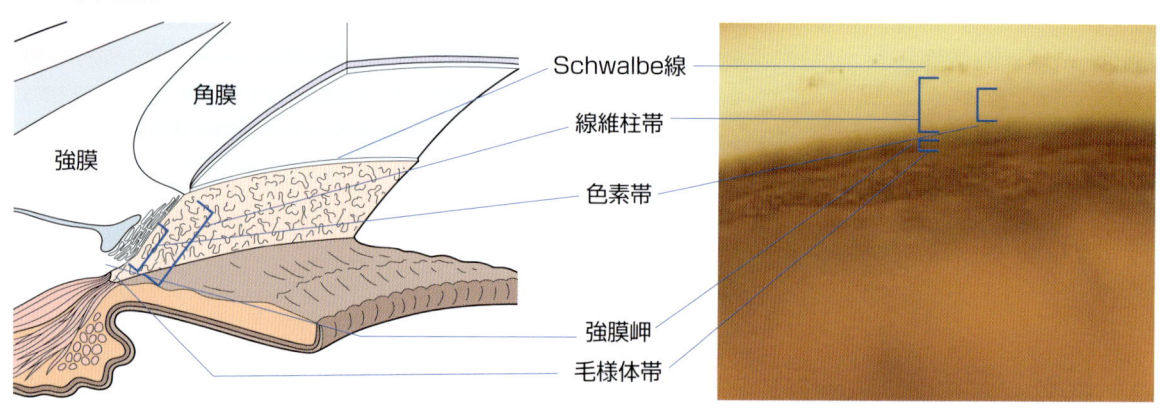

図4　PAS
青矢印：テント状PAS

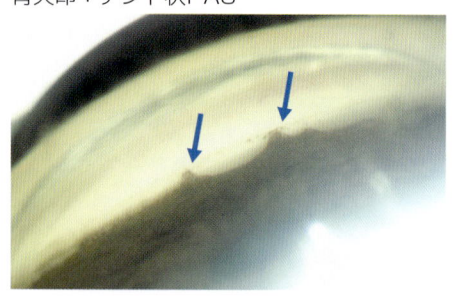

図5　色素沈着
線維柱帯に茶褐色の色素沈着を生じている。
（青矢印：Sampaolesi線）

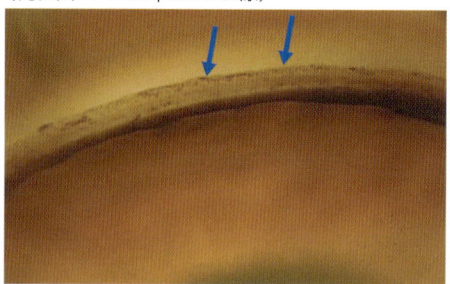

図6　新生血管
隅角と虹彩に新生血管を生じているが，隅角はまだ開いている。（青矢印：新生血管）

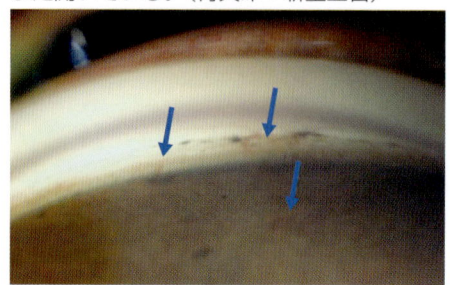

図7　隅角結節
隅角に白色の隅角結節と周囲にPASを生じている。
（青矢印：隅角結節）

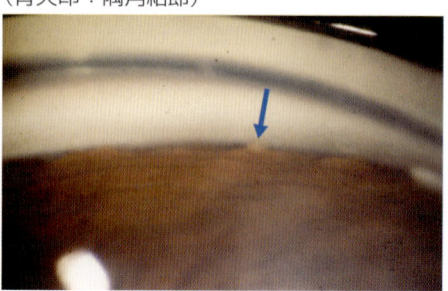

各種所見

●周辺虹彩前癒着（PAS）（図4）
- 虹彩根部が隅角に癒着し，テント状や台形状など突起状の形を呈する。
- 閉塞隅角緑内障，ぶどう膜炎既往，続発緑内障，新生血管緑内障などで観察される。

●隅角色素沈着（図5）
- 落屑緑内障，色素緑内障，続発緑内障などでは線維柱帯に色素沈着を生じ，強い色素沈着は眼圧上昇の原因となる。
- 沈着の程度には個人差があるため，左右で比較を行う。
- Posner-Schlossman症候群では，患眼の色素沈着は僚眼よりも軽くなる。
- 落屑緑内障ではSchwalbe線の上方に波状のSampaolesi線を生じる。

●隅角新生血管（図6）
- 糖尿病網膜症や網膜静脈閉塞症などによる前眼部の虚血のため，虹彩や隅角に新生血管を生じる。
- 初期には隅角は開いているが，進行すると線維血管膜の収縮とともに隅角は閉塞し，眼圧が上昇する。
- 正常な隅角にも血管はあるが，血管はやや太く，枝分かれせず，周囲にPASを伴わない。

●隅角結節（図7）
- ぶどう膜炎により，白色の炎症性肉芽腫を線維柱帯付近に生じる。
- 周囲にPASを伴いやすい。
- 線維柱帯の炎症により房水流出抵抗が増大し，眼圧上昇の原因となる。

●隅角離開（図8）
- 眼外傷や手術後に隅角離開が生じることがあり，それにより毛様体帯が幅広く観察される。
- 低眼圧や高眼圧の原因となる。

●隅角形成異常（図9）
- 発達緑内障では虹彩根部が高位に付着するため，毛様体帯はほとんど確認できないか，幅が狭くなる。
- 虹彩突起（櫛状靱帯）を伴う。

●プラトー虹彩（plateau iris）（図10）
- 中央の前房深度は保たれているが，周辺隅角の狭小化を生じる。
- 圧迫隅角検査では，圧迫しても虹彩根部は下がらず，虹彩の中央部のみ陥凹する。結果として虹彩根部と水晶体に支えられた瞳孔縁の虹彩が2つのコブ状の隆起となる（double hump sign）。

●トラベクレクトミー後（図11）
- 強角膜創に凝血塊や虹彩が嵌頓すれば眼圧が上昇する。

図8　隅角離開
青矢印：元の虹彩付着部位，白矢印：離開した虹彩

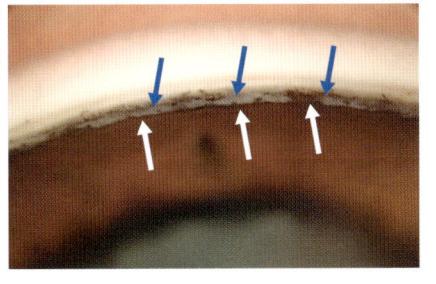

図9　発達緑内障
毛様体帯が観察されない。（青矢印：虹彩高位付着）

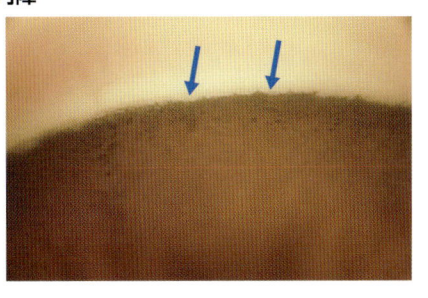

図10　プラトー虹彩
前房深度は正常であるが周辺では隅角が狭小化している。（青矢印：周辺隅角の狭小化）

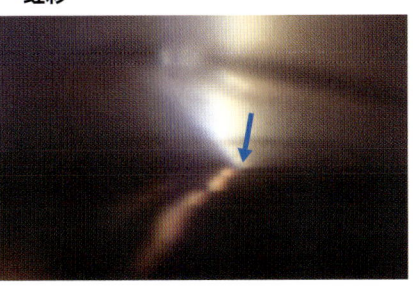

図11　トラベクレクトミー後
TLE後の強角膜創が開いている。虹彩コロボーマから虹彩突起が見える。（青矢印：強角膜創，白矢印：虹彩突起）

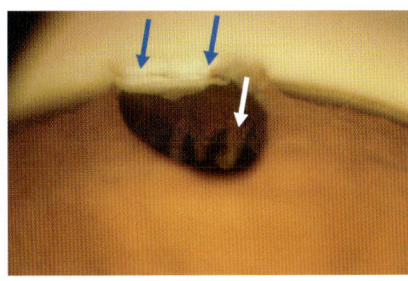

I 緑内障診療の基本／前眼部検査
UBMと前眼部OCT

UBMとは

- 超音波断層撮影法の1つ。
- 一般のBモード超音波と比較してより高周波の超音波（40MHz, 最新のモデルで60MHz）を用いることでより解像度の高い画像が得られ，前眼部断層解析が可能となっている（**図1, 2**）。
- 1990年代にPavlinらにより開発された[1]。
- 横9mm×縦6mmで撮影可能。解像度は50μm。
- 組織深達度では前眼部OCTに優り，毛様体までの観察が可能。

UBMの取り方の実際

- 患者は仰臥位。
- 点眼麻酔後，付属のアイカップを装着する。カップ内にスコピゾル®（エチルセルロース），生理食塩水を満たす。
- プローブを液面に浸し撮影を開始すると，リアルタイム動画形式でモニターに断層像が映る。フットスイッチにてフリーズすることで静止画が得られる。隅角の画像を得るためには取りたい隅角の反対方向への固視誘導が必要である（**図3**）。
- 最新のモデルではアイカップ不要。座位でも測定可能。先端にメンブレンを装着し，メンブレン上にスコピゾル®を少量のせ，強角膜に接触させて撮影（**図4**）。

図1 UBM UD-1000（本体）とUD-6010（プローブ）（TOMEY CORPORATION）

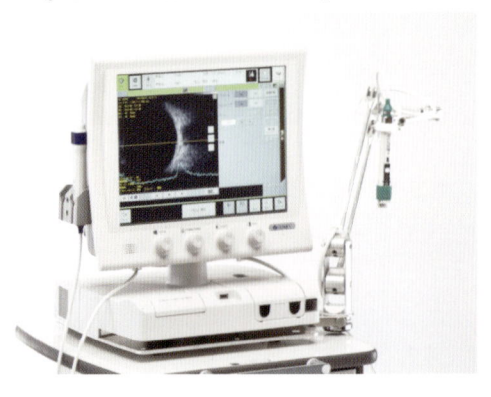

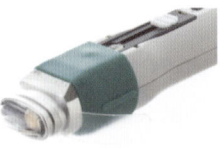

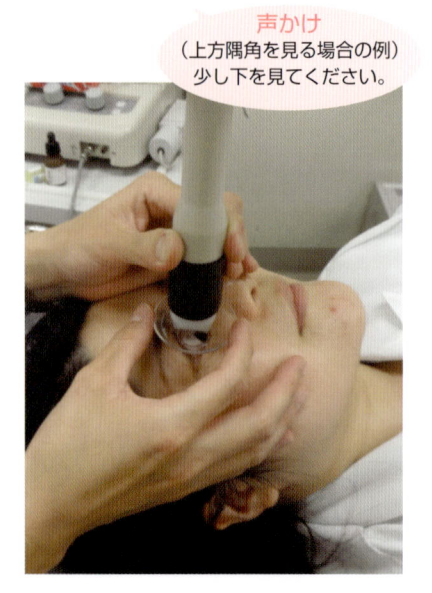

図2 UBM UD-8000（本体）とUD-8060（プローブ）（TOMEY CORPORATION）

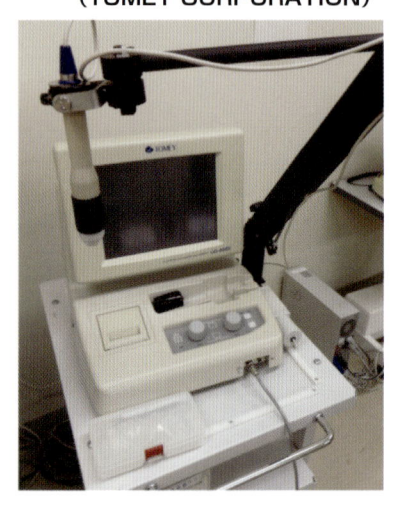

図3 UBM（UD-6010）の取り方

声かけ（上方隅角を見る場合の例）少し下を見てください。

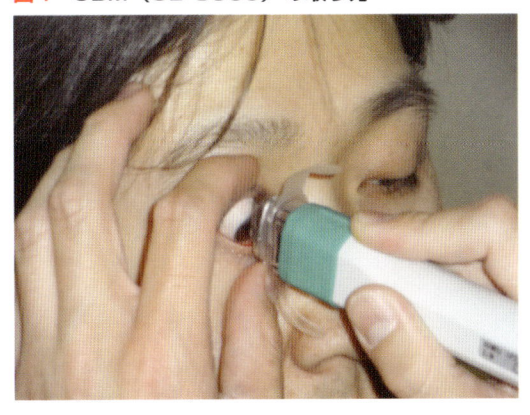

前眼部OCTとは

- 光の干渉現象を利用して組織の断層像を得る検査である。
- 用いている波長は1,310nmと，後眼部OCT（840nm）よりも長波長で，そのためより高い組織深達度が得られるため，前眼部断層解析が可能となっている。
- タイムドメインOCTとしてVisante™ OCT，より高速かつ高解像のフーリエドメインOCTとしてSS-1000 CASIAが現在臨床使用されている（図5，6）。
- 横16mm×縦6mmの範囲の断層像（Bスキャン画像）が得られ，両端隅角を含む画像が取得できる。
- 1回の撮影でVisante™ OCTでは最大4断面，SS-1000 CASIAでは128断面が取得可能である。
- CASIAのradial scan画像を再構築することで3次元画像も作成可能である（図7）。
- UBMよりも解像度が高い。

図4 UBM（UD-8060）の取り方

図5 Visante™ OCT（Carl Zeiss Meditec）

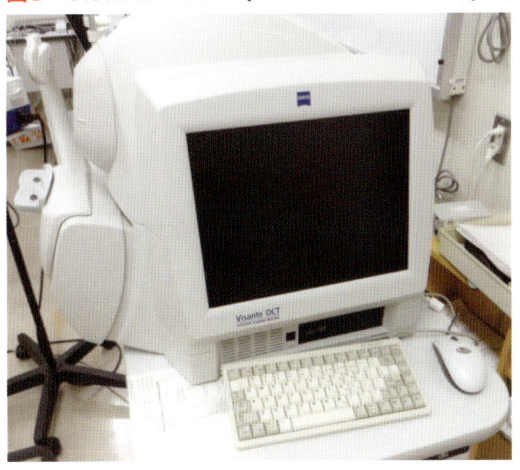

図6 SS-1000 CASIA（TOMEY CORPORATION）

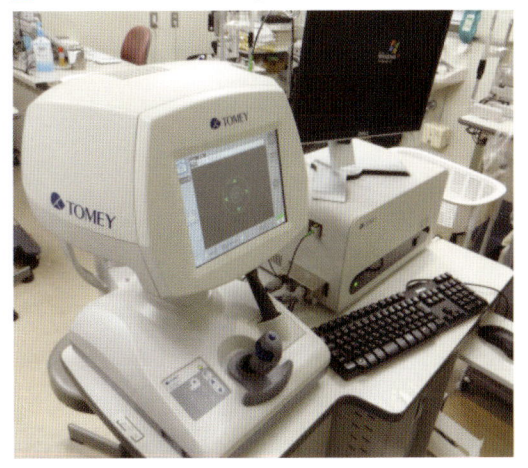

図7 CASIA angle analysisモードで撮影した画像から3次元再構築した前眼部画像

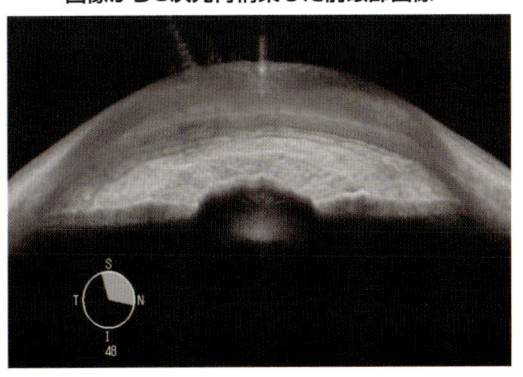

前眼部OCTの取り方の実際

- 座位にて測定。
- 測定装置の顎台に顔をのせてもらい，位置調整をして撮影する。
- Visante™ OCTでは顎台が動き，患者側を動かすことで位置調整する。
- SS-1000 CASIAでは細隙灯顕微鏡などと同様に測定装置側が動く。
- 上下隅角が眼瞼に隠れて撮影できない場合がある。必要に応じて検査者が開瞼補助する。

前眼部画像解析でわかること

●狭隅角眼の隅角解析

- 狭隅角眼において，隅角閉塞は生理的散瞳状態，つまり暗所下で起こりやすいと考えられている。
- UBMや前眼部OCTでは測定に可視光が必要ないため，暗所下での検査が可能である。
- 明所下では隅角閉塞がみられないが，暗所下では隅角閉塞を起こす状態（機能的隅角閉塞）がUBMでは高頻度に検出されたことが報告されている[2]（図8, 9）。
- 現在，隅角閉塞はマルチメカニズムで起こることが知られている。前眼部画像解析を用いることで，どのメカニズムが主要かを解析することができる。それぞれのメカニズムに有効な治療法が異なる場合があるため，どのメカニズムの影響が強いかを分析することは重要である（図10, 11, 12）。
- 一般の臨床現場においてUBMおよびタイムドメインOCTであるVisante™ OCTで隅角全周の画像を解析することは難しい。暗所下および明所下で上下，耳鼻側の4方向の隅角断層像を解析するとよい。
- フーリエドメインOCTであるSS-1000 CASIAでは，128枚の画像を軸方向に取得することで,ほぼ全周に近い隅角断層像を得られる。irido-trabecular contact (ITC) 解析ツールを用いることでほぼ全周の隅角閉塞範囲の解析も可能である[3]（図13）。
- AOD，ARA，TIAなどの隅角パラメータも計測可能である（図14）。
- 前眼部OCTでは両端隅角を含む画像が得られるため，上記に加え，隅角間距離，前房深度，lens vault（水晶体突出度）なども計測可能である。これらの数値データを用いた定量的解析も可能となる（図14）。

●トラベクレクトミー後の濾過胞解析

- 前眼部画像解析装置を用いて濾過胞の解析を行うこともできる（図15）。

図8 瞳孔ブロックによる機能的隅角閉塞（68歳，女性）

左眼耳側のUBM画像。明所下では隅角閉塞はみられないが，暗所下では虹彩の上に凸な膨隆がみられ，機能的隅角閉塞がみられる。また，瞳孔ブロックの要素が強い。

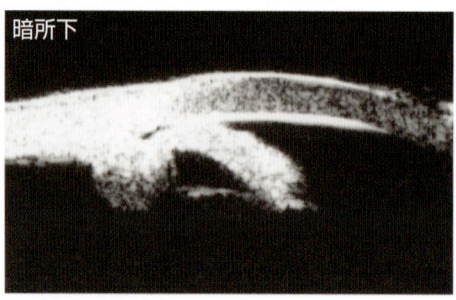

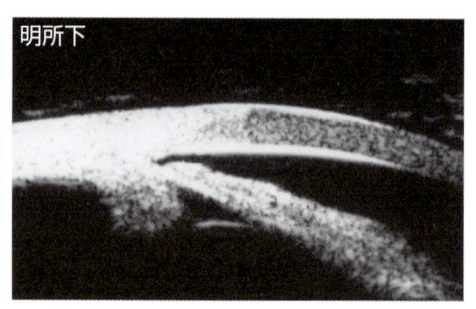

図9 プラトー虹彩による機能的隅角閉塞（71歳，女性）

左眼耳側のUBM画像。虹彩が平坦なまま，機能的隅角閉塞を起こしている。プラトー虹彩のメカニズムが強い。

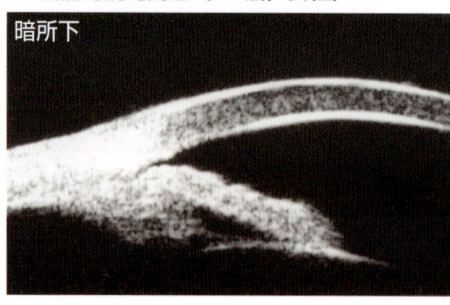

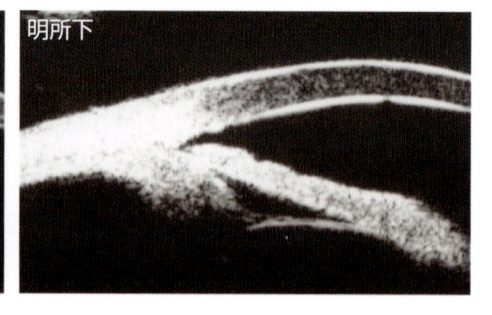

I 緑内障診療の基本

図10 隅角閉塞はマルチメカニズムで起きる

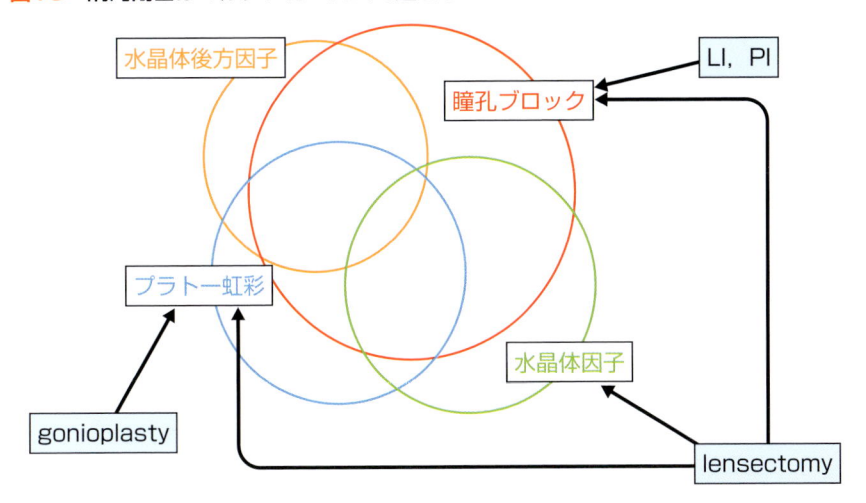

図11 狭隅角眼でのLI前後の前眼部OCT画像
LIにより虹彩が平坦化し，その分隅角が開大している。LIは瞳孔ブロックを解除する。

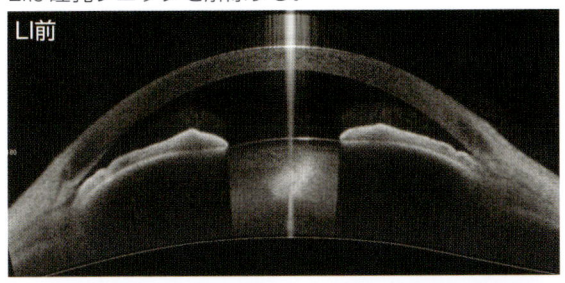

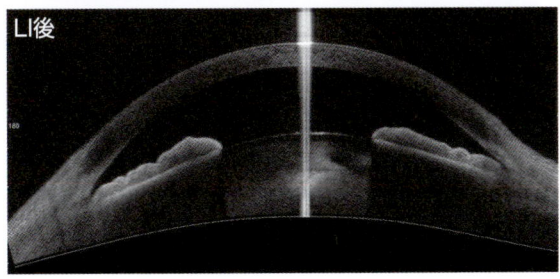

図12 狭隅角眼での白内障手術前後の前眼部OCT画像
術前に比べ白内障手術により水晶体厚が顕著に減少し，その分中心前房深度も顕著に深くなっている。隅角も大幅に開大している。

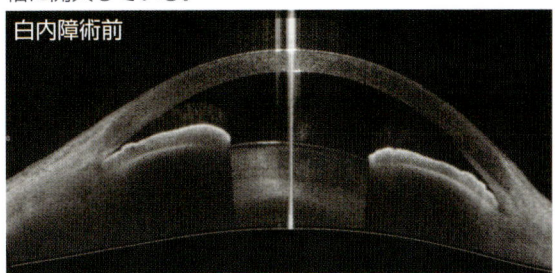

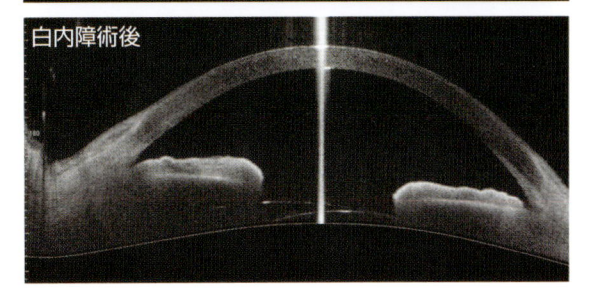

図13　CASIAによるITC解析
狭隅角眼の暗所でのITC解析結果（56歳，女性）である。隅角鏡検査にてPASなく，隅角閉塞も認められなかった。下のグラフにて緑線が赤線を越えたところが隅角閉塞を起こしている部位と考えられるが，全周のうち29％に隅角閉塞が認められた。

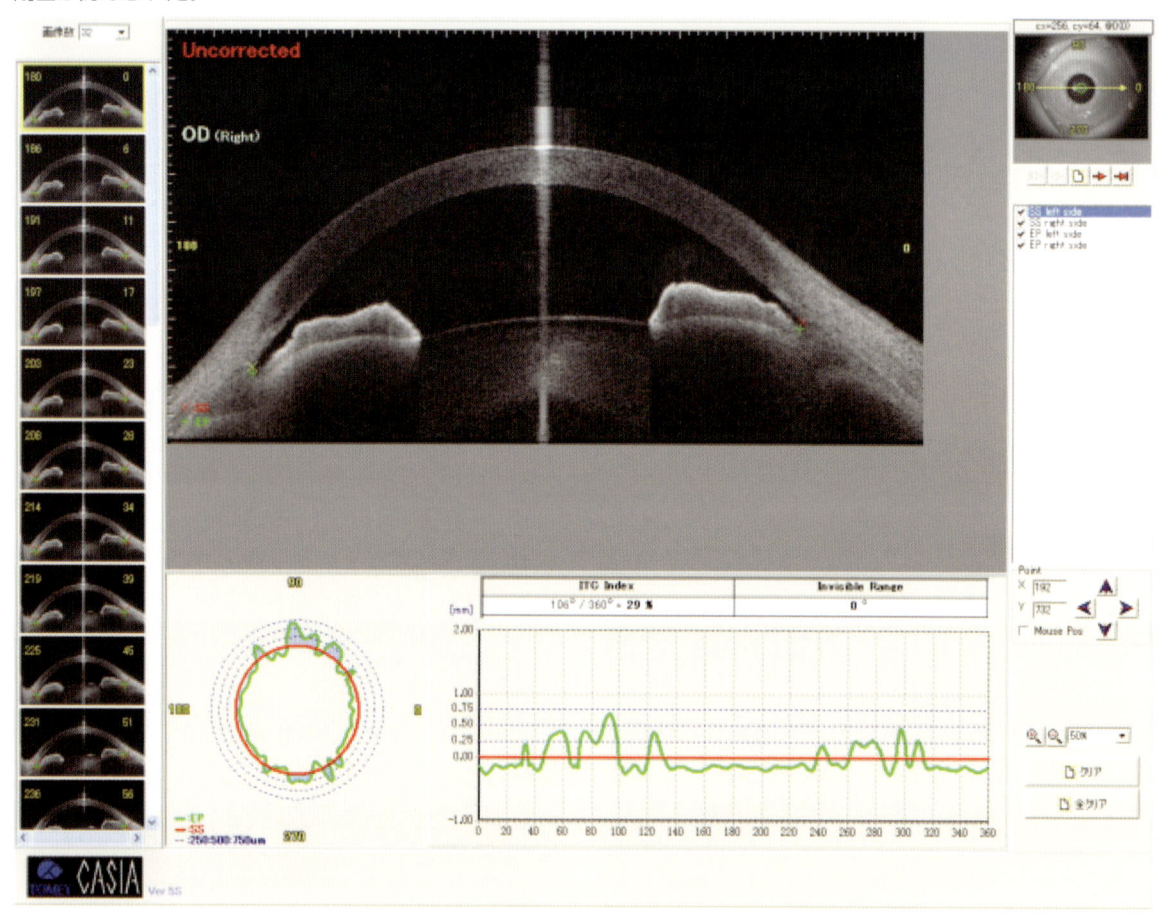

図14　Visante™ OCTにおける隅角パラメータ計測

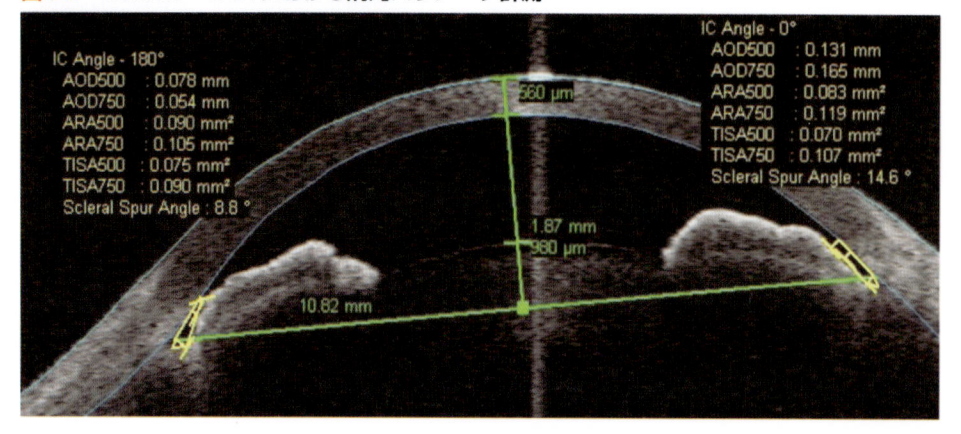

図15 CASIAによるトラベクレクトミー後濾過胞のOCT画像

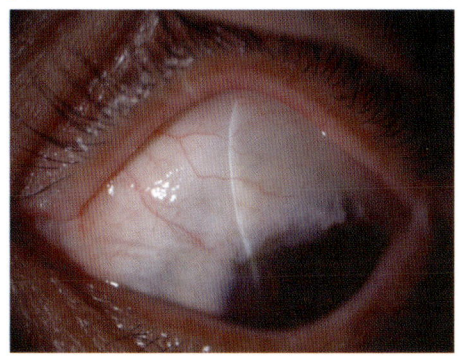

トラベクレクトミー後1年の画像(68歳,男性)であるが,比較的厚めの濾過壁の奥に大きく広がる濾過胞が観察される。

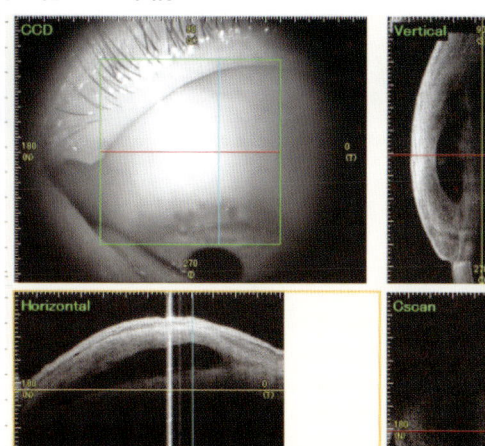

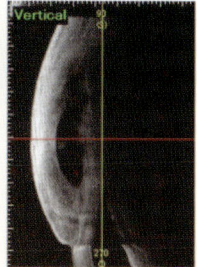

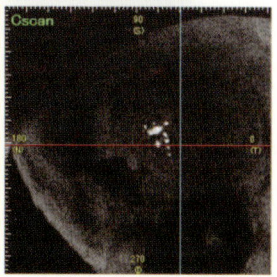

◎文献

1) Pavlin CJ, H et al. : Clinical use of ultrasound biomicroscopy. Ophthalmology, 98 : 287-295, 1991.
2) Kunimatsu S, et al. : Prevalence of appositional angle closure determined by ultrasonic biomicroscopy in eyes with shallow anterior chambers. Ophthalmology, 112 : 407-412, 2005.
3) Mishima K, et al. : Iridotrabecular contact observed using anterior segment three-dimensional OCT in eyes with a shallow peripheral anterior chamber. Invest Ophthalmol Vis Sci, 54 : 4628-4635, 2013.

I 緑内障診療の基本／眼底検査
視神経乳頭所見の取り方

- OCTは緑内障早期診断にきわめて有用であるが，すべての初診患者に行うわけにはいかない。
- 視神経乳頭を観察して緑内障を疑う所見があるか否かを判断するスキルが日常診療では必要となる。
- 本稿では，視神経乳頭所見の取り方について解説する。

左右差に気をつける

- 緑内障は両眼性であることが多いが，左右の病期が異なることも多く，このことが自覚症状のないままに病態が悪化する原因の1つにもなっている。
- C/D比の差が0.2を超えるのは正常人では1％以下とされており，視神経乳頭の左右差をまずみることが重要である。

視神経乳頭辺縁部（リム）の厚みの順番：ISNTの法則

- リムの厚みは，下方（Inferior）＞上方（Superior）＞鼻側（Nasal）＞耳側（Temporal）の順番に薄くなる（図1①）。
- 特に，緑内障では上下方向の視神経乳頭陥凹が拡大することが多い（図1②）。これは篩板孔が鼻側および耳側に比べて上方および下方のほうが大きいことにより，篩板のねじれが生じた場合，上下の神経線維が障害されやすいためとされている。
- ISNTの法則は，同心円状の視神経乳頭では当てはまるが，近視眼底でみられる傾斜乳頭や縦長の視神経乳頭では必ずしもこの法則が当てはまらないことは知っておく必要がある。

図1　正常の視神経乳頭と緑内障性視神経乳頭

①正常視神経乳頭
リムの厚さは下方＞上方＞鼻側＞耳側の順に薄くなる。

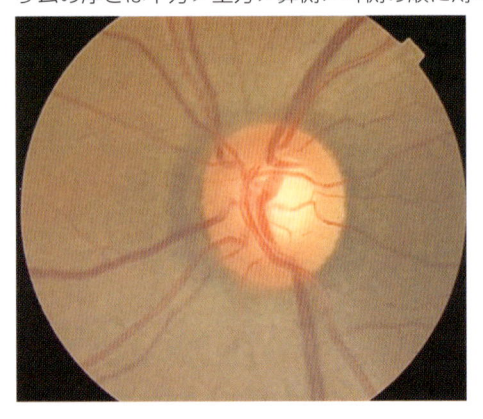

②緑内障性視神経乳頭
乳頭陥凹は通常リムが厚い上下方向に拡大している。

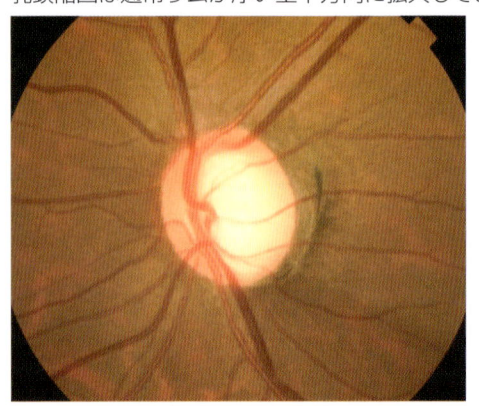

血管の屈曲点をつないで陥凹底を把握する

- 正常眼では，視神経乳頭蒼白部（pallor）と陥凹（cup）がほぼ一致するが，早期緑内障ではこの一致がみられない。これを蒼白部陥凹不一致（pallor/cup discrepancy）という（図2）。
- 初期緑内障では乳頭陥凹部分の色調が保たれているので，陥凹があってもわかりにくい。このようなときには血管の屈曲点をつないでみると陥凹底の把握ができる。
- 血管の屈曲は陥凹の始まりを示しており，やがてリムの狭小化や下掘れが進行すると血管走行が追えなくなる。
- 急峻に屈曲する血管の変化をbayonettingとよび，緑内障を疑う特徴的所見となっていく（図3）。

図2　早期緑内障でみられる蒼白部陥凹不一致

正常視神経乳頭では，蒼白部（pallor）と陥凹（cup）が一致するが，早期緑内障では下方の蒼白部と陥凹が一致していない。血管の屈曲点をつなぐことで陥凹底を把握することが重要。

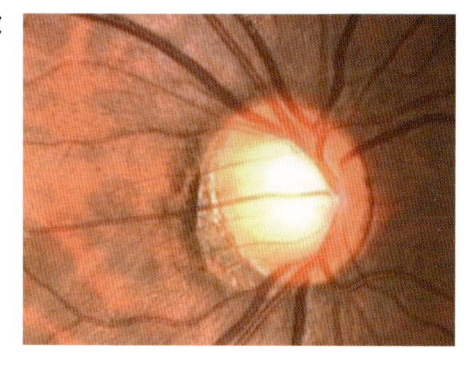

図3　初期緑内障の視神経乳頭陥凹に伴う血管変化

6時方向の血管が急峻に屈曲している部分に一致してリムが狭小化しており，その部分に一致して神経線維層欠損（NFLD）がある。この血管変化をbayonettingとよぶ。

①カラー眼底写真　　②①と同一症例の無赤色光眼底写真

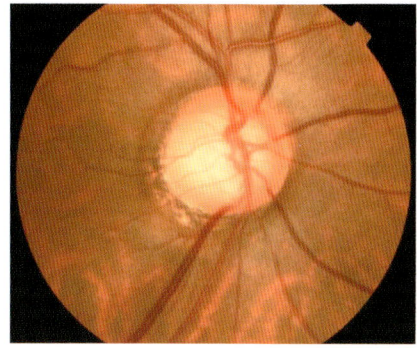

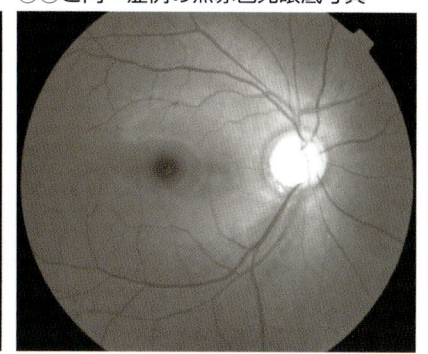

図4　視神経乳頭の大きさのバリエーション

視神経の中心部分と黄斑部の距離はそれほど変化はないが，視神経乳頭の大きさはさまざまである。
視神経乳頭の中心と黄斑部中心窩の距離を視神経乳頭径で割った値をDM/DD比とよび，正常では2.4～3.0程度で，3を超えるような場合は小乳頭，逆にDM/DD比が2.4以下の場合には大乳頭となる。

①DM/DD比（3.5）　　②DM/DD比（2.5）

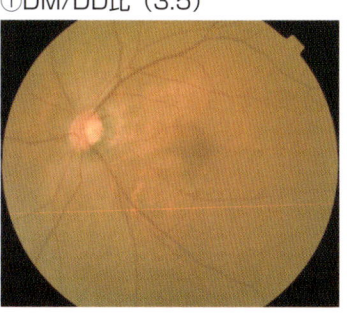

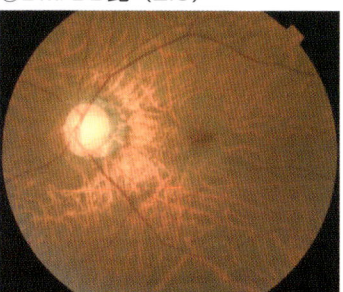

③DM/DD比（2.8） 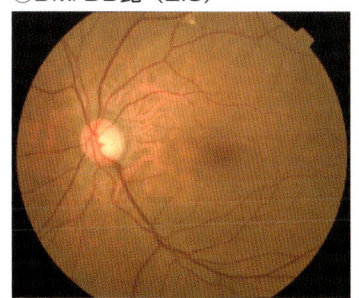　　④DM/DD比（1.8）

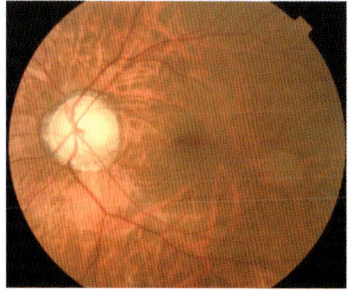

視神経乳頭の大きさにも注意する

- 視神経乳頭は約100万本の神経線維とグリア細胞（主にアストロサイト），血管から構築されており，大きな視神経乳頭では陥凹が大きくみえ，緑内障と見誤りやすく，逆に小さな視神経乳頭では陥凹がわかりにくく，緑内障を見逃す可能性がある。
- 視神経乳頭の大きさを比較する簡便な方法としては，黄斑部と視神経乳頭までの距離（disc macular distance）を視神経乳頭の直径（disc diameter）で割った値であるDM/DD比がある。正常では2.4～3.0程度とされている（図4）。
- さらに簡便な方法としては，視神経乳頭が耳側辺縁部から中心窩まで何個並ぶかをみる方法がある。正常では約2.5個並ぶが，小乳頭では3個以上並び，大乳頭では2個並ばない。

網膜神経線維層所見の取り方

- 視神経乳頭陥凹に伴うNFLDは，緑内障の特徴的な所見である。
- 高血圧や糖尿病網膜症で網膜レベルでの虚血が起こると視神経乳頭陥凹がなくNFLDが生じることがある。
- 網膜虚血が強い場合には静的視野検査で視感度低下が生じることがある。
- NFLDは上下方向の視神経乳頭陥凹拡大とともに上および下耳側に出現しやすい。
- 白人に比べて日本人では比較的NFLDはわかりやすいが，網膜脈絡膜萎縮を伴う近視眼ではNFLDがわかりにくいことがある。このような場合には無赤色光で眼底撮影を行うとNFLDが検出しやすい（図5）。
- NFLDは網膜表層の微小循環障害の後でもみられるが，通常，視神経乳頭陥凹は軽度である。
- 腎性網膜症のような高血圧の既往がある場合（図6）や網膜静脈分枝閉塞症後などでNFLDがみられる。

図5　緑内障のNFLD

①preperimetric glaucomaの眼底写真（自動視野計で異常なし）

②①と同一症例の無赤色光眼底写真
①と比べて，上下方向および乳頭黄斑線維束の障害がわかりやすい。

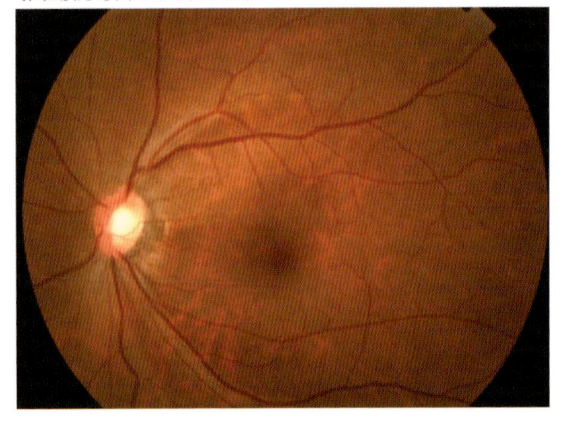

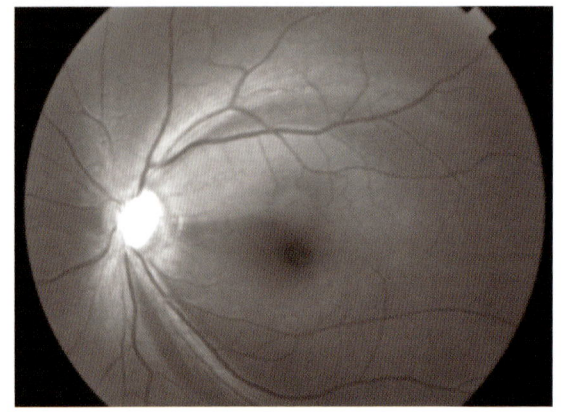

図6　微小循環障害によるNFLD（50歳，男性）
腎不全のため39歳のときに腎臓移植施行している。

①カラー眼底写真

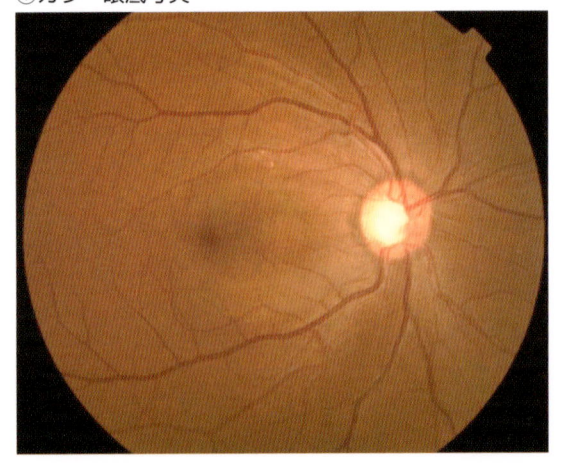

②①と同一症例の無赤色光眼底写真
NFLDが乳頭周囲に多数あるが，視神経乳頭陥凹は軽度であり，蒼白部は横長である。

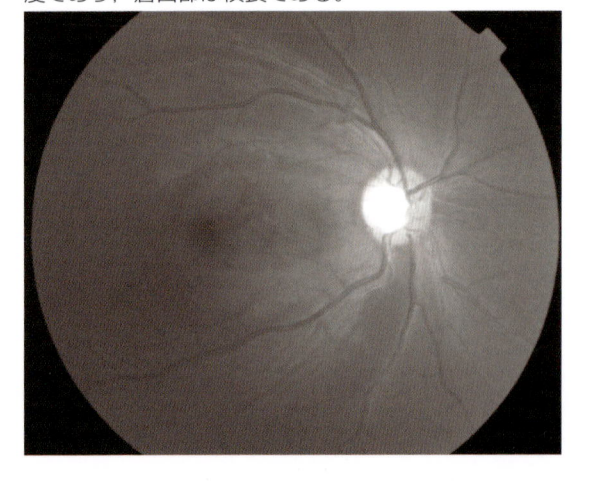

> **乳頭出血を見落とさない**
>
> - 乳頭出血の発生頻度は正常眼では0.2%（500人に1人）であるのに対して，緑内障眼では8.2%（12人に1人）と明らかに多く，乳頭出血がある眼の74%が緑内障であるとされている。
> - 「乳頭出血をみたら緑内障と思え」といってもよいほどである。
> - 乳頭出血は原発開放隅角緑内障（POAG）での視野障害進行の危険因子の1つであり，乳頭出血をみたら治療の変更を含め，注意深い経過観察が必要となる（図7）。

図7　乳頭出血
乳頭出血のある眼の74%が緑内障であるとされている。

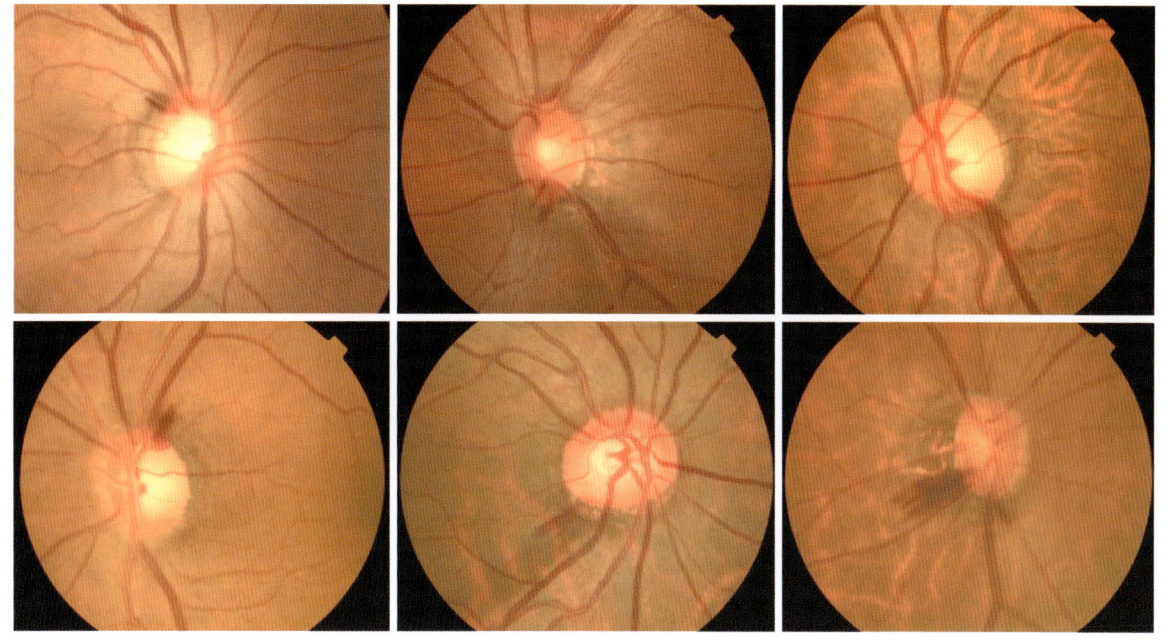

I 緑内障診療の基本／眼底検査
鑑別を要する乳頭所見

近視の緑内障

- 近視眼底は豹紋状眼底であることが多く，視神経乳頭が縦長で軽度傾斜している場合には緑内障性変化の有無に注意する。
- 血管は乳頭鼻側に偏位していることが多く，血管の屈曲点を結んで陥凹底を把握し，陥凹が拡大している部分に神経線維層欠損（NFLD）がないかを注意深く観察する。
- 無赤色光で眼底撮影するとNFLDが明瞭に観察されることが多い（図1）。
- OCTでは無赤色光眼底写真ではっきりわかりづらい場合でも明瞭に観察される。
- 緑内障専門家でも近視眼に伴う緑内障は判定が困難であることがあり，視野所見と眼底所見を見比べながら診断を確実なものとしていく（図2）。

図1　近視眼の緑内障
①縦長で傾斜した視神経乳頭。血管は乳頭鼻側に偏位しており，下方血管は急峻に屈曲しており，下方リムは狭小化している。

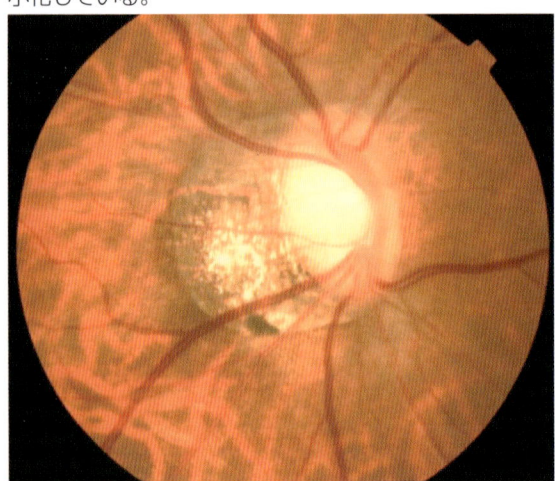

②下方にNFLDがあるが，上耳側にもNFLDがある。

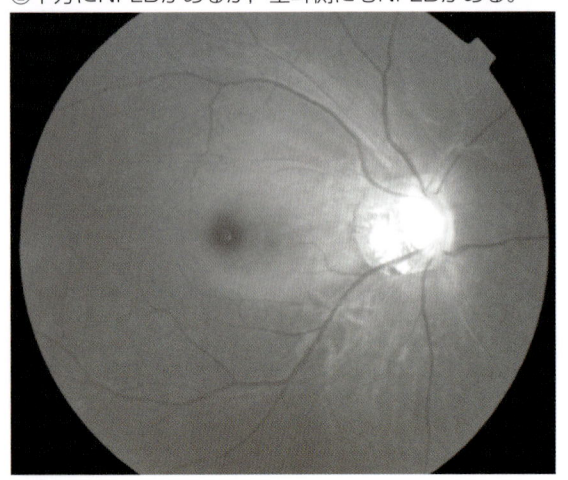

図2　図1と同一症例の静的視野
上下のNFLDに一致した鼻側の視感度低下がある。縦長の小乳頭では陥凹が上下に拡大すると鼻側階段にはならず水平線を越えて視野障害が鼻側に出てくる。

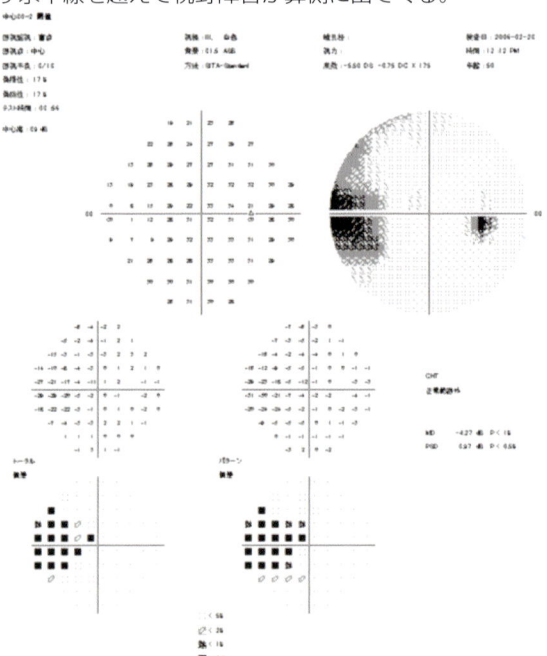

superior segmental optic hypoplasia（SSOH）

- 上方視神経乳頭低形成であり，緑内障と見誤られていることがときにある。
- 視神経乳頭上鼻側に神経線維層の菲薄化があり（図3），鼻側階段はなくMariotte盲点に連なる楔型の視野障害をきたすことが特徴である（図4）。
- 傍乳頭網脈絡膜萎縮（parapapillary atrophy；PPA）がないことが多く，視野障害が進行することは少ないとされている。
- 日本人の有病率は0.3%である。

傾斜乳頭

- 視神経乳頭が上下方向に傾斜しており，下方にコーヌスや網脈絡膜萎縮がみられる。
- SSOHと同様に鼻側階段はなく乳頭に連なるような楔型の視野障害を呈する。

視神経乳頭小窩

- 視神経乳頭に先天的に小窩（optic pit）がある場合にもNFLDが出ることがある（図5）。
- ときに漿液性網膜剥離を生じ，pit-macular syndromeとよばれる。

図3　SSOHの視神経乳頭（右眼）
①上鼻側のリムが菲薄化している。　②NFLDがみられる。

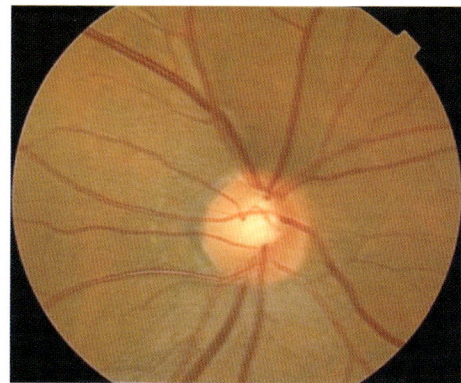

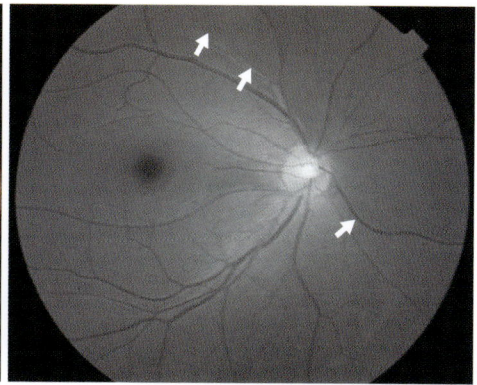

図4　図3症例の静的視野
緑内障に特徴的な鼻側階段ではなく，Mariotte盲点に連なるような下鼻側の楔型の視野障害を呈するのが特徴である。

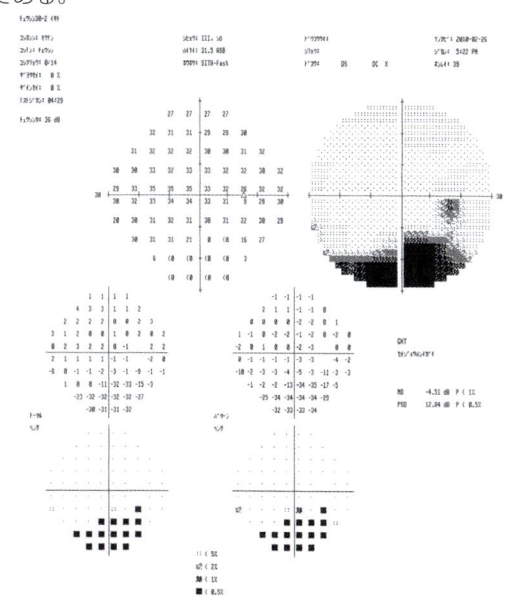

図5　視神経乳頭小窩（右眼）
視神経乳頭の下耳側にくぼみ（矢印）があり，その部分に一致してNFLDがある。

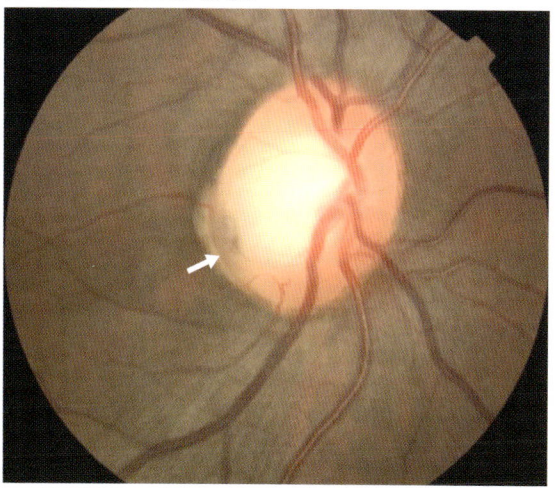

I 緑内障診療の基本／画像診断

OCT

後眼部OCTによって得られる情報

- スペクトラルドメインOCT（SD-OCT）は前眼部・後眼部用に分かれ，網膜や視神経における緑内障性構造障害を把握するには後眼部OCTを用いる。
- いくつかのメーカーから市販されているが，一長一短があり，得られるパラメータにも違いがある。
- 同じパラメータであっても異なるソフトウェアによって解析されているため，機種間で実測値には互換性はなく，比較しうるものではない。後眼部OCTにより取得できるパラメータを表1にあげる。

視神経乳頭周囲網膜神経線維層（cpRNFL）（図1）

- 視神経乳頭周囲のRNFLが測定できる。
- 直径約3.4mmの円周上のRNFLを切り出した全周の平均値，細分化された領域の平均値，厚みの分布を示すTSNITマップなどが示される。
- 耳側網膜から入射するRNFLは主に耳上側，耳下側の視神経乳頭に入射するため，その部位が厚い"double hump pattern"をとる。
- 各測定点での定性的データを示すデビエーションマップでは，神経線維層欠損（NFLD）のパターンとしての認識が可能である（図1④）。

表1　後眼部OCTにより取得できるパラメータ

- 乳頭周囲網膜神経線維層（cpRNFL）（図1）
- 黄斑部パラメータ（図2）
    - 黄斑部網膜神経線維層（mRNFL）
    - 網膜神経節細胞層＋内網状層（GCL+IPL）
    - 神経節細胞複合体（GCC=mRNFL+RGC+IPL）
- 視神経乳頭解析（図4）

図1　cpRNFL解析（Cirrus-HDの場合）

①視神経乳頭中心直径3.4mmの円周上の網膜断層像
②TSNITグラフ（T：耳側，S：上側，N：鼻側，I：下）
正常眼のデータを背景に，患者のcpRNFLの分布をみる。
③4分割ならびに12分割されたcpRNFLの平均値および定性的判定
赤色であれば正常の1%タイル未満であり異常と判定される。
④デビエーションマップ
紫のラインは直径3.4mmの円周を示す。NFLDとしてのパターンをみる（矢印）。

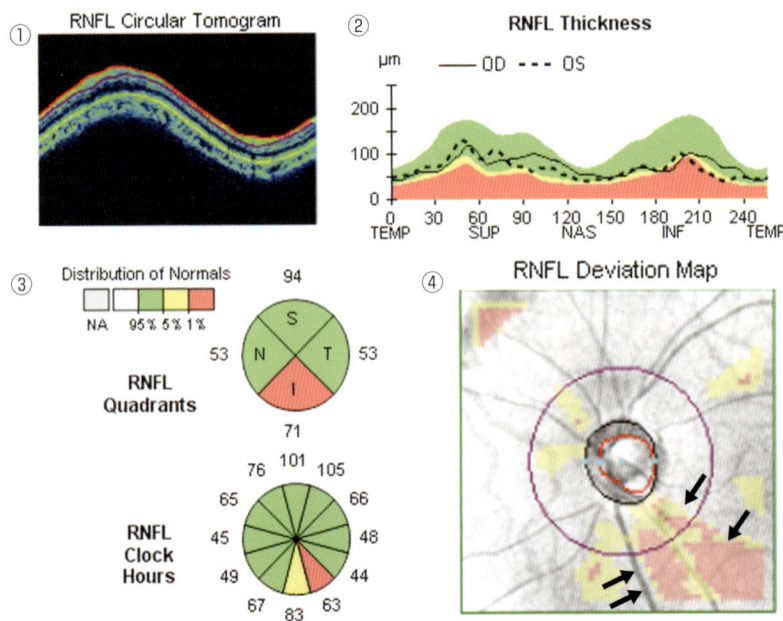

黄斑部網膜内層解析（図2）

- 各機種・ソフトウェアバージョンにより解析パラメータが異なるが，基本的にはganglion cell complex (GCC), ganglion cell layer, inner plexiform layer (GCLIPL), macular retinal nerve fiber layer (mRNFL) の厚みが算出される。
- より初期の病変を検出するために上下半網膜を比較したasymmetryを表す機種もある。
- Cirrus-HD (Carl Zeiss Meditec) では網膜神経節細胞（retinal ganglion cell；RGC）をターゲットとするため，RGCが厚い4×4.8mmの狭い領域を解析する。
- 3D OCT-2000 (Topcon) は中心窩を中心とした6×6mmの正方形の領域（12×9mmのワイドスキャンも可能）を測定する。
- RTVue (Optovue) は0.75mm耳側にずらした6×6mmの円形領域を測定する。
- RS-3000 (Nidek) は乳頭を含む9×9mmの正方形の領域を解析する。
- 図3に示すように機種により解析範囲がかなり異なることがわかる。

図2　黄斑部網膜内層解析

①Cirrus-HDによる黄斑部解析
GCLIPLが解析される。実測値マップ，デビエーションマップ，6分割されたGCLIPLの平均値ならびに全体の平均値が表示される。

②3D OCT-2000の黄斑部解析
左からmRNFL，GCL+，GCL++が表示される。また，上から実測値マップ，デビエーションマップ，上下半網膜の平均値および全体の平均値，asymmetryといって上下半網膜での厚みの差が表示される。

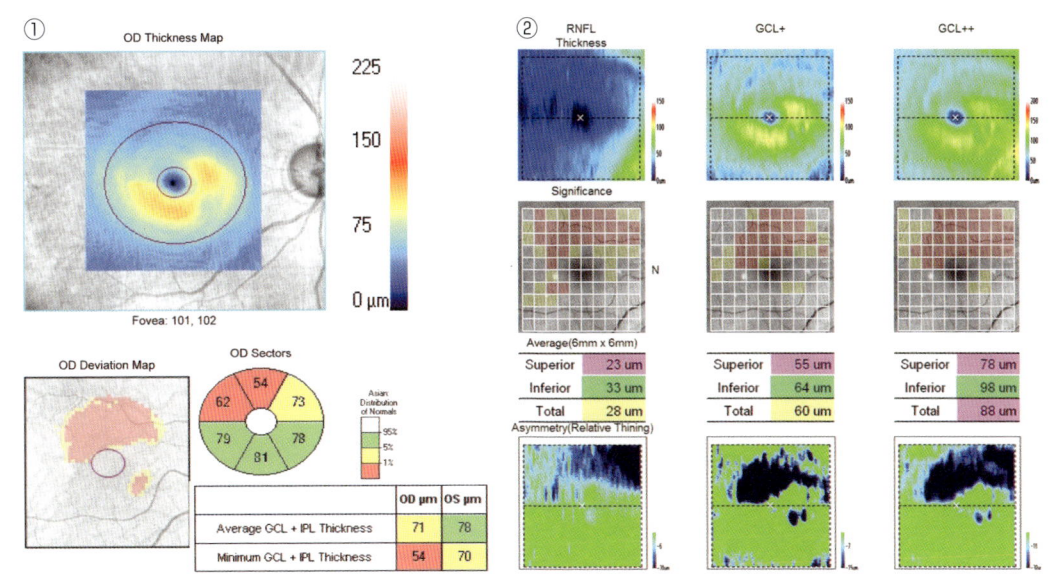

図3　各機種による黄斑部解析範囲の違い
Cirrus（赤色），3D OCT（青色），RTVue（緑），RS-3000（黄色）の黄斑部解析範囲を示す。

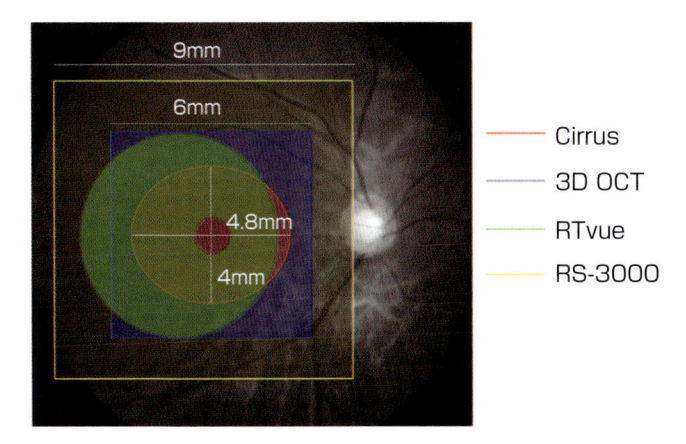

視神経乳頭解析（図4）

- 多くの断層撮影像から視神経乳頭形状を3次元化することで解析する。
- HRTのようにZ軸方向のスキャンの重ね合わせを行う共焦点走査型レーザー顕微鏡とは原理が異なる。
- OCTの機種によって異なるが，各断層像において，網膜色素上皮縁を検出し，乳頭中心を自動で決定，そこから視神経乳頭面積や陥凹面積，乳頭部辺縁部面積，C/D比などが算出される。ただし，日本人は正円形ではない視神経乳頭患者が多く，これらのデータが緑内障診断にどこまで役立つかは不明である。
- 大乳頭や小乳頭の判定は可能である。

図5　実測値の正規分布

OCTで測定した各種パラメータの実測値は連続実数である。例として，正常眼の正規分布を青色で，緑内障眼の正規分布を赤色で示すが，緑で示すように両群のオーバーラップがあるため，緑内障検出力は100%となりえない。また，疾患群における構造的障害が軽くなればなるほど，例えば，初期緑内障や極早期緑内障ではさらにそのオーバーラップの範囲が大きくなる。また，内蔵ノーマティブデータの1%タイル未満はすべて赤色表示で異常とされる。

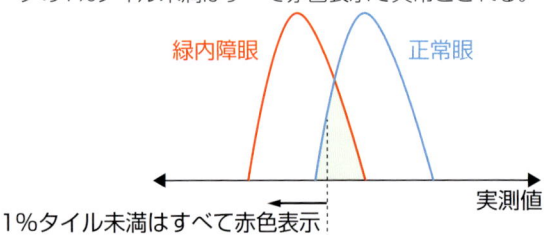

図4　視神経乳頭解析（RTVueの場合）

各断層撮影像において，網膜色素上皮の先端部を基に視神経乳頭を3次元化し，陥凹底なども自動的に判定し，各種面積や体積を計算する。

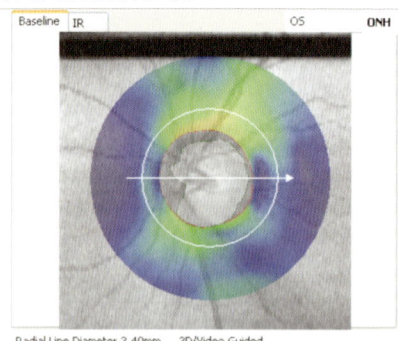

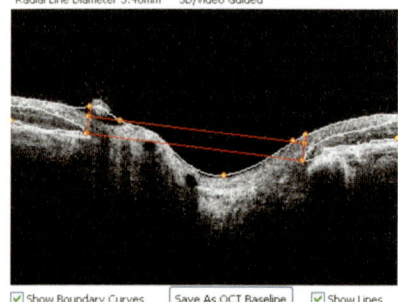

OCTによって得られる3種類のデータ

●定量的データ

- 多くの測定点で各種パラメータの厚みが計測されるが，測定値の平均が示される。
- cpRNFLは全周平均値，4分割，12分割などがあり，黄斑部は全領域，上・半網膜などの解析領域ごとの平均実測値が示される。これだけではどの程度の障害があるかは把握しづらいが，経時的観察を行うには不可欠なデータである。

●定性的データ（図5）

- 解析領域ごとの平均測定値において，内蔵ノーマティブデータベースを基に，計測データが正常の95%タイル以内であれば緑色に，5%タイル未満1%タイル以上であれば黄色，1%タイル未満であれば赤色に表示される。
- わかりやすい反面，1%タイル未満はどれだけ菲薄化しても赤色で変わらないことに留意する。
- 一定の値の間に正常眼と緑内障眼のオーバーラップが必ずある。

●パターンによるデータ

- 黄斑部では緑内障性構造的障害は網膜神経線維の走行に沿って出現するはずなので，デビエーションマップにおける菲薄化が緑内障様かどうかを判定することができる。自験例による判定方法を示す[1]（図6）。この方法だと，異常判定部位を特定せずにどの部位に異常が出ても検出しうるので特に初期緑内障眼では有用であると思われる。
- 逆に，上下半網膜のような定性的データでは，撮影範囲のすべてに異常がでないと赤色と判定されにくい。構造異常のない領域も平均化して菲薄化判定するため，まだ広い領域で構造異常が出現していない初期緑内障では，微細な変化を捉えづらい欠点がある。

I 緑内障診療の基本 73

図6 パターンによる異常判定

3D OCT-2000の10×10グリッド黄斑部解析において，mRNFLでは4つの水平に並ぶ赤色グリッド＋2つの隣接する赤色グリッド（白矢印）があれば，GCL+では3つの隣接する赤色グリッド（白矢頭）があれば異常とする判定は，実測値による定性的判定よりも有意に緑内障検出力が高い。

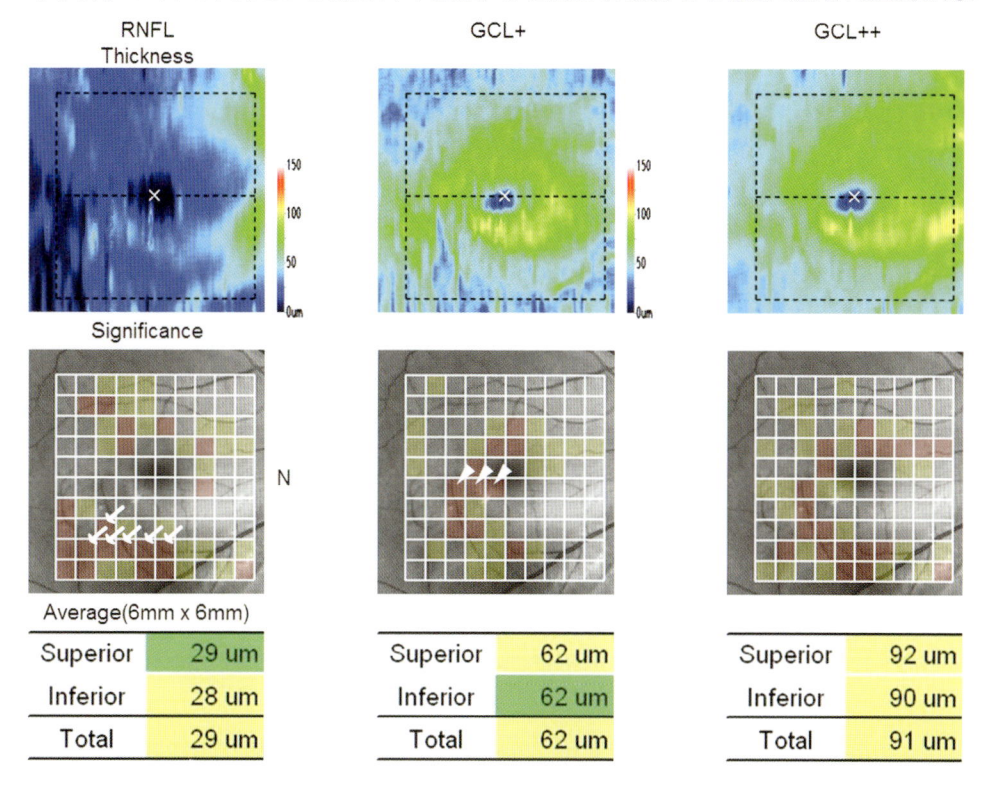

図7 OCTを組み合わせた緑内障診断でみるべきポイント

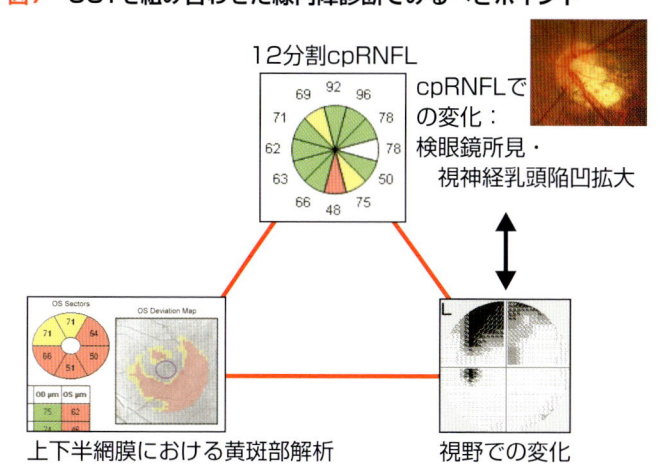

OCTを用いた緑内障診断（図7）

①OCTによるcpRNFL所見が検眼鏡的所見と一致しているか
②OCT黄斑部所見
③視野検査結果
の3者を対比させて行う。

- 検眼鏡所見ならびに視野検査結果が，OCTの定性的データを用いた場合は，cpRNFLにおいては12分割判定，黄斑部解析では上下半視野における判定が一致するかを確認する。
- OCTのデビエーションマップを用いて，より詳細に検眼鏡的所見と比較することができる。
- NFLDとcpRNFLのデビエーションマップが一致するか，それに対応する視神経乳頭陥凹拡大があるか，さらにはそれらが黄斑部のデビエーションマップによる変化と一致しているかをみる。

実際の症例

初期正常眼圧緑内障（NTG）症例
（屈折値−8D，46歳，男性）（図8）

図8
①眼底写真
②視神経乳頭拡大写真
視神経乳頭耳下側に陥凹拡大がみられ，NFLDがうっすら確認できる。
③Humphrey30-2視野のパターンデビエーション
④RTVueによるcpRNFL解析とGCC解析
OCT（RTVue）で5時のcpRNFLの菲薄化があり，GCCでの下半網膜での菲薄化がみられる。

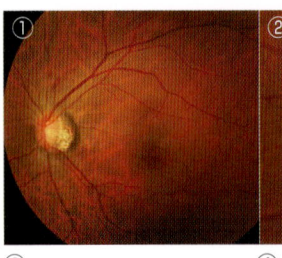

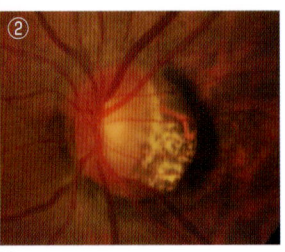

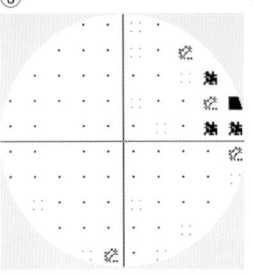

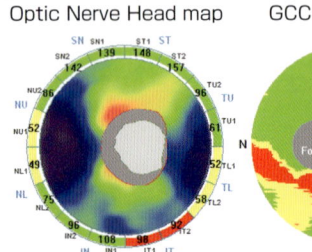

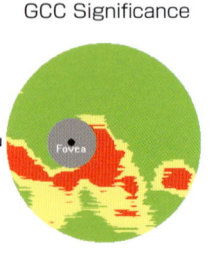

cpRNFLと黄斑部パラメータによる緑内障判定

- 初期緑内障に対するcpRNFLと黄斑部パラメータの診断力はほぼ同等とされる[2-5]。
- 約半数の初期緑内障眼が全周cpRNFLとaverage GCCによって菲薄化が検出可能であったが，約30％の症例はどちらかのみで検出，約20％は検出不可能であった（図9）[5]。
- 視野異常を認めない極早期緑内障に関してはcpRNFLのほうが黄斑部パラメータより有意に高い診断力があったとされる[6]。

図9 全周cpRNFLとGCCの初期緑内障検出力を示したベン図

Cirrus（赤色），RTVue（緑色），3D OCT（青色）を用いて，初期緑内障眼（n=75）の敏感度を示した。正常眼（n=87）より特異度を95％に設定した場合のカットオフ値を用いた。どの機種においてもcpRNFLかGCCのどちらかで初期緑内障眼の約80％の症例を検出できた。

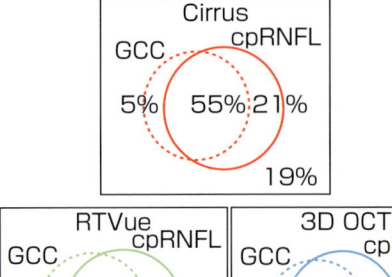

文献6）を改変

解析結果判読の注意点（図10）

- cpRNFLにおいて，double hump patternがくずれている例がある。この場合，最もcpRNFLが厚い箇所が耳側に寄るため，4分割や12分割セクターによる判定が不正確になる。例えば，4象限セクターでは上象限・下象限が薄くなるため，赤色判定となり，耳側象限は白く表示される。
- 上記のような症例においては分割セクターによる判定は参考にできない。強度近視眼によくみられる所見であるが，そうでない症例でも起こりえる。

図10 二峰性（double hump）パターンずれ
①cpRNFLのTSNITグラフ
4象限セクターのうち，上象限と下象限の範囲を青で囲む。内蔵ノーマティブデータのcpRNFLの最も厚い部分を緑矢印で，この症例では黒矢印で示す。cpRNFLの厚い領域が耳側に寄っている。
②4分割および12分割セクター解析結果
上下領域は薄いため赤色表示，耳側領域は厚いため白色表示となっている。

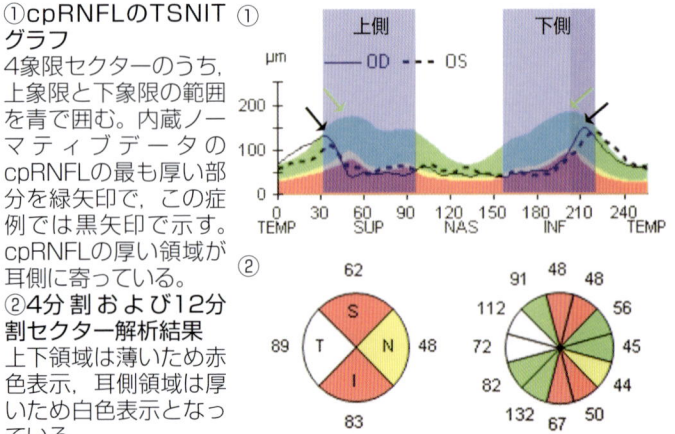

長眼軸眼における注意点（図11）

- 長眼軸眼では，網膜におけるスキャン範囲が拡大するため，magnification effectとよばれる拡大率の補正による影響を考慮する必要がある。
- cpRNFLは視神経乳頭から遠ざかるにつれ薄くなるため，長眼軸眼でのcpRNFLは見かけ上薄く測定される。あるいは，CirrusにおけるganglionI cell analysis（GCA）ではRGCが厚い領域をターゲットとしているため，長眼軸眼では，スキャンエリア拡大により，GCAは見かけ上薄く測定される。
- 一般的にOCTでは−6Dよりも強い近視眼は内蔵ノーマティブデータから除外されているため，それらを用いた定性的判定には注意を要する。
- 近視眼では過度に異常判定となる可能性がある。長眼軸眼におけるノーマティブデータの構築が必要である。

図11　眼軸によるスキャンエリアの違い

左側はcpRNFLを，右側は3D OCTによる正常眼でのGCL+厚みの分布の上に，CirrusのGCA解析エリアを重ね合わせた。非強度近視眼では赤色の領域を解析したとすると，長眼軸眼では拡大し，より広いエリアを解析することになる。そのため，長眼軸眼ではcpRNFLは薄く，CirrusのGCAも薄く計測されることになる。

cpRNFL　　　GCA

非強度近視眼　　強度近視眼

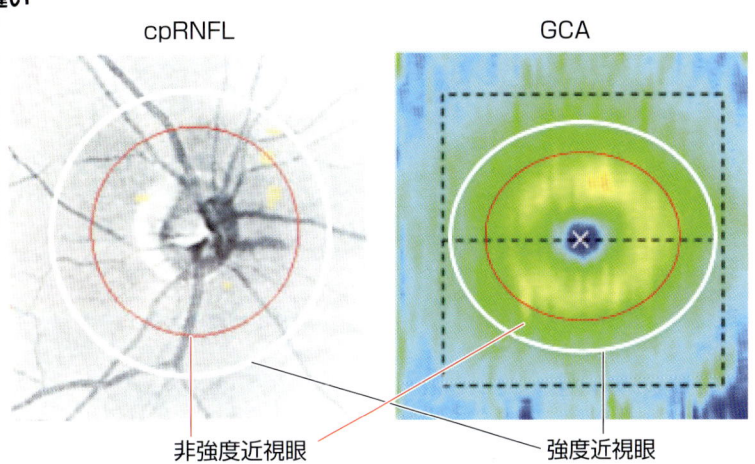

表2　市販ソフトで得られる黄斑部パラメータ

パラメータ	構成	機種
GCC	mRNFL+GCL+IPL	RTVue-100
GCL++	mRNFL+GCL+IPL	3D OCT-2000
GChart	mRNFL+GCL+IPL	RS-3000
mRNFL	mRNFL	3D OCT-2000
GCL+	GCL+IPL	3D OCT-2000
GCA	GCL+IPL	Cirrus-HD

ここに注意！ 長眼軸長やcpRNFLの二峰性パターンずれの症例では，赤い領域が多いからといってそれだけで緑内障と診断されるのではない旨，患者に伝える。

◎文献

1) Kanamori A, et al. : Cluster analyses of grid-pattern display in macular parameters using optical coherence tomography for glaucoma diagnosis. Invest Ophthalmol Vis Sci, 54 : 6401-6408, 2013.
2) Nakatani Y, et al. : Evaluation of macular thickness and peripapillary retinal nerve fiber layer thickness for detection of early glaucoma using spectral domain optical coherence tomography. J Glaucoma, 20 : 252-259, 2011.
3) Mwanza JC, et al. : Glaucoma diagnostic accuracy of ganglion cell-inner plexiform layer thickness : comparison with nerve fiber layer and optic nerve head. Ophthalmology, 119 : 1151-1158, 2012.
4) Takayama K, et al. : A novel method to detect local ganglion cell loss in early glaucoma using spectral-domain optical coherence tomography. Invest Ophthalmol Vis Sci, 53 : 6904-6913, 2012.
5) Akashi A, et al. : Comparative assessment for the ability of Cirrus, RTVue, and 3D-OCT to diagnose glaucoma. Invest Ophthalmol Vis Sci, 54 : 4478-4484, 2013.
6) Lisboa R, et al. : Comparison of different spectral domain OCT scanning protocols for diagnosing preperimetric glaucoma. Invest Ophthalmol Vis Sci, 54 : 3417-3425, 2013.

I 緑内障診療の基本／画像診断

HRT

HRTとは？

- Heidelberg retina tomograph（HRT）は波長670nmのダイオードレーザーを使用した共焦点レーザー走査型顕微鏡であり，視神経乳頭解析装置の1つである。
- HRTは非散瞳で検査が可能で，内部固視灯を被検者が固視すると画面の中央に視神経乳頭が位置するように設定されている。
- 内部固視灯の固視が困難な場合は外部固視灯も使用して固視を誘導する。
- 検査眼のフォーカスを合わせ，一度操作ボタンを押すと自動的にスキャン幅を決定し，その後3回連続して画像を取り込み，平均画像が得られる。取り込んだ画像は16～64枚の連続的で等距離（1/16mm）の2次元のシリーズ画像で構成され，各2次元画像は384×384ピクセルの解像度をもつ。コンピュータがその画像を立体的に再構築し，3次元解析が可能となる。
- 検者が測定画面上で視神経乳頭縁（コントアライン）を決定した後，乳頭パラメータが算出される。

検査困難な例

- 中等度以上の白内障
- 中間透光体混濁
- 固視持続困難な例
- 眼振
- 極度に縮瞳している例

検査およびコントアライン決定のポイント

① 固視を持続させること。
② 頭や顔の傾きに注意すること。
③ 瞳孔中心にレーザー光の位置合わせを行い，画像が均一な明るさになるように乱視が1D以上の場合には，乱視矯正レンズで補正を行う。
④ 極度なドライアイでは検査前に人工涙液を点眼することも有用である。
⑤ コントアラインは検者が決定することになる。そのため，傾斜乳頭や視神経乳頭縁が判断しにくい例（小乳頭など），乳頭周囲網脈絡膜萎縮（parapapillary atophy；PPA）のある症例などでは，正確にコントアラインを決定するため，眼底写真を参考にする。

表1 topography standard deviation

<10μm	最高画質
10～20	とても良い
20～30	良い
30～40	許容範囲。可能であれば撮影し直したほうがよい
40～50	画質を改善する方法を探して再度撮影したほうがよい
>50	画質は悪い，ベースラインには使用不可

結果の読み方

●**topography image**（図1①）
- HRTでは視神経乳頭縁の耳側−4°〜−10°の平均高を算出して，その50μm後方を通る平面を基準面としており，これは網膜神経線維層の底と一致するとされている．
- 乳頭陥凹部（標準的基準面よりも下方）は赤色で示される．

●**reflectance image**（図1②）
- Moorfields analysis graphの結果が，6セクターに分けて表示される．

●**Moorfields analysis graph**（図1②，③）
- 視神経乳頭を6つのセクターに分割し，disc area，cup areaなどの比をもとに緑内障性の変化の有無を判定している．
- セクターごとに判定がなされる．

●**vertical interactive analysis**（図1④）
- topography imageの白い垂直なラインに沿った高さを表している．
- 赤線はリファレンスプレーン（基準面）の位置で，リムとカップの境界線を表している．
- 水平な黒い2本線はコントアラインで決定された乳頭縁を表している．

●**horizontal interactive analysis**（図1⑤）
- topography imageの白い水平なラインに沿った高さを表している．
- 下方の赤線はリファレンスプレーン（基準面）の位置で，リムとカップの境界線を表している．
- 垂直な黒い2本線はコントアラインで決定された乳頭縁を表している．

●**contour height line graph**（図1⑥）
- コントアラインの高さを耳側，上側，鼻側，下側の順で表したグラフである．
- 正常者では上側と下側が高い二峰性を示す．

●**stereometric analysis ONH**（図1⑦）
- cup area，cup/disc ratio，rim area，rim volume，cup shape measureなど13個のパラメータが表示される．

●**画像のqualityの指標はtopography standard deviationである**
- HRTの画像は3回の平均で求められるが3回の検査のばらつきの指標がtopography standard deviationである（表1）．

図1　initial report（Moorfields回帰分析付き）のプリントアウト
①topography image
②reflectance image
③Moorfields analysis graph
④vertical interactive analysis
⑤horizontal interactive analysis
⑥contour height line graph
⑦stereo metric analysis ONH
⑧topography standard deviation

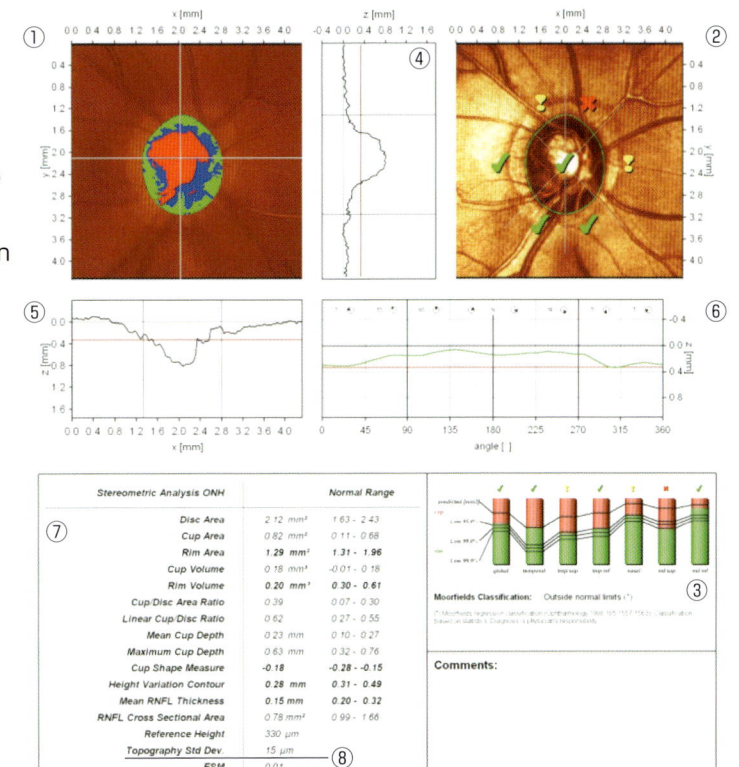

HRTに搭載されている代表的な視神経乳頭の緑内障性変化の有無を判定する自動診断プログラム

Moorfields regression analysis（MRA）

- 通常，緑内障眼は正常眼に比べて，リムが小さくなり，陥凹が大きくなるとされている。
- 乳頭パラメータはdisc area（乳頭面積）と有意に相関するので，rim area（リム面積）を乳頭面積で補正して正常眼データベースと比較して判定する。
- 乳頭全体と視神経乳頭を6セクターに分け，それぞれにおいて，リム面積の比率が乳頭サイズと年齢を考慮した正常人データベースと比較して95％信頼区間の下限と同じかそれより大きい場合，"within normal limits"として緑色のチェックマーク，95％信頼区間と99.5％信頼区間の間の場合は"borderline"として黄色の感嘆符，99.5％信頼区間の下限より低い場合は"outside normal limits"として赤色バツ印の3段階で判定され表示される。

glaucoma probability score（GPS）

- HRTの問題点としては，検者が視神経乳頭の境界線であるコントアラインを引かなくてはならない点がある。
- 乳頭辺縁がわかりにくい症例では，検者によってコントアラインがばらつくこともある。そこでコントアラインを引かなくてもよい緑内障診断プログラムであるGPSが開発され，HRT II ver3.0以降に搭載された（図2）。
- GPSは視神経乳頭のパラメータと乳頭周囲の網膜神経線維層のパラメータより規定される3次元の視神経乳頭モデルを作成し，データベースから作成された判別式から，緑内障の有無を0〜100％の確率で表示する[1]。
- 確率の値をもとに，"within normal limits"は緑色のチェックマーク，"borderline"は黄色の感嘆符，"outside normal limits"は赤色バツ印の3段階で判定され表示される。MRAと同様，視神経乳頭を6セクターに分けたセクター別の解析も行われる。
- MRAでは，乳頭面積を考慮に入れているものの，MRA，GPSともに大きな乳頭では特異度が落ちることが報告されており，注意する必要がある。
- 多治見スタディでborder lineの症例を検討から除外したHRT IIのMRAとGPSの感度および特異度は39.4％，65.2％および96.1％，83.0％であった[2]。
- MRAもGPSもいずれも緑内障の診断力はまだ十分ではないと思われる。

図2　GPSのプリントアウト
GPSは検者コントアラインを決定する必要がない緑内障診断プログラムである。本例は両眼ともにglaucoma probability classificationがoutside normal limitsと判定されている。

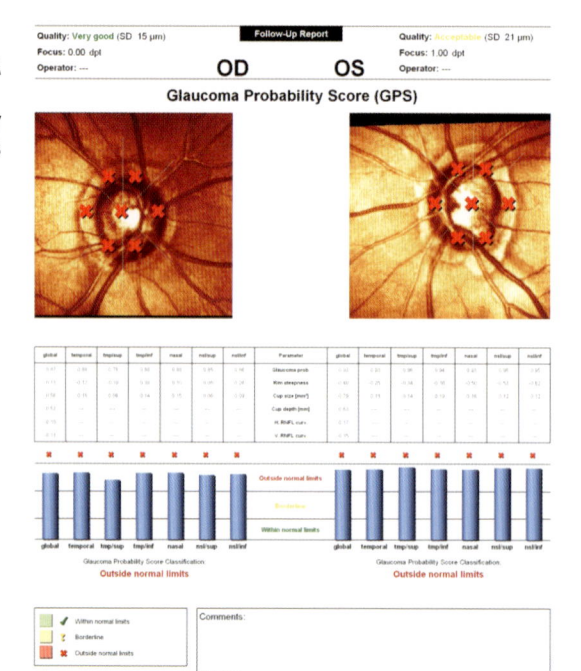

HRTによる経過観察

- 画像解析装置は，通常ハードウェアやソフトウェアが進歩すると，データに互換性がないことが多い．しかし，HRTは旧バージョンで取得した画像データをバージョンアップした装置で解析可能であり，長期にわたる経過観察が可能である．
- 現在，画像解析装置の主流はスペクトラルドメインOCTであると思われるが，経過観察においては以前からのデータが使用可能なHRTが最も有用と思われる．最近のHRTには，イベント解析プログラムとしてtopographic change analysis（TCA）と，トレンド解析プログラムとしてstereometric parameter trendが搭載されている．

●TCA

- HRTにおけるTCAは，ベースライン検査とフォローアップ検査の間のスーパーピクセルの表面の高さの違いを比較し，計測の変動よりも有意に変化が大きい場合進行と判断される．
- フォローアップ検査の反射率画像には2回連続で同一の部位でベースライン検査と比較して，有意に（5%以内のエラープロバビリティ）低下した部位が赤，有意に上昇した部位が緑で表示される（図3）．
- 高い精度で変化の検出を行うために，最低2回のフォローアップ検査が必要である．

図3　左緑内障眼のTCAのオーバービュープリントアウト
有意性マップ：2回連続で同一の部位でベースライン検査と比較して，有意に（5%以内のエラープロバビリティ）低下した部位が赤，有意に上昇した部位が緑に表示される．7時のリムに変化がみられ，神経線維層欠損（NFLD）の黄斑側が深い欠損となってきていることがわかる（赤矢印）．

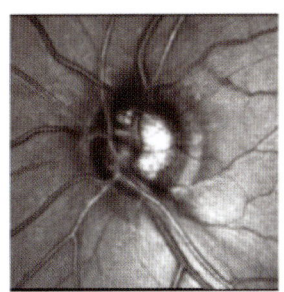

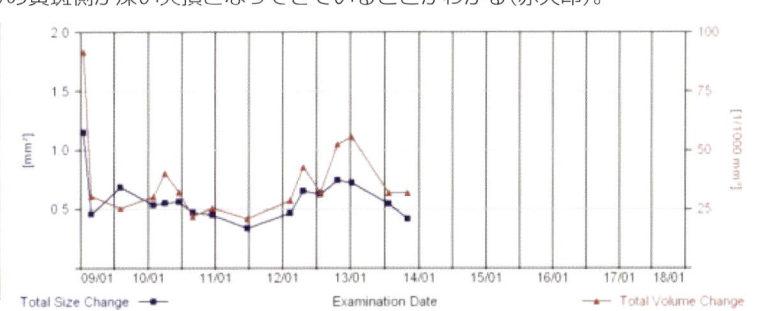

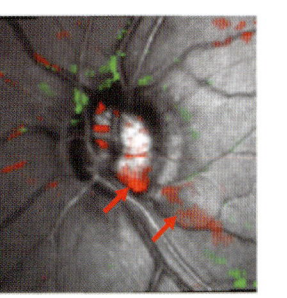

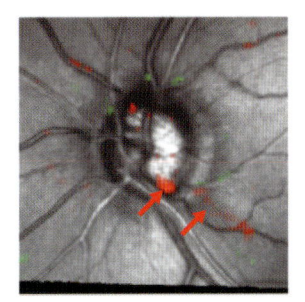

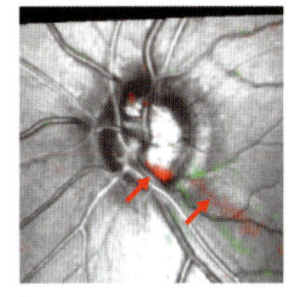

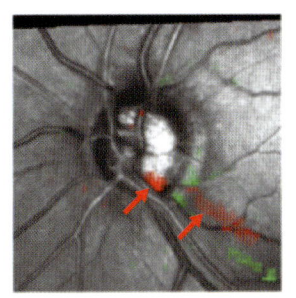

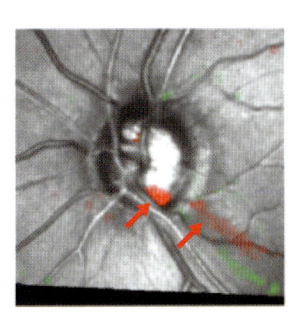

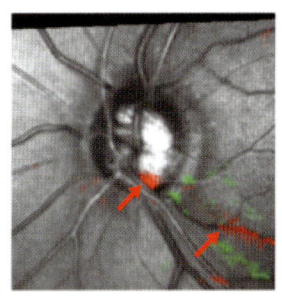

日本人データベース搭載

- 乳頭の形状には人種差があることが報告されている。
- 従来のHRTのMRAは主に白人のデータがもとになっていたが，現在のバージョンでは人種を選択可能になっている。そのなかには日本人データベースも搭載されており，MRAもGPSも日本人データベースを用いて診断することが可能になった。これにより，HRTの診断力向上が期待されるが，日本人データベースを用いてもMRAもGPSも診断力は向上しなかったとされている（特異度は改善するが，感度は低下）[3,4]。
- インド人においても人種の補正は診断力を向上させなかったと報告されている[5]。

HRT 3

- HRTは，その基本的なシステムを受け継ぎながらHRT，HRT IIそしてHRT 3と変更されている。またその間ソフトウェアも複数回改良されている。
- HRT 3では，HRT IIIにおける画像の拡大率が変更され，水平方向の比例尺が4%拡大されており，HRT 3とHRT IIの間で乳頭パラメータに違いが生じるので注意が必要である。

◎文献

1) Swindale NV, et al. : Automated analysis of normal and glaucomatous optic nerve head topography images. Invest Ophthalmol Vis Sci, 41 : 1730-1742, 2000.
2) Saito H, et al. : Sensitivity and specificity of the Heidelberg Retina Tomograph II Version 3.0 in a population-based study : the Tajimi Study. Ophthalmology, 116 : 1854-1861, 2009
3) 八百枝 潔, ほか：日本人健常人データベースを用いたハイデルベルグレチナトモグラフの緑内障診断力. 臨眼, 61（臨増）: 30, 2007.
4) 武田 久, ほか：緑内障検診眼でのハイデルベルグレチナトモグラフによる緑内障診断力の比較検討. 日眼会誌, 112（臨増）: 243, 2008.
5) Rao HL, et al. : Comparison of the diagnostic capability of the Heidelberg Retina Tomographs 2 and 3 for glaucoma in the Indian population. Ophthalmology, 117 : 275-281, 2010.

Ⅰ 緑内障診療の基本／画像診断
その他の画像診断

走査レーザーポラリメトリー

走査レーザーポラリメトリーの原理

- 走査レーザーポラリメトリー（scanning laser polarimetry；SLP）であるGDxは，網膜神経線維層の複屈折性を利用して視神経乳頭周囲の網膜神経線維層厚を評価する共焦点レーザー走査眼底観察装置である。
- GDxは波長780nmのダイオードレーザーを使用している。
- レーザー光が網膜神経線維層を通過する際に，その複屈折性のために2つの通過速度の異なる反射光が生じる。その反射光の通過速度の違い（時間差）から複屈折量が求められ，網膜神経線維層の厚さに換算する。
- 非散瞳で検査が可能で，測定時間も短く，器械も省スペースである。
- 緑内障診断力はHRTやタイムドメイン光干渉断層計（OCT）と比較して同等とされている[1]。

GDx VCCの読み方（図1）

GDx VCC（variable corneal compensation）のプリントアウトでは，以下の項目が表示される。

- **fundus image（眼底イメージ）（図1①）**
- **NFL thickness map（厚みマップ）（図1②）**
  - NFL thickness mapでは，網膜神経線維層厚の厚い領域が赤く，薄い領域が青く表示される。
- **deviation map（図1③）**
  - deviation mapでは，年齢別正常人データベースと比較され，それぞれ正常の$P<5\%$（5%未満2%以上：紺色），$P<2\%$（水色），$P<1\%$（黄色），$P<0.5\%$（赤色）で色分けして表示される。
  - deviation mapをみると局所的な菲薄化部位が把握可能である。
- **TSNITグラフ（図1④）**
  - TSNITグラフは視神経乳頭周囲のリング上の網膜神経線維層厚を耳側→上方→鼻側→下方→耳側で表示したグラフである。
  - 正常では上・下象限が厚く，耳・鼻側が薄く，グラフは二峰性を呈する。
- **TSNITパラメータ（図1⑤）**
  - 乳頭リング上の測定点のデータから，6つのTSNITパラメータ（TSNIT average, superior average, inferior average, TSNIT Standard deviation, inter eye symmetry, NFI（nerve fiber indicator））が求められる。
  - NFIは人工知能による解析で0～100の数値が表示され，100に近いほど緑内障の可能性が高くなる（表1）。
- **検査の信頼値（図1⑥）**
  - quality scoreは「Q」の右横に1～10までの数値が記載される。
  - 7以上が信頼性の高い結果とされている。

GDxの注意点

- 経過観察中に角膜の手術や白内障手術などで，角膜形状に変化を生じていると思われる症例では，VCCによる補正を再度行う必要がある。
- GDxは黄斑部の網膜神経線維の複屈折が一定であることを前提としている。そのため，黄斑疾患がある場合は角膜複屈折の補正はできないことになる。

表1 NFI

<30：緑内障の可能性は低い
30～50：緑内障の疑い
50<：緑内障の可能性が高い

図1 GDx VCCのプリントアウト

①fundus image（眼底イメージ）　④TSNITグラフ
②NFL thickness map（厚みマップ）　⑤TSNITパラメータ
③deviation map　⑥検査の信頼値

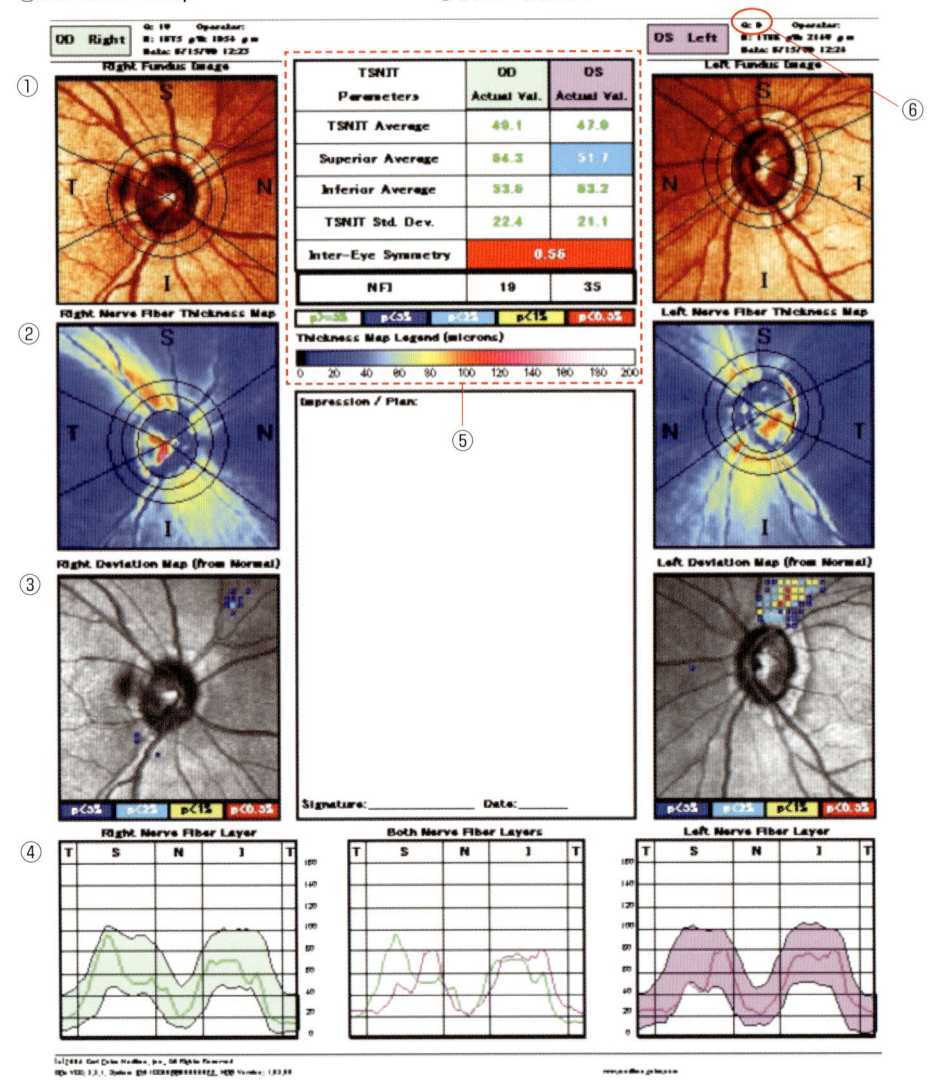

SLPでは浮腫性の病変に注意（GDxとOCTの違い）（図2）

- OCTは反射率の異なる組織からの反射光の干渉現象を利用し，組織の厚みを計測する。一方で，GDxは網膜神経線維層の複屈折性を利用し，複屈折量を求め，内部標準データをもとに複屈折量を網膜神経線維層厚に換算している。したがって，複屈折量は網膜神経線維の量を反映しており，正確には網膜神経線維層厚ではないということに注意が必要である。
- 視神経炎の症例などで視神経乳頭浮腫がみられる症例で撮影したOCTの視神経乳頭周囲網膜神経線維層厚は肥厚しているが，GDxでは肥厚はみられないことが報告されている[2,3]。その理由として，浮腫性の病変では軸索輸送が滞り，網膜神経線維内の液性成分の貯留が浮腫の原因であり，網膜神経線維数との関係はないためと考えられている。しかし，萎縮性病変では網膜神経線維の数は減少するため，複屈折性に影響し，結果として網膜神経線維層厚は減少する。

GDxによる経過観察

- GDx GPA（GDx guided progression analysis）では，平均RNFL厚，上方および下方RNFL厚のトレンド解析（summary parameter charts），TSNITグラフの変化（TSNIT progression graph），および初回2回の結果をベースラインとして3回目以降の結果を比較し網膜神経線維層厚の進行を示唆するimage progression mapの3種のプログラムが搭載されている（図3）。

図2　頭蓋内圧亢進によるうっ血乳頭（28歳，女性）

①右眼眼底写真
視神経乳頭腫脹がみられる。

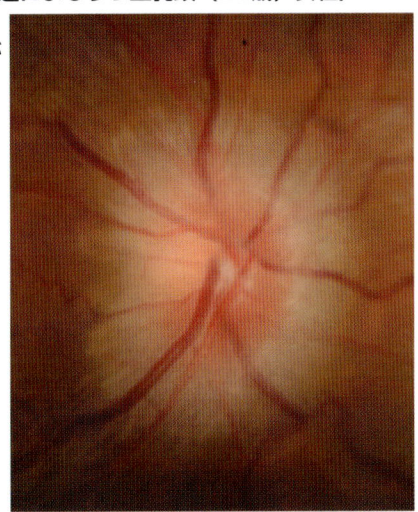

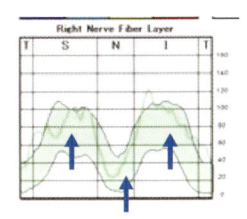

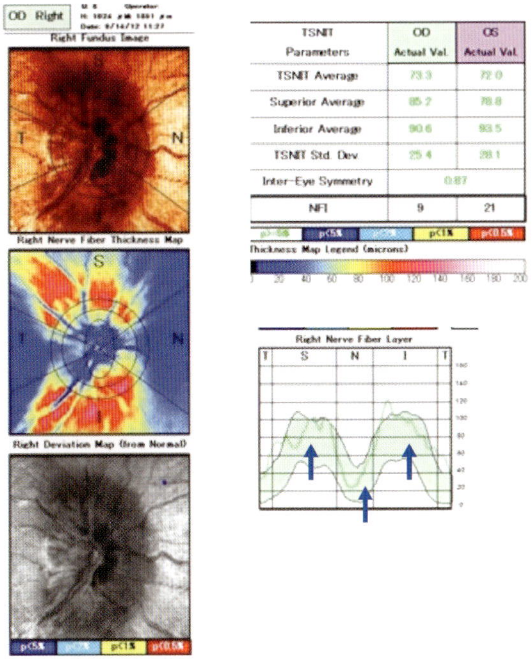

②OCT
視神経乳頭周囲網膜神経線維層厚（赤矢印）は著明に肥厚している。

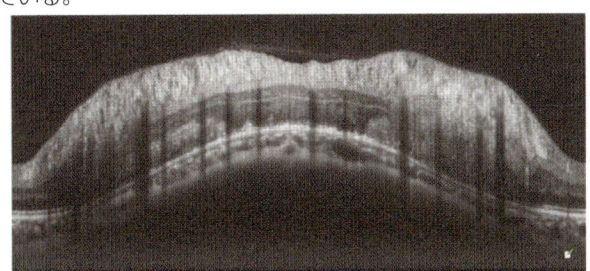

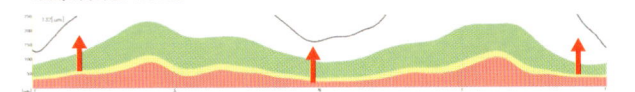

③GDx
正常範囲内（青矢印）である。

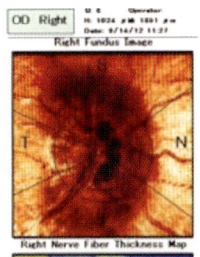

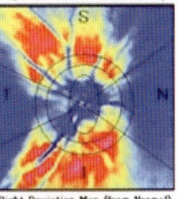

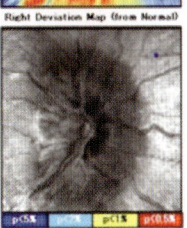

図3　GDx GPAの例

平均網膜神経線維層厚，上方および下方網膜神経線維層厚のトレンド解析（summary parameter charts），TSNITグラフの変化（TSNIT progression graph），および初回2回の結果をベースラインとして3回目以降の結果を比較して網膜神経線維層の進行を示唆するimage progression mapの3種のプログラムが搭載されている。

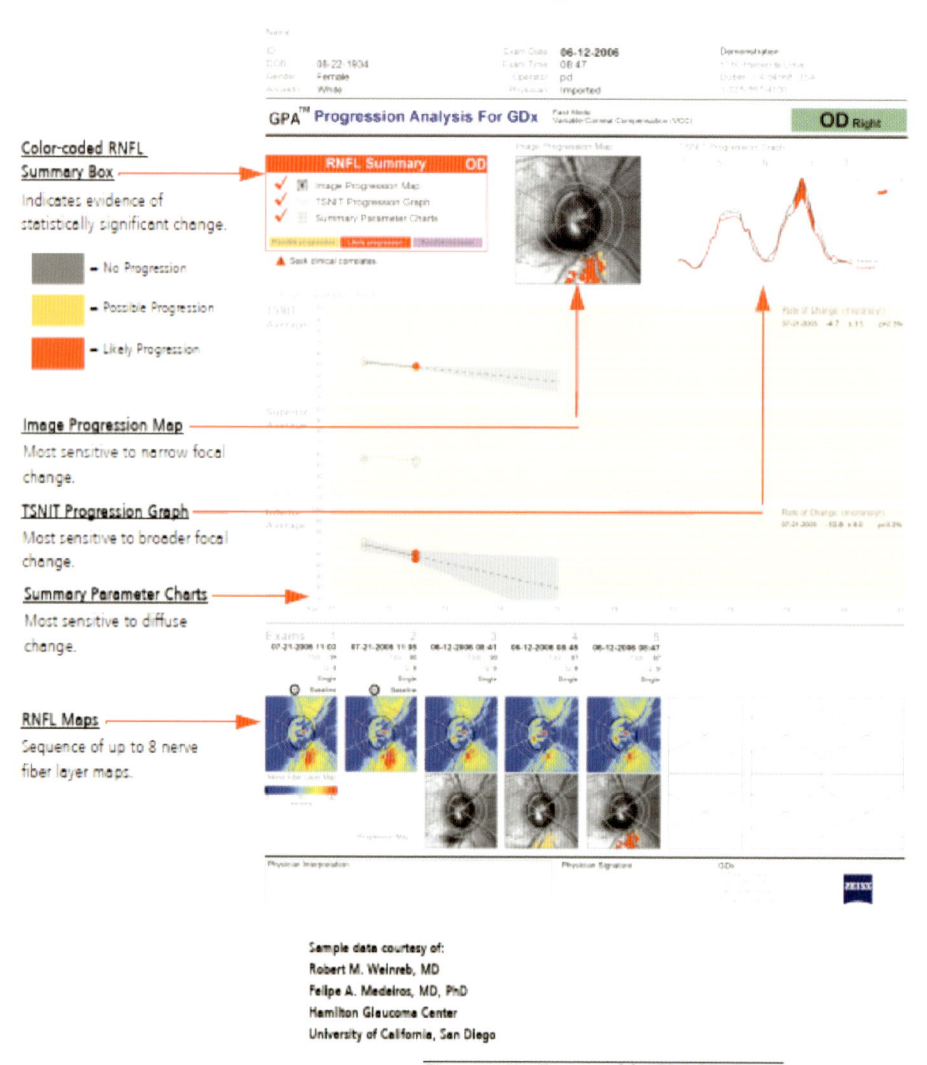

Carl Zeiss Meditec社内資料より転載

GDx AccessからGDx VCCそしてGDx ECCへ

- 眼内には，網膜神経線維以外にも，角膜，水晶体が複屈折性を有する。
- 初期のGDx Accessでは，角膜の複屈折性の大きさや軸を一定の値で補正していたので，症例によっては正しく測定できなかった。
- 複屈折性を利用した網膜神経線維層測定において，前眼部複屈折性（anterior segment birefringence；ASB）を補正する必要がある。
- GDx VCCでは，角膜偏光代償器（variable corneal compensator；VCC）を用いて，角膜の複屈折性が補正可能となった。しかし，GDxには深さ情報がないため強膜や網膜色素上皮層の複屈折も検出してしまい区別がつかないことにも注意を要する[4]。
- 近視眼に多い乳頭周囲網脈絡膜萎縮（parapapillary atophy；PPA）を認める症例では，非典型的複屈折性パターン（atypical retardation pattern；ARP）とよばれるアーチファクトが起こり，網膜神経線維層測定は不正確となる。
- GDxの偏光測定器は網膜神経線維層が薄い部位では感度が悪いという特性があるため，既知の偏光（bias）を加えることにより，より感度の高い領域で信号を検出することができるGDx ECC（enhanced corneal compensation）が開発された[5]。それにより，近視眼で認められるような，強膜からの反射によりアーチファクトの出やすい網膜神経線維の薄い部位でも，より高感度に測定できるようになった。
- Mai TAら[6]は，ABPのない症例においてはGDx VCCとGDx ECCの診断力に差がなかったが，ABPのある症例を含むすべての眼で検討した場合，GDx ECCはnerve fiber indicator（NFI）以外の平均TSNIT，上方の平均，下方の平均などのほとんどの標準的なパラメータにおいて，統計学的に有意にGDx VCCより診断力が優れていたと報告している。
- 近視眼が多いとされる日本人において，GDx ECCは特に有用であると思われる。
- 2010年には日本人データベースが搭載されたGDx Proモデル8000の市販が開始されており，臨床での活用が期待される。

◎文献

1) Medeiros FA, et al.：Comparison of the GDx VCC scanning laser polarimeter, HRT II confocal scanning laser ophthalmoscope, and stratus OCT optical coherence tomograph for the detection of glaucoma. Arch Ophthalmol, 122：827-837, 2004.
2) Banks MC, et al：Scanning laser polarimetry of edematous and atrophic optic nerve heads. Arch Ophthalmol, 121：484-490, 2003.
3) Kupersmith MJ, et al.：Scanning laser polarimetry reveals status of RNFL integrity in eyes with optic nerve head swelling by OCT. Invest Ophthalmol Vis Sci, 53：1962-1970, 2012.
4) Götzinger E, et al.：Analysis of the origin of atypical scanning laser polarimetry patterns by polarization-sensitive optical coherence tomography. Invest Ophthalmol Vis Sci, 49：5366-5372, 2008.
5) Tóth M, Holló G：Enhanced corneal compensation for scanning laser polarimetry on eyes with atypical polarisation pattern. Br J Ophthalmol, 89：1139-1142, 2005.
6) Mai TA, et al：Diagnostic accuracy of scanning laser polarimetry with enhanced versus variable corneal compensation. Ophthalmology, 114：1988-1993, 2007.

Ⅱ

点眼治療

II 点眼治療
点眼治療の原則

緑内障治療の原則
- 生涯にわたって患者のより良い視機能を維持することである。
- ただし，治療そのものが患者のquality of life（QOL）の妨げになってはならない（治療による副作用の合併，通院などによる経済的・時間的な過度の負担など）。
- 必要最小限の薬物を用い，副作用を最小限に抑えることが原則である。

図1　ベースラインデータ
右眼に神経線維層欠損（NFLD）を認め（矢印），OCTでもその部の網膜神経線維層の菲薄化を認める。

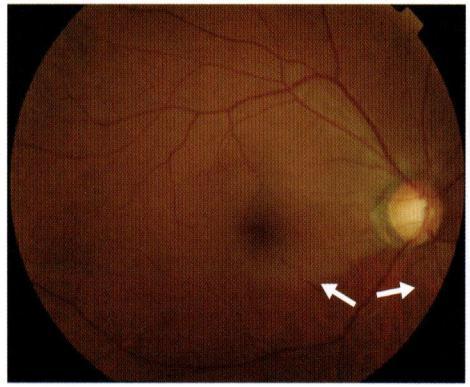

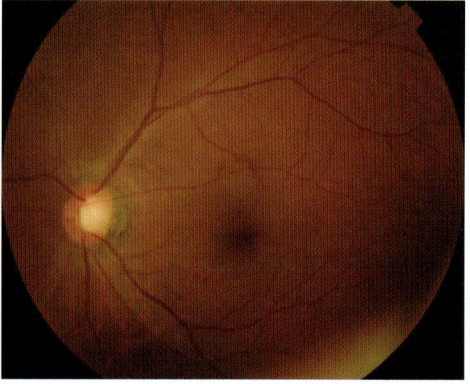

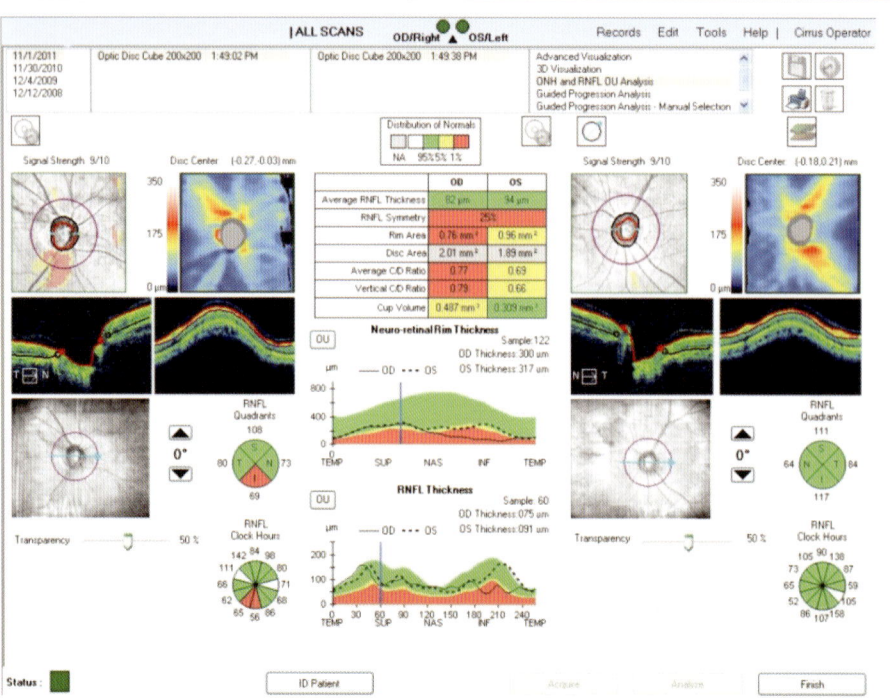

治療の組み立て方

● **ベースラインデータの確立**
- 視神経乳頭や網膜神経線維層は，眼底写真やOCTなどを用いて画像データとして記録を残しておく（**図1**）。
- 視野検査は複数回行い，安定したデータをベースラインとする。
- 極端に高眼圧の症例を除いて，無治療時の眼圧を複数回測定する。

● **目標眼圧の設定**
- 目標眼圧の定義は"視神経障害の進行を阻止しうると考えられる眼圧レベル"である。
- 緑内障病期，無治療時眼圧，年齢，視野障害進行速度，家族歴やその他の危険因子などを考慮して目標眼圧を設定する（**図2**）[1]。
- 初期例19mmHg以下，中期例16mmHg以下，後期例14mmHg以下と絶対値で求める方法[2]と，眼圧下降率によるものとしては無治療時眼圧から20％，30％の眼圧下降などがある。

● **目標眼圧の再評価**
- 治療時に設定した目標眼圧は，あくまでも仮のものである。
- 視野障害の進行，視神経乳頭や網膜神経線維層厚の変化などに応じ，適宜目標眼圧を修正する（**図3，4，5**）。
- 目標眼圧は適切な治療を行うための手段であり，目標眼圧にこだわりすぎないことも大切である。

図2　目標眼圧の設定
目標眼圧は，緑内障病期，無治療時眼圧，年齢，視野障害進行速度，家族歴やその他の危険因子などを考慮して設定する。

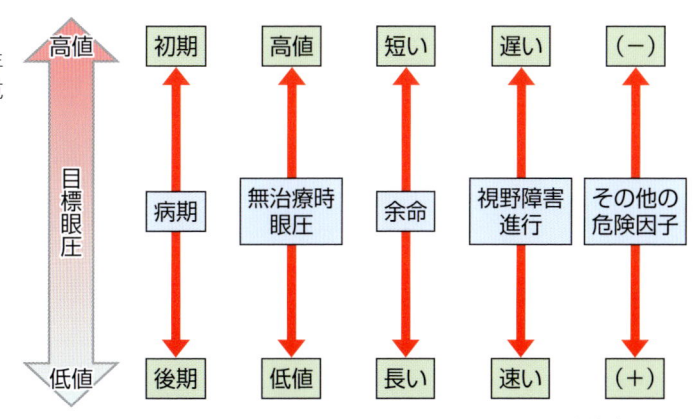

文献1）より引用

図3　眼圧下降治療の基本的考え方
治療開始時に目標眼圧を設定し，その後は目標眼圧の達成と視神経・視野所見の状態により，治療法を変えていく。

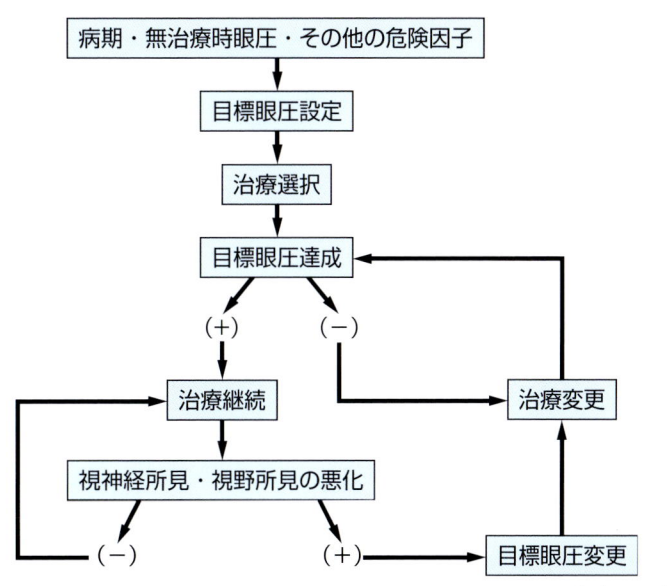

文献1）より引用

図4 POAG患者（55歳，女性）におけるMD値の変化と点眼薬の変化

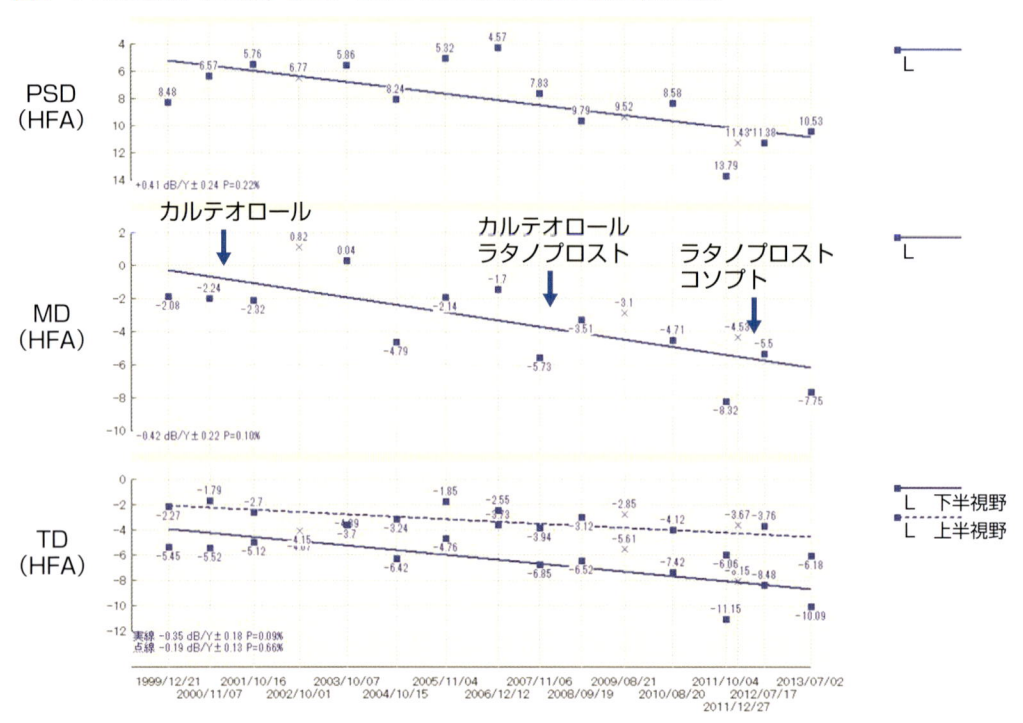

図5 図4症例における各薬剤での平均眼圧

視野障害の進行に伴い薬物治療を強化することでさらに眼圧を下げている。

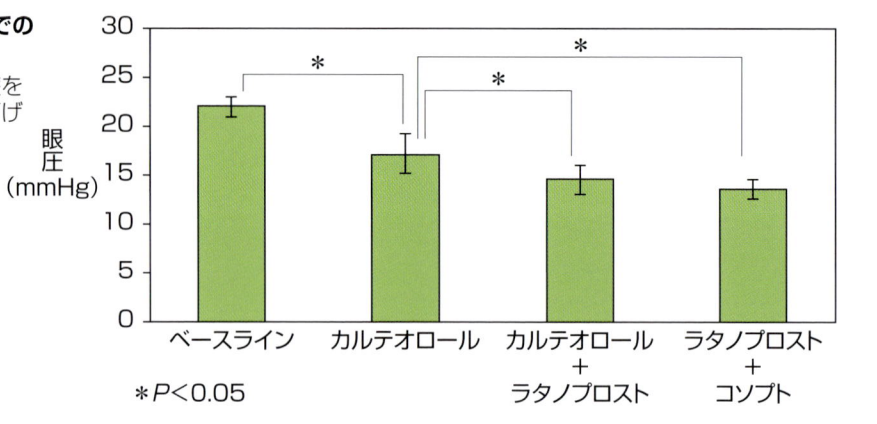

＊P＜0.05

実際の点眼治療

●第一選択薬
- 眼圧下降という観点からみると，プロスタグランジン（PG）関連薬が最も強い眼圧下降作用を発揮する（**表1**）[3]。
- 副作用や禁忌の場合には，他のカテゴリーの薬物（β遮断薬，炭酸脱水酵素阻害薬，$α_2$作動薬など）を使用する（**表2**）。

●薬物の効果判定
- 薬物の効果の個人差や眼圧の日内変動・日々変動などの理由から，時間的に余裕のある症例では，薬物の片眼投与による効果の確認が推奨されているが，β遮断薬では，全身循環を介して僚眼の眼圧にも影響するので注意が必要である。
- 1回の眼圧値で効果を判断するのではなく，少なくとも2～3回の眼圧測定で評価すべきである。

単剤で十分な効果が得られない場合

●眼圧下降が弱い場合
- 眼圧下降が不十分な場合には，アドヒアランスの良・不良を確認する。
- PG関連薬には一定の割合で低反応者が存在するため，まずは他のPG関連薬に変更するが，それでも眼圧下降が得られなければ，他のカテゴリーの薬物を使用する。

●点眼薬を追加する場合
- 単剤で不十分な場合は，多剤併用療法（配合点眼薬を含む）を行う。
- 理論的には房水流出を促進する薬と房水産生を抑制する薬の組み合わせがよい（**表2**）。
- 薬理学的に眼圧下降機序としてふさわしくない組み合わせでも眼圧下降が得られることも多いので，併用効果は実際に試してみて確認する。
- 眼圧下降効果，副作用，アドヒアランスに与える影響などを考えると，3剤以上の点眼薬を要する場合には，レーザー治療や手術治療を考慮したほうがよい（**図6**）。

配合剤の役割

●利点
- 点眼回数が少なくなるため，アドヒアランスの向上につながる可能性があり，結果としてよりよい臨床的成果が得られる。
- 点眼回数が少なくなるため，防腐剤の総曝露量が減少し，角膜上皮障害が軽減される可能性がある。

●欠点
- 点眼忘れの場合，当然のことではあるが2剤とも点眼されないことになる。
- 特定の薬物の組み合わせに限定される。
- 副作用が生じた場合，どの成分によるものなのか，あるいは成分間の相互作用によるものなのかの原因の特定が難しい。

副作用を抑える工夫

●起こりうる副作用についてあらかじめ説明を行う
- PG関連薬では，結膜充血，睫毛伸長，眼瞼色素沈着，上眼瞼溝深化など。
- 炭酸脱水酵素阻害薬では，眼刺激や霧視，点眼時の苦みなど。

●問診の重要性
- β遮断薬処方時には，気管支喘息，心不全，不整脈などの気管支や心疾患の既往の有無を確認する。

●角膜障害
- 塩化ベンザルコニウムが原因で生じた場合には，非含有の薬物に変更する。

表1 原発開放隅角緑内障・高眼圧症に対する眼圧下降効果

	チモロール	ドルゾラミド	ブリンゾラミド	ブリモニジン	ラタノプロスト	トラボプロスト
ピーク（%）	25-29	20-24	15-19	22-28	29-33	29-32
トラフ（%）	25-28			15-19	26-30	25-32

点眼方法の指導

- 手指を清潔に保つ。
- 下眼瞼を軽く下に引き，点眼ボトルの先が睫毛や眼瞼に触れないように注意して1滴落とす。
- β遮断薬などの全身的副作用の可能性の考えられる点眼後には，点眼直後に眼を閉じて涙嚢部を圧迫する。
- 眼の周囲にあふれた薬液は拭き取る。
- 複数の点眼薬を使用する時は，5分以上の間隔を空けて点眼する。

表2　緑内障点眼薬の眼圧下降機序

薬理作用	一般名	ぶどう膜強膜流出経路	線維柱帯経路	房水産生抑制
プロスタグランジン関連　プロストン系	ウノプロストン	○	○	
プロスト系	ラタノプロスト	○		
	トラボプロスト	○		
	タフルプロスト	○		
	ビマトプロスト	○		
非選択的交感神経作動	ジピベフリン		○	
α₂作動	ブリモニジン	○		○
α₁遮断	ブナゾシン	○		
β遮断	チモロール			○
	カルテオロール			○
	ベタキソロール			○
αβ遮断	ニプラジロール	○		○
	レボブノロール	○		○
副交感神経刺激	ピロカルピン		○	
炭酸脱水酵素阻害	ドルゾラミド			○
	ブリンゾラミド			○

図6　薬物治療導入時期の眼圧下降治療の考え方

単剤から開始し，併用療法（配合点眼薬を含む）に移行する。3剤以上の点眼薬を要する場合には，レーザー治療や手術治療を考慮する。

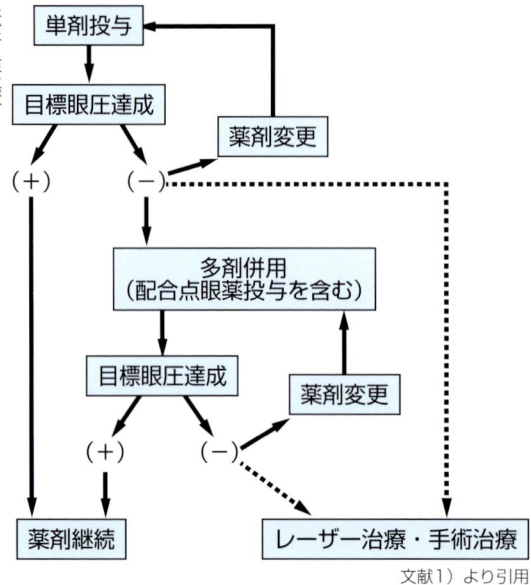

単剤投与 → 目標眼圧達成
- (+) → 薬剤継続
- (−) → 薬剤変更 → 多剤併用（配合点眼薬投与を含む）→ 目標眼圧達成
  - (+) → 薬剤継続
  - (−) → 薬剤変更 / レーザー治療・手術治療

文献1）より引用

◎文献

1) 日本緑内障学会緑内障診療ガイドライン作成委員会：緑内障診療ガイドライン第3版. 日本眼科学会雑誌, 116：5-46, 2012.
2) 岩田和雄：低眼圧緑内障および原発開放隅角緑内障の病態と視神経障害機構. 日本眼科学会雑誌, 96：1501-1531, 1992.
3) Van der Valk R, et al.：Intraocular pressure-lowing effects of all commonly used glaucoma drug：a meta-analysis of randomized clinical trials. Ophthalmology, 112：1177-1185, 2005.

II 点眼治療
眼圧下降以外の薬

緑内障における視神経障害の本体と神経保護治療

- 緑内障性視神経症の本体は，網膜神経節細胞のアポトーシスである。
- 緑内障性視神経症の発生機序として，グルタミン酸，一酸化窒素，活性酸素，免疫異常，神経栄養因子の途絶などが報告されている。
- 神経保護治療とは，薬剤によりアポトーシスを回避することで，緑内障性視神経症の進行を抑制することである。

表1 神経保護効果の可能性のある薬物とその主たる作用機序の一覧

作用機序	標的	薬物
興奮性神経毒性	NMDA受容体	メマンチン，MK801，flupritine DXM，eliprodil，ifenprodil，p38阻害薬
	MPA/Kainate受容体	topiramate，DNQX，アラキドン酸
	mGluR$_2$/mGluR$_3$	LY354740
	Ca^{2+}チャンネル	flunarizine，diltiazem，riluzole
	TRPV1作動薬	
	Na$^+$チャンネル	phenytoin
	Ach受容体	galantamine
ミトコンドリア機能障害	活性酸素	リポ酸，FK506
	活性酸素，NF-κB	クレアチニン
	P13-Akt，NF-κB	エリスロポエチン
	ミトコンドリア	EGCG
	PTP	CoQ$_{10}$
蛋白折り畳み異常	β-アミロイド	congo red，抗β-アミロイド
	β-secretase	Z-VLL-CHO
	HSPs	GGA
酸化ストレス	一酸化窒素	aminoguanidine，ginkgo biloba
	活性酸素	Brazilia green propolis，carotenoids，melatonin，tocopherol PPAR-γ-agonists
炎症・免疫異常	複数	curcumin
	活性酸素	pitavastatin
	TNFα	GLC756
	ミエリン塩基性蛋白	Cop-1
	不明	agmatine
神経栄養因子	TrkB，p75	BDNF，NT-1，NT-4/5
	CNTF受容体	CNTF
	GFRA-1，GFRA-2	GDNF
	TrkA	NGF TrkA作動薬
遺伝子治療	TrkB，BIRC-4，GDNF	ウイルスベクター
複数機序	複数	エストロゲン，ブリモニジン cannabinoids

NMDA：N-methyl-D-aspartic acid
DXM：dextromethorphan
DNQX：6,7-dinitroquinoxaline-2,3-dione
EGCG：epigallocatechin gallate
PTP：mitochondrial permeability transition pore
HSPs：heat shock proteins
BDNF：brain-derived neurotrophic factor
NT：neurotrophin
CNTF：ciliary neurotrophic factor
GDNF：glial cell line-derived neurotrophic factor
GFRA：GDNF-family receptor alpha
GGA：gerany geranylacelone

緑内障に対する神経保護治療の現状

- 多くの薬物が培養細胞や動物実験で神経保護効果を発揮する可能性が報告されている（**表1**）[1]。代表的なものとしては，以下の①〜④があげられる。

①Ca^{2+}チャンネル遮断薬
- 神経細胞死に関与する細胞内Ca^{2+}濃度の上昇を抑制する。

②グルタミン酸受容体拮抗薬
- 細胞内Ca^{2+}濃度の上昇を抑制する。

③一酸化窒素合成酵素阻害薬
- NMDAによる網膜障害に神経型一酸化窒素合成酵素（nNOS）が関与している。
- 誘導型一酸化窒素合成酵素（iNOS）阻害薬の投与により視神経障害が軽減される。

④神経栄養因子
- 神経細胞が生存していくには，シナプスを介した神経栄養因子の供給が必要であり，神経栄養因子の不足は細胞死をもたらす。
- レニン・アンジオテンシン・アルドステロン系阻害薬は神経保護効果を認め，アルドステロン全身投与による正常眼圧緑内障動物モデルも報告されている（**図1**）[2]。
- 動物実験と臨床治験の乖離は大きく，臨床治験で効果が認められた薬剤は，ほとんど皆無である。

図1 アルドステロン全身投与による視神経乳頭陥凹の拡大

正常

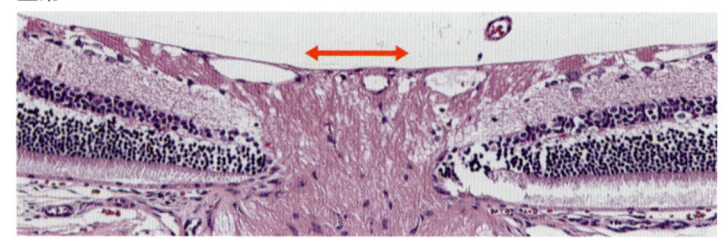

アルドステロン投与

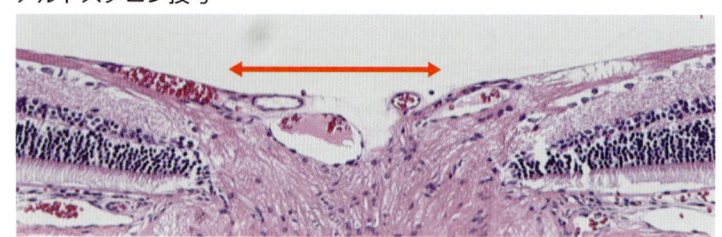

文献2）より転載

神経保護治療薬の条件[3]

① 網膜や視神経に特異的な受容体が発現していること
② 薬物が薬理学的に効果的な濃度で網膜に到達すること
③ 受容体の活性化がストレスに対する神経細胞の生存を高め，有毒な障害を抑制すること
④ 臨床治験で神経保護効果を示すこと

これら4条件をすべて満たした薬剤は，現在のところα₂作動薬のブリモニジン点眼だけである（図2）[4]。

神経保護治療の実用化へ向けた課題

●エンドポイントの設定・評価方法

- 動物実験では神経節細胞数のカウントであるのに対して（図3），臨床治験では視野検査による視機能の評価であるため，膨大な時間と費用を要する。
- OCTで解析される構造の変化が評価できるような進歩が必要である。
- 網膜神経節細胞を計測できる検査機器のブレークスルーが必要である。

図2 ブリモニジンとチモロールの視野進行抑制効果の比較

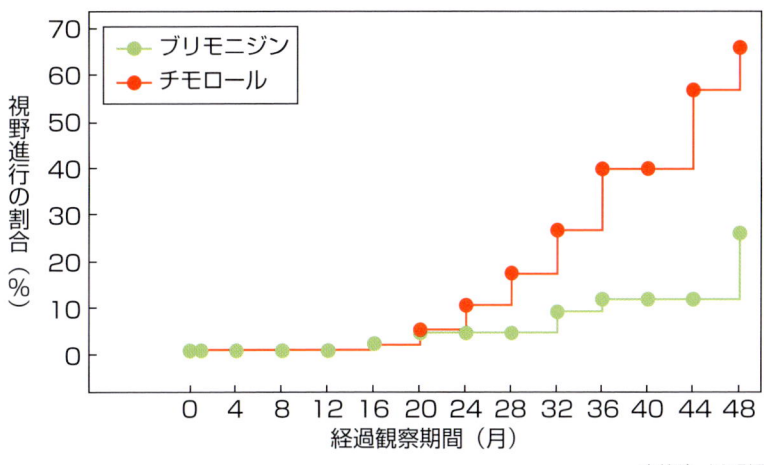

文献3）より引用

図3 ラットの網膜神経節細胞
上丘に蛍光色素を注入することにより，網膜神経節細胞を染色する。
眼圧上昇眼では，網膜神経節細胞数の減少を認める。

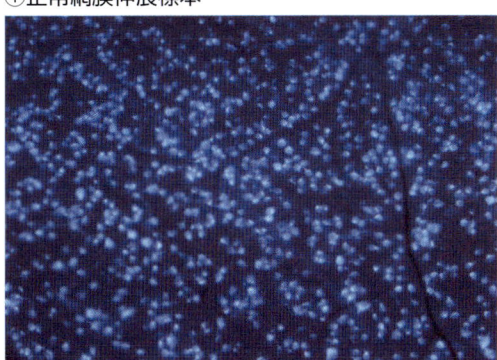

① 正常網膜伸展標本
② 眼圧を10週間20〜25mmHgに上昇させた網膜伸展標本

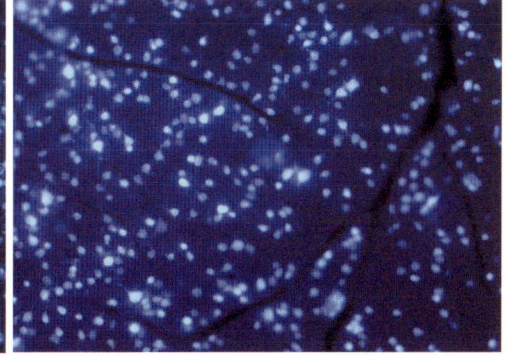

◎文献

1) Baltmr A, et al.: Neuroprotection in glaucoma — Is there a future role? Exp Eye Res, 91: 554-566, 2010.
2) Nitta E, et al.: Aldosterone: a mediator of retinal ganglion cell death and the potential role in the pathogenesis in normal-tension glaucoma. Cell Death Dis, 4: e711, 2013.
3) Wheeler LA, et al.: Role of alpha-2 adrenergic receptors in neuroprotection and glaucoma. Surv Ophthalmol, 45: 290-294, 2001.
4) Krupin T, et al.: A randomized trial of brimonidine versus timolol in preserving visual function: results from the Low-Pressure Glaucoma Treatment Study. Am J Ophthalmol, 151: 671-681, 2011.

II 点眼治療
アドヒアランス

コンプライアンスとアドヒアランス

●**コンプライアンス（図1①）**
- 患者が医療者の決定に従ってその指示に従った行動をとることである。
- 医師に命じられたから従うだけ，という受動的なニュアンスをも含み，医療者側から患者側への一方通行の医療になってしまう。

●**アドヒアランス（図1②）**
- 患者が積極的に治療方針の決定に参加し，その決定を納得して自らの意思で行動することである。

緑内障治療とアドヒアランス

- アドヒアランス不良は視機能予後を不良とする危険因子の1つである[1]。
- 急性疾患で自覚症状が強い場合は，多くの患者は正しく薬を使うが，緑内障は早期には自覚症状がない，生涯にわたり定期的な通院と治療が必要である，点眼薬により点眼回数が異なる，点眼の種類が多いことなどから，アドヒアランスの維持が難しい疾患である（図2）。

図1 薬物治療におけるコンプライアンスとアドヒアランスの相違

①コンプライアンス

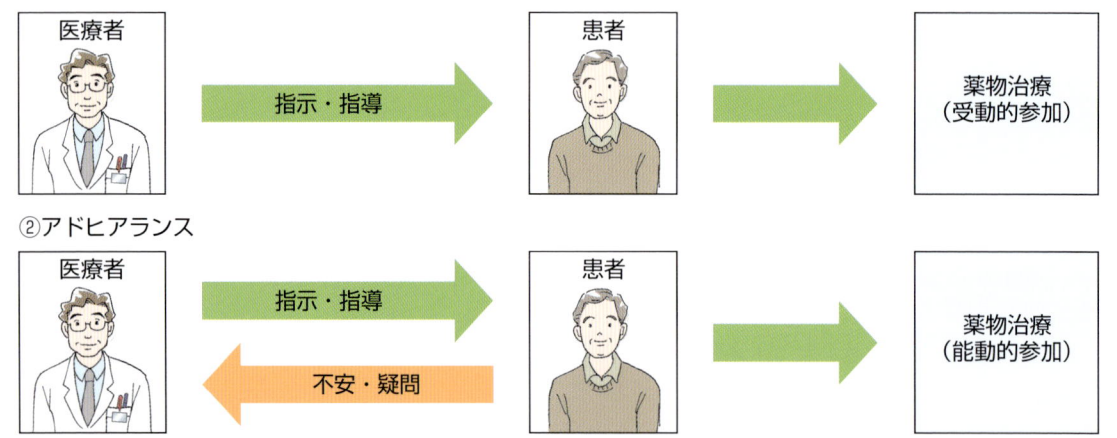

医療者 →（指示・指導）→ 患者 →（薬物治療（受動的参加））

②アドヒアランス

医療者 →（指示・指導）→ 患者 →（薬物治療（能動的参加））
医療者 ←（不安・疑問）← 患者

図2 点眼さし忘れの頻度

香川大学医学部附属病院緑内障外来で薬物治療を受けている153人を対象にアンケート調査を実施したところ，アドヒアランスが良好であるのは約半数である。

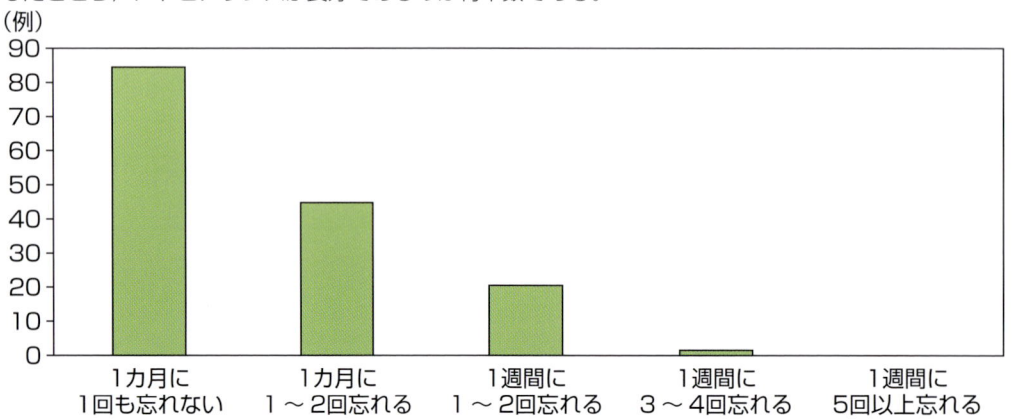

頻度	例
1カ月に1回も忘れない	約85
1カ月に1〜2回忘れる	約45
1週間に1〜2回忘れる	約20
1週間に3〜4回忘れる	約2
1週間に5回以上忘れる	0

患者の心境

- 患者がどのステージにいるのかを評価し，医療者がどのような介入をすればよいのかを判断する（**図3**）[2]。
- **前熟考期**：緑内障と診断されたが，緑内障に対して無関心な状態。
- **熟考期**：緑内障が進行しないようにするにはどうすればよいのかを考えてはいるが，本で調べたり医療者に相談をしていない状態。
- **準備期**：本で情報を集めたり，医療者から話を聞いて情報を集めている状態。
- **実行期**：いろいろな情報を集めた結果，治療に必要な薬物治療を開始する時期。
- **維持期**：治療を継続していく時期。

アドヒアランスに影響する因子

- アドヒアランスに影響を与える因子は多彩でさまざまなものが関与しているが，大別すると，
  ①治療内容による要因
  ②患者自身の要因
  ③医療者側の要因
  ④環境，家族や援助者に関する要因
  がある[3]（**表1**）。
- アドヒアランスを左右するのは，**表1**に示したようにさまざまな要因の力配分による。
- 点眼薬の効果を実感する患者はアドヒアランスが良好であるが，緑内障は治療により自覚症状の改善を実感するような疾患でないため，治療に対して懐疑的になりがちな患者に対しては何度も繰り返し説明をする必要がある。

図3 現在の患者の心境
患者の心境や状況に合わせた介入が必要である。

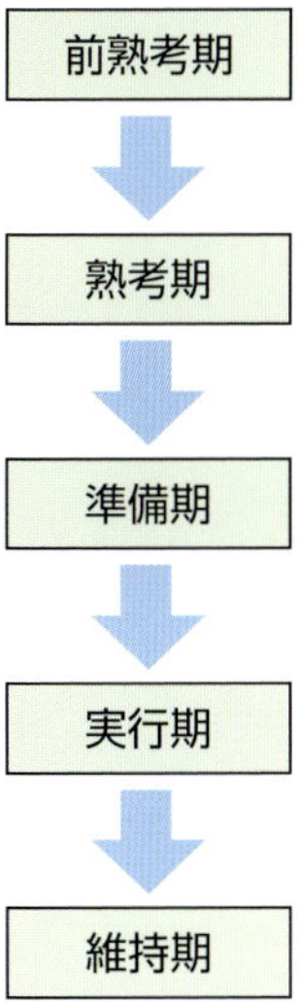

前熟考期
↓
熟考期
↓
準備期
↓
実行期
↓
維持期

表1 アドヒアランスに影響を与える要因

①治療内容による要因
・点眼回数
・多剤併用
・薬物の効果不十分
・効果発現が遅い
・副作用が強い（しみる，苦い，かすむ，充血するなど）
・治療効果が実感できない
②患者側の要因
（1）心理的要因 　　疾病の否認，医療不信，治療の放棄
（2）非心理的要因 　　多忙，不規則な生活状況，経済的な負担
（3）疾病や薬物療法への理解不十分 　　緑内障に関する病識の欠如，情報収集の不足，理解力・知的機能の問題
（4）身体的要因 　　点眼薬が眼に入らない，点眼したかどうか記憶できない
（5）精神症状による要因 　　治療に対する意欲や関心の低下
③医療者側の要因
・点眼の必要性，薬物の効果や副作用，治療の見通しや予測などを明快に説明しない
・薬物治療に対する知識不足
・患者の感情面，生活に無関心
・相性の問題
④周囲（環境）の要因
・患者の周囲に家族などのサポートがない
・医療機関への受診が困難

アドヒアランスの評価法

- アドヒアランスを確認する方法には，
① 患者へのアンケート・患者の自己申告
② 薬剤の残量
③ 保険請求データベース
④ 点眼モニター装置
⑤ 薬物あるいは代謝産物の血中濃度の測定
などがある[4]（**表2**）。
- 患者に質問項目に答えてもらう方法や，自己申告からデータを得る方法は安価であるが，例えば「きちんと点眼をしていますか」というような"はい"，"いいえ"で答えるような質問では，多くの場合"はい"と答えることが多く，医療者側はアドヒアランスを過大評価しがちになる。
- 患者から自由な答えを引き出す設問は，患者のアドヒアランスに関する正確な情報を得る鍵となる。

表2　アドヒアランス評価法

① 患者へのアンケート・問診などによる面接調査法
② 薬剤の残量から推測する方法
③ 保険請求データベースから調べる方法
④ 点眼モニター装置
⑤ 薬物あるいは代謝産物の血中濃度を測定する方法

図4　点眼方法
正確な点眼方法の指導はアドヒアランス向上に欠かせないものである。

① 両手点眼指さし法

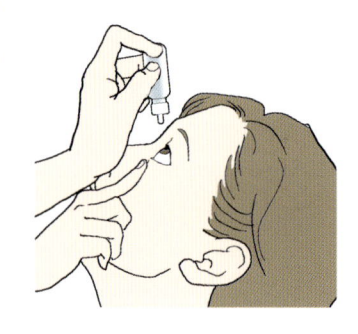

② げんこつ法

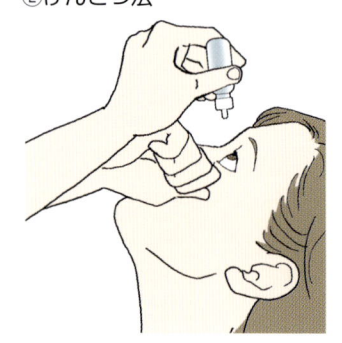

アドヒアランス向上のための患者教育

●当たり前のことから指導する
- 患者が当然知っているであろうと思い込んで指導を省略しない。「当たり前のこと」（＝治療の基本）が正しく理解されていなければ，その後の治療も十分な効果は得られない。

●相手がわかるように指導する
- 患者には単に「伝える」のではなく，「理解してもらう」ことを心がけ，そのためには，パンフレットを用いて疾患の解説をするなどの工夫が必要である。

- アドヒアランス不良をまねく要因（**表1**）を考慮しながら，患者教育の実践が必要である。
- 患者が積極的に医療者と会話がとれることが重要であり，医療者が患者に相談しやすいような雰囲気を作ることが大切である。
- 点眼治療という特殊性から点眼指導も大切な患者教育であり，点眼手技（**図4**），点眼回数（**図5**），点眼滴数，点眼後の閉瞼，多剤併用時は点眼間隔と点眼順序，点眼薬開封後の保存方法や使用期間などについての適切な指導が必要である。

アドヒアランス向上のための生活指導（行動的介入）

- 医療者側が薬物治療の必要性について十分な説明を行い、患者がそれを十分理解していても、うっかり点眼を忘れてしまうということは起こりうることなので、患者教育に加え記憶の増強を図ることが大切である。
- 行動的介入には、処方を簡略化する、点眼を忘れない工夫を指導する（**表3**）、などがある。

チーム医療の構築の必要性

- 患者に必要な指導を医師1人がすべて担うのはきわめて厳しく、看護師や視能訓練士の協力は重要であり、特に治療の成否にかかわる薬剤を専門とする薬剤師の協力は欠かせない。
- 薬物治療の重要性、使用薬剤の注意点、副作用などについて医師のみでは不十分になりがちな指導を薬剤師に繰り返し説明してもらうことにより、患者の認識に届くようになる。
- 患者は医師には言いにくいと思うようなことを看護師や視能訓練士に相談することがあり、このときの対応が患者のアドヒアランスや自己管理の向上に寄与することがある。

図5　点眼表シート
点眼薬の識別を容易にし、点眼回数の認識も高まる。

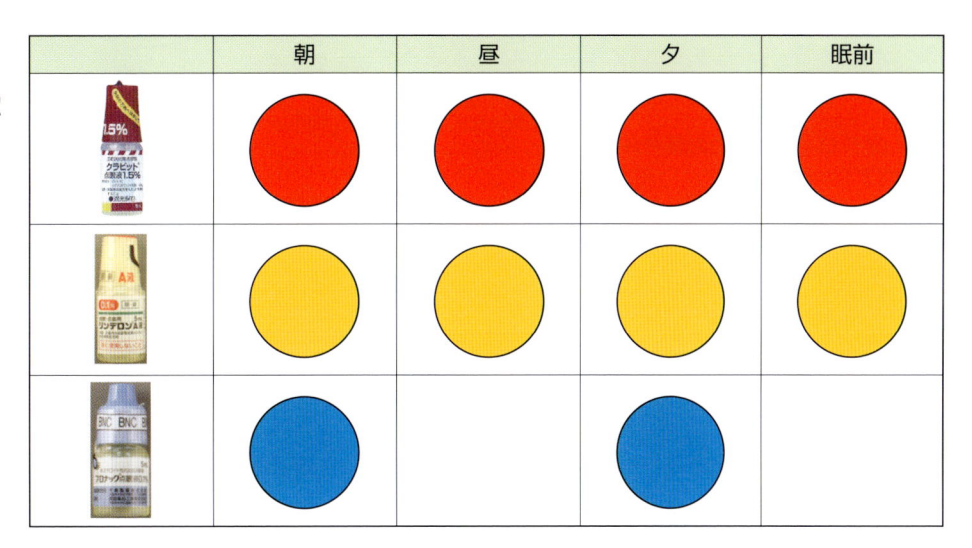

	朝	昼	夕	眠前
〔薬剤〕	●	●	●	●
〔薬剤〕	●	●	●	●
〔薬剤〕	●		●	

表3　点眼を忘れない工夫の指導

- 目につく場所に薬剤を置く
- 日常生活のなかで繰り返し行う行動と服薬行動を組み合わせる
- 服薬カレンダーを用いたセルフモニタリングを併用する

◎文献

1) Chen PP : Blindness in patients with treated open-angle glaucoma. Ophthalmology, 110 : 726-733, 2003.
2) Prochaska JO, DiClemente CC : Stage and process of self-change of smoking : toward an integrative model of change. J Consult Clin Psychol, 51 : 390-395, 1983.
3) 上島国利、ほか：薬物アドヒアランス．精神神経学雑誌，107：696-703, 2005.
4) Osterberg L, Blaschke T : Adherence to medication. N Engl J Med, 353 : 487-497, 2005.

II 点眼治療
緑内障患者に使えない薬

開放隅角緑内障で注意すべき薬剤

- 開放隅角緑内障に対する禁忌薬はない。
- 注意するなら，ステロイド製剤であり，どのような様態であっても，反応者においては眼圧が上昇する可能性は存在する。
- 点鼻薬や軟膏でも眼圧上昇をもたらす。
- アトピー患者では強力なステロイド軟膏を体中に広範囲に塗布しているケースがある（表1）。皮膚のバリア機能が障害され，経皮吸収されたり，軟膏が付着した手指で眼瞼を擦過したりすることで，副作用を生じている可能性がある。
- 多くの漢方薬に含まれる甘草の成分，グリチルリチンも，アルドステロン作用に加えてコルチゾール活性を持続させる作用があるので留意する。
- 通常医薬品と異なり，その使用を自己申告しないことも多いので，開放隅角緑内障患者で急に眼圧が上昇する場合は，医師が具体的に患者に問診することが重要である。

表1　ステロイド軟膏の力価別分類
ステロイド軟膏は非常に高力価のものがある。

分類	一般名	代表的商品名（®は省略）
I群（ストロンゲスト）	プロピオン酸クロベタゾール	デルモベート
	酢酸ジフロラゾン	ジフラール，ダイアコート
II群（ベリーストロング）	フランカルボン酸モメタゾン	フルメタ
	酪酸プロピオン酸ベタメタゾン	アンテベート
	フルオシノニド	トプシム，シマロン
	ジプロピオン酸ベタメタゾン	リンデロンDP
	ジフルプレドナート	マイザー
	アムシノニド	ビスダーム
	吉草酸ジフルコルトロン	ネリゾナ，テクスメテン
	酪酸プロピオン酸ヒドロコルチゾン	パンデル
III群（ストロング）	プロピオン酸デプロドン	エクラー
	プロピオン酸デキサメタゾン	メサデルム
	吉草酸デキサメタゾン	ボアラ，ザルックス
	ハルシノニド	アドコルチン
	吉草酸ベタメタゾン	リンデロンV，ベトネベート
	プロピオン酸ベクロメタゾン	プロパデルム
	フルオシノロンアセトニド	フルコート
IV群（マイルド）	吉草酸酢酸プレドニゾロン	リドメックス
	トリアムシノロンアセトニド	レダコート，ケナコルトA
	プロピオン酸アルクロメタゾン	アルメタ
	酪酸クロベタゾン	キンダベート
	酪酸ヒドロコルチゾン	ロコイド
V群（ウイーク）	プレドニゾロン	プレドニゾロン

閉塞隅角緑内障で注意すべき薬剤

- 閉塞隅角緑内障においては，抗コリン作用，交感神経刺激作用を有する薬物は散瞳による周辺虹彩の隅角閉塞の増悪のため，どのような様態であっても禁忌となる。
- 表2に主な薬効別に分類した禁忌薬をリストアップする。
- 最近使用頻度は減っているが，開放隅角緑内障治療点眼薬のなかにジピベフリンがある。しかし，ジピベフリンは交感神経作動薬のプロドラッグという性質上，閉塞隅角緑内障には禁忌であることを忘れてはならない。
- アレルギー性鼻炎患者では抗ヒスタミンや交感神経作動成分含有の点鼻スプレーを使用することも多い。ステロイド軟膏の使用と同じく，医師が問診上，その使用の有無を積極的に確認する必要がある。

> **ポイント**
> 抗コリン薬・交感神経刺激作用は閉塞隅角緑内障の禁忌薬！

表2 閉塞隅角緑内障患者に対する禁忌薬

薬効分類	一般名	商品名（®は省略）	作用
ベンゾジアゼピン系抗不安薬	ジアゼパム エチゾラム アルプラゾラム トリアゾラム フルニトラゼパム	セルシン デパス コンスタン ソラナックス ハルシオン サイレース ロヒプノール	弱い抗コリン作用
催眠薬	ブロチゾラム ゾピクロン ゾルピデム	レンドルミン アモバン マイスリー	弱い抗コリン作用
三環系抗うつ薬	アミトリプチリン クロミプラミン アモキサピン	トリプタノール アナフラニール アモキサン	抗コリン作用
四環系うつ薬	マプロチリン	ルジオミナール	抗コリン作用
セロトニン・ノルアドレナリン再取り込み阻害薬	デュロキセチン	サインバルタ	抗コリン作用
抗てんかん薬	クロナゼパム	リボトリール	抗コリン作用
抗パーキンソン薬	レボドパ レボドパ・カルビドパ レボドパ・ベンセラジド	ドパゾール ドパストン ネオドパストン イーシー・ドパール マドパー	ドパミン賦活作用
	トリヘキシフェニジル ピペリデン プロフェナミン	アーテン アキネトン パーキン	抗コリン作用
抗不整脈薬	ジソピラミド	リスモダン ノルペース	抗コリン作用
狭心症治療薬	ニトログリセリン 一硝酸イソソルビド 硝酸イソソルビド	ニトロペン アイトロール ニトロールR フランドル	血管拡張による脈絡膜循環量増加
低血圧治療薬	アメジニウム	リズミック	交感神経刺激作用
麦角アルカロイド鎮痛薬	エルゴタミン カフェイン	カフェルゴット	交感神経刺激作用
感冒薬（抗ヒスタミン薬）	プロメタジン カフェイン	PL顆粒	抗コリン作用
鎮咳薬（抗ヒスタミン薬）	クロルフェニラミン ジフェンヒドラミン	フスコデ アストフィリン	抗コリン作用
アレルギー用薬（抗ヒスタミン薬）	クロルフェニラミン シプロヘプタジン メキタジン	ポララミン セレスタミン ペリアクチン ゼスラン	抗コリン作用
鎮暈薬（抗ヒスタミン薬）	ジフェンヒドラミン ジプロフィリン	トラベルミン	抗コリン作用
鎮痙薬	ブチルスコポラミン ジサイクロミン	ブスコパン コランチル	抗コリン作用
排尿障害治療薬	イミダフェナシン プロペベリン ソリフェナシン	ウリトス ステープラ バップフォー ベシケア	抗コリン作用
気管支拡張薬スプレー	イプラトロピウム スピリーバ	アトロベントエロゾル チオトロピウム	抗コリン作用

その他

- 散瞳による周辺虹彩の隅角閉塞とは別に，毛様体の浮腫や前方移動に伴う悪性緑内障の機序をきたすことが報告されている薬剤もある（**表3**）。そのなかには緑内障治療目的に使用される炭酸脱水酵素阻害薬内服も含まれる。
- 緑内障患者は高齢者が多く，他科からの投薬も多い。こうした患者にCAI内服薬を投与すると，**表4**に示すような相互作用を呈することがあるので，処方時には，これらの薬物使用がないか，薬手帳などで確認しなければいけない。
- ビタミンC大量投与はCAIによる腎・尿路結石の確率を高めるので，患者にその旨を説明しておくことも忘れないようにする。

表3 悪性緑内障を誘発する可能性のある薬剤

薬効分類	一般名
抗てんかん薬	トピラマート
サイアザイド系利尿薬	ヒドロクロロチアジド
炭酸脱水酵素阻害薬	アセタゾラミド
抗凝固薬	ワルファリン
アンジオテンシン変換酵素阻害薬	カンデサルタン
コリン作動薬	ピロカルピン
	アセチルコリン
	カルバコール

> **ここに注意！** 悪性緑内障を起こすとされる薬もある。

表4 炭酸脱水酵素阻害薬と相互作用する薬剤

薬剤名	臨床症状・所見	機序・危険因子
降圧薬	降圧薬作用増強	不明
ジギタリス製剤	ジギタリス製剤作用増強	血清カリウム低下
カルバマゼピン	カルバマゼピン中毒症状	不明
副腎皮質ホルモン（ACTH）	低カリウム血症	カリウム排泄促進
塩化アンモニウム	CAI作用阻害	不明
大量ビタミンC	腎・尿路結石が生じやすい	尿中シュウ酸排泄増加によるカルシウム析出の助長
フェノバルビタール	クル病・骨軟化症	代謝性アシドーシスによるカルシウム・リン酸塩排泄促進が，フェノバルビタールの骨代謝障害を助長
大量アスピリン	CAI副作用の増強	血漿蛋白における競合結合・腎排泄の競合によるCAIの排泄遅延

> **ここに注意！** 内服炭酸脱水酵素阻害薬は相互作用を起こす薬剤が多い。

◎文献
1) 川瀬和秀，植木啓文：抗精神病薬投与中の慢性閉塞隅角緑内障．日本医事新報，4017：113-114，2001．
2) South East Asia Glaucoma Interest Group：Systemic medications that may induce angle closure. Asia Pacific Glaucoma Guidelines, Appendix 3：76, 2008.
3) 日本皮膚科学会アトピー性皮膚炎療ガイドライン作成委員会：アトピー性皮膚炎診療ガイドライン．日皮会誌，119：1515-1534，2009．

II 点眼治療
妊婦，小児への点眼薬処方

- 晩婚・高齢出産の増加に伴い，緑内障に罹患する妊婦に遭遇するケースも増えている。この場合，胚・胎児に対する緑内障点眼薬の影響が懸念される。
- 発達緑内障の頻度はまれであり，また手術治療が原則であるが，余命の長さを考えると幼少時に緑内障点眼薬を使用せざるをえないケースも存在する。したがって，小児における緑内障点眼薬使用の有用性と問題点を押さえておく必要がある。

妊婦への点眼薬処方

- 妊娠による眼圧変動については，妊娠後期から出産後に下降するという報告[1-3]とむしろ上昇するという報告[4,5]に分かれている。
- 眼圧低下の原因としては，ホルモン変化による房水流出抵抗や房水産生能の減少，末梢血管抵抗による上強膜静脈圧低下，角膜硬度の減少などが推定されている。
- 上昇の原因としては，循環血液量増加による上強膜静脈圧上昇が考えられている。
- 上記のように，妊娠の眼圧への影響は不明な点が多いため，緑内障点眼使用については，その必要性と妊娠・周産・授乳期間における時期から適否を判断するべきである。
- 必要性は眼圧レベルと病期などから検討するべきであり，眼圧下降の必要性が高いにもかかわらず胎児への薬剤毒性・催奇形性から点眼薬使用がためらわれるならば，妊娠安定期の外科的治療を考慮するべきであろう。

●催奇形性への影響
- 自然妊娠でも2％程度でも大奇形が生じるとされるので，薬剤使用によるかどうか，実際のところ判別しようがない。
- 米国食品医薬品局（FDA）は妊婦に対する薬剤使用のリスクカテゴリーを5つに分類している（**表1**）[6,7]。
- 緑内障点眼薬でヒト妊婦ないし胎児への影響を直接調べたものはなく，せいぜい動物実験レベルで検証が行われたにすぎない（**表2**）[6,7]。
- ジピベフリンとブリモニジンといった交感神経作動薬がリスクカテゴリーBに含まれる以外，すべてCに該当する。
- 炭酸脱水酵素阻害薬の催奇形性は有名であるが，このカテゴリーではCに分類され，禁忌薬であるXには該当していない。
- 一方，Bに区分されるブリモニジンは，小児への使用は原則不可であることを考えるとBに収められているのは不思議である。
- β遮断薬は妊娠高血圧に用いられる薬剤ではあるが，小児喘息患者への使用は禁忌であるので，胎児への危険性がどの程度なのか知る術はない。
- 催奇形性という観点からすれば，妊娠4～7週末が最も危険な時期であるが，妊娠に気がつかない可能性のある時期でもある。したがって，妊娠を望む女性においては，始めからこれらの点をよく説明し，使用を控えるようにしなければいけない。

●その他の薬剤毒性
- 胎児への毒性，子宮収縮（主にプロスタグランジン関連薬），乳汁分泌（β遮断薬）など，妊娠後期から周産期，授乳期にかけても問題のある薬物がほとんどである。その意味でも，眼圧下降がマストである病期ならば，上述のように安定期に手術を受ける必要性が生じる。

表1 米国食品医薬品局による妊娠期間中の薬品使用分類

カテゴリー	基準
A	ヒト研究で安全性が確立
B	動物実験に基づき安全性が推定されている
C	安全性が不確定。動物実験では催奇形性が認められるが，ヒトでは試験が実施されていない，もしくは動物でも試験が行われていない
D	ヒト胎児危険性が示されたもの。ただし，特殊な条件下では臨床使用が正当化されうる
X	動物，ヒトの試験ないし臨床上使用経験で胎児への危険性が証明されたもの。妊婦への使用は禁忌

表2 抗緑内障点眼薬の妊産婦への使用の影響

分類	薬剤名	子宮収縮	胎盤通過	乳汁分泌	FDAリスクカテゴリー
プロスタグランジン関連薬	ラタノプロスト	あり	不明	不明	C
	トラボプロスト	あり	不明	あり	
	タフルプロスト	あり	不明	不明	
	ビマトプロスト	あり	不明	不明	
	ウノプロストン	あり	不明	不明	
β遮断薬	カルテオロール		あり	あり	C
	チモロール		あり	あり	
	ベタキソロール		あり	あり	
炭酸脱水酵素阻害薬	ドルゾラミド		不明	あり	C
	ブリンゾラミド		不明	あり	
交感神経作動薬	ジピベフリン		不明	不明	B
α₂作動薬	ブリモニジン		あり	あり	B
副交感神経作動薬	ピロカルピン		不明	不明	C

> **ポイント**
> 妊産婦に対して安全性の確立した緑内障点眼薬はない。

小児への処方（表3）

- 乳幼児での薬剤使用にはさまざまな制約がある[8]。
- まず，治験段階で小児を対象とした緑内障点眼薬がないため，安全性・有効性のエビデンスレベルが低い。
- 一般的にも薬物代謝が遅く，血液脳関門が未発達である。
- 毛様体機能，房水流出路の発達とも未熟であり，眼圧下降作用が成人より小さいと推定される。
- 一方で，眼球や結膜嚢の大きさに対する1回点眼用量は相対的に過剰である。
- 薬効別に分類しても，各種の問題が指摘されている。
- 成人では第一選択薬となっているプロスタグランジン関連薬は，年長でなければ無効という報告がある[9]。また，作用機序がぶどう膜強膜流出路の細胞外マトリックスの再構築にあると考えられているので，余命の長い小児に使ってよいのか検証が十分とはいえない。
- β遮断薬は，新生児無呼吸や，気道が狭い乳幼児では重篤な喘息発作を誘引するリスクがあり，小児喘息患者への使用は禁忌である。
- 妊婦使用においてリスクカテゴリーBに含まれているブリモニジンは，血液脳関門の未発達な小児においては，昏睡，傾眠，呼吸抑制などの中枢神経系副作用が生じる可能性があり，禁忌である。
- 上記の点を踏まえれば，使用する場合炭酸脱水酵素阻害薬の点眼が第一選択としやすいことになる。しかし，成人でも炭酸脱水酵素阻害薬点眼は，しみたり，かすむといった不快感があるため，小児患者への使用は実際には難渋することも少なくない[10]。

表3 小児に対する緑内障点眼薬の副作用

薬効別分類	薬品名	局所副作用	全身副作用
プロスタグランジン関連薬	ラタノプロスト トラボプロスト ビマトプロスト	結膜充血，眼瞼炎 虹彩・眼瞼色素沈着 睫毛変化，角膜上皮障害	呼吸困難，発汗 睡眠障害，喘息増悪
β遮断薬	チモロール カルテオロール ベタキソロール	眼刺激症状，眼痛 掻痒感，ドライアイ 角膜上皮障害	不整脈，低血圧 無呼吸，喘息，低血糖 抑うつ，ふらつき
炭酸脱水酵素阻害薬	ドルゾラミド ブリンゾラミド	眼刺激症状，眼痛 掻痒感，霧視，眼瞼炎	代謝性アシドーシス
$α_2$作動薬	ブリモニジン	充血，眼刺激症状，霧視	無呼吸，眠気，昏睡

ここに注意！ β遮断薬は小児喘息患者に禁忌。ブリモニジンには中枢神経系副作用が生じるリスクあり。

◎文献

1) Kooner KS, Zimmermand TJ. : Antiglaucoma therapy during pregnancy—part I. Ann Ophthalmol, 20 : 166-169, 1988.
2) Akar Y, et al. : Effect of pregnancy on intraobserver and interobserver agreement in intraocular pressure measurements. Ophthalmologica, 219 : 36-42, 2005.
3) Qureshi IA, et al. : Intraocular pressure trends in pregnancy and in the third trimester hypertensive patients. Acta Obstet Gynecol Scand, 75 : 816-819, 1996.
4) Avasthi P, et al. : Effect of pregnancy and labor on intraocular pressure. Int Surg, 61 : 82-84, 1976.
5) Brauner SC, et al. : The course of glaucoma during pregnancy. A retrospective case series. Arch Ophthalmol, 124 : 1089-1094, 2006.
6) South East Asia Glaucoma Interest Group : Treatment in pregnancy and lactation. Asia Pacific Glaucoma Guidelines, Appendix 2 : 74-75, 2008.
7) 国松志保：妊婦，授乳婦への緑内障治療方針．眼科診療クオリファイ，11．緑内障薬物治療ガイド，249-254，中山書店，2012．
8) 斉藤代志明：乳幼児発達緑内障の薬物治療の注意点．眼科診療クオリファイ11，緑内障薬物治療ガイド，244-248，2012．
9) Black AC, et al. : Latanoprost in pediatric glaucoma—pediatric exposure over a decade. J AAPOS, 13 : 558-562, 2009.
10) Coppens G, et al. : The safety and efficacy of glaucoma medications in the pediatric population. J Pediatr Ophthalmol Strabismus, 46 : 12-18, 2009.

III

術式選択と術後管理

Ⅲ 術式選択と術後管理

トラベクレクトミー 適応病態と術後管理

適応病態

トラベクレクトミーの特性

- トラベクロトミーなどのSchlemm管関連手術が既存の房水流出路を再開させることを目的としていることに対して，濾過手術の一種であるトラベクレクトミーは新たにバイパス路となる非生理的な房水流出路を作製する（図1）。
- トラベクレクトミーはSchlemm管関連手術と比較して眼圧下降効果に優れる一方で重篤な合併症が少なくないハイリスク・ハイリターンの緑内障手術といえる。

図1　トラベクレクトミーの模式図
トラベクレクトミーはハイリスク・ハイリターンである。

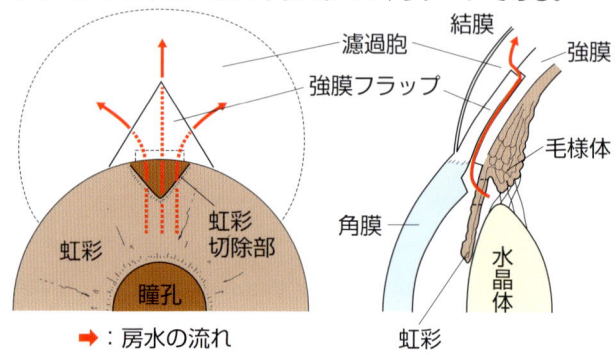

➡ : 房水の流れ

手術適応（表1）

- 点眼薬などによる非観血的な治療の効果が不十分と判断された症例が観血的治療の対象となる。
- 失明眼はトラベクレクトミーの適応とならず，毛様体破壊や眼球摘出が選択される。
- 術後の目標眼圧を15mmHg以下として手術を行う場合は濾過手術の適応となるが，チューブシャント手術と比較してトラベクレクトミーはエビデンスと経験の多さから現時点で最も信頼度の高い手術である。
- 一般的に，視野障害が進行するほど目標眼圧は低くなるため，病期が進行した症例が適応となることが多い。また，無治療時眼圧が低い場合，余命が長い場合も相対的に目標眼圧を低く設定すべきである。
- ぶどう膜炎緑内障や血管新生緑内障もSchlemm管関連手術が奏効しづらいため，濾過手術が適応となることが多い。
- 術前眼圧が10mmHg前後である場合，トラベクレクトミーをもってしても継続的にこのレベルより眼圧を下降させることは容易ではなく，リスクを考え適応は慎重に検討すべきである。ただし日内変動が大きく夜間眼圧が高い場合，トラベクレクトミーは眼圧変動を抑えることで病期の進行抑制に有用である可能性がある。
- 体位による眼圧変動も抑制することが報告されている。
- 続発緑内障では，まず原因疾患の治療を検討する。特に，トラベクレクトミー後は接触性のレンズを用いた網膜光凝固は濾過胞に悪い影響を与える可能性があるので，必要な症例では術前に可能な限り施行しておくことが望ましい。
- 発達緑内障ではトラベクロトミーが奏効しやすいことと，トラベクレクトミーの術後管理が比較的困難であることから，初回手術としてはトラベクロトミーを選択することが多い。
- 閉塞隅角緑内障においてはUBMなどを用いて原田病などによる毛様体腫脹がないことを確認することと（図2），水晶体再建術などの他の術式とのリスク・ベネフィットを十分に検討し，術式を選択する必要がある。
- 瞳孔ブロックが存在する場合は，その解除が優先される。

表1 トラベクレクトミーの適応
緑内障診療ガイドラインに従う。

- 非観血的治療の効果が不十分
- 失明眼ではない
- 目標眼圧が低い（視野進行例，若年，低い術前眼圧）
- 続発緑内障では原疾患の治療が十分行われていること
- 閉塞隅角緑内障では瞳孔ブロックの解除が行われていることと，水晶体再建術など他の術式では効果が不十分と予測される場合
- 発達緑内障では初回はトラベクロトミーを検討

図2 UBMによる毛様体の観察
毛様体が観察できる。

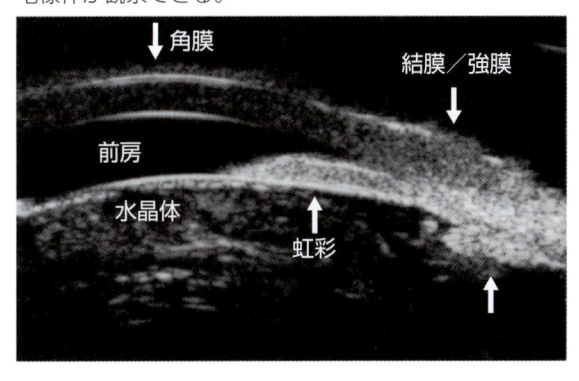

表2 トラベクレクトミーが不成功に至るリスク因子
術前に十分検討する必要がある。

- 活動性のぶどう膜炎（特に肉芽腫性）
- 血管新生緑内障
- 眼科手術既往（特に硝子体手術）
- 若年
- 有色人種
- 術前高眼圧

図3 トラベクレクトミー後の眼圧再上昇に対する選択肢
リスク・ベネフィットを考え，総合的に判断する。

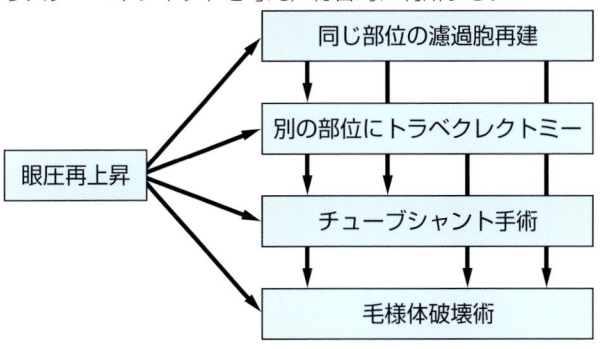

不成功に至るリスク因子（表2）

- トラベクレクトミーで作製する房水流出路は強膜弁を経て結膜下組織に至るため，この部位の炎症状態や瘢痕形成が手術成績に影響を与える。したがって活動性のぶどう膜炎もしくは新生血管緑内障であること，眼科手術既往がリスク要因と報告されている。
- 硝子体手術既往のある血管新生緑内障では特に予後が悪い。
- ぶどう膜炎では肉芽腫性ぶどう膜炎が原疾患であると予後不良である。
- 上記以外のトラベクレクトミーの予後不良因子として，若年，有色人種，術前眼圧が高いことなどが報告されている。
- 残存視機能や角膜の状態を見きわめ，チューブシャント手術や毛様体破壊術を含めて術式の選択は総合的に判断するべきである。

術後晩期に眼圧がコントロールできなくなった場合

- 同一部位の濾過胞を再建するか，別の部位に再度トラベクレクトミーを施行するか，他の術式（チューブシャント手術など）を選択するか検討する必要がある（図3）。
- 濾過胞が瘢痕化する症例は一定の予後不良因子を内包していると考えられ，再手術においてもその因子は引き継がれるうえに，回を重ねるたびに手術部位も限定されていく。
- 背景因子や各手術のリスクを考慮し，個々の症例について総合的に判断する。

術後管理

術後管理の基本

- 症例と術者にもよるが，一般的にトラベクレクトミー後は抗生物質の点眼薬とステロイド薬の点眼薬を数カ月にわたって投与することが多い。
- 術後1〜2週間程度はアトロピン点眼薬によって瞳孔の安静を図り，消炎に努める（表3）。
- 手術施行後に眼圧は徐々に上昇することが多いため，術後2週では10mmHgを切る程度のほうが眼圧管理に関する長期予後は良いと考えられている。
- 残存視機能と目標眼圧に加え，合併症の有無と程度に応じて対応する必要がある。

濾過胞の観察

- トラベクレクトミーは眼圧の下降が目的の手術であり，眼圧は濾過胞の機能に依存している。したがって，濾過胞の管理が術後管理の要点である。
- 細隙灯顕微鏡による濾過胞の観察によって多くの情報が得られる。
- 濾過胞壁の血管と透見性，濾過胞丈の高さと広がりを注意深く観察する（図4）。
- さらにフルオレセインを用いて濾過胞外への房水漏出がないかを確認する。
- 術後にセミドライのフルオレセイン紙を濾過胞表面に直接塗布し軽く眼球を圧迫することによって，濾過胞表面から房水がにじみ出る現象（oozing）が確認できる症例がある（図5）。
- 一般的な濾過胞漏出とは区別され，濾過胞炎のリスクとの関連は明確ではないが，oozingを認める症例では眼圧が低い傾向にある。
- 設備があれば前眼部OCT（anterior segment optical coherence tomography；AS-OCT）による濾過胞観察も有用である。
- 非接触式で短時間に検査が終わるため，UBMと比較して術後のデリケートな濾過胞の撮影に適している。
- 濾過胞丈や液腔などを定量できるとともに，3次元AS-OCTを用いれば強膜弁とその縁における房水漏出点を同定することが可能である（図6）。

表3　トラベクレクトミー後の点眼例

- 抗生物質点眼：3カ月
- ステロイド点眼：3カ月
- アトロピン点眼：1〜2週間

ポイント　症例により調節が必要！

図4　濾過胞の観察

濾過胞の高さや広がり，濾過胞壁の血管や透見性を観察する。

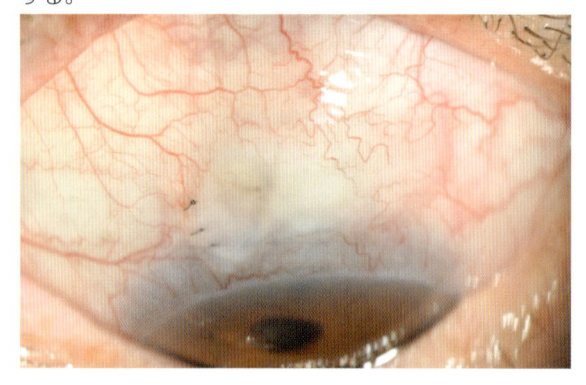

図5　濾過胞壁からのoozing

濾過胞壁表面のフルオレセインが多発性に小円形に薄まっていく様子が観察される。oozingがあれば眼圧は低い傾向にある。濾過胞炎との関連は不明である。

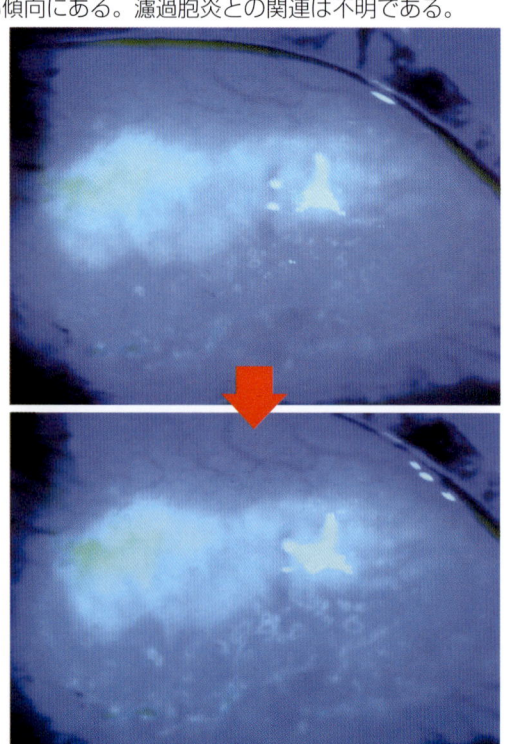

術後早期に眼圧が想定よりも高い場合（図7）

- 一般的には眼球マッサージやレーザー切糸術（laser suturelysis）など，濾過胞への房水流出を増やすための処置を行う。ただし前房側から線維柱帯ブロック切除部へ虹彩，硝子体，凝血塊などが嵌頓していることが原因と推測される場合は上記処置は逆効果となるため注意を要する。
- これらの処置による眼圧下降効果が不十分な場合はニードリング術を検討する。
- 術後の眼圧下降を目的とした点眼や内服治療は結果的に濾過胞への房水流入量を低下させるため，濾過胞の瘢痕化を促進する可能性がある。したがって，一般的には上記処置が無効と判断したときに開始される場合が多い。
- 高眼圧に浅前房を伴う場合は悪性緑内障を鑑別する必要がある。

図6　3次元前眼部OCTによる強膜弁描出と房水漏出点（矢印）の同定

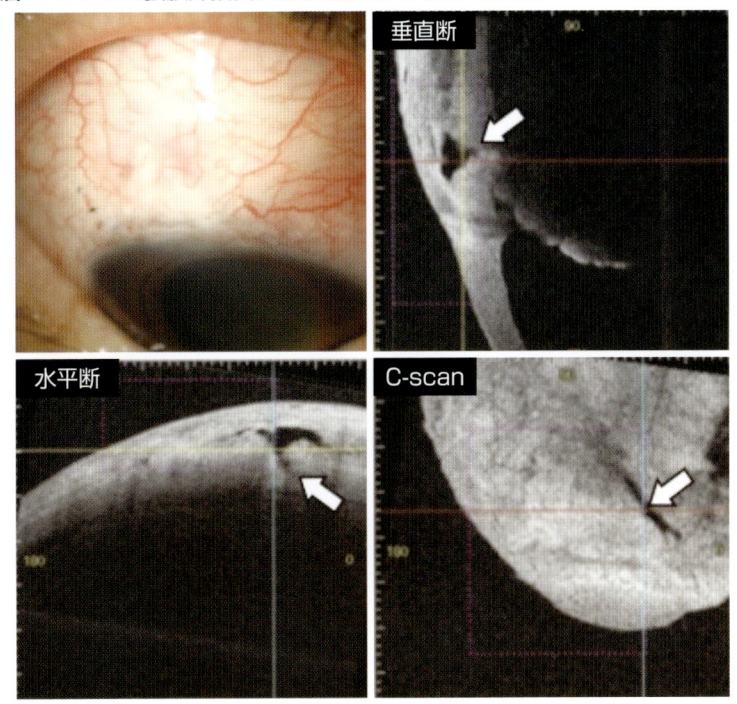

Inoue T, et al. : Precise identification of filtration openings on the scleral flap by three-dimensional anterior segment optical coherence tomography. Invest Ophthalmol Vis Sci, 53 : 8288-8294, 2012.より許可を得て改変，転載

図7　術後早期の高眼圧対策

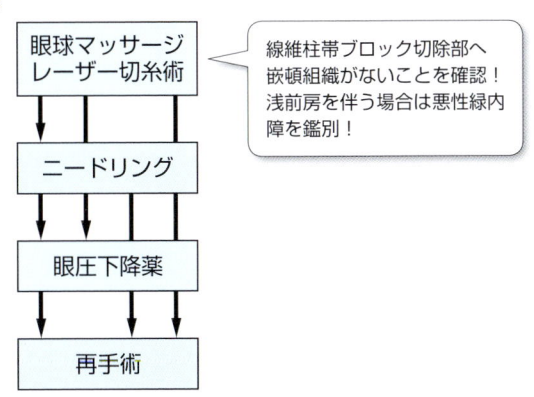

眼球マッサージ・レーザー切糸術 → ニードリング → 眼圧下降薬 → 再手術

線維柱帯ブロック切除部へ嵌頓組織がないことを確認！浅前房を伴う場合は悪性緑内障を鑑別！

レーザー切糸術（図8）

- 接触式の処置用コンタクトレンズを濾過胞表面に押しつけ，濾過胞壁と強膜の距離を縮めることで強膜フラップを縫合しているナイロン糸を視認できるようにし，アルゴンレーザー照射によりナイロン糸を焼き切る処置である．
- ほとんどの症例で麻酔はオキシブプロカイン点眼のみで可能である．
- 術後経過が長くなるほど切糸の効果は低下していくが，術後1カ月程度はある程度の効果が期待できると考えられる．この間，早期には1本ずつ切糸するのが原則であるが，後期には数本まとめて行う場合もある．
- 処置用コンタクトレンズは数種ある（図8写真）が，著者としてはMandelkornのレンズが使用性に優れる印象である．
- スポットサイズは50〜100μm，照射時間は0.02〜0.1秒，照射パワーは200mW程度が一般的であり，固視が安定しない症例では照射時間を長くする．
- 糸の確認が十分にできれば，通常数発の照射で切糸できる．
- 張力がかかっていない糸はレーザー照射で伸びるだけで完全には切れないこともあるが，この場合は別の糸を切る．
- 切糸のタイミングは術者によるが，眼圧が15mmHgを超えた場合が1つの基準である．ただし，眼圧が下降傾向にある場合は眼球マッサージで様子をみる場合もあり，逆に予後不良症例ではより早めの処置が望まれる．
- 濾過胞，前房，眼底所見も併せて総合的に判断する．

図8　レーザー切糸術

模式図

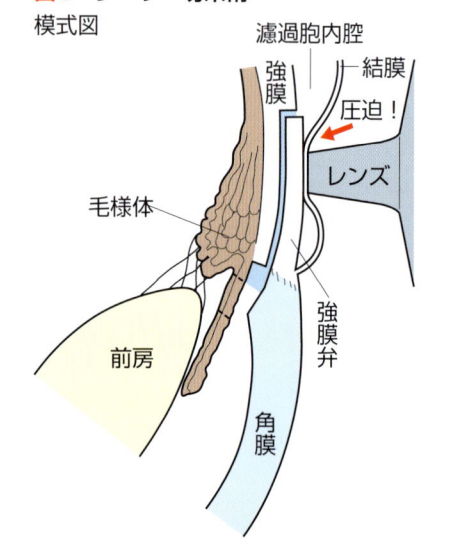

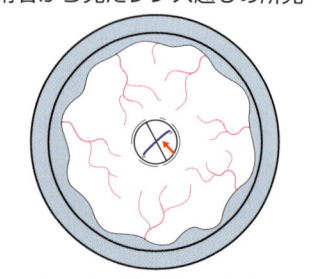

レンズによる圧迫によってナイロン糸（矢印）の確認が容易となる．

処置用コンタクトレンズ

Mandelkorn　　Blumenthal

Hoskins

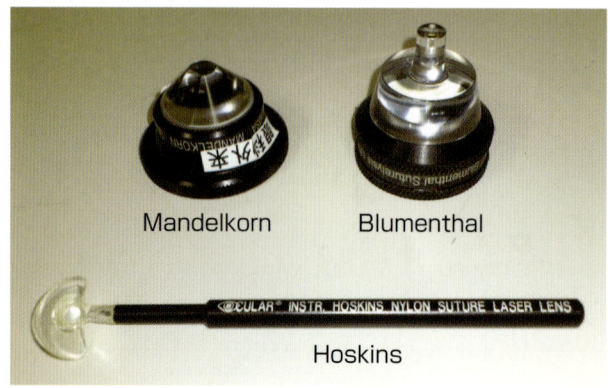

術後眼圧が想定よりも低い場合

- 濾過胞の形態，前房深度，低眼圧に伴う眼底変化に加え，残存視野や角膜内皮の状態などの背景因子を含めて総合的に判断し，処置を行うか検討する。
- 圧迫眼帯は過剰濾過や房水漏出に対して保存的に行えるリスクの低い処置である。
- まず抗生物質の軟膏を点入し，閉瞼させる。
- 次にガーゼをトリミングして小さな俵上の固まりとして上眼瞼（上方に濾過胞がある場合）にあててテープ固定する。
- その上からさらに重ねたガーゼをあて，幅広のテープで包むように固定する（図9）。
強く押さえつけると患者が痛みに耐えられない場合が多く，押さえかたが弱いと効果が乏しい。
- 副作用としてDescemet皺襞を伴う角膜浮腫が生じることがあるが，ほとんどの場合一過性で処置を中止すると改善する。
- その他の処置方法についてはp.114「線維柱帯切除術の合併症対策」を参照されたい。
- 処置を行った場合，眼圧が上昇しすぎるリスクも考えておく必要がある。

図9　圧迫眼帯の方法
①濾過胞部に丸めたガーゼをあてる
②ガーゼを重ねて眼瞼にあてる
③ガーゼをラグビーボール状に包むようにテープで固定する

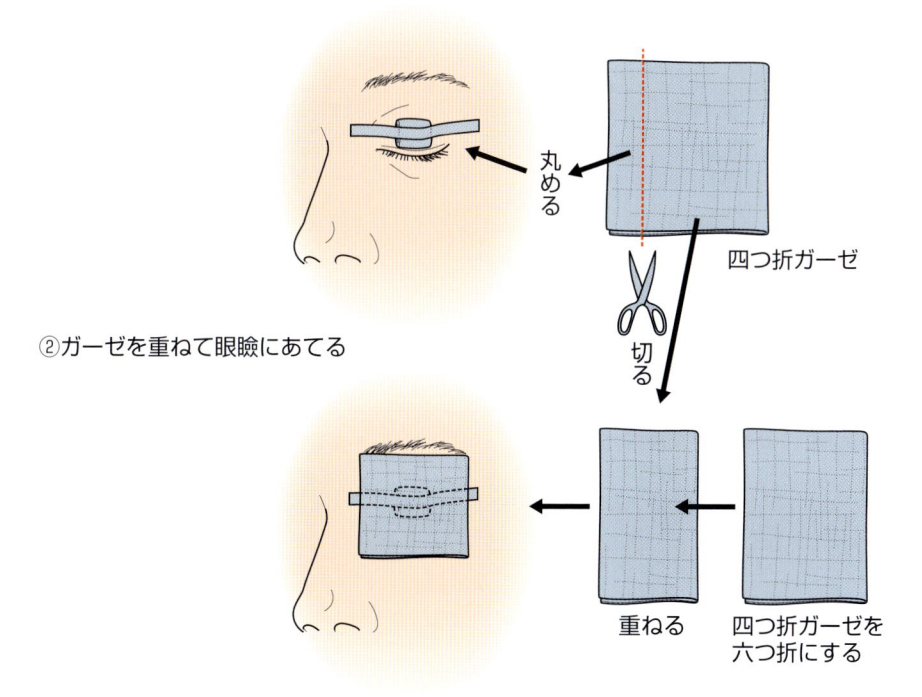

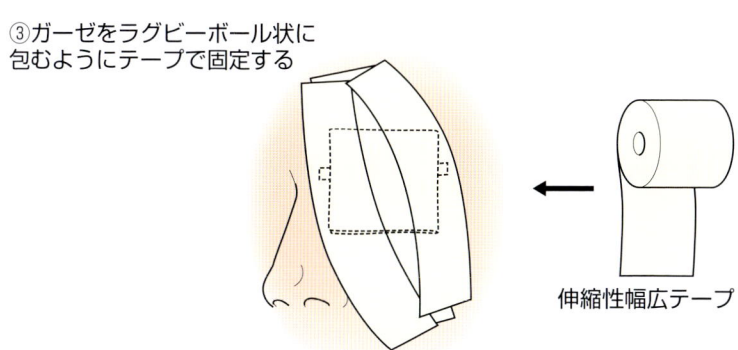

III 術式選択と術後管理
トラベクレクトミー 合併症対策

トラベクレクトミーの合併症（表1）

- トラベクレクトミーは眼圧下降効果に優れる一方で重篤な合併症が少なくないリスクの高い術式である。
- 初期所見の見逃しや初期対応の誤りが原因で不可逆的視機能低下に至らしめることのないよう，合併症対策は緑内障専門医でなくとも熟知しておく必要がある。
- 以下に頻度の高いものと重篤なものを列挙し，その対策を述べる。

表1　トラベクレクトミー後の主要な合併症

- 上脈絡膜出血／駆逐性出血
- 濾過胞炎／眼内炎
- 房水漏出
- 低眼圧黄斑症
- 脈絡膜剝離
- 前房出血
- 浅前房
- 悪性緑内障
- 中心視野の消失
- 濾過胞の瘢痕化

ポイント 重篤な合併症が少なくない！

上脈絡膜出血／駆逐性出血（図1）

- 手術による極端な硝子体圧低下によって生じた脈絡膜動脈壁内外の圧較差が原因で発生する。
- 特に開放創の存在下では急速に重篤化し，眼内組織を創口から眼外へ押し出すに至ると駆逐性出血と呼称され，失明に至ることもあるきわめて深刻な合併症である。
- 強度近視，無硝子体眼，抗凝固薬内服などがリスク因子となる。
- 術中は線維柱帯ブロック切除から強膜フラップ縫合までが低眼圧となりやすいため，症例により強膜フラップへの前置糸留置や粘弾性物質の前房注入も検討する。
- 発生した場合は，術中であれば可能な限り早く開放創を縫合閉鎖し，術後発生症例を含めて出血量が多い場合は経強膜的に血液を排出させる。

図1　上脈絡膜出血／駆逐性出血のBモード所見と対策

対策は術中であれば可能な限り早く開放創を縫合閉鎖し，術後発生症例を含めて出血量が多い場合は経強膜的に血液を排出させる。

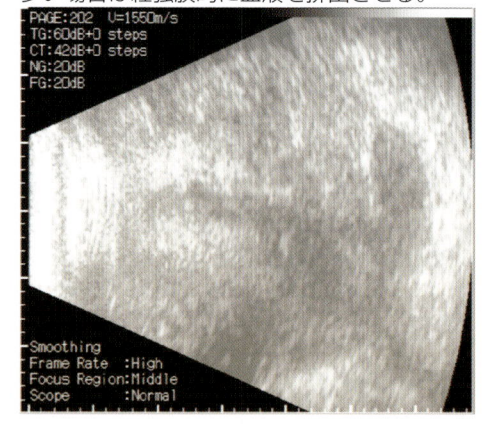

硝子体腔が血液と眼内組織が混じった混濁で充満

表2　濾過胞炎／眼内炎の病期ごとの対策

stage I：濾過胞炎	濾過胞表面の分泌物の培養 ニューキノロン系とセフェム系の1時間頻回点眼 ニューキノロン系眼軟膏の就寝時点入 バンコマイシンとセフタジジムの結膜下注射
stage II：濾過胞炎＋前房内波及	前房水の培養 Stage Iの処置＋バンコマイシンとセフタジジムの前房内注射 抗菌薬全身投与
stage IIIa： 濾過胞炎＋前房内波及＋硝子体内波及 （軽度）	硝子体液の培養 Stage Iの処置＋バンコマイシンとセフタジジムの硝子体内注射 抗菌薬全身投与
stage IIIb： 濾過胞炎＋前房内波及＋硝子体内波及 （高度）	硝子体液の培養 硝子体手術（抗菌薬の硝子体内灌流） 抗菌薬全身および局所投与

図2 濾過胞炎／眼内炎の所見

症状は眼脂，流涙，異物感，眼痛，羞明，視力障害など。病期が進むと前房，硝子体に炎症細胞や混濁を認めるようになる。

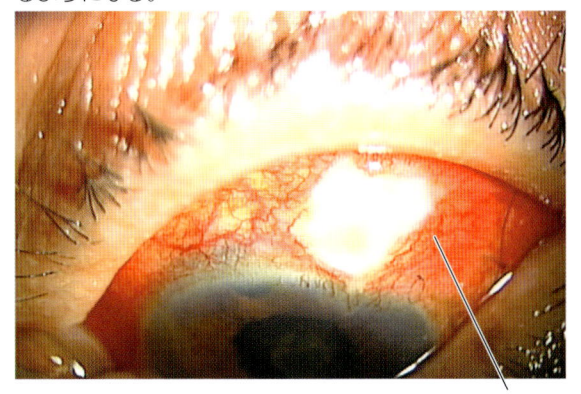

濾過胞の白濁と結膜充血（white in red）が特徴的

濾過胞炎／眼内炎（図2）

- 最も重篤な合併症の1つである。
- トラベクレクトミーは他の眼科手術と比較して術後眼内感染の確率が高いため，十分な注意が必要である。
- 早期発見，早期治療が予後に大きく影響する。
- 治療は病期ごとに異なる（表2）。
- 濾過胞に限局したstage Ⅰであれば抗菌薬の結膜下注射，stage Ⅱであれば抗菌薬の前房内注射，stage Ⅲであれば抗菌薬の硝子体内注射と，重篤な場合は硝子体切除術も行う。

図3 濾過胞からの房水漏出

ステロイド点眼の休止，圧迫眼帯，治療用コンタクトレンズなどによって対処が可能な場合も多い。遷延化する場合は自家血注入，結膜縫合，濾過胞再建術を行う。

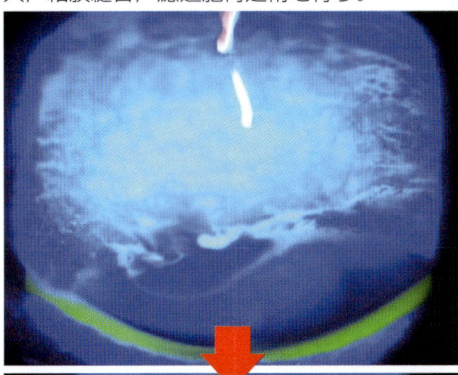

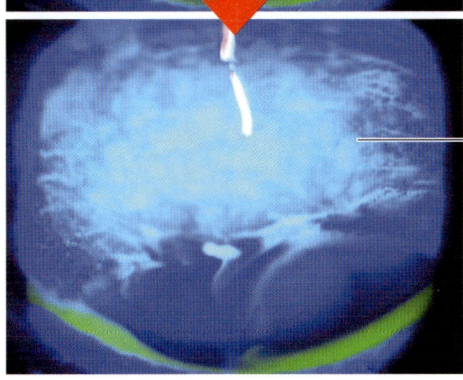

濾過胞壁表面のフルオレセインが流れていくのが観察できる

房水漏出

- 術後診察時，フルオレセインによって確認を行う（図3）。
- 術後早期はステロイド点眼の休止，圧迫眼帯，治療用コンタクトレンズなどによって対処が可能な場合も多い。
- 遷延化する場合は濾過胞炎に至るリスクが上昇するため，観血的処置が必要となる。
- 自家血注入や局所的な結膜縫合追加など，侵襲が少ない処置で対処できる場合もあるが，広範囲に虚血性濾過胞を呈している症例や瘢痕収縮によって結膜フラップの偏位が生じている症例では，結膜回転や濾過胞壁切除を含めた侵襲の大きな濾過胞再建術が必要となる。

低眼圧黄斑症

- 低眼圧により黄斑に皺襞を生じること（図4）によって視力が低下する。
- 強度近視症例，若年者に生じやすい。遷延化すると不可逆的な視力低下となるため，一定の時期に介入が必要である。
- 過剰濾過が原因と考えられる場合は，圧迫眼帯や強膜弁の縫合追加が選択肢である。
- 房水産生の低下が主因であれば硝子体内への空気注入なども検討する。

脈絡膜剥離

- 手術の影響により房水動態が変化し，脈絡膜下への房水流出が増加することによって生じる（図5）。
- 高齢者に多い。
- 経過観察によって後遺症を残さずに軽快することが多いが，後極部に及ぶ場合や，対側の脈絡膜剥離と接する場合は処置を検討する。
- 低眼圧によって誘引されやすいため，過剰濾過が原因であれば圧迫眼帯や強膜弁の縫合追加が検討される。
- 経強膜的な脈絡膜下液の排液も即効性がある。

図4 低眼圧黄斑症の所見と対策
対策は過剰濾過が原因の場合は，圧迫眼帯や強膜弁の縫合追加。房水産生の低下が主因であれば硝子体内への空気注入なども検討。

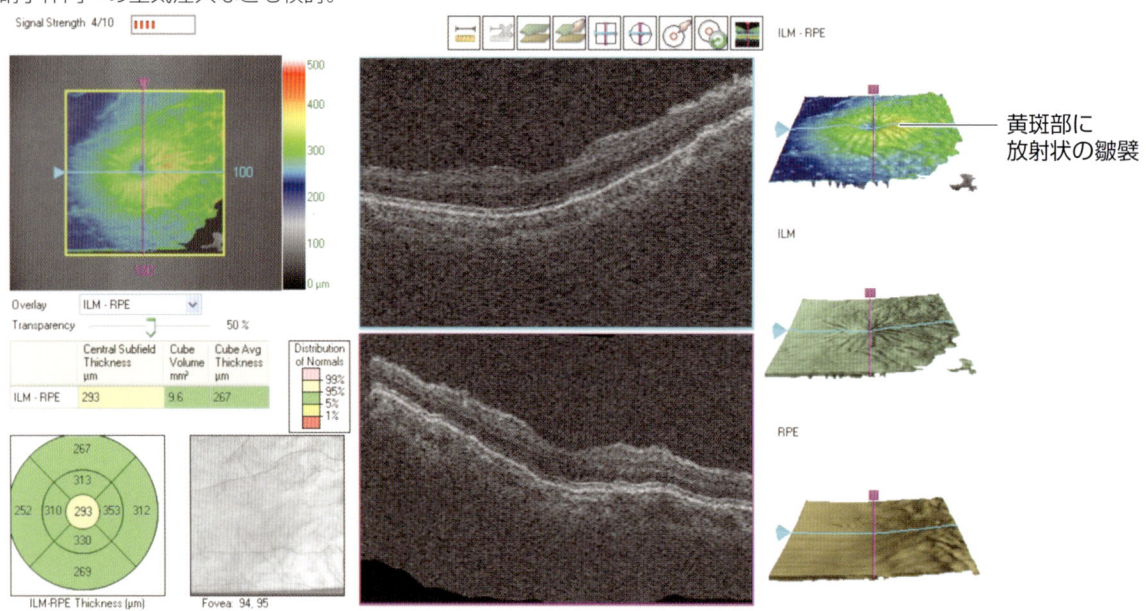

黄斑部に放射状の皺襞

図5 脈絡膜剥離の所見と対策
経過観察で軽快することが多いが，後極部に及ぶ場合や，対側の脈絡膜剥離と接する場合は処置を検討する。過剰濾過が原因であれば圧迫眼帯や強膜弁の縫合追加を検討する。経強膜的な脈絡膜下液の排液も即効性がある。

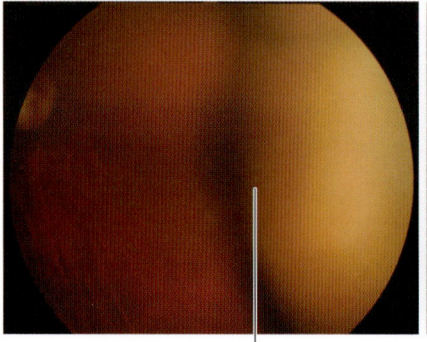

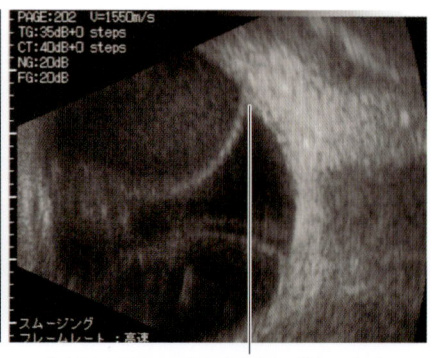

鼻側に胞状の脈絡膜剥離　　鼻側と耳側の脈絡膜剥離が接しそう

Ⅲ 術式選択と術後管理

前房出血

- 一般的に隅角や虹彩（ときに毛様体）の切除部が出血源となるが，血管新生緑内障では眼圧下降を誘因として新生血管から出血を生じることもある（図6）。
- 抗凝固薬使用症例では特に注意が必要である。
- 軽度であれば吸収を待つが，出血量が多く吸収傾向になければ前房洗浄を検討する。ただし，固い凝血塊は灌流だけでは除去できず，鑷子や硝子体カッターを必要とすることもある。
- 凝血塊の除去により再出血をきたすこともあり，治療に難渋する症例もまれではない。

浅前房

- 低眼圧に伴う場合は過剰濾過や毛様体腫脹により生じる（図7）。
- 角膜と虹彩が接することにより角膜内皮障害をきたすため，中等度以上の浅前房が保存的治療で改善なければ粘弾性物質の前房内注入などの観血的処置を行う。
- 高眼圧に伴う場合は次頁の悪性緑内障を鑑別する。

図6　前房出血の所見と対策
軽度であれば吸収を待つが，出血量が多く吸収傾向になければ前房洗浄を検討する。

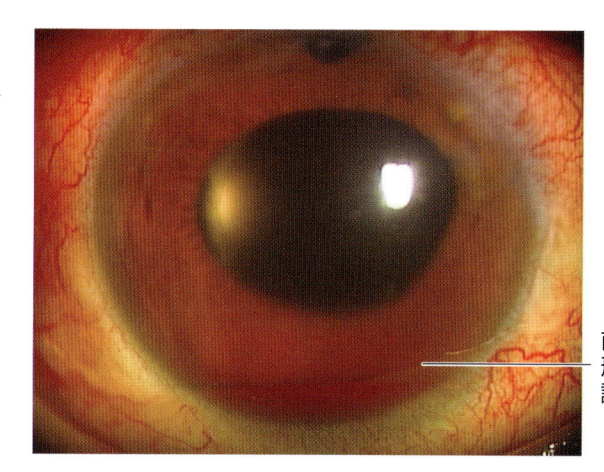

前房下方にニボーを形成した前房出血を認める

図7　浅前房の所見と対策
保存的治療で改善なければ粘弾性物質の前房内注入などの観血的処置。高眼圧に伴う場合は悪性緑内障を鑑別する。

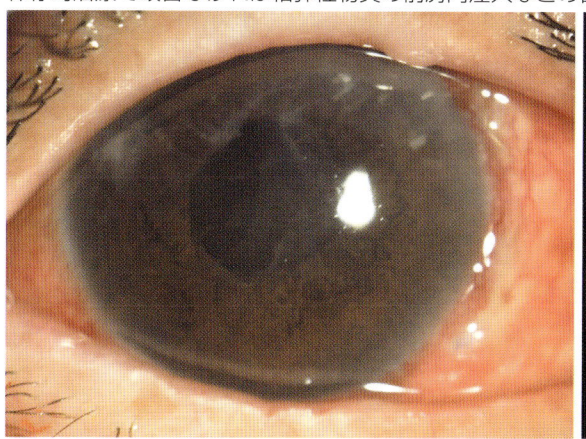

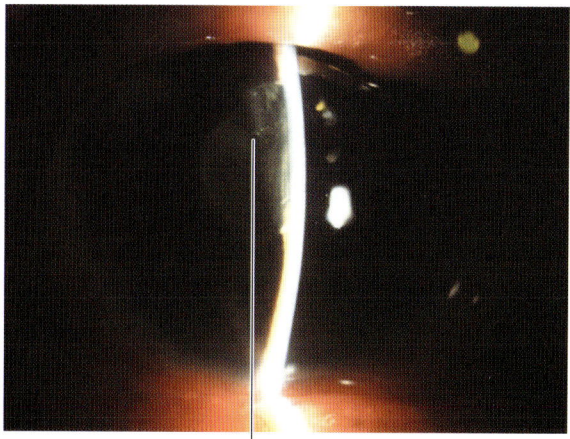

瞳孔領以外は前房が消失

悪性緑内障

- 手術による房水動態変化で硝子体へ房水が流入することに加え，毛様体突起部でブロックが生じることで後房圧が上昇し，後房圧が上昇することでブロックが悪化するという負のスパイラルに陥った結果，極端な浅前房に伴う高眼圧をきたす病態である．
- 短眼軸眼はリスクが高い．
- 縮瞳薬は病態を悪化させるため，閉塞隅角緑内障との鑑別が重要である．
- 前房と後房の房水ブロックを解除することが治療の根幹となる．
- まず散瞳や房水産生抑制により保存的治療を行う．次に偽水晶体眼であればYAGレーザーによる後囊および硝子体膜切開を試み，改善ない場合は硝子体切除を行う．
- 有水晶体眼であれば水晶体再建＋硝子体切除を行う．

中心視野の消失

- 末期緑内障症例（図8）において手術時の眼圧の上下動により術翌日〜数日で孤立した中心視野が消失する場合がまれにある．
- 術前に1.0あった矯正視力が術後0.1以下となるため，顕眼鏡的な所見には乏しいが重篤な合併症である．
- 高齢，術中術後の極端な低眼圧がリスク因子と報告されているため，このような症例では術中の前房虚脱の時間を最小限にするとともに，強膜弁縫合が緩すぎないよう調節し，レーザー切糸術で段階的に眼圧の下降を図るよう心がける．
- この合併症がいったん発症すれば治療方法はない．

白内障の進行

- トラベクレクトミー後は白内障が進行しやすい．
- トラベクレクトミー後1年以内に白内障手術を行うと眼圧コントロールに悪影響を及ぼすというデータがあるが，急速に成熟白内障に至る症例もあり，手術の時期については個々の症例ごとに判断するべきである．

濾過胞の瘢痕化

- 結膜下組織および強膜の過剰創傷治癒により人工的な房水流出路が閉塞すると濾過胞は瘢痕化し，眼圧の再上昇をきたす．
- 外観として濾過胞が平坦化する場合と，液腔を内包した丈の高い濾過胞（encapsulated bleb）の場合がある．
- 若年者，内眼手術既往，結膜における炎症病態がリスク要因である．

図8 手術による中心視野消失のリスクがある視野

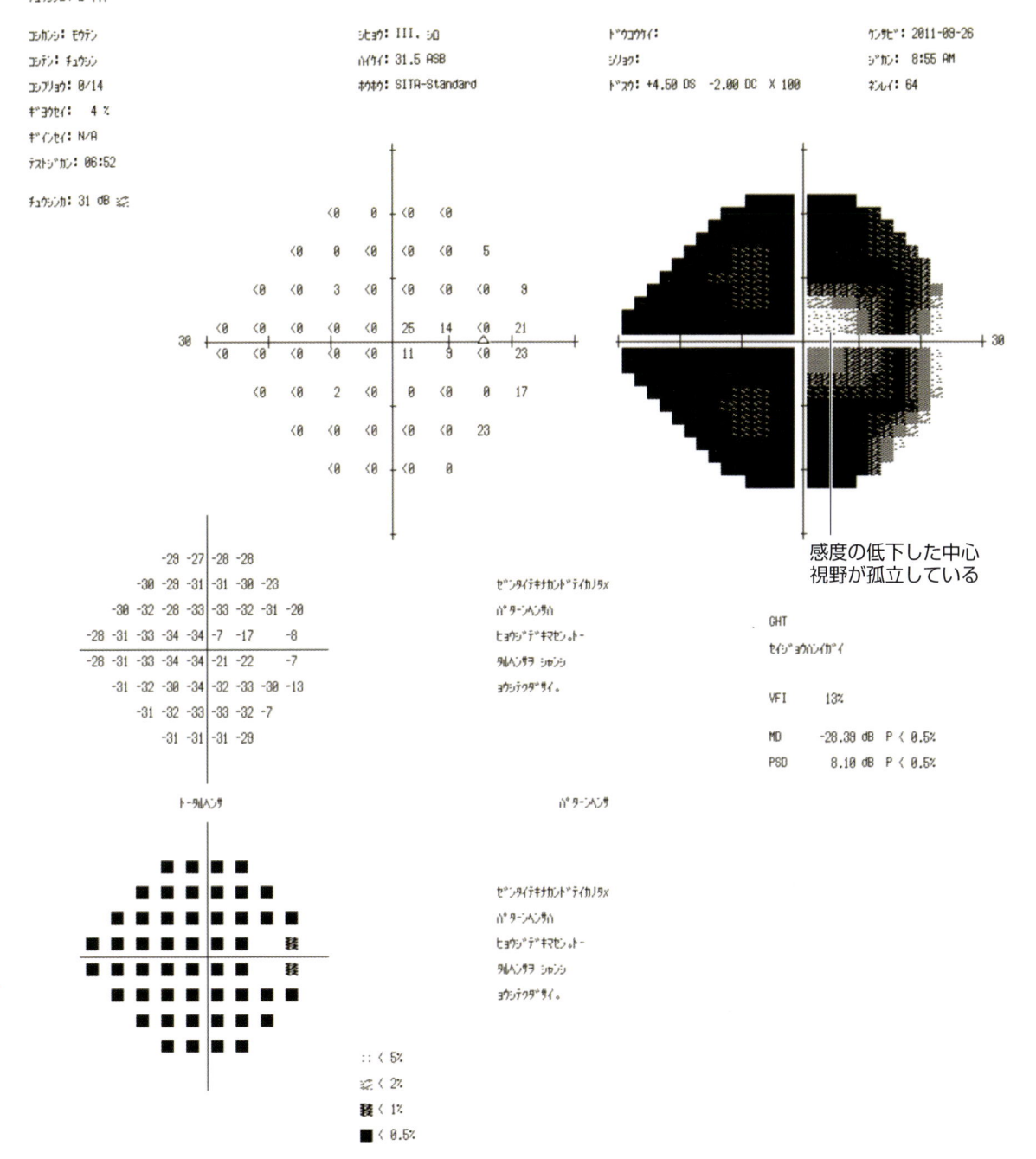

感度の低下した中心視野が孤立している

III 術式選択と術後管理
濾過胞再建術

診察のポイント

- **レクトミーホール**
  - 隅角鏡を用いて一度は線維柱帯切除孔を観察するべきである．ときに，虹彩が嵌頓して孔を閉塞していることがある．
- **濾過胞面積**
  - 術前の結膜，術直後の濾過胞は前眼部写真，前眼部OCT，UBMなどで記録しておく．
  - 大きな濾過胞であれば1象限以上，通常は1象限以内，縮小してくれば強膜弁程度，強膜弁以下，平坦，となっていく．
- **濾過胞丈**
  - 丈の高い濾過胞なのか，丈の低い濾過胞なのか，前眼部写真ではスリット光を用いるなどして記録しておく．
- **眼球マッサージ**
  - ときに，前眼部写真でマッサージ前の濾過胞とマッサージ後の濾過胞を記録しておく．
  - 動画でマッサージをしている様子を記録するのもよい．

濾過手術後の経過観察のポイント（図1）

- **眼圧経過**
  - 術前より眼圧が下降し，目標眼圧を達成していれば，無治療．
  - 目標眼圧を超過したら薬物療法を開始する．
  - 眼圧経過により点眼単剤→点眼複数併用→内服併用
  - 薬物治療でも眼圧調整不良なら濾過胞再建術を検討する．
- **濾過胞サイズ（容積）**
  - 濾過胞サイズの縮小に対しては眼球マッサージを行う．
  - 診察時のマッサージ（医師）で濾過胞拡大→眼球マッサージ（患者による）の指示
  - マッサージ継続で濾過胞拡大するが，濾過胞縮小，眼圧上昇傾向→ニードリング
  - 診察時のマッサージ（医師）で濾過胞不変→濾過胞再建術

図1　濾過手術後の眼圧上昇のフローチャート

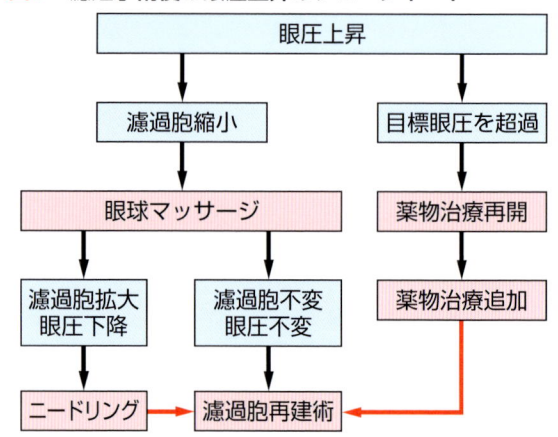

眼圧経過観察のポイント（図2）

●術前眼圧
- 50mmHgを超える症例もあれば20mmHg以下の正常眼圧緑内障（NTG）の場合もある。
- full medicationでの眼圧と，無治療時の眼圧を区別して把握しておくことが重要。

●目標眼圧
- 術前眼圧が20mmHgを超えていた症例では20mmHg未満。
- NTGであれば視野障害の程度（MDまたはVFIの数値とその変化量）に応じて15mmHg程度（middleteen）であったり12mmHg（lowteen）の場合もある。

●5mmHg
- すべての症例において，5mmHgが眼圧調整の下限。これ以上眼圧が下降すると低眼圧合併症（黄斑皺襞，脈絡膜剝離，浅前房など）を生じる。
- 術後2週の時点で7〜8mmHgが濾過手術後の眼圧経過の理想。

●対処のポイント
- **レーザー切糸術（laser suturelysis）**：術後2週以内が最も効果があり，症例によって4週程度までは反応がある。それ以降の時期では効果は期待薄。
- **眼球マッサージ**：診察時に行い，拡大するかどうかを観察しておく。診察時に「濾過胞の縮小傾向」かつ「医師のマッサージにより拡大」であれば患者本人に1日1〜2回の眼球マッサージを指示する。
- **ニードリング**：診察時に「濾過胞縮小傾向」と「医師によるマッサージで濾過胞拡大」かつ患者による自己マッサージの効果が期待できない場合は，眼圧が下降していてもニードリングの適応がある。
- **薬物療法**：ニードリングでも十分な濾過胞拡大，眼圧下降が得られない場合は薬物治療を再開する。
- **濾過胞再建術**：濾過量の減少，濾過胞の平坦化，薬物治療でも目標眼圧の超過，の場合は濾過胞再建術の適応となる。

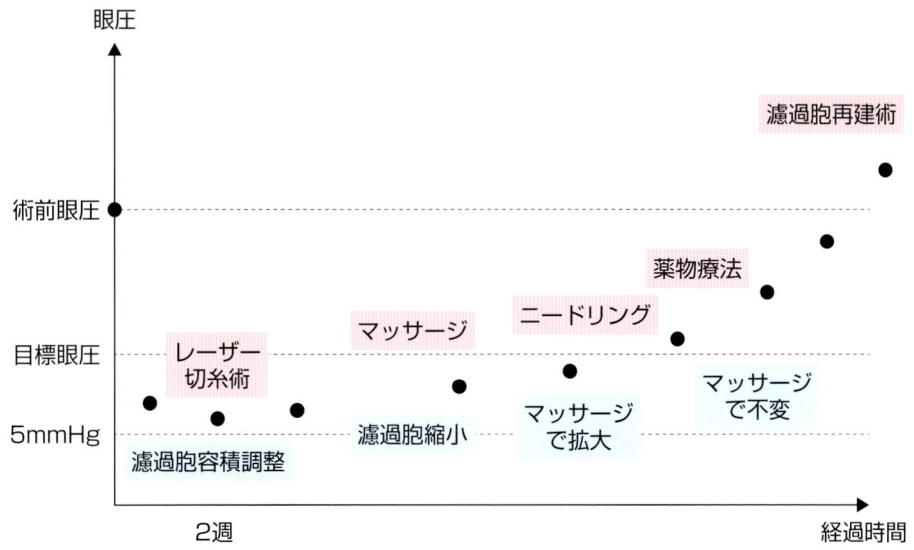

図2　術後眼圧経過と対処の目安

III 術式選択と術後管理
トラベクロトミー 適応病態と術後管理

トラベクロトミーの概要

- トラベクロトミーは，線維柱帯房水流出路のなかでも房水流出抵抗が高いとされている傍Schlemm管内皮組織を切開して房水流出障害を改善することで眼圧下降効果を得る，流出路再建術の代表的術式である。
- 一般的には，強膜にフラップを作製し，Schlemm管外壁を切開してSchlemm管を露出し，トラベクロトームをSchlemm管内に挿入する（図1）。その後トラベクロトームを前房内に回転させ，Schlemm管内壁を切開する術式である（図2）。

適応病態

- よい適応となる病型として，発達緑内障，ステロイド緑内障，落屑緑内障，若年の原発開放隅角緑内障（POAG），目標眼圧が高めのPOAG，一部の原発閉塞隅角緑内障（PACG）があげられる（表1）。

図1 トラベクロトーム挿入時

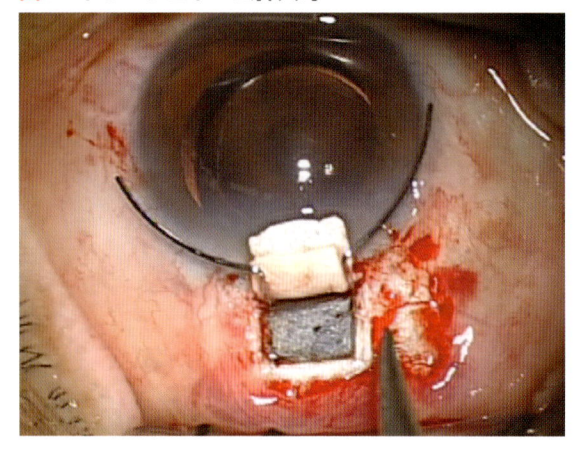

図2 トラベクロトーム回転時

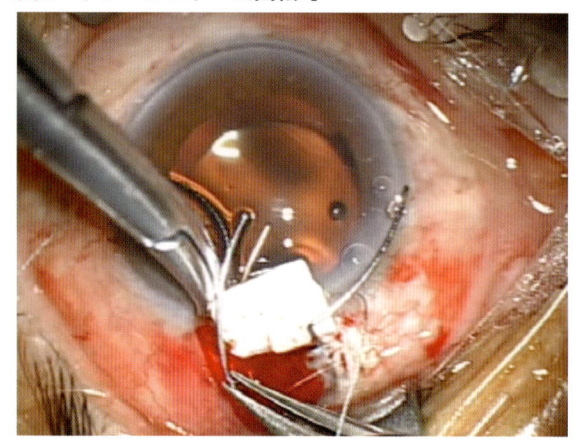

表1 トラベクロトミーの適応と非適応

適応	非適応
・発達緑内障	・血管新生緑内障
・ステロイド緑内障	・上強膜静脈圧上昇による続発緑内障
・落屑緑内障	・隅角に炎症のあるぶどう膜による続発緑内障
・目標眼圧の高いPOAG	・目標眼圧が低いPOAG
・一部のPACG	

病型別解説

● 発達緑内障
- 小児期に濾過胞を作るデメリットを考え，トラベクロトミーが第一選択である．
- 隅角切開術もある．

● ステロイド緑内障
- トラベクロトミーがよく奏効する．
- 最近ではSLTも有効と報告されている．

● 落屑緑内障
- トラベクロトミーが有効であったという報告は多い．
- 症例のなかには術後に眼圧が下降しないものや，長期にみていくと眼圧が再上昇してくるものがある．

● POAG
- 若年者の場合，将来上方結膜での濾過手術を必要とされる可能性があるので，初回手術は下方からトラベクロトミーが適応となる．
- 高齢者でもまだ視野障害が初期から中期であれば，目標眼圧はそれほど低く設定しなくてもよく，トラベクロトミーの適応としてよい．
- 進行期であっても超高齢者で術後濾過胞の管理が困難である場合は，余命を考えてトラベクロトミーを選択することもある．

● PACG
- 主には周辺虹彩前癒着（PAS）率が50%以下の症例を混合型緑内障の要素が多いと考え，PASのない部位へのトラベクロトミーが行われる．もしくはPASがある部位でも，トラベクロトームを回転させることによってPASも一緒に解離させる目的でトラベクロトミーが行われることもある．
- 閉塞隅角緑内障においては，特に白内障との同時手術の成績が良好である．

非適応

- 非適応としては，血管新生緑内障，上強膜静脈圧上昇による続発緑内障，隅角に炎症のあるぶどう膜炎による続発緑内障，目標眼圧が低く設定されるPOAGである（表1）．
- 血管新生緑内障，上強膜静脈圧上昇による続発緑内障，隅角に炎症のあるぶどう膜炎による続発緑内障に対してトラベクロトミーを行うと，多くの症例で大量の前房出血をきたすことが多い．その前房出血が遷延してさらに眼圧が上昇するなど，最終的にも術後眼圧が下がりにくい．

トラベクロトミー後の予想眼圧[1]

- トラベクロトミーの術後予想眼圧は10mmHg台後半といわれ，その眼圧下降効果ではトラベクレクトミーには及ばない（表2）．
- 術後の眼圧上昇を防止するために，Schlemm管内皮網を剥離したり（図3），深部強膜切除を追加してlakeを作ったり（図4），シヌソトミーを併用する（図5）ことなどがされている．そのような操作を追加したほうが，術後眼圧が1〜2mmHg程度低く報告されている．

表2　各種術式施行後の予想眼圧

	トラベクレクトミー	トラベクロトミー	トラベクロトミー＋シヌソトミー	トラベクロトミー＋シヌソトミー＋深部強膜切除	360°トラベクロトミー
予想眼圧	10〜12mmHg	17〜18mmHg	15〜16mmHg	14〜15mmHg	13〜14mmHg
一過性高眼圧	—	15〜40%	6〜31%	16%	15〜47%

図3 Schlemm管内皮網剥離

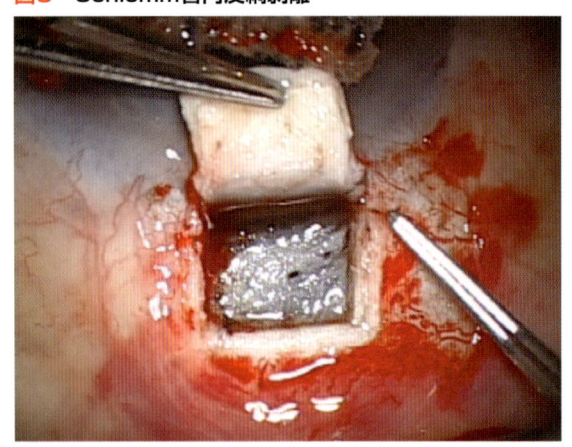

図4 深層強膜切除

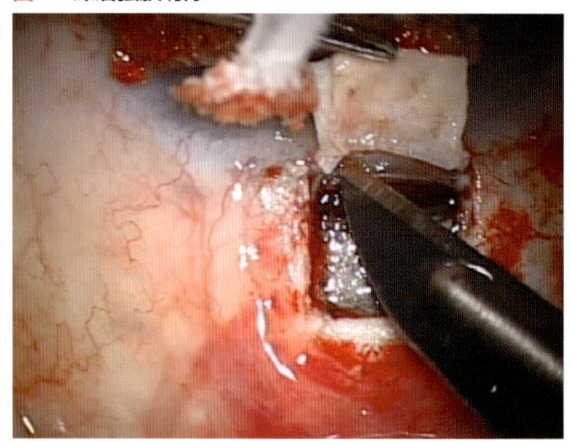

図5 シヌソトミー

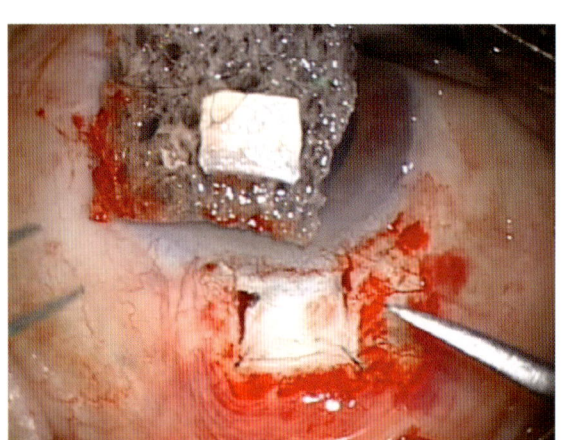

トラベクロトミーの利点（表3）

- 白内障手術との相性がよく，同時手術でより眼圧下降効果が得られるため，白内障手術時に追加でトラベクロトミーを行うこともよい適応である。
- 緑内障点眼治療中の高齢者においては，白内障が進行して白内障手術が必要になるときがある。このときにトラベクロトミーを追加で行うことにより，緑内障点眼を減らせる可能性がある。もしくはわずかでも眼圧下降が得られることにより，目標眼圧に対して余裕ができるので，緑内障点眼治療中の患者においては，白内障手術＋トラベクロトミーを考慮すべきである。
- 濾過胞は一般的に緑内障薬物療法との併用で収縮する傾向があり，濾過手術と薬物療法の併用は相反することが多いが，トラベクロトミーでは術後の薬物療法を併用しやすい。トラベクロトミーの術後予想眼圧は14〜18mmHgであるが，これに緑内障点眼を加えれば，より低眼圧にすることができると考えられる。
- 濾過胞を作らないため，術後合併症が少ないことと，下方結膜を使って下方からのアプローチで施行でき，将来の濾過手術のために上方結膜を温存できることも利点である。

術後管理

- 抗生物質点眼，ステロイド点眼を4回／日，NSAIDs点眼を3回／日用いる。白内障同時手術を行った場合も同様である（**表4**）。
- 緑内障患者ではステロイドレスポンダーが多いので，前房内炎症が落ち着いてきたら，早めにステロイド点眼は中止する。
- ぶどう膜炎に続発した緑内障や落屑緑内障など，術後炎症が遷延しやすい症例では，術後の炎症の程度を参考にステロイド点眼の投与期間を調整する。
- 線維柱帯切開部位の再閉塞の予防を目的とした縮瞳薬の術後点眼が併用される場合もあるが，縮瞳薬併用の有無で術後の眼圧コントロールに大きな差がみられない報告があること[2]，炎症眼では炎症の増悪や虹彩後癒着の原因となる可能性があることから，縮瞳薬の術後投与は必須ではない。
- 一方で，眼底検査や消炎を目的とした散瞳薬の投与は行ってよい。
- トラベクロトミーに伴う隅角からの逆流性出血は術中から全症例で認められる。
- 線維柱帯切開部位への血液貯留を避ける目的で，術後数時間ヘッドアップを指示する場合もある（**図6**）。
- 手術を下方で行った場合には，側臥位での安静を指示する場合もある。

表3 トラベクロトミーの利点と効果

利点	効果
白内障との同時手術で成績良好	白内障手術時にトラベクロトミーを追加できる
術後の薬物療法と併用しやすい	術後に薬物療法追加でより眼圧下降を期待できる
下方から施行できる	将来の上方結膜での濾過手術の妨げにならない
術後合併症が少ない	濾過手術に比べて術後管理が容易

表4 術後点眼

抗生物質点眼	4回
ステロイド点眼	4回
NSAIDs点眼	3回
（縮瞳薬）	
（散瞳薬）	

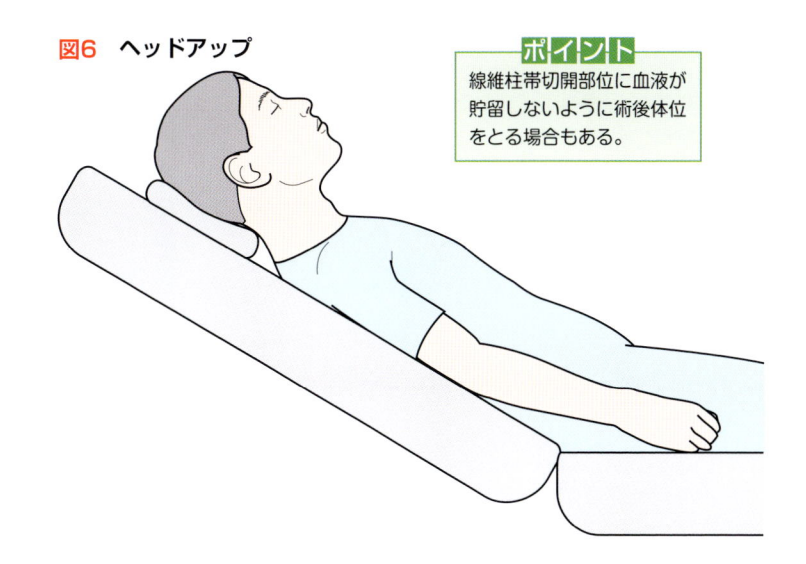

図6 ヘッドアップ

ポイント
線維柱帯切開部位に血液が貯留しないように術後体位をとる場合もある。

◎文献
1) 黒田真一郎：目標眼圧の有用性と限界　長期経過からみた考察 トラベクロトミー症例からみた目標眼圧．Frontiers in Glaucoma, 7：192-193, 2006.
2) 稲谷 大，谷原 秀信：トラベクロトミーや隅角癒着解離術後のピロカルピンはいつまで続ければよいか．眼科診療プラクティス，70，31，文光堂，2001．

Ⅲ 術式選択と術後管理
トラベクロトミー 合併症対策

術中合併症と術後合併症を表1に示す。

表1 術中合併症と術後合併症

術中合併症	術後合併症
Schlemm管同定不能	前房出血
Schlemm管内挿入不能	一過性高眼圧
トラベクロトーム前房内早期穿孔	一過性低眼圧
Schlemm管内壁損傷	Descemet膜剝離
虹彩脱出	Descemet膜下血腫
Descemet膜剝離	
虹彩毛様体損傷	

Schlemm管同定不能

- Schlemm管が見つからないのは，強膜フラップが薄くてまだ深度的にSchlemm管までたどり着かない場合と，強膜フラップが角膜から遠すぎて，距離的にSchlemm管まで到達していない場合がある。
- 前者はフラップを毛様体が透けるほどに作製していく。後者は角膜側にフラップ作製を進めていく。
- それでも見つからなければリカバリーフラップを横に作製する。
- 毛様体側に切れ込むと毛様体のラインをSchlemm管と見誤ることがある（図1）。

Schlemm管内挿入不能

- Schlemm管が見つかって，トラベクロトームを挿入してもSchlemm管とは違う場所に入ることがある（図2）。
- 一番多いのは前房内に早期穿孔してしまう場合であり，毛様体側に入ってしまうこともある。
- トラベクロトーム挿入後に必ず隅角鏡で確認しなければならない。隅角鏡で正しい位置にトラベクロトームを確認できなければ，一度トラベクロトームを抜いて再挿入する。
- 早期穿孔した後の再挿入はトラベクロトームの先をSchlemm管外壁に押しつけて，外壁に沿わせるように再挿入する。

図1 Schlemm管と毛様体のライン

Schlemm管

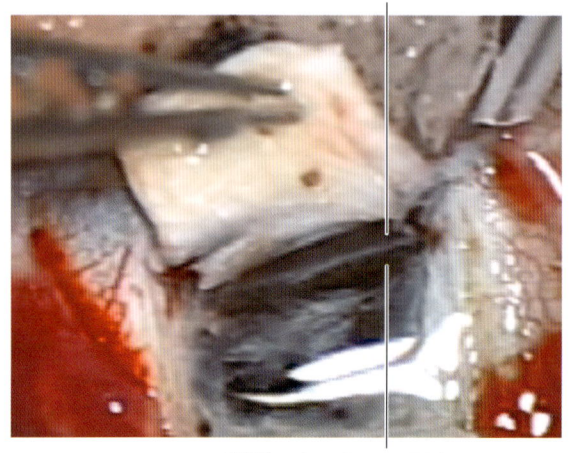

毛様体に切れ込んで露出したところ

図2 Schlemm管内挿入不能

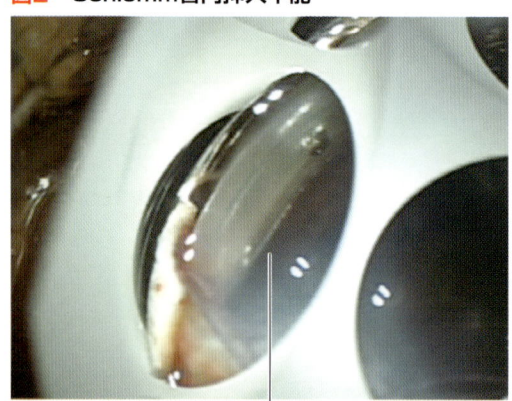

Schlemm管でなく虹彩根部側に入っている

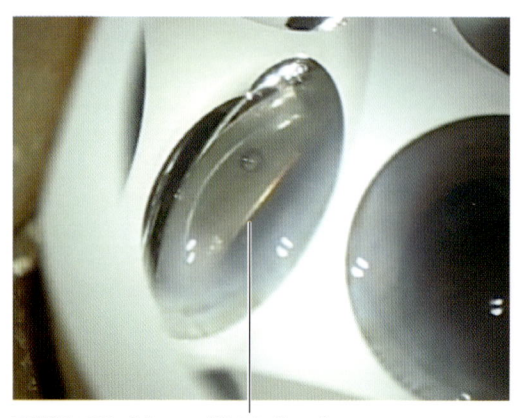

再挿入でSchlemm管内に入った

III 術式選択と術後管理

Schlemm管内壁損傷, 虹彩脱出

- トラベクロトーム挿入時や回転時にSchlemm管の内壁を損傷することがある。スリット状に裂けた程度で虹彩が嵌頓していなければそのままでよい。
- 損傷部位から虹彩が脱出し, 嵌頓するようなら虹彩切除する（図3）。その場合のフラップ縫合は, 糸の本数を多めにする。

図3 虹彩脱出

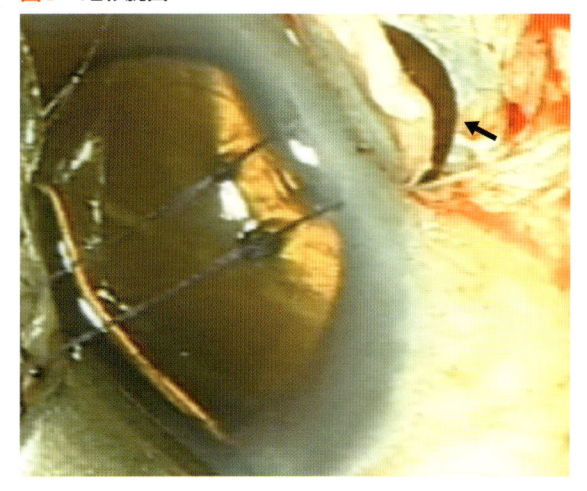

Descemet膜剥離

- トラベクロトーム回転時に角膜側にトラベクロトームが回るとDescemet膜剥離を起こすことがある。前房圧が低いと起こりやすい。
- 範囲が小さい場合は, そのまま経過をみればよい。剥離の範囲が瞳孔領にかかる場合や, Descemet膜が翻転するほどの剥離や, 角膜実質浮腫を伴う場合は, Descemet膜の復位を考慮する。
- 対側のサイドポートから剥離したDescemet膜を角膜に押しつけるように, 前房内へ空気かSF_6を注入する。

Descemet膜下血腫（図4）

- Descemet膜下血腫に対しては, 血腫が拡大して瞳孔領に及ぶのを防ぐ必要がある。
- 対側のサイドポートから血腫を穿刺して, 前房内空気置換して, 血腫内の血液排出を速やかに行う。
- 前房内に解放された拡大傾向のないDescemet膜下血腫は, 視力低下の原因とならない限り放置でよい。

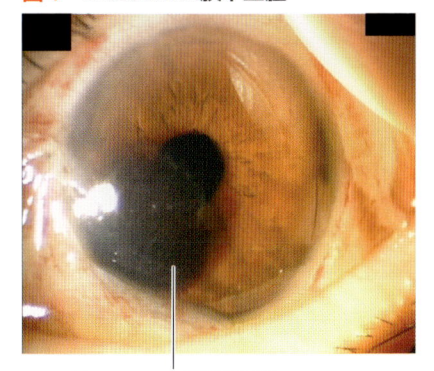

図4 Descemet膜下血腫

Descemet膜下血腫

Descemet膜下血腫

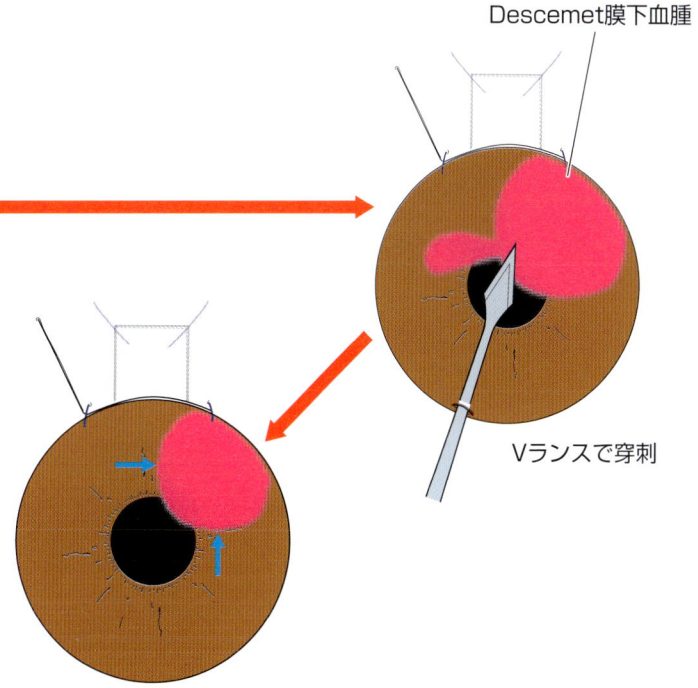

Vランスで穿刺

前房内空気注入

虹彩毛様体損傷

- トラベクロトーム回転時に周辺虹彩前癒着（PAS）があるときなどに，無理にトラベクロトームを回すと，虹彩の中にトラベクロトームが入り込んで虹彩根部離断を起こすことがある（図5）。
- トラベクロトームが毛様体側に入っているときに隅角鏡で確認せずに回転すると，虹彩の裏面にトラベクロトームが出てくることがあり，毛様体の解離を伴うこともある。
- 上記の場合，虹彩毛様体損傷により術後出血が多く，毛様体機能低下により術後低眼圧をきたすことがある。

前房出血（表2，図6，7）

- ほとんどの症例では，術後1週間以内に前房出血は消退するため，基本的には経過観察でよい。座位で前房の下方1/3以上の出血が続いている場合には，ヘッドアップの体位での安静継続を指示する。
- 前房出血が高度の眼圧上昇の原因と考えられる場合や角膜血染の可能性がある場合には，観血的な前房出血除去を考慮する。バイマニュアルI/Aでサイドポートから行えば十分である。
- 前房出血が凝固して凝血塊やフィブリン塊になると，通常のI/Aでは吸引できないので硝子体カッターによる切除を行う。

図5　虹彩毛様体損傷

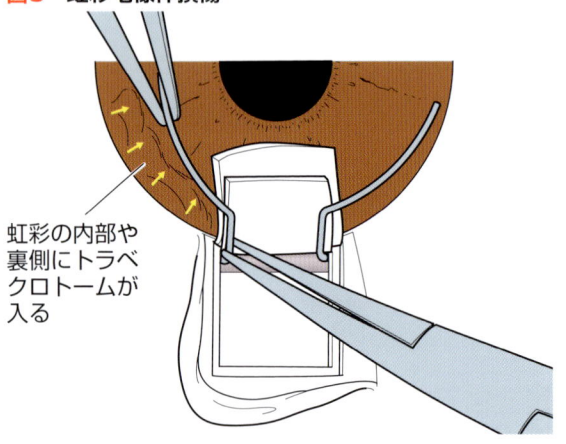

虹彩の内部や裏側にトラベクロトームが入る

表2　前房出血に対する対処法

- 経過観察
- ヘッドアップ
- 高度の眼圧上昇の原因なら前房洗浄
- 長期に及ぶ出血遷延は角膜血染の危険があり前房洗浄
- フィブリン塊や凝血塊を硝子体カッターで除去

図6　前房出血多量

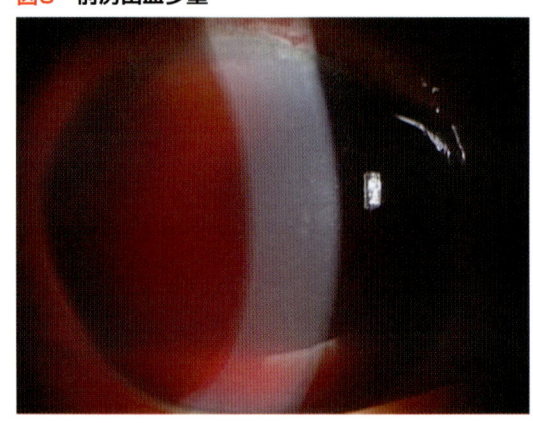

図7　前房出血除去

バイマニュアルI/Aでの吸引　　　　硝子体カッターでの切除

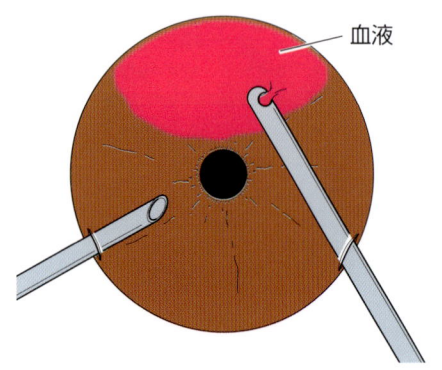

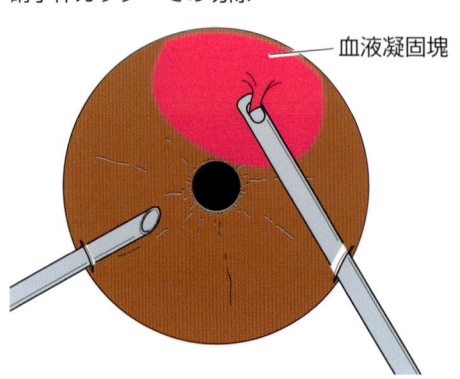

血液　　　　　　　　　　　　　　血液凝固塊

一過性高眼圧（表3）

- 一過性眼圧上昇（眼圧スパイク）はトラベクロトミーの術後15〜40％に認められる。多くの場合は3カ月目までには眼圧下降が得られるため保存的に経過をみる。
- シヌソトミー，深層強膜弁切除，内皮網剥離の追加により，眼圧スパイクの頻度を6％程度まで低下させることができる。
- 早めのステロイド点眼中止と術後早期からの緑内障点眼追加でスパイクは減らすことができる。

表3　一過性高眼圧に対する対処法

- サイドポートからの前房水排出
- 炭酸脱水酵素阻害薬内服
- 緑内障点眼薬
- 前房出血が原因なら前房出血除去
- 炎症が原因ならステロイド投与
- ステロイドで眼圧上昇ならステロイド中止

（一過性）低眼圧（表4）

- 術後の眼圧スパイク防止のためにSchlemm管内皮網の剥離や深部強膜切除を追加したlake作製，シヌソトミーを併用することにより，術後濾過胞ができて低眼圧を呈することがある。一過性の高眼圧を予防するためのものであり，経過観察にて自然と濾過胞は縮小してくる。
- 術中合併症で，トラベクロトーム早期穿孔，内壁損傷，虹彩脱出から虹彩切除などが起きると，濾過量が多く低眼圧，浅前房になることがある。浅前房になっている場合はアトロピン点眼を使う。どうしてもフラップからの濾過量が多く過剰濾過になる場合は，濾過手術後の処置に準じて結膜上からのdirect surureかcompression sutureを行う。
- 毛様体解離を起こして毛様体機能が低下し低眼圧になっている場合は，毛様体縫着術を考慮する。

表4　低眼圧の原因と対処法

原因	所見	対処
Schlemm管内皮網を剥離 深部強膜切除を追加してlake作製 シヌソトミーを追加	小さい濾過胞	経過観察 低眼圧は一過性
トラベクロトーム早期穿孔 Schlemm管内壁損傷 虹彩脱出　虹彩切除	濾過胞あり ときに浅前房	経過観察で眼圧は戻ることが多い アトロピン点眼 結膜上からのdirect suture 濾過胞上にcompression suture
毛様体解離	著明な低眼圧 濾過胞なし	毛様体縫着

追加手術の時期

- トラベクロトミー後の眼圧スパイクは3カ月程度持続するので，追加の緑内障手術は3カ月程度待ってから決定する。
- 3カ月以内でも，眼圧が上昇し，眼圧スパイクが残存視野を脅かすほど高度である場合には，3カ月を待たずに躊躇せずトラベクレクトミーを考慮すべきである。
- 3カ月を過ぎて再度眼圧上昇してきたものに対しては，まずは緑内障点眼を使って降圧を試みる。それでも降圧が得られないか，視野障害が進行していく場合は，追加手術を考慮する。
- トラベクレクトミーなどの濾過手術を追加手術として行う可能性を考え，トラベクロトミーは下方から行い，上方結膜を温存すべきである。
- 落屑緑内障にトラベクロトミーを施行し1年以上眼圧コントロールできた症例に対し，再度別象限からトラベクロトミーを行い，再度の降圧が得られたといった報告がなされている[1]。
- 患者の病型，余命，進行度，眼圧，前回のトラベクロトミーの眼圧下降効果，効果持続期間などに応じてトラベクロトミーを再度施行することも選択肢となりうると考えている。

◎文献

1) 竹下弘伸, ほか：落屑緑内障に対する再度の線維柱帯切開術の成績. あたらしい眼科, 29：1276-1280, 2012.

III 術式選択と術後管理
その他の隅角手術

- 現在，世界で最も広く行われている緑内障手術は，マイトマイシンC併用トラベクレクトミーである。しかしながら，房水を眼外に漏らして結膜下で吸収させる濾過手術であるため，濾過胞感染や白内障の発症・進行，脈絡膜剥離，房水漏出などさまざまな合併症を伴う。
- これに対し，トラベクロトミーなどの観血的な房水流出路再建術は，そのほとんどがいわゆる隅角手術によるものであり，合併症が少ない術式である一方，残念ながらトラベクレクトミーに取って代わるほどの高い眼圧下降効果を得られてないのが現状である。

360°スーチャートラベクロトミー変法

手術適応

- 適応は従来のトラベクロトミーと基本的に同じであるが，従来のトラベクロトミーが効きにくいとされるぶどう膜炎による続発緑内障にも有効である。
- 術後の一過性高眼圧を考えると末期緑内障は避けるべきである。
- 術後の逆流性出血が硝子体中へ流入して一過性視力低下が起こることを考えると，水晶体の嚢内摘出術後や毛様溝縫着例などにも行いにくい。

術式：通常のトラベクロトミーとの違い

- 基本的な術式は同じ。
- Schlemm管を露出した後，通常のトラベクロトミーはコの字型の金属ゾンデ（トラベクロトーム）を，スーチャートラベクロトミーは5-0ナイロン糸をSchlemm管内に挿入してそれぞれ線維柱帯を切開する。
- 切開できる範囲は，トラベクロトミーがおよそ120°，スーチャートラベクロトミーがおよそ360°である。
- スーチャートラベクロトミーのほうがより広範に線維柱帯を切開できるため，眼圧下降効果が大きいと考えられている。

図1 360°スーチャートラベクロトミー原法
交差して締め込むように鈍的に切開する。線維柱帯が破れるまでの間，全周の糸によりSchlemm管全体にストレスがかかる（青矢印）。線で切開するようなイメージ。

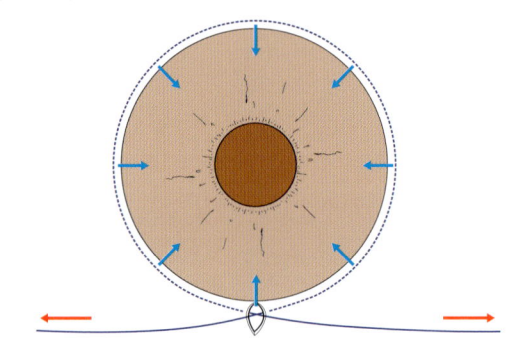

図2 360°スーチャートラベクロトミー変法（open-flap法）
針で線維柱帯を破り，そこを起点に切開するのが変法である。糸全体に力がかからず，作用点はあくまでも1点で，点で切開していくイメージ。破る前に粘弾性物質を前房に注入して操作する。

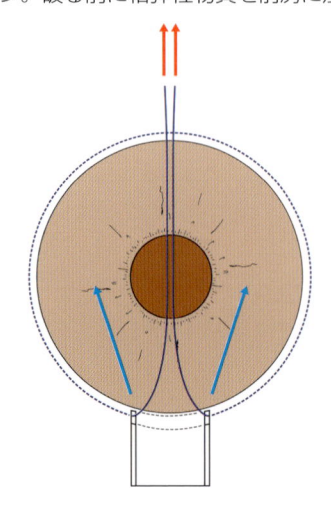

術式：原法と変法との違い

- 原法は6-0プロリン®糸を用い，三角形の強膜弁下の小さな切開創でSchlemm管を同定するなど変法との違いはいろいろあるが，最大の違いは線維柱帯の切開法である。
- 原法は交差して締め込むように鈍的に切開するため，線維柱帯が破れるまでの間，隅角に機械的なストレスを生じるため，Descemet膜剝離や隅角へのダメージを生じる可能性を秘めている（図1）。
- 変法は一度針で線維柱帯を破り，そこを起点に切開していくため，切開時の隅角へのストレスはほとんど生じない（図2）。
- たとえ周辺虹彩前癒着（PAS）があっても安全に切開できる（図3）。
- 従来のopen-flap法と新しく考案したclosed-flap法の2つの変法を現在行っており，線維柱帯切開時に強膜弁を縫合してから行うclosed-flap法のほうが術中の眼圧低下がないため，術中術後の逆流性出血が少ない（図4）。

●成績と合併症

- 術後1年での平均眼圧が13.1mmHg，抗緑内障薬の平均点眼数は0.5剤。
- 原発開放隅角緑内障（POAG），続発開放隅角緑内障（SOAG）とも有効。
- 重篤な合併症はなく，術翌日の前房出血が100％，一過性高眼圧が約半数。
- 従来のopen-flap法では約半数近くが術後一過性高眼圧であるが，新しく考案したclosed-flap法を用いることでそれを低下させることができる。

図3　ぶどう膜炎によりPASがある症例の360°スーチャートラベクロトミー変法（open-flap法）切開時の内視鏡映像
たとえPAS（矢印）があっても，点で切開する変法はPASを解除しながら安全に切開できる。

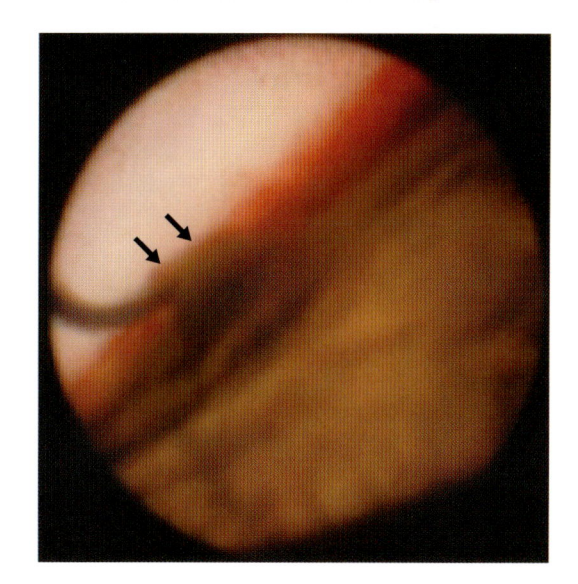

図4　360°スーチャートラベクロトミー変法（closed-flap法）
open-flap法に比べるとかなり原法に近いイメージだが，あらかじめ強膜フラップ部分のSchlemm管（ウィンドウ部分）を，BSS灌流を併用したヒーロン®針で破ってから切開する方法。

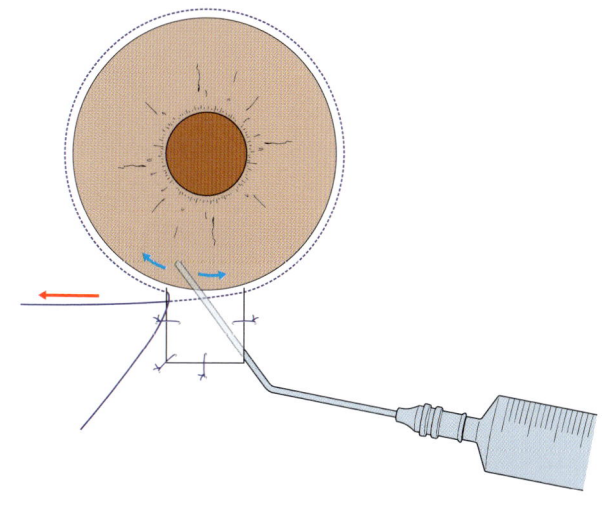

隅角癒着解離術（GSL）

手術適応

- GSLは器質的なPASを解除するための手術である。
- 適応は周辺虹彩切開術（PI）やレーザー虹彩切開術（LI）施行後に器質的PASが残存して高眼圧を生じている原発閉塞隅角緑内障（PACG）やトラベクレクトミー，トラベクロトミー術後などの続発閉塞隅角緑内障（SACG）。
- 慢性前部ぶどう膜炎や血管新生緑内障などによる続発閉塞隅角緑内障，先天性の隅角奇形などには無効といわれている。

術式

- 角膜のサイドポートを作成し，耳側アプローチで行う。粘弾性物質（ヒーロンV®が推奨される）を前房内に注入し，Swan-Jacob手術用隅角プリズムを角膜上にのせて隅角を見ながら行う（図5）。
- 先端が弯曲して鈍な専用の隅角癒着解離針を用い，癒着したPASを角膜側から毛様体帯側へ針を回転させるように解除していく（図6）。
- 行うときの眼の角度のコントロールは，上下直筋にかけた制御糸により行う。
- 隅角の開大（後述の再癒着）を考えると基本的に白内障手術と同時に行うことが多く，視認性を考えて先に行うほうがよい。

図5　GSLの実際
前房への粘弾性物質注入後に角膜サイドポートから隅角癒着解離針を入れ，角膜上に粘弾性物質とSwan-Jacob手術用隅角プリズムをのせて隅角を観察する。

術後の再癒着と合併症

- 術後前房出血は必発で，医原性毛様体解離によるフィブリンを含む炎症も起こる可能性がある。また，再癒着を生じることがある。
- 術後再癒着が原因で眼圧が再上昇した場合には，再度GSLを行っても効果がある。
- プラトー虹彩など隅角の開大が十分でない症例では，術後再癒着を防止する目的でGSLの施行部にレーザー隅角形成術（LGP）を行うことがある。

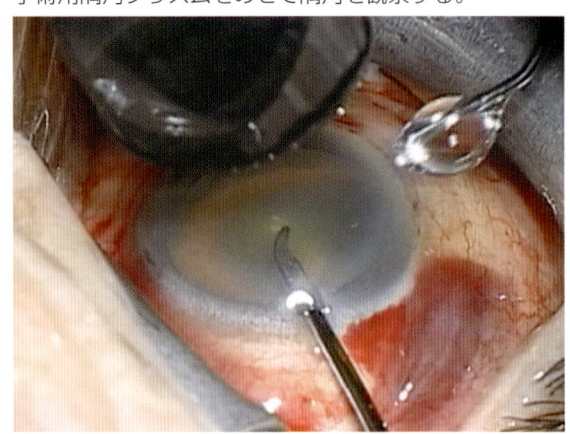

図6　隅角癒着解離針の操作
癒着したPASを角膜側から毛様体帯側へ針を回転させるように解除していく。出血して見づらいときには出血部に粘弾性物質を注入する。

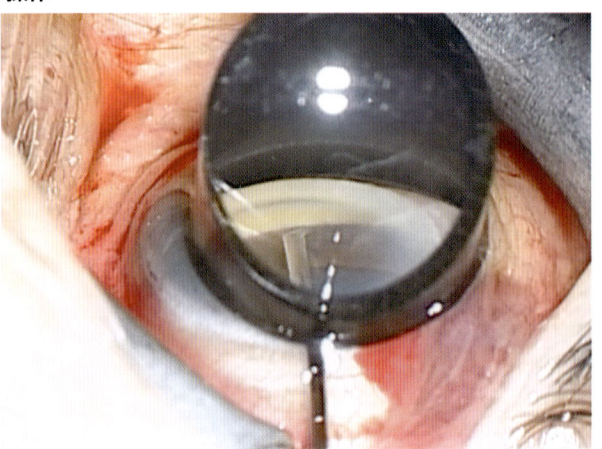

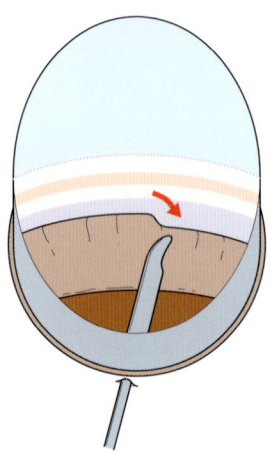

アイ・ステント（iStent®）

アイ・ステント®とは

- アイ・ステント®は，米国で開発された内径120μmのチタニウム製L字型ステント。これを前房側からSchlemm管内に挿入し，前房とSchlemm管の間のバイパスを作って房水の流出増強効果を高める術式である（図7）。
- 理論上は1本のステントでは13％，2本の挿入で26％の流出増強効果があると考えられている。
- 2012年に白内障手術との併用で米FDAの認可を受けた。

図7　アイ・ステント®
抜けにくいスクリュー状の側をSchlemm管に差し込み，L字の管状のほうは前房側に露出する。

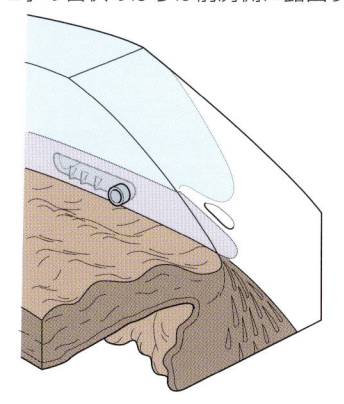

術式と成績

- 耳側からのアプローチによる手術である。
- 角膜サイドポートを作製して粘弾性物質で前房を満たした後，先端にステントを差した専用ホルダーを挿入する。そしてSwan-Jacob手術用隅角プリズムなどの隅角鏡をのせ，ステントを線維柱帯に引っかけるようSchlemm管内に差し込み（図8①），ホルダーからステントを離す（図8②）。ステントがきちんとSchlemm管に挿入されると，血液が逆流してくるのが観察できる（図8③）。
- 白内障との同時手術症例での術後2年の成績では，平均眼圧が16.6mmHg，抗緑内障薬の平均点眼数は0.5剤であり，術後の重篤な合併症はみられなかった。

手術適応

- 基本的には開放隅角緑内障で，POAGはもちろんのこと，ステロイド緑内障や落屑緑内障，色素緑内障，外傷後の緑内障でも有効との報告がある。

図8　アイ・ステント®の実際
①アイ・ステント®を線維柱帯に引っかけるようSchlemm管内に差し込む。

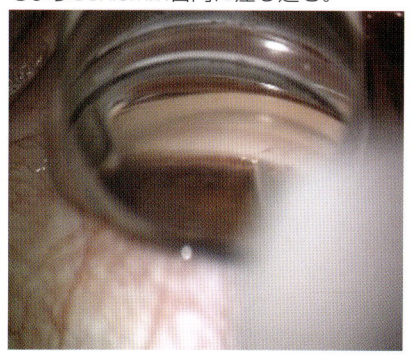

②ホルダーからアイ・ステント®を離すと出血が逆流してくる。

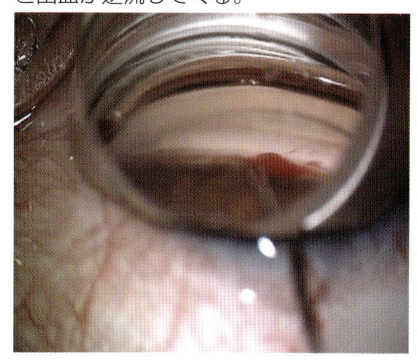

③出血で見えなくなるので，粘弾性物質を注入し，アイ・ステント®が正しい位置に挿入されているかを確認する。

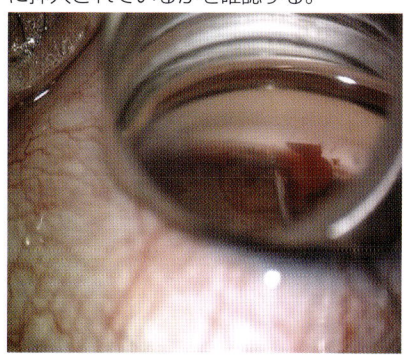

芝　大介先生（慶應義塾大学眼科）のご厚意による

> **声かけ**
> 隅角手術時には出血するため，術後一時的に見えづらくなったり眼圧が上がることがありますが，通常は心配ありません。

III 術式選択と術後管理／緑内障シャント手術

EX-PRESS™手術 適応病態と術後管理，合併症対策

適応病態

- EX-PRESS™緑内障フィルトレーションデバイス（Alcon製）は調圧弁をもたない緑内障ドレナージデバイスで，トラベクレクトミーと同様に作製した強膜弁下から前房内に挿入し，EX-PRESS™を通じて房水を結膜下に導き結膜濾過胞に貯留させ，眼圧を下降させる（図1）。
- トラベクレクトミーと同様に結膜濾過胞ができなければ眼圧が下降しないため，輪部濾過胞の形成に適した結膜を有することが手術の絶対適応条件である（表1）。
- 輪部結膜濾過胞の形成可能な開放隅角緑内障では，初回手術例（図2）のみならず白内障および緑内障既往例，角膜移植既往例，硝子体手術既往例などでも奏効することが報告されている。
- EX-PRESS™併用濾過手術は，基本的にトラベクレクトミーと同様の手術適応を有するが，デバイス内腔が閉塞する可能性のあるぶどう膜炎に伴う続発緑内障や，デバイスを挿入するスペースが十分確保できない閉塞隅角緑内障，金属アレルギーの既往を有する症例では，EX-PRESS™の使用は禁忌である。
- 発達緑内障の早発型に対してはEX-PRESS™の使用報告が少なく，その使用は推奨されない。

図1　EX-PRESS™併用濾過手術での房水の流れ
毛様体から産生された房水は，虹彩裏面を通り瞳孔領から前房に出て，隅角に留置されたEX-PRESS™内腔を通過し，強膜弁下さらに結膜濾過胞に導かれる。矢印は房水の流れを示す。

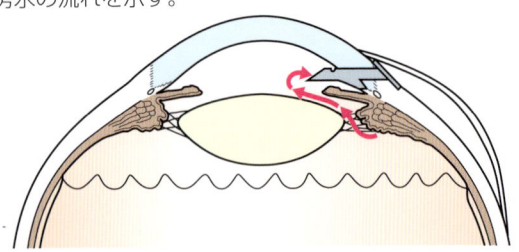

表1　EX-PRESS™併用濾過手術の適応と禁忌

適応	輪部結膜濾過胞の形成に適した結膜を有する開放隅角緑内障
禁忌	ぶどう膜炎に伴う続発緑内障 閉塞隅角緑内障 金属アレルギーの既往を有する症例
慎重適応	発達緑内障の早発型に対してはEX-PRESS™の使用報告が少なくその使用は推奨されない

図2　EX-PRESS™併用濾過手術例
①前房内にEX-PRESS™の先端が見え，輪部に結膜濾過胞が存在する。

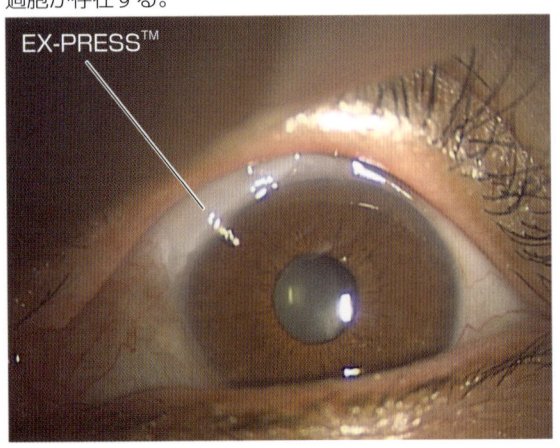

②同症例の結膜濾過胞

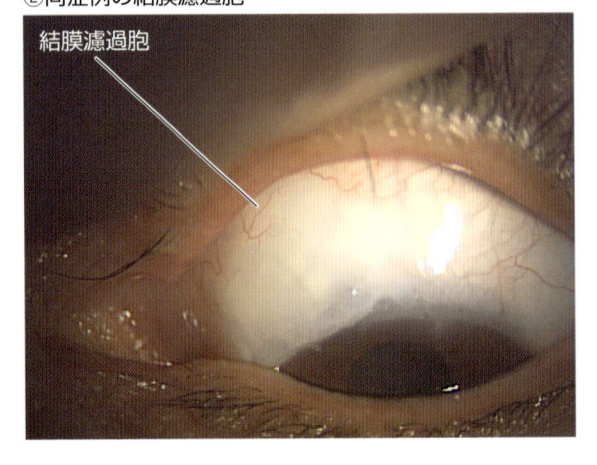

術後管理

- トラベクレクトミーと異なり，EX-PRESS™併用濾過手術では，術中，線維柱帯切除および虹彩切除を行わないため，一般に術後炎症が少なく視力回復が早い（**表2**）[1-3]。しかしながら，眼圧の持続的下降のためには結膜濾過胞の形成維持が必要であり，基本的にはトラベクレクトミーと同様の術後管理を必要とする。
- 術後炎症が継続すると濾過胞が縮小し瘢痕化しやすくなるため，濾過胞の形成具合や結膜充血の程度をみながら術後ステロイドおよび抗生物質の点眼を2カ月程度継続し漸減する。
- マッサージ前後の濾過胞の膨らみ方や眼圧値をみながら，強膜弁縫合糸をレーザーで切り（**図3**），結膜下の房水貯留スペースを広く確保し，結膜と強膜の癒着を防ぎ，びまん性に広がる濾過胞の形成に努める。
- 術後いつからレーザー切糸を開始するかは施設によって意見が異なり，また，縫合糸の数，縫合糸の締め具合，Tenon嚢の厚さ，結膜下出血量，結膜瘢痕の存在，水晶体の有無，前房深度，年齢などをみながら，マッサージ後の濾過胞の膨らみ方や眼圧値を加味して，積極的にいくのかあるいは様子をみるのか症例ごとに判断する必要がある。
- トラベクレクトミーでは一般にレーザー切糸が非常に有効な期間は術後2週間程度であり，術後1カ月を過ぎるとレーザー切糸の効果はほとんど期待できなくなる。
- EX-PRESS™併用濾過手術では，トラベクレクトミーよりも濾過量が少ない傾向にあり，一般的に早めのレーザー切糸が必要な場合が多い。

表2 トラベクレクトミーとEX-PRESS™併用濾過手術の視力回復までの期間

術前と同じレベルの視力値に回復するまでの期間を比較した論文結果では，すべてEX-PRESS™併用濾過手術のほうが視力回復は早い，あるいは，術後視力低下なしと報告されている。

著者，年度	トラベクレクトミー	EX-PRESS™併用濾過手術
Good TJ, Kahook MY, 2001.	1カ月	1週間
Sugiyama T, et al., 2011.	6カ月	視力変化なし
Beltran-Agullo L, et al., 2013.	6カ月以降	1カ月

図3 レーザー切糸

①切糸前

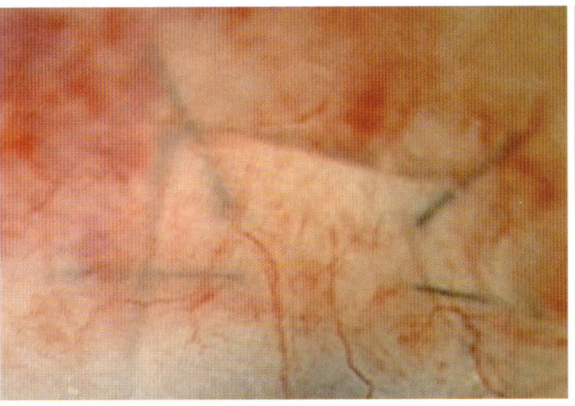

②切糸後

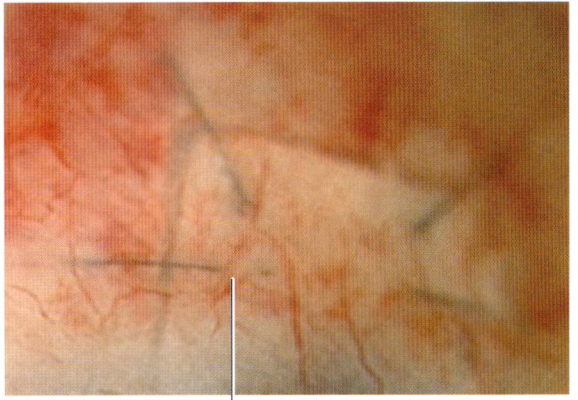

糸が切れて緩んでいる

合併症対策①低眼圧，前房消失

- 房水を眼内から眼外に導くため，トラベクレクトミーでは強膜窓を作製する必要があるが，どんなに熟練した術者であっても強膜窓（図4）を毎回同一の大きさで作製することは不可能である。
- 一方EX-PRESS™併用濾過手術では，内腔50μmのEX-PRESS™（図4）を通じて房水を導くため濾過量が常に一定で，再現性のある手術が可能となる。
- 一般に術直後の眼圧5mmHg未満の低眼圧の発症頻度はトラベクレクトミーと比較しEX-PRESS™併用濾過手術では有意に少ない（図5）[4]。しかしながら，EX-PRESS™自体が低眼圧発症を抑制するのではなく，濾過量の最終調節は強膜弁の縫合により決まるため，術中は強膜弁下からの濾過量をみながら縫合し，過剰濾過の発生を予防する。
- 術翌日に起きうる低眼圧を伴う合併症のパターンとしては，過剰濾過による浅前房（図6）と濾過胞および結膜縫合部からの漏出を伴う浅前房が要注意である。
- 過剰濾過の場合は，前房の深度により対策を分ける。
- 前房深度が浅くてもirido-corneal touchまでで，EX-PRESS™が角膜に触れていなければ，経過観察すればよい。
- phaco-corneal touchの場合やEX-PRESS™が角膜に接触している場合は角膜内皮障害が生じるため，速やかに前房を形成する処置（粘弾物質や空気の前房内注入など）や改善がなければ結膜上からの強膜弁追加縫合が必要である。
- 濾過胞および結膜縫合部からの漏出が原因であれば縫合の追加が原則であるが，濾過胞の形成が良好で，浅前房の程度および結膜漏出がわずかであれば，術後のステロイド点眼を中止することで消失することがある。

図4 隅角鏡でみた強膜窓とEX-PRESS™の先端

①線維柱帯切除
トラベクレクトミーで作製した強膜窓の直上に凝血塊が付着している。

内腔とその直上に凝血塊

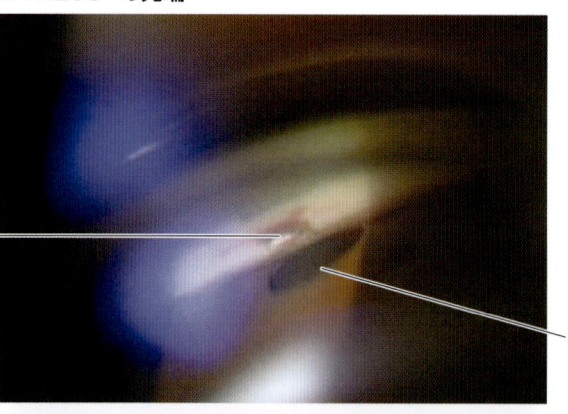

虹彩切除痕

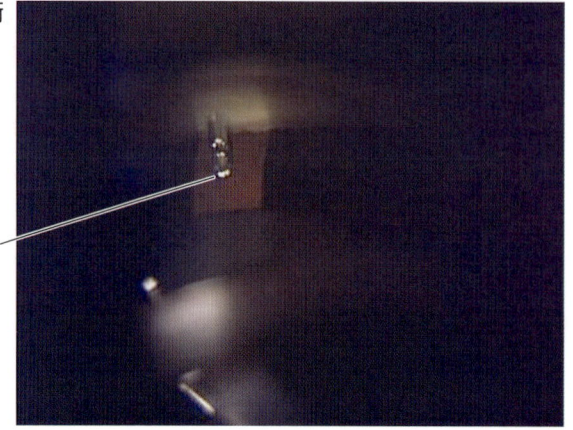

②EX-PRESS™併用濾過手術

EX-PRESS™

Ⅲ 術式選択と術後管理　137

図5 トラベクレクトミーとEX-PRESS™併用濾過手術での低眼圧と脈絡膜滲出の発生頻度

トラベクレクトミーと比較しEX-PRESS™併用濾過手術では術早期の低眼圧と脈絡膜滲出の発生頻度は有意に低い。低眼圧の定義は眼圧5mmHg未満。

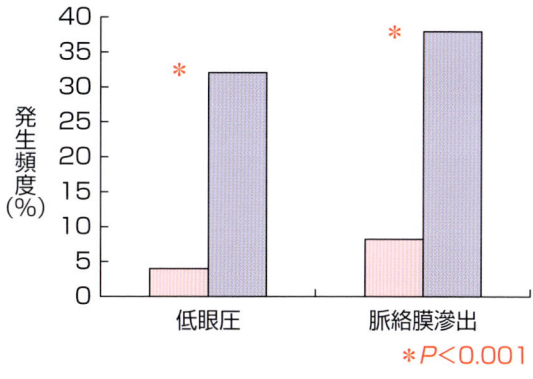

発生頻度(%)

低眼圧　脈絡膜滲出

＊$P<0.001$

■：EX-PRESS™併用濾過手術
■：トラベクレクトミー

文献4）より作成

図6 EX-PRESS™併用濾過手術後の浅前房症例

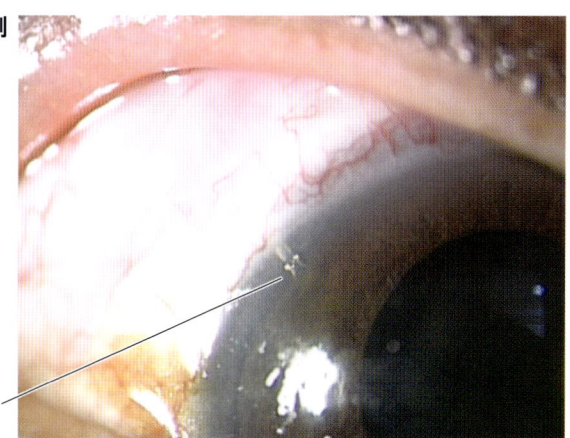

過剰濾過に伴う浅前房によりEX-PRESS™と虹彩が接触している

合併症対策②前房出血および内腔閉塞

- EX-PRESS™併用濾過手術では虹彩切除を行わないため，術中および術後の前房出血出現頻度はトラベクレクトミーと比べ有意に少ない[5]。しかしながら，抗凝固薬使用例や隅角切開手術既往例などでは，前房出血（**図7**）をきたすことがまれにある。
- 通常，消炎による経過観察で改善する。高眼圧を伴う場合は，EX-PRESS™の先端部が凝血塊やフィブリンで閉塞されていることがあり，マッサージに対する反応もなく高眼圧が継続する場合は，隅角鏡にてEX-PRESS™の先端部を確認する。
- 先端部が閉塞している可能性があれば，Nd:YAGレーザー1〜2mJを先端部に照射し，閉塞物を穿破する。

合併症対策③内腔閉塞のない高眼圧

- 術早期の濾過不全による高眼圧であれば，先述のようにマッサージ後の濾過胞の膨らみ方や眼圧値をみながら，強膜弁縫合糸をレーザーで切り調節する。
- 浅前房を伴う高眼圧の場合は悪性緑内障を疑う。
- 悪性緑内障は，房水が硝子体側に回っているので，毛様体を後方へ移動させる目的で硫酸アトロピンを点眼しつつ，眼内レンズ眼であればNd:YAGレーザー後嚢切開術および前部硝子体膜切開を行う。
- 有水晶体眼やレーザー切開が無効な場合は硝子体切除を行う。
- 上記のように術直後に起こりやすい4合併症を**表3**にまとめる。

図7　EX-PRESS™併用濾過手術後の前房出血
隅角切開術既往眼に対するEX-PRESS™併用濾過手術後，前房出血を認めた。

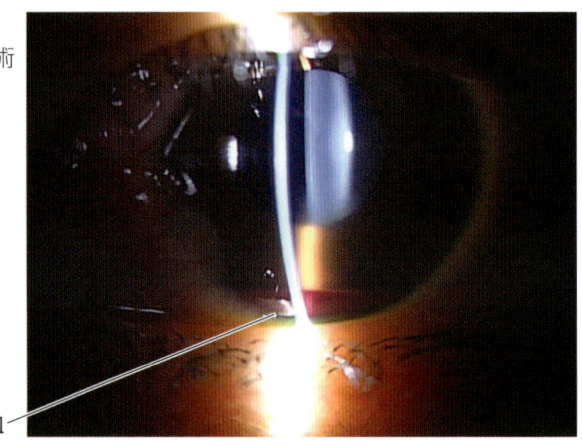

表3　術直後に起こりやすい4合併症
前房深度と眼圧から，術直後に起こりやすい4合併症を分類。

		眼圧	
		低い	高い
前房	浅い	濾過胞大 　過剰濾過 濾過胞小 　濾過胞漏出	悪性緑内障
	深い	良好	濾過不全 内腔閉塞

合併症対策④ EX-PRESS™と虹彩の接触

- 術後の浅前房による一時的な接触ではなく，術中のEX-PRESS™挿入位置や角度が問題でEX-PRESS™と虹彩が持続的に接触することがある。
- EX-PRESS™先端が虹彩で閉塞されても，リリーフポートが空いていれば，眼圧下降効果を維持できうる。
- EX-PRESS™と虹彩の持続的接触を避けるため，術前にEX-PRESS™挿入予定位置の隅角開大度，虹彩の形状を確認し，隅角が狭い症例には手術を行わない。
- 術中は，強膜岬の直上で，強角膜移行帯の下方で挿入することが望ましいが，虹彩の形状や水晶体の有無，前房の深さを考慮し症例ごとに工夫する必要がある。

◎文献

1) Good TJ, Kahook MY : Assessment of bleb morphologic feature and postoperative outcome after Ex-PRESS drainage device implantation versus trabeculectomy. Am J Ophthalmol, 151 (3) : 507-513, 2011.
2) Sugiyama T, et al. : The first report on intermediate-term outcome of Ex-PRESS glaucoma filtration device implanted under scleral flap in Japanese patients. Clin Ophthalmol, 5 : 1063-1066, 2011.
3) Beltran-Agullo L, et al. : Comparison of Visual Recovery Following Ex-PRESS Versus Trabeculectomy : Results of a Prospective Randomized Controlled Trial. J Glaucoma, 2013 Jun 25. [Epub ahead of print]
4) Maris PJ G, et al. : Comparison of trabeculectomy with Ex-PRESS miniature glaucoma device implanted under scleral flap. J Glaucoma, 16 (1) : 14-19, 2007.
5) Wang W, et al. : Ex-PRESS implantation versus trabeculectomy in uncontrolled glaucoma : a meta-analysis. PLoS One, 8 (5) : e63591, 2013.

III 術式選択と術後管理／緑内障シャント手術
Baeveldtインプラント手術 適応病態と術後管理

Baerveldt緑内障インプラントの形状 (図1)

- Baerveldt緑内障インプラント（Baerveldt glaucoma implant）（以下Baerveldt）は，シリコーン製のチューブとプレートを有した形状をしている。
- BG101-350とBG102-350は大きなプレート（350mm²），BG103-250は小さなプレート（250mm²）を有したモデルである。
- BG102-350は扁平部挿入型，他の2者は前房挿入型である。
- 扁平部挿入型には，チューブ先端に毛様体扁平部挿入用のHoffmanエルボーが装着されている。

Baerveldt手術の奏効機序 (図2)

- 眼内に挿入したチューブから眼球赤道部に留置にしたプレートに房水を誘導し，周囲組織に拡散・吸収させることで眼圧下降が図られる。
- チューブは，前房あるいは毛様体扁平部に挿入される。
- プレートは2直筋間に固定される。

図1 Baerveldt緑内障インプラントの外観

BG101-350　　BG102-350　　BG103-250

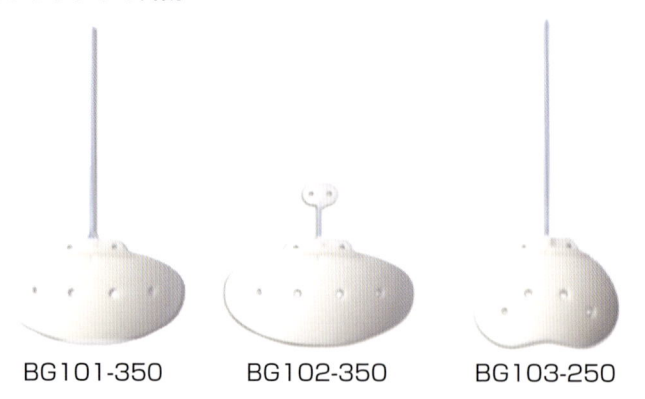

AMOジャパンより提供

図2 Baerveldt緑内障インプラント手術の模式図

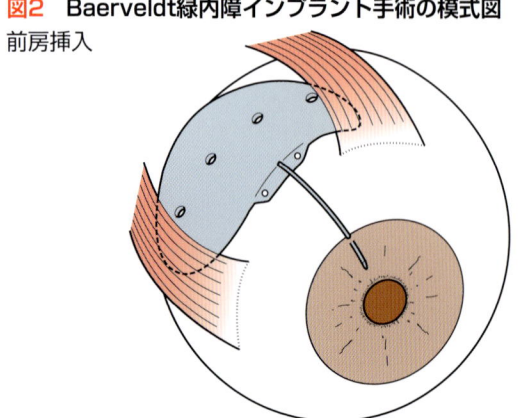

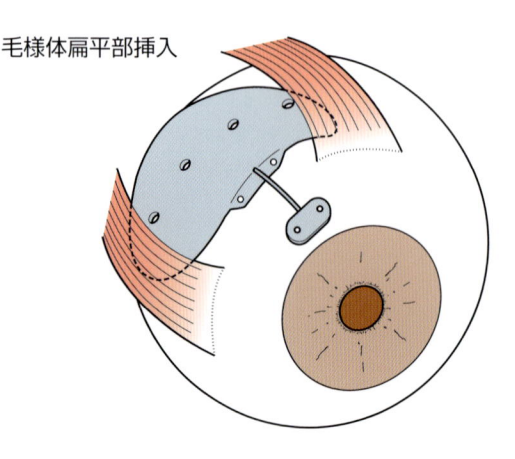

前房挿入　　　　　　　　　　毛様体扁平部挿入

The Tube versus Trabeculectomy Study（TVTスタディ）の成績[1]

- TVTスタディは，Baerveldt前房挿入とマイトマイシンC併用トラベクレクトミーを比較した，米国の前向き（17施設，無作為化割付）試験である。
- 対象は212例のトラベクレクトミー1回不成功，白内障手術既往，あるいはその両者の既往のある緑内障眼。
- 眼圧が40 mmHgを超える緑内障，活動性のある血管新生緑内障，増殖性網膜疾患，再発性ぶどう膜炎，無水晶体眼，トラベクレクトミーが施行できないような結膜瘢痕のある症例は除外されている。
- 眼圧は，術後5年まで両術式間に差がなく，薬物スコアは，術後1年と2年ではトラベクレクトミーで有意に少なかったが，その後に差はなかった（表1）。
- 術後5年間の眼圧コントロールの不成功率は，眼圧21，17，14 mmHgいずれの基準でもトラベクレクトミーで高く，Baerveldtの成績が良好であった（表2）。

表1 TVTスタディの眼圧と薬物スコア

期間	Baerveldt	トラベクレクトミー	P値
ベースライン	25.1±5.3 mmHg 3.2±1.1 (n=107)	25.6±5.3 mmHg 3.0±1.2 (n=105)	0.56 0.17
術後1年	12.5±3.9 1.3±1.3 (97)	12.7±5.8 0.5±0.9 (87)	0.75 <0.001
術後2年	13.4±4.8 1.3±1.3 (82)	12.1±5.0 0.8±1.2 (72)	0.097 0.019
術後3年	13.0±4.9 1.3±1.3 (78)	13.3±6.8 1.0±1.5 (68)	0.83 0.31
術後4年	13.5±5.4 1.4±1.4 (68)	12.9±6.1 1.2±1.5 (65)	0.58 0.33
術後5年	14.4±6.9 1.4±1.3 (61)	12.6±5.9 1.2±1.5 (63)	0.12 0.23

表2 TVTスタディの5年眼圧コントロール不成功率

定義	Baerveldt	トラベクレクトミー	P値
眼圧21mmHg以上	29.8%	46.9%	0.002
眼圧17mmHg以上	31.8%	53.6%	0.002
眼圧14mmHg以上	52.3%	71.5%	0.017

● コントロール不成功の定義
- 3カ月以降で，2回連続で眼圧が規定の眼圧以上または眼圧下降20%未満
- 3カ月以降で，2回連続眼圧5mmHg以下
- 緑内障再手術，光覚消失

Baerveldtの適応

- 表3にBaerveldt添付文書からの抜粋を示す。わが国では，トラベクレクトミーが不成功に終わった症例，あるいは，高度な結膜瘢痕（図3）のため成功が望めない緑内障が適応である。
- 血管新生緑内障や硝子体脱出を伴う緑内障など，いわゆる難治性緑内障全般が適応となる。
- TVTスタディの対象症例と比較して，わが国では，より重篤な症例が適応の中心であることに注意が必要である。

Baerveldt手術の術式

① 通常，術野は耳上側または耳下側とする
② 輪部結膜切開（1/3〜1/2周）
③ 扁平部挿入を行う場合は，硝子体切除術
④ 2直筋（耳上側なら上直筋と外直筋，耳下側なら外直筋と下直筋）下にプレートを挿入し，強膜に縫着（プレート先端が輪部から8〜10mmの位置）
⑤ 自己半層強膜弁作製（チューブのパッチを保存強膜や保存角膜などで行う場合は，不要）
⑥ 23G針でチューブ挿入孔を作製する
⑦ 術後低眼圧予防のための処置（チューブ結紮，ステント留置）（p.144「Baerveldtインプラント手術の合併症対策」参照）
⑧ 術後高眼圧予防のための処置（Sherwoodスリット作製）（p.144「Baerveldtインプラント手術の合併症対策」参照）
⑨ チューブ先端を前房あるいは毛様体扁平部に挿入
⑩ 自己半層強膜弁縫合またはパッチ材料によるチューブ被覆
⑪ 結膜縫合

前房挿入と扁平部挿入の適応

- チューブの前房内留置による角膜内皮障害が懸念される症例（角膜内皮減少眼，角膜移植後など）では，扁平部挿入を考慮する。
- 無硝子体眼や原疾患の治療のために硝子体手術が必要な症例（糖尿病網膜症に伴う血管新生緑内障など）では，扁平部挿入を考慮する。
- 硝子体切除が困難な症例（若年者の緑内障など）では，前房挿入を行う。

表3 Baerveldtの使用上の注意（添付文書からの抜粋）

【効能又は効果に関連する使用上の注意】
主な適応患者は以下のとおりである。
（1）線維柱帯切除術が不成功に終わった緑内障患者
（2）手術既往により結膜の瘢痕化が高度な緑内障患者
（3）線維柱帯切除術の成功が見込めない又は線維柱帯切除術において重篤な合併症が予測される緑内障患者
（4）他の濾過手術が技術的に施行困難な緑内障患者

図3 複数回の眼科手術のために高度な全周結膜瘢痕が認められる症例

トラベクレクトミーの成功は見込めないため，Baerveldt手術の適応である。

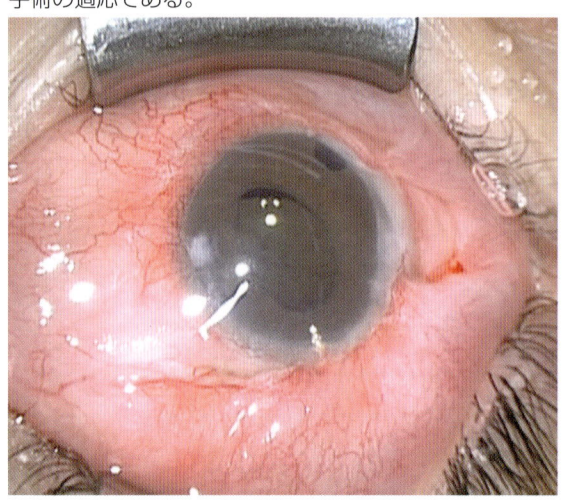

図4 Baerveldtインプラント術後の典型的な眼圧経過

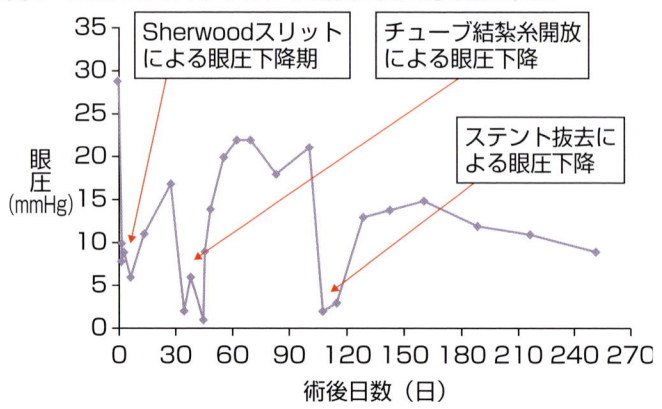

術後眼圧

- 図4に典型的なBaerveldt術後の眼圧経過を示す。
- 術後は，抗菌薬とステロイド点眼を1カ月程度使用する。
- 術後数日〜1週間程度は，Sherwoodスリットの効果により比較的低眼圧の時期がある。脈絡膜剥離をきたすほどの低眼圧でなければ，この時期も，術前からの眼圧下降薬を少なくとも1剤は続行しておいたほうがよい。
- Sherwoodスリットの効果が減弱してからチューブ結紮糸を開放するまでの時期は，眼圧の上昇がみられる。プレート周囲に被膜が形成される術後4週間程度までの間は，チューブの開放により極端な低眼圧が発生するため，高い眼圧が続いても薬物治療のみで様子をみたほうがよい。
- チューブの開放（この症例では，7-0吸収糸による術中チューブ結紮を行った）により眼圧の急激な低下がみられる。この時期には，状態に応じて眼圧下降薬を中止する。
- プレート周囲の被膜の形成に伴い，眼圧の再上昇が認められる。この時期には，再度眼圧下降薬を再開する。
- 概ね術後2〜4カ月経過した後に，チューブ内に留置したステントを抜去する（次項参照）ことで，再度眼圧が下降する。
- その後は，手術の効果をみながら眼圧下降薬を調整する。

図5 前房に挿入されたチューブの先端

図6 毛様体扁平部に挿入されたチューブの先端

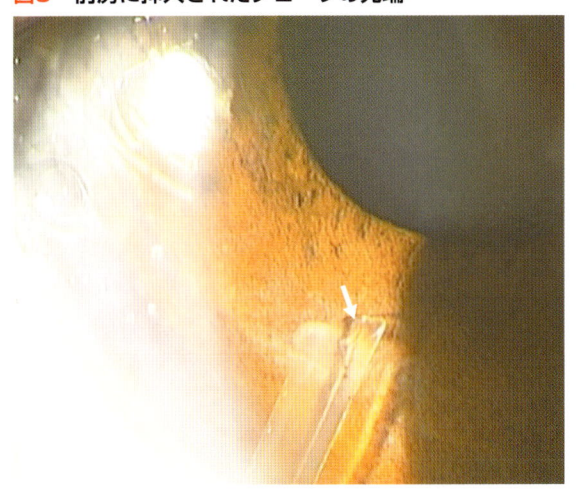

その他の術後観察のポイント

- チューブの先端の状態は，細隙灯顕微鏡あるいは眼底鏡（毛様体扁平部挿入の場合）で確認できる。
- 前房挿入（図5）では，特に角膜内皮・水晶体への接触，虹彩によるチューブ閉塞の有無について確認する。
- 扁平部挿入（図6）では，硝子体や毛様体によるチューブ閉塞の有無について確認する。
- チューブやプレート本体が結膜上に露出していないかどうかを経時的に確認する。
- 角膜内皮細胞数を定期的に確認する。

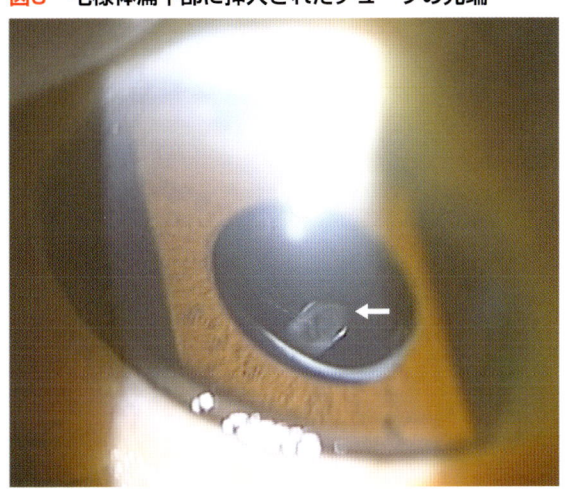

◎文献

1) Gedde SJ, et al. : Tube versus Trabeculectomy Study Group : Treatment outcomes in the Tube Versus Trabeculectomy (TVT) study after five years of follow-up. Am J Ophthalmol, 153 (5) : 789-803, 2012.

III 術式選択と術後管理／緑内障シャント手術
Baerveldtインプラント手術 合併症対策

Baerveldt緑内障インプラント手術の主な術後合併症（表1）

- Baerveldt緑内障インプラント（Baerveldt glaucoma implant）（以下Baerveldt）手術は，従来の緑内障手術が無効な症例でも眼圧下降効果が期待できる手術である．
- 良好な眼圧下降と視力予後を得るためには，本手術特有の合併症に適切に対処する必要がある．

表1　Baerveldtの主な術後合併症

- 低眼圧
  - ①術後早期の創閉鎖不全：チューブ挿入部位，強膜切開創
  - ②過剰濾過
    1) 浅前房（前房留置時）（図1）
    2) 脈絡膜剥離（図2）
    3) 低眼圧黄斑症，網膜皺襞
- 高眼圧
  - ①一過性高眼圧：意図的チューブ閉塞による
  - ②チューブ閉塞：出血，虹彩，毛様体，硝子体嵌頓
- 眼球運動障害
- チューブ露出・脱出
- 角膜内皮障害

図1　過剰濾過による前房消失

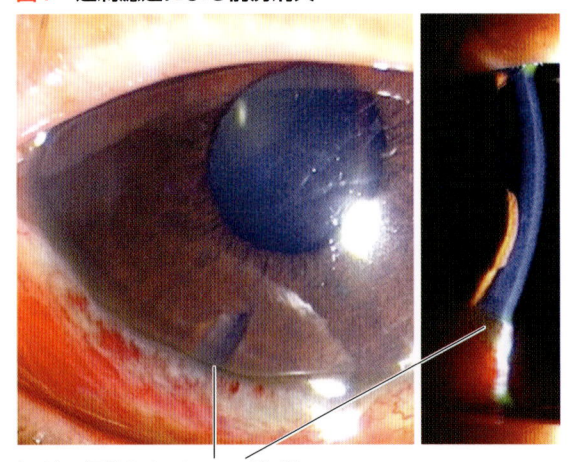

虹彩に埋没したチューブ先端

図2　高度な脈絡膜剥離

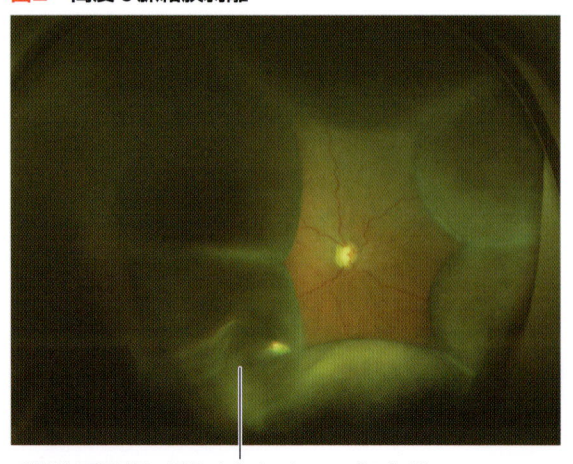

毛様体扁平部に挿入されたチューブの先端

低眼圧への対策

- チューブ挿入部位が大きいと，チューブ脇からの房水漏出による術後早期低眼圧の原因となる。本合併症は，術中にチューブがぎりぎり入る程度の強膜刺入創を作製することで予防することができる。通常，経過観察のみで自然に軽快する。
- Baerveldtには弁構造がないため，プレート周囲に被膜が形成されるまでの1～2カ月間，チューブを閉塞しておく必要がある。術中にチューブ内に3-0ナイロン糸をステントとして留置したうえで，チューブを吸収糸で結紮する方法（図3）が代表的である。
- 本法では，8-0吸収糸で結紮した場合に2～4週間，7-0吸収糸で結紮した場合に4～6週間程度でチューブが自然開放する。
- 前房内あるいは結膜下で，非吸収糸（8-0ナイロンなど）でチューブを結紮し，術後にレーザー切糸する方法もある。
- チューブが自然開放した後は，過剰濾過がないことをさらに数週間確認した後に，ステントを経結膜的に抜去する（図4）。
- チューブの自然開放あるいはステント抜去後に過剰濾過による低眼圧が遷延する場合には，低眼圧黄斑症や網膜固定皺襞が形成される前に，チューブの再結紮と脈絡膜下液の排出（図5）を行う。脈絡膜下液の排出は，毛様体扁平部から可能な範囲の排出を行うだけでも，術後早期に脈絡膜剥離の軽減を得ることができる（図6）。

図3　チューブ内ステント留置と吸収糸によるチューブ結紮

7-0吸収糸によるチューブ結紮
自己半層強膜弁によるチューブ被覆
チューブ内に留置されたステント糸

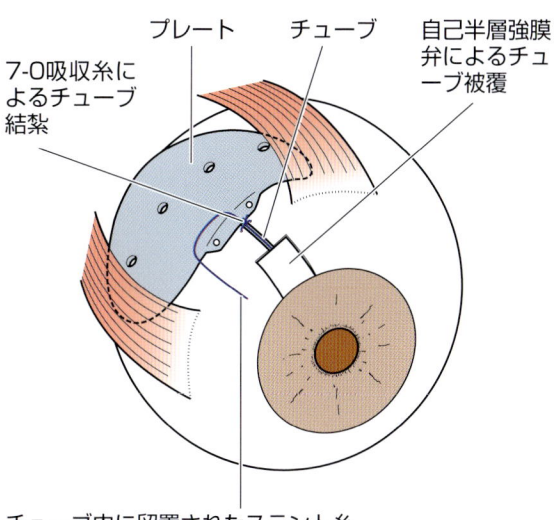

プレート　チューブ　自己半層強膜弁によるチューブ被覆
7-0吸収糸によるチューブ結紮
チューブ内に留置されたステント糸

図4　ステント抜去前後の所見

①ステント抜去前
眼圧22mmHg

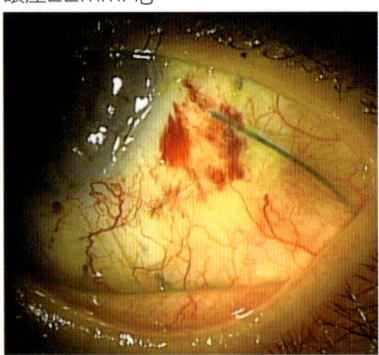

②ステント抜去直後
眼圧5mmHg

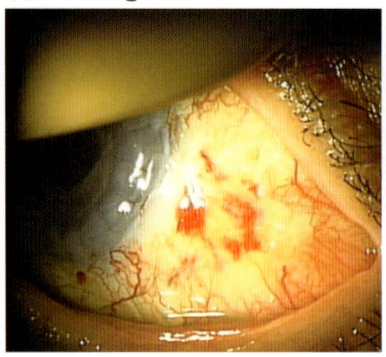

③抜去したナイロン糸

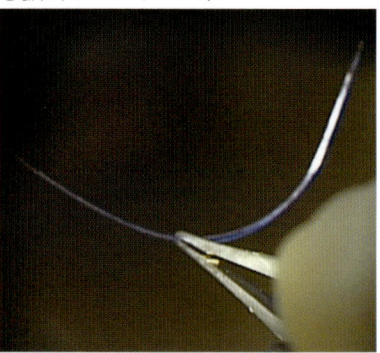

図5　脈絡膜下液排出

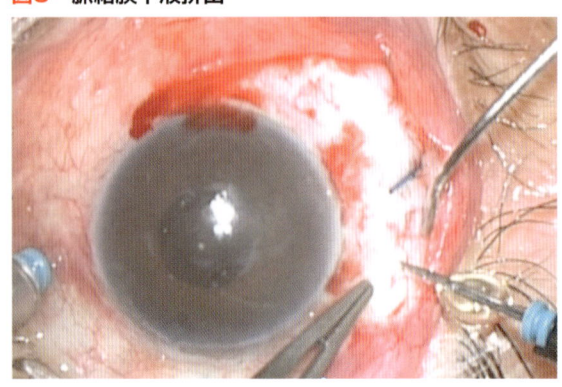

図6　図2の症例の脈絡膜下液排出2日後

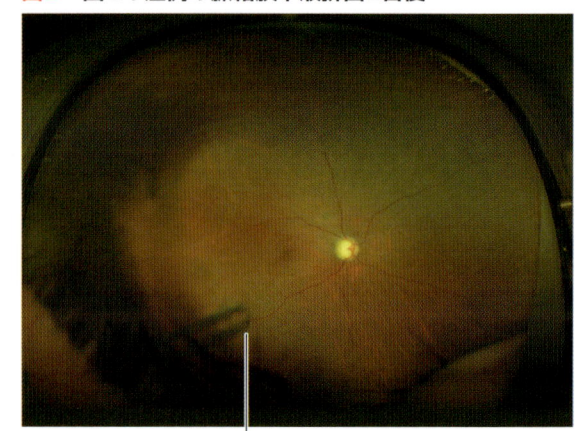

毛様体扁平部に挿入されたチューブの先端

高眼圧への対策

- Baerveldt手術では，低眼圧予防のために意図的チューブ閉塞を行うため，術後一定期間の高眼圧期は必発である．眼球挿入部とチューブ結紮糸の間の部分でチューブに意図的な穿孔（Sherwoodスリット，図7）を作製することで房水濾過が得られ，術後早期の眼圧スパイクを予防することができる．通常，ヘラ針の横幅1.5倍のスリットを2，3カ所作製するが，多くの場合濾過効果は一時的（1～2週間）である．
- Sherwoodスリットの効果がなくなってからチューブ結紮糸が開放するまでの期間は，眼圧に応じて眼圧下降薬を調整することで対処する．残存視機能を脅かすほどの高眼圧がみられる場合は，チューブ結紮糸の早期切糸を考慮する（図8）．
- 術後に，血液，フィブリン，虹彩，毛様体，残存硝子体（図9）などによりチューブが閉塞することで高眼圧となる場合がある．眼内組織によりチューブが閉塞した場合は，観血的なチューブ開放を考慮する．

III 術式選択と術後管理

図7 術後早期の眼圧スパイクを予防するためのヘラ針による意図的チューブ穿孔（Sherwoodスリット，矢印）

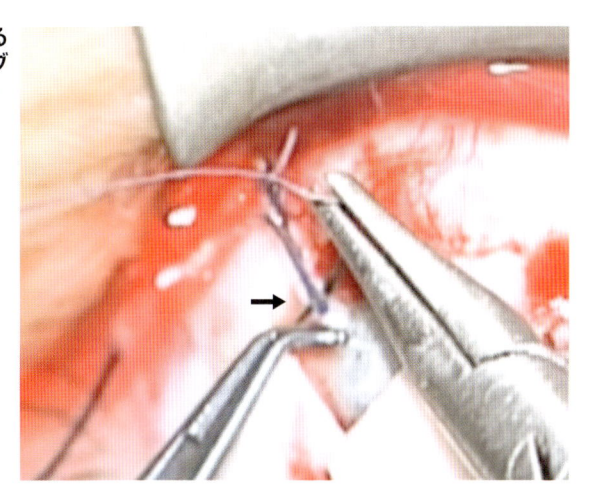

図8 経結膜結紮糸切除前後の所見

①結紮糸切除前
眼圧29mmHg

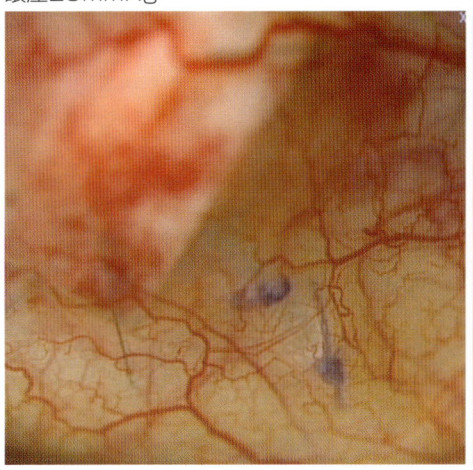

②結紮糸切除直後
9mmHg

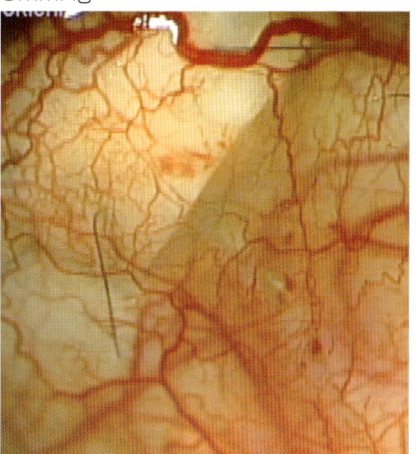

図9 チューブへの硝子体索嵌頓（矢印）

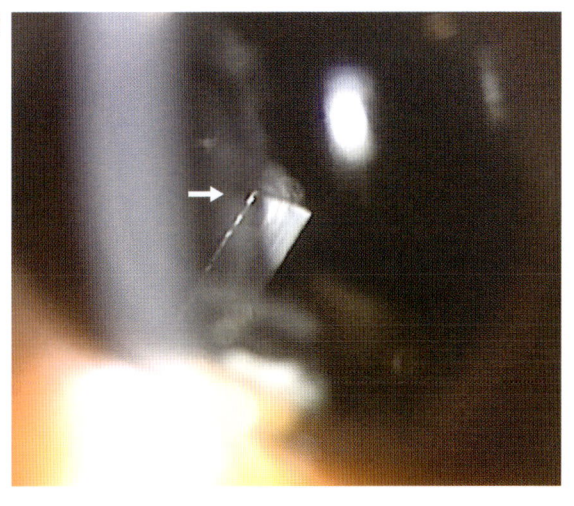

眼球運動障害への対策

- Baerveldtの術後5%程度に，眼球運動障害・複視が認められる[1]。
- 自然軽快する症例（図10）も多いため，まずは，保存的に経過を観察した後に，必要に応じて斜視治療を考慮する。
- 術後に複視を自覚する可能性についての，術前の患者説明が重要である。

インプラント露出

- 術中になんらかのパッチ材料によるチューブ被覆を行わない場合，術後の結膜上チューブ露出は必発である。
- パッチ材料として，わが国では自己半層強膜弁，保存強膜，保存角膜が主として利用されるが，いずれの材料を用いてもチューブ露出は発生しうる。
- チューブ露出がみられた場合は，眼内感染予防のために速やかにパッチ術を施行する必要がある（図11）。

図10 Baerveldtインプラント術直後からの上下ずれを自覚した症例のHessチャート

術後7週間で自然軽快した。

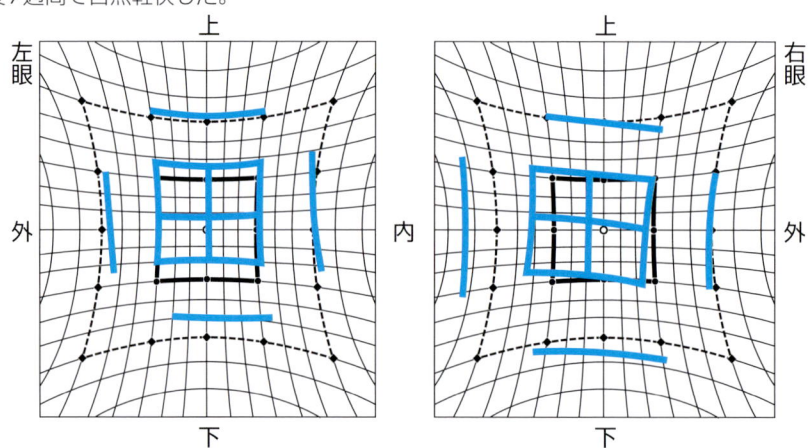

図11 Baerveldtインプラント露出と強膜移植による治療後

①自己半層強膜弁融解による扁平部挿入用Hoffmannエルボーの露出

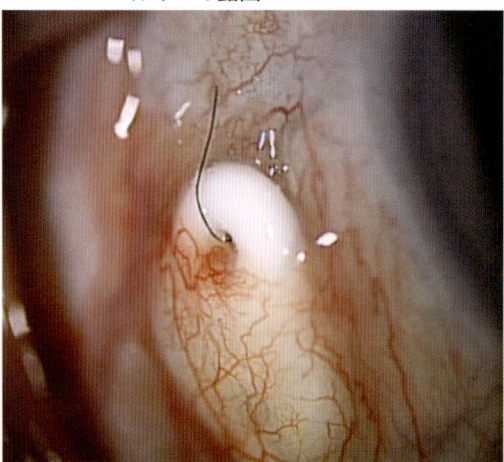

②強膜移植によるパッチ後

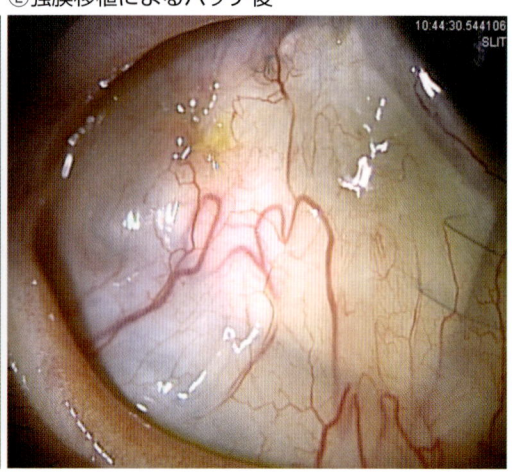

角膜内皮障害

- Baerveldt手術の長期経過における最も主要な合併症である。
- 角膜移植眼，閉塞隅角緑内障眼は，Baerveldt後の角膜代償不全のリスク因子である[2]。
- チューブの前房内挿入と比較して，扁平部挿入のほうが角膜への影響が少ないと予想される。
- 角膜移植眼，閉塞隅角眼，角膜内皮減少眼では，毛様体扁平部へのチューブ挿入を考慮する（図12）。

図12 毛様体扁平部チューブ挿入を行った角膜移植眼

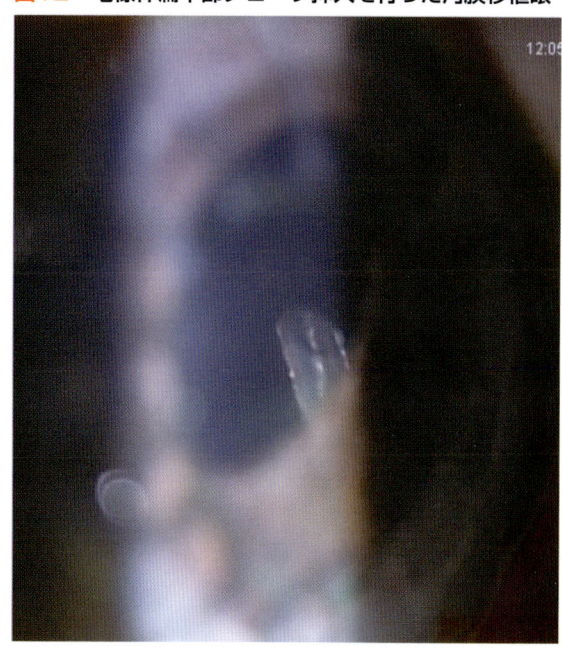

◎文献
1) Gedde SJ, et al.: Surgical complications in the Tube Versus Trabeculectomy Study during the first year of follow-up. Am J Ophthalmol, 143 (1): 23-31, 2012.
2) Witmer MT, et al.: Long-term intraocular pressure control and corneal graft survival in eyes with a pars plana Baerveldt implant and corneal transplant. J Glaucoma, 19 (2): 124-131, 2010.

III 術式選択と術後管理
周辺虹彩切除術 　適応病態と術後管理，合併症対策

適応病態

- 瞳孔ブロックに伴う閉塞隅角が適応である（図1）。すなわち
  ①原発急性閉塞隅角緑内障
  ②原発慢性閉塞隅角緑内障
  ③膨隆虹彩（iris bombé）
  があげられる。近年では3者ともレーザー虹彩切開術（LI）も有効であるが，周辺虹彩切除術の効果が劣ることはない。
- 急激な眼圧上昇による角膜浮腫などの症例（図2）や滴状角膜など角膜内皮細胞の減少例，虹彩の膨隆が高度で角膜と近接している症例ではLIや白内障手術が困難な場合もある。
- 症例によっては短時間かつ低侵襲での手術が可能である。
- 禁忌となるのは瞳孔ブロックを伴わない浅前房症例である。該当する病態として，水晶体脱臼・膨化水晶体に伴う浅前房，悪性緑内障，原田病などに起因した毛様体浮腫に伴う浅前房，瞳孔ブロックを伴わないプラトー虹彩などがあげられる。

図1　狭隅角眼の前眼部OCT
隅角閉塞と瞳孔ブロック（矢印）がある。

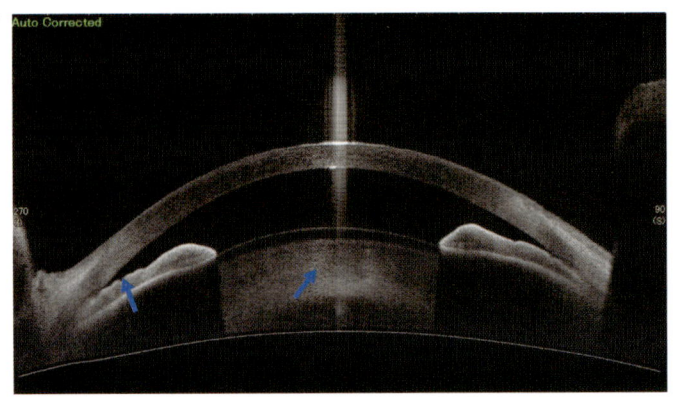

図2　急性緑内障発作時の前眼部写真
瞳孔は中等度散大しており，角膜には著明な浮腫がある。

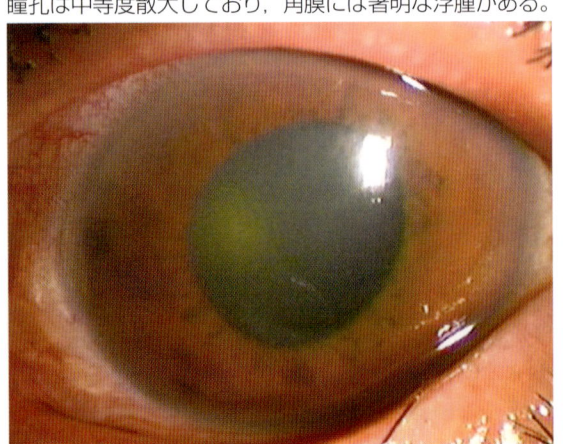

図3　結膜切開
結膜輪部を十分な範囲で切開し，強膜を露出する。

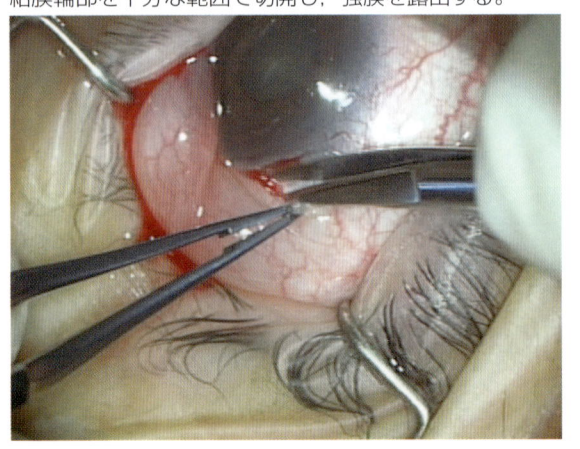

実際の手技

①術前の処置
- 術前，術後の眼圧差が大きいほど上脈絡膜出血などの重大な合併症をきたしやすい。
- マンニトールまたはグリセオールなどの高浸透圧利尿薬で眼圧をできる限り下降させておく。

> **ポイント**
> 塩酸ピロカルピンを点眼して縮瞳をさせておくと手術操作が楽になる。

②結膜・強角膜切開
- 輪部切開のほうが術野の視認性がよい。
- 角膜透明部切開を行う術者もいるが，最周辺部虹彩を切除しづらい。
- 鼻上側，あるいは耳上側を術野に選ぶ（図3）。
- まず虹彩面に水平になるようにスリットナイフでサイドポートを作製する。ついで外科的輪部の中央から後縁で輪部に沿って3.5〜4mmの長さで強膜に対して垂直に刃を立てて切り込む（図4）。

> **ポイント**
> 切開線はどうしても表面側よりも前房側が短くなる。鑷子で創を広げながら虹彩と強角膜組織を観察しながら下から切り上げるようにして前房側の創を広げる。

③虹彩の嵌頓と切除
- 強角膜に十分な切開幅があれば虹彩は後房水に押されて自然と創に嵌頓してくる。
- 嵌頓してこないときは創を鑷子で広げながら創の強膜側を軽く圧迫すると嵌頓してくる（図5）。
- 虹彩の嵌頓が得られない原因として，創の幅が短い，切開が角膜側にある，切開面が強膜面に垂直でない，などが考えられる。このような場合はまず切開を広げ，それでも嵌頓しない場合には，鑷子で虹彩を引き出す。
- 次に嵌頓した虹彩を鑷子で把持し，虹彩を角膜側に引きながら切除する。
- 後房水の漏出から虹彩が全層切開されていることを確認し，残りの部分を切除する。
- 虹彩を引き出しすぎると全幅切開となってしまうし（図6），虹彩根部まで引き出して切除すると毛様突起を傷つけ大出血を起こす。
- 周辺虹彩切除において虹彩を全層切開することが大事であるが，複数回に分けて切除する部位が正しいか確認しながら切り進める。

④虹彩の整復
- 瞳孔の形状を見て虹彩が創間に嵌頓しているか判断する。
- 瞳孔が円形でないときは虹彩が創に嵌頓していると考えてよい。
- 虹彩を整復するためには創の上を軽くなでると，創がわずかに緩んだときに虹彩が眼内に戻ろうとする力が虹彩を自然に眼内に引き込む（図7）。

⑤創の縫合
- 10-0ナイロン糸で端々縫合を置く。
- 房水が漏出しないことをしっかりと確認する（図8）。

図4 強膜切開
3.5〜4mmの長さで強膜に対して垂直に刃を立てて切り込む。

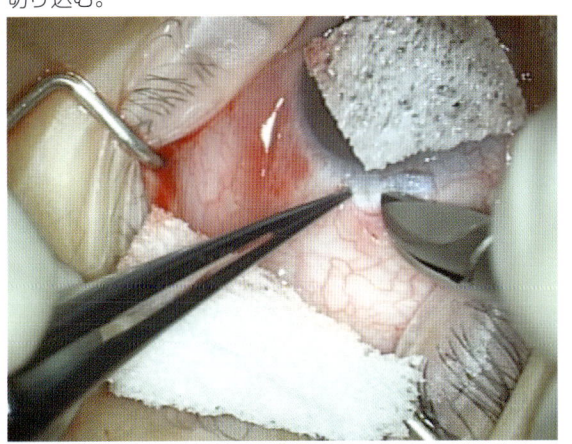

図5 虹彩嵌頓
創の強膜側を軽く圧迫すると嵌頓してくる。

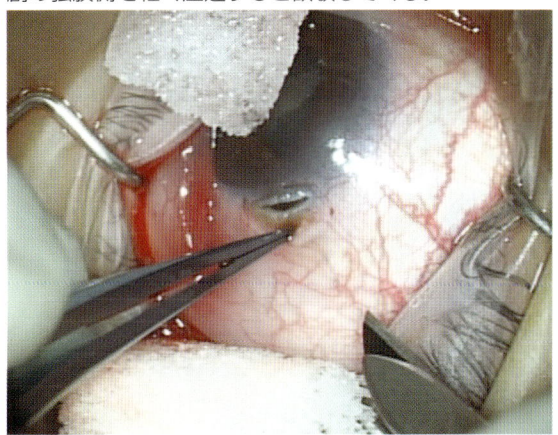

図6　虹彩全幅切開
術翌日の前眼部写真。全幅にわたって虹彩が切り取られている。瞳孔ブロックは解除されている。

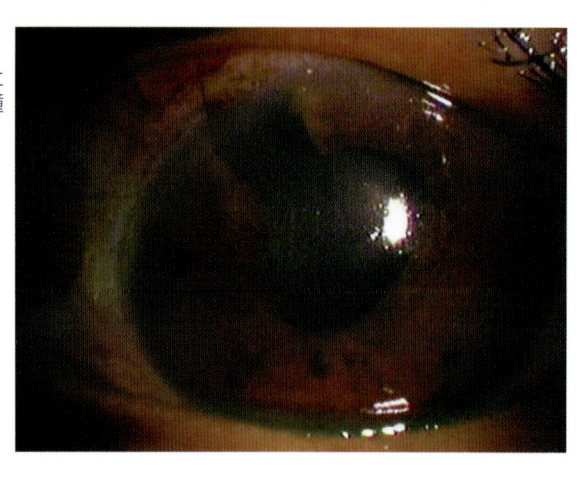

図7　虹彩整復
創の上を軽くなでると，虹彩が自然に眼内に引き込まれる。

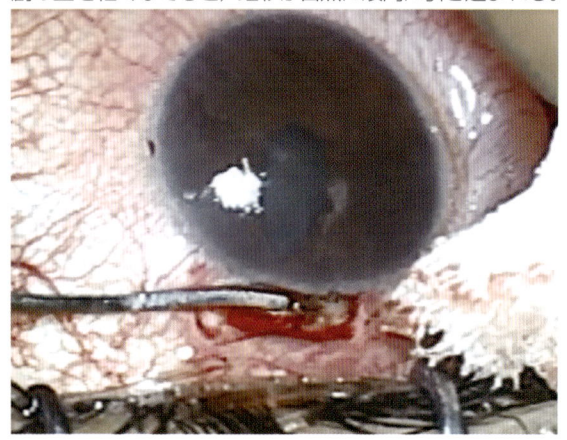

図8　創の縫合
10-0ナイロン糸で端々縫合を置く。

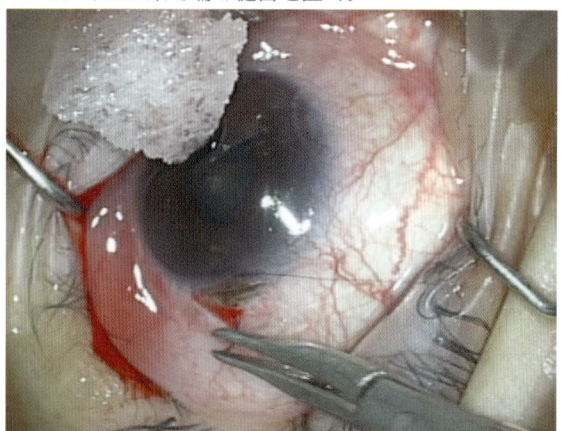

術後管理

- 術後投薬は抗菌薬点眼・内服，ステロイド点眼および必要時に1％アトロピン点眼（1回／1日）を行う。
- 術後に塩酸ピロカルピン点眼を継続すると悪性緑内障を生じる可能性があるので注意が必要である。

合併症対策

●前房出血
- 毛様体を損傷した場合には術後前房出血をみることがある（図9）。
- 虹彩根部には大虹彩動脈輪があり，これを傷つけないように注意が必要である（図10）。
- 座位安静にて自然吸収を待ち，眼圧が高い場合には薬物療法で対処する。
- 前房出血を避けるためには前述のように正しい位置での適切な処置が必要である。

●不完全虹彩切除
- 術中に虹彩が創に嵌頓しないときは鑷子を前房内に入れて虹彩を引き出す必要がある。
- 虹彩前葉だけをつかんでいることがあるので，切除後に後葉が残っていないか確認する。
- 後葉を切り残してもあわてない。あらかじめ作成していたサイドポートからSinskey鈎や新川橋鈎を挿入し，後葉を軽くなでるだけで後葉に孔を作ることができる。
- 虹彩が創に嵌頓するときは前後葉が同時に嵌頓するために後葉だけが残る心配は少ない。
- 術中に角膜浮腫などで確認が困難な症例があるが，術後に虹彩後葉が残存して瞳孔ブロックが解除できていない場合，Nd:YAGレーザーによる穿孔を試みる。穿孔できない場合は再手術を検討する。

●その他の眼圧下降不良
- 周辺虹彩切除が完全に行われているにもかかわらず眼圧が下降しない場合がある。このような場合は器質的隅角閉塞，水晶体亜脱臼，悪性緑内障などの瞳孔ブロック以外の機序の関与が考えられるため，それぞれの病態に即した対応を行う必要がある。

図9　前房出血
毛様体を傷つけると，術中・術後に大量の前房出血を起こす。

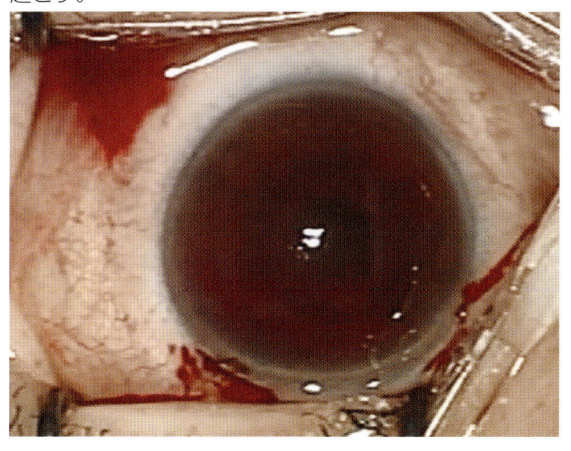

図10　虹彩の動脈のシェーマ
虹彩切除時に大虹彩動脈輪を傷つけないように注意する。

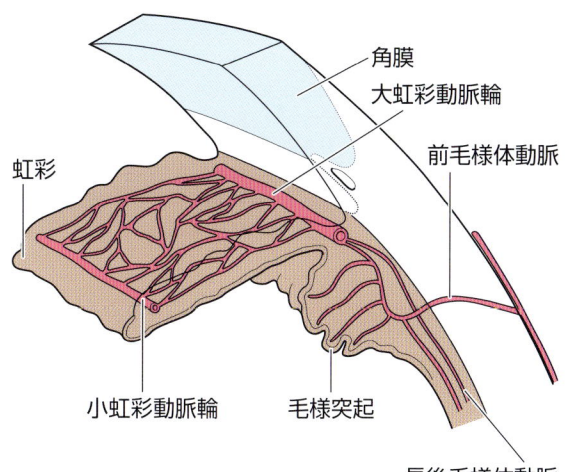

III 術式選択と術後管理／レーザー手術
虹彩のレーザー治療

適応病態

- レーザー虹彩切開術（LI）は観血的な周辺虹彩切除術と異なり，外来で比較的簡便に行うことができる．術後感染性眼内炎のリスクがないなどの利点がある．
- 基本的に周辺虹彩切除術と同じく瞳孔ブロックに伴う閉塞隅角症が適応であるが，前房が極端に浅い症例，角膜内皮が減少している症例，角膜混濁のある症例では避けるべきである．
- 現在でもLIの適応に統一された意見はない．

術前の処置

- できればスペキュラーマイクロスコピーで角膜内皮細胞の状態を確認しておく．
- 術前1時間前に1％アプラクロニジンと2％ピロカルピンを点眼する．
- アプラクロニジンの点眼はレーザー後の眼圧上昇を抑えるだけでなく炎症も軽減する．
- ピロカルピンを点眼すると虹彩が薄く緊張するために穿孔が容易になる．
- Abrahamレンズを装用して照射する（図1）．

手技の実際

●穿孔部位の決定

- 施術後の羞明を避けるために上方に行う．

> **ポイント**
> 施術中に気泡が集まる12時方向は避ける．また，水晶体損傷や虹彩後癒着を少なくするために虹彩周辺部を選ぶ．さらに角膜障害を軽減させるために老人環などの角膜混濁がある場所を避け，できるだけ虹彩面と角膜にスペースがある場所を選びたい．

- 適当な部位に虹彩窩があればより安全かつ容易に穿孔が可能になる（図2）．

●3段階法

- アルゴンレーザーとYAGレーザーを組み合わせる方法である．
- 第2段階で小さな穿孔窓が得られたら第3段階としてNd:YAGレーザー照射で穿孔部を拡大する（図3）．

図1 虹彩切開用Abrahamレンズ（オキュラー）
Goldmann眼底レンズに中心をずらして+66Dのボタンレンズが取り付けてある．

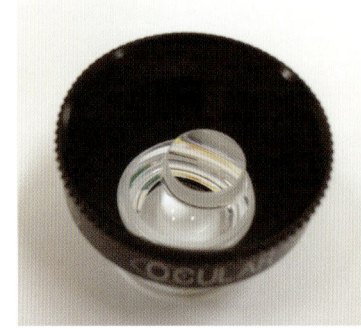

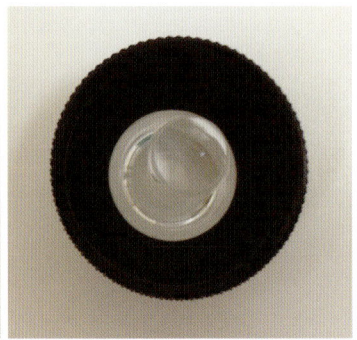

図2 照射部位の選択
虹彩窩（矢印）が適当なところにあれば効率的に穿孔することができる．

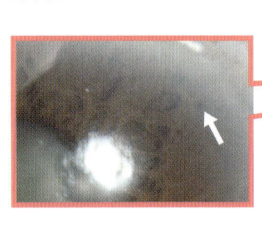

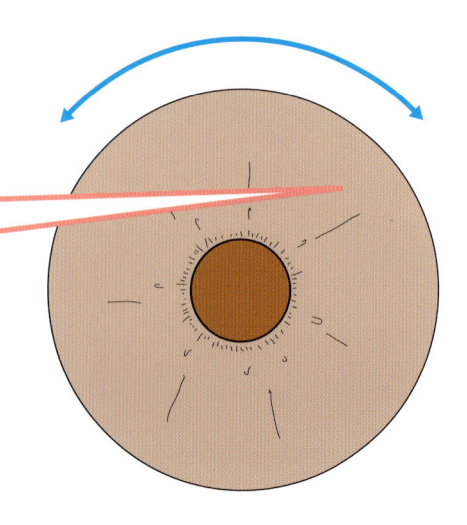

図3　3段階法でのレーザーの設定

第1段階で穿孔予定部位を囲むように照射する。第2段階で穿孔予定部位に重ねて照射する。第3段階では穿孔直前または小さく穿孔した後，Nd：YAGレーザーで拡大する。

	第1段階照射 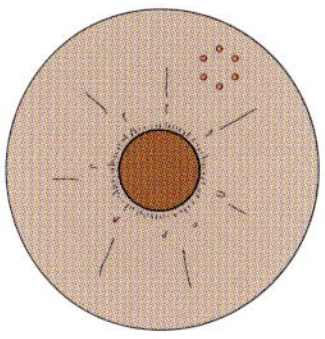	第2段階照射 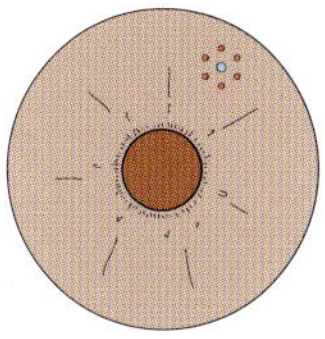	第3段階照射（Nd：YAG） 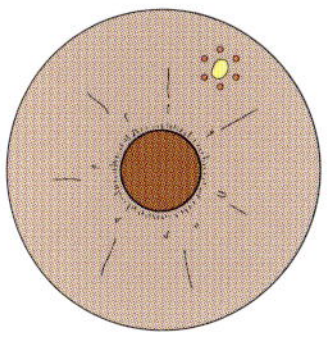
スポットサイズ	200μm	50μm	
パワー	200mW	800～1,000mW	1.0mJ
時間	0.2秒	0.02～0.05秒	
照射数	2～6	3～10	1～2

術後管理

- 術直後に1％アプラクロニジンを点眼する。
- できれば2時間後に眼圧を測定し，高眼圧の場合は薬物で対処する。
- 消炎目的でリン酸ベタメタゾンを1日3回，1週間ほど点眼する。

合併症対策

●一過性眼圧上昇
- アプラクロニジン点眼を使用しても眼圧が上昇する例はあり，術後1～2時間でピークになる。
- 施術後に何回か眼圧を確認し，眼圧上昇があれば炭酸脱水酵素阻害薬の内服，高浸透圧薬点滴などを行う。

●前房出血
- アルゴンレーザーには熱凝固作用があり，照射部位からの出血はまれである。
- Nd：YAGレーザーではしばしば出血を起こすが（図4），LI時に使用しているコンタクトレンズでそのまま圧迫することで止血可能なことが多い。

●白内障
- 虹彩色素上皮層を穿孔する際に，アルゴンレーザーでは熱凝固作用のため，Nd：YAGレーザーでは水晶体嚢の損傷のため限局性の白内障を生じる可能性がある。
- 虹彩裏面と水晶体との間にスペースのある虹彩周辺部に行うことで予防できる。

●再閉塞・虹彩後癒着
- 施術後の虹彩炎は必発である。
- 基本的には問題にならないことが多いが，炎症による再閉塞（図5）や虹彩後癒着を起こすことがある。
- 特に糖尿病症例や炎症による続発緑内障では抗炎症点眼薬の強化を検討する。
- 施術後のピロカルピンの継続使用も虹彩後癒着を発生させるため，可能であれば中止する。

●水疱性角膜症
- LI術後の長期合併症として水疱性角膜症がある（図6，7）。
- わが国の施行例では特に多いことが報告されており，きわめて注意が必要である。
- 発症機序が解明されていないため根本的な予防策は不明である。
- ただ1つはっきりしているのはアルゴンレーザーを使用した症例での発症が多く，Nd：YAGレーザーによる水疱性角膜症の報告は少ないことである。
- 現時点ではアルゴンレーザーの使用をできるだけ避けることと，術前に角膜内皮細胞の状態を把握しておくことが重要であると考える。LIに伴う角膜内皮障害の機序が解明されることを期待する。

図4　Nd：YAGレーザーによる穿孔後の出血（矢印）

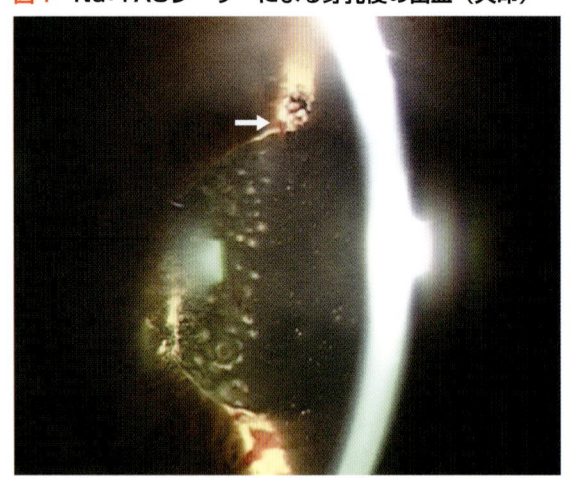

図5　LI後の再閉塞
iris bombéに対してLIを行ったが再閉塞している（矢印）。

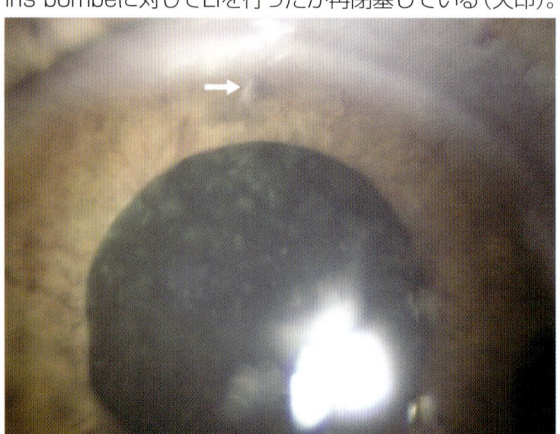

図6　LI後水疱性角膜症
角膜実質浮腫とDescemet膜皺襞がみられる（矢印はLI）。

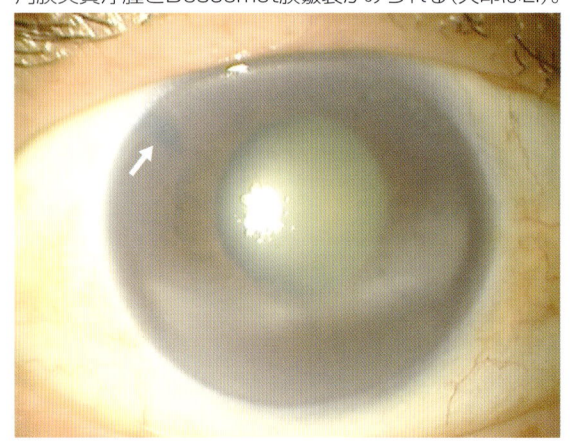

図7　LI後水疱性角膜症のスペキュラマイクロスコピー
角膜内皮密度の減少がある。

III 術式選択と術後管理／レーザー手術
隅角のレーザー治療

レーザー線維柱帯形成術（LTP）

- 線維柱帯にレーザーを照射し，主経路からの房水流出量の増加を図る。
- アルゴンレーザー線維柱帯形成術（ALT）と半波長Nd:YAGレーザーを用いた選択的レーザー線維柱帯形成術（SLT）がある。
- SLTはALTより組織学的損傷が軽度であるため低侵襲，再照射も可能である。

> **参考：ALTとSLTの線維柱帯組織に与える影響の違い**[1]
> - ALTは熱凝固による瘢痕，収縮を生じさせる。
> - SLTは線維柱帯細胞のうち色素顆粒をもつ細胞のみが選択的に障害され，健常な線維柱帯組織の熱変性やSchlemm管の障害は生じない。

適応
- 原発開放隅角緑内障（POAG）
- 落屑緑内障
- 色素緑内障
- 瞳孔ブロック解除後の原発閉塞隅角緑内障（PACG）（残余緑内障）
- 混合緑内障

眼圧下降が得られやすい症例
- 高齢者
- 囊性緑内障
- 術前眼圧25mmHg以下

> **参考：術前眼圧25mmHg以下が良い適応である根拠**
> LTP成功例での房水流出抵抗改善率は約40％である。例えば術前眼圧が25mmHgの症例にLTPを施行した場合，上強膜圧を9mmHgとすると効果が最大限と仮定した場合の術後眼圧は18mmHgである。術前眼圧25mmHg以上の症例にLTPを行っても18mmHg以下とはなりにくい。

眼圧下降が得られにくい症例
- レーザー前眼圧25mmHg以上
- 発達緑内障
- ぶどう膜炎続発緑内障
- 血管新生緑内障
- 外傷性緑内障
- ステロイド緑内障
- iridocorneal endothelial（ICE）症候群
- 内眼手術後の眼圧上昇例　　　　など

> **参考**
> ぶどう膜炎続発緑内障や内眼手術後の眼圧上昇などにSLTが有効という報告もあるが，このような症例に対するSLT適応の可否については一定の見解が得られていない。

方法

- 照射1時間前にアイオピジン®（アプラクロニジン）を点眼
- 点眼麻酔
- Goldmann三面鏡を使用

●ALT

- スポットサイズ50μm，照射時間0.1秒，出力は照射部位に小気泡が形成されずに色素の脱出が得られる程度（色素の乏しい症例で600～800mW，囊性緑内障のように色素の豊富な症例で400～600mW程度）。
- 1/4～1/2周の線維柱帯色素帯中央部に照射スポット1～2つぶんほどの間隔をあけて1象限当たり約25発照射する（図1）。

●SLT

- スポットサイズは400μm，照射時間は3nsecで固定，出力は気泡形成がみられない程度（照射エネルギーは通常0.4～0.8mJ）。
- 隅角半周に線維柱帯色素帯中央を標的として照射スポットが重ならないように連続させ50～60発照射する（図2）。

> **参考**
> SLTでは照射エネルギーを若干高く設定して（数発に一度気泡形成がみられる程度）全周照射したほうがより強力な眼圧下降が得られるとする報告もある。

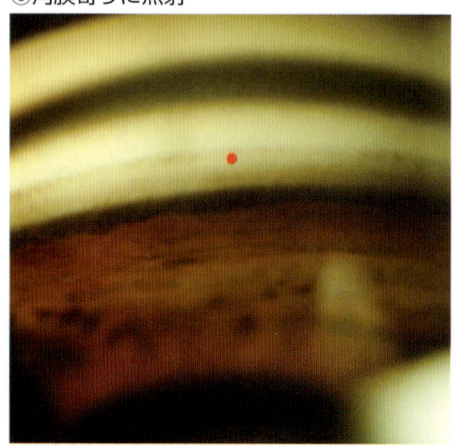

図1　アルゴンレーザーによる線維柱帯形成術の照射部位

線維柱帯色素帯中央部に照射する（①）。照射部位が隅角底に近い（②）と術後の周辺虹彩前癒着（PAS）の原因となり，角膜寄りに照射する（③）と眼圧下降効果が低下するので注意する。気泡が発生しない程度のエネルギーで，照射部位の色素が退縮するのを確認しながらスポット1～2つぶんほどの間隔をあけて照射する。

①線維柱帯色素帯中央部に照射

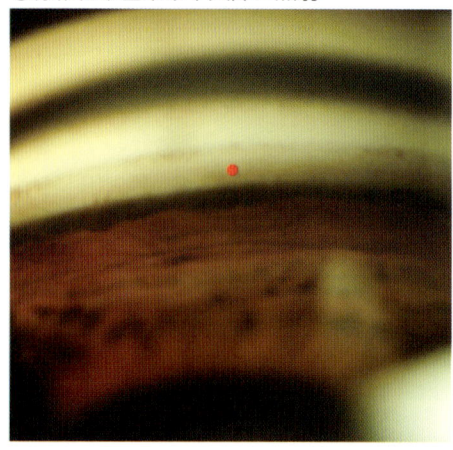

②隅角底に近い位置に照射

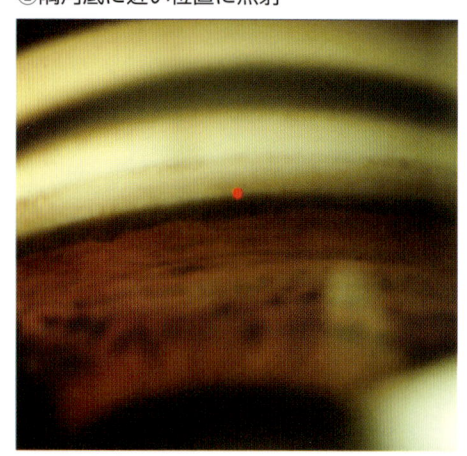

③角膜寄りに照射

図2　選択的レーザー線維柱帯形成術の照射部位

スポットサイズが大きく照射部位が隅角の広範囲に及ぶ。照射スポットの中心を線維柱帯色素帯に合わせ，隣同士の照射スポットが重ならないように連続させて照射する。

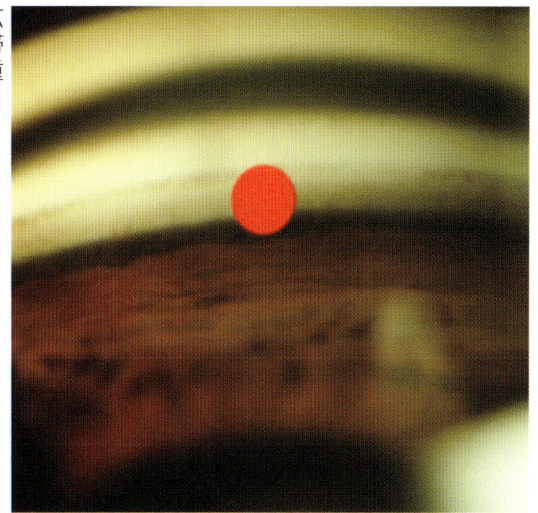

> **ポイント**
> SLTはALTと異なり照射部位の色素退縮がみられないため，隅角鏡を回転させる際に照射部位を見失わないよう注意する。

眼圧下降効果

- 海外からの報告ではALT，SLTともに術後1年で眼圧下降幅は約6mmHg，眼圧下降率は1年目60〜70%，3年目40%前後[2,3]。

> **参考**
> 海外の報告は術前眼圧が高いことに注意。術前眼圧が低ければこれほどの眼圧下降が得られない。

術後管理

- 術直後にアイオピジン®（アプラクロニジン）を点眼
- 照射1〜3時間後に眼圧測定
- 眼圧上昇を認めた場合には必要に応じて炭酸脱水酵素阻害薬や高張浸透圧薬を投与

> **ここに注意！**
> - 照射後の眼圧上昇に注意。
> - 前房出血や虹彩炎，PASをきたす症例もある。
> - LTPの眼圧下降効果は経時的に減弱する。
> - 術後長期的には房水流出が悪化し眼圧が上昇する可能性もあるため，観血的手術が行えない患者に対して安易に施術することは避ける。

> **参考：「正常眼圧緑内障（NTG）に対してLTPを適応しますか？」** NTGに対するLTPの有効性はいくつか報告されているが…
> - 眼圧下降効果は術前眼圧が低いほど小さい。
> - 低侵襲とされるSLTでもALTと同様に術後眼圧上昇をきたすことがある。
> - 広範囲高エネルギーの照射により，SLTの低組織障害性という特性が損なわれている可能性がある。
> → 期待できる眼圧下降はわずかで確実性，持続性にも乏しい。かつ正常隅角へのレーザー照射に伴うデメリットもある。たとえSLTであってもNTGに対するLTPの適応は慎重に。

レーザー隅角形成術（LGP）

- 虹彩周辺部にレーザーを照射して収縮させ隅角の開大を図る（図3）。

> **参考**
> レーザー隅角形成術は機能的隅角閉塞に対する処置である。器質的隅角閉塞に対してレーザー隅角形成術単独で隅角閉塞解消を図ることは困難である。

適応

- 閉塞隅角緑内障，閉塞隅角症（プラトー虹彩，水晶体起因性，choroidal effusionなど瞳孔ブロック解除によっても隅角開大が得られにくい症例）
- 真性小眼球
- 角膜浮腫でレーザー虹彩切開術（LI）が困難な症例
- 隅角癒着解離術後（周辺虹彩前癒着の再発予防）　など

> **参考**
> LTPの前処置，追加処置として行う場合もある。

禁忌

- 前房消失例
- 高度な角膜浮腫や角膜混濁例
- 血管新生緑内障
- ぶどう膜炎続発緑内障　　など

図3　レーザー隅角形成術
虹彩周辺部にレーザーを照射して隅角の開大を図り，機能的隅角閉塞を予防，あるいは解消する。

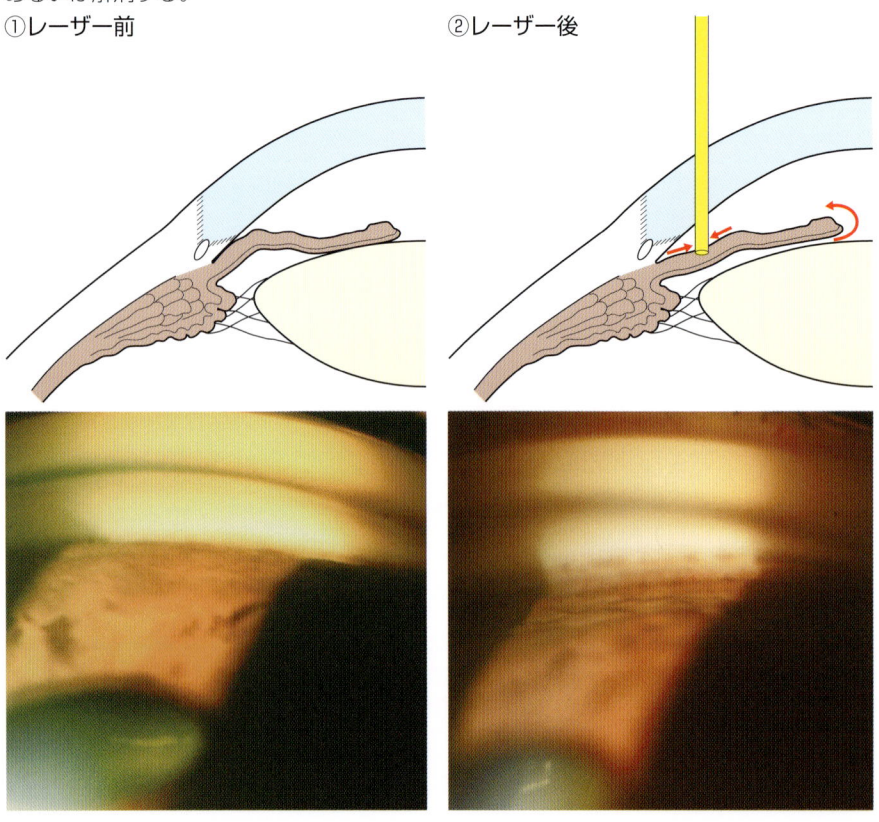

①レーザー前　　　　②レーザー後

図4 レーザー隅角形成術後
虹彩周辺部全周に1列レーザー痕を認める。

方法
- 照射1時間前にアイオピジン®（アプラクロニジン）を点眼
- 照射前30分～1時間前に1～2%ピロカルピンを点眼
- アルゴンレーザーで虹彩周辺部半周あるいは全周1～2列，1象限あたり約10～15発照射する（図4）。

Goldmann三面鏡を用いる場合（図5）
- スポットサイズ200～250μm，照射時間0.1～0.2秒，出力200～400mW

Abrahamレンズを用いる場合（図6）
- スポットサイズ500μm，照射時間0.2秒，出力500～1,000mW

> 参考
> 照射条件は術者によって異なる。

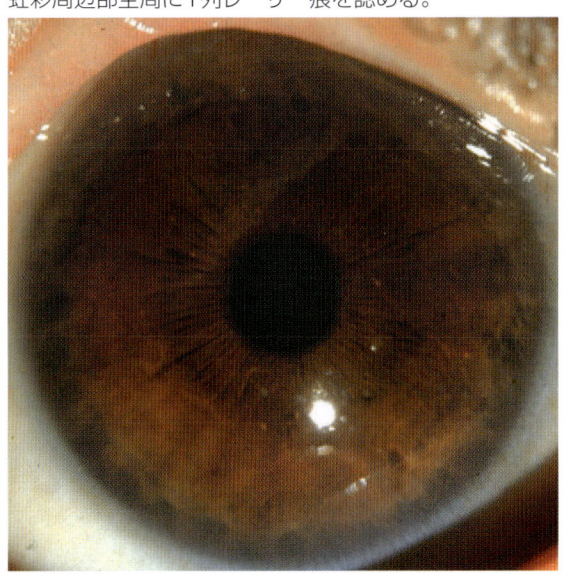

図5 Goldmann三面鏡を用いたレーザー隅角形成術
隅角が開大することを確認しながら照射できるが，虹彩表面に対して斜めからレーザーを照射するためエネルギーの損失が大きい。

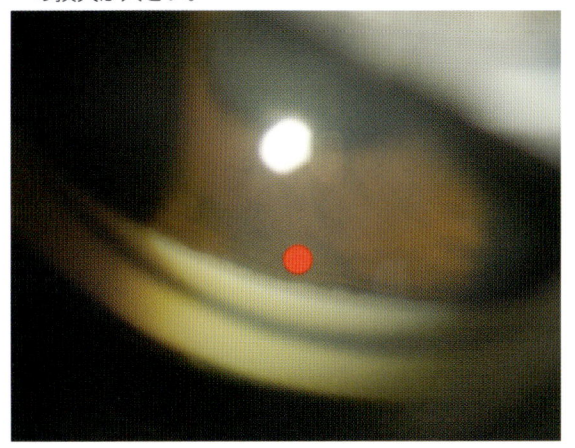

図6 Abrahamレンズを用いたレーザー隅角形成術
虹彩表面に対して垂直にレーザーを照射するためエネルギーの損失は小さいが，照射中に隅角の開大を確認することができない。

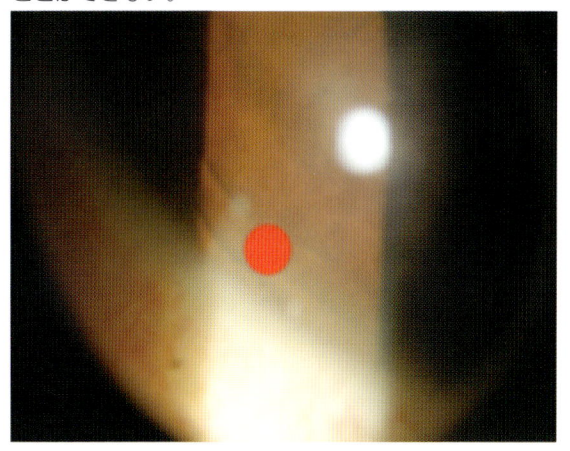

術後管理
- 術直後にアイオピジン®（アプラクロニジン）を点眼する。
- 照射1～3時間後に眼圧測定を行う。
- 眼圧上昇を認めた場合には必要に応じて炭酸脱水酵素阻害薬や高張浸透圧薬を投与する。
- 隅角検査，UBMで経過観察を行う。

> **ここに注意!**
> ・照射後の眼圧上昇に注意。
> ・虹彩炎，角膜内皮障害，瞳孔偏位，虹彩萎縮をきたす症例もある。

◎文献
1) Kramer TR, Noecker RJ: Comparison of the morphologic changes after selective laser trabeculoplasty and argon laser trabeculoplasty in human eye bank eyes. Ophthalmology, 108 : 773-779, 2001.
2) Damji KF, et al.: Selective laser trabeculoplasty versus argon laser trabeculoplasty: results from a 1-year randomized clinical trial. Br J Ophthalmol, 90 : 1490-1494, 2006.
3) Juzych MS, et al. : Comparison of long-term outcomes of selective laser trabeculoplasty versus argaon laser trabeculoplasty in open-angle glaucoma. Ophthalmology, 111 : 1853-1859, 2004.

III 術式選択と術後管理／レーザー手術

毛様体のレーザー治療

毛様体レーザー治療の目的と適応[1]

- 毛様体を光凝固し，房水産生を抑制して眼圧下降を得ることが目的。
- 重篤な合併症があり，適応が限られる。
- **適応①**：濾過手術など他の緑内障手術が無効あるいは適応がない症例。
- **適応②**：視機能が極度に低下した症例。

毛様体光凝固術の分類（表1）

- 当初，経強膜毛様体光凝固術（transscleral cyclophotocoagulation；TCP）が行われた。
- TCPには，非接触法と接触法がある。
- 非接触法は，角膜輪部後方1.0～1.5 mmの毛様体部分に，プローブ先端より1～3mmの範囲でレーザー光が収束する凝固プローブを用いる。
- 最近では，凝固プローブを直接輪部に押し付けてレーザー照射を行う接触法が主流になった。
- 1990年代に眼内内視鏡で毛様体を直視下で光凝固する眼内内視鏡毛様体光凝固術（endocyclophotocoagulation；ECP）が導入され，優れた眼圧下降効果と安全性が報告された。

表1 毛様体光凝固術の条件

術式	出力	照射数	照射範囲	3時-9時回避
非接触型TCP (Nd:YAG)	7～8W for 0.02秒	24～32	270°～360°	要
接触型TCP (Nd:YAG)	7～9W for 0.7秒	17～20	270°	要
接触型TCP (diode)	1～2W for 1.5～2.5秒	15～20	270°	要
ECP (diode)	0.3～0.9W	—	180°～360°	不要

> **ここに注意！** 最近，視力の良い開放隅角緑内障および閉塞隅角緑内障眼にTCPを行い，ほとんど合併症なく十分な眼圧下降を得たとの報告がある[3]。

TCPとECPの特徴について概説する（**表2**）。

経強膜毛様体光凝固術（TCP）（図1，2）

●術式
- 球後麻酔下に，毛様体凝固用プローブを輪部から0.5～2.0mmに当て，毛様体を凝固する。1回あたり1/2～3/4周に15～20発，レーザー照射を施行する。
- レーザーの設定は，ダイオードレーザーの場合，パワー1,500～2,000mW，照射時間1.5～2.5秒で行う。
- 一度の照射では眼圧が再上昇することが多く，眼圧コントロールまで数回の照射を要する。

●合併症
- 疼痛，遷延性炎症，視力低下，光覚消失，交感性眼炎，眼球癆。
- 術後の疼痛予防のため，消炎鎮痛薬を投与する必要がある。
- 必要に応じて，ステロイド薬を投与する。

Ⅲ 術式選択と術後管理

表2　TCP vs. ECP[2)]
①TCPもECPも，難治性緑内障の治療としての有効性は報告されているが，治療プロトコールにコンセンサスはいまだ形成されていない。
②TCPでは，局所あたりの高い照射エネルギー量が，重篤な合併症の危険因子である。
③最近，視力が良好な緑内障眼の治療として，TCPを行った報告が増加してきた。
④合併症の報告は，TCPに比較して，ECPで低い。

図1　経強膜毛様体光凝固装置
①経強膜毛様体光凝固用プローブ
②半導体レーザー装置
③角膜輪部1.0～1.5mmに直角にプローブを当てる。

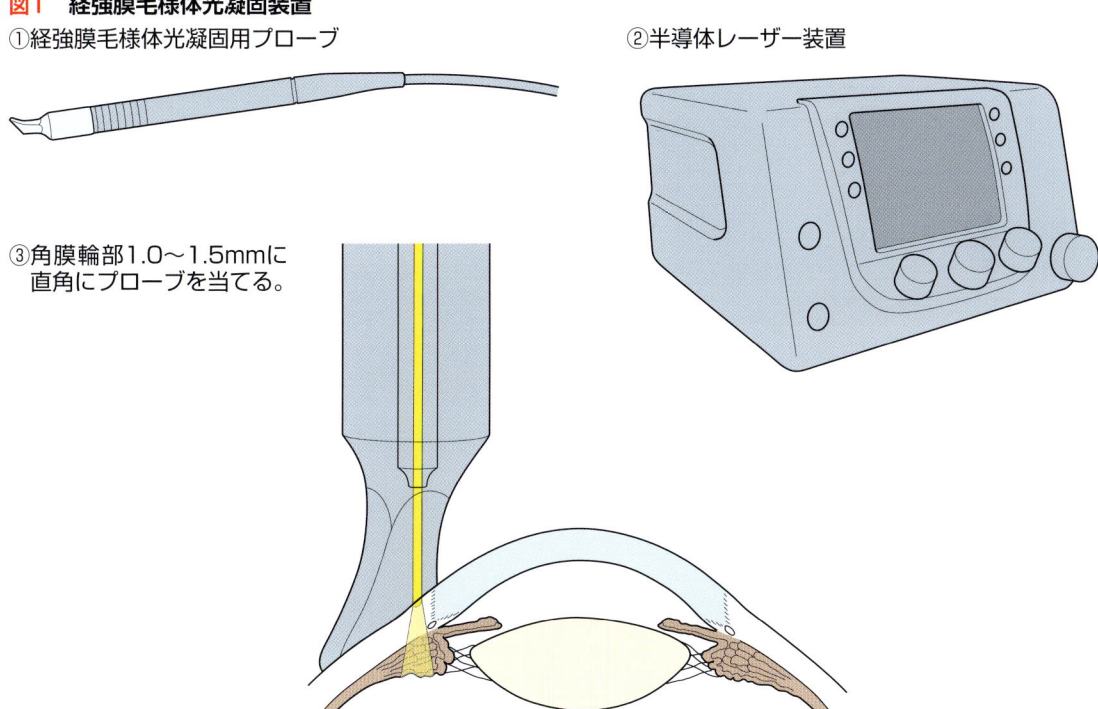

図2　TCP
治療光は強膜を透過し，角膜輪部から1,000～1,200μm周辺にある毛様体皺襞部に照射される。

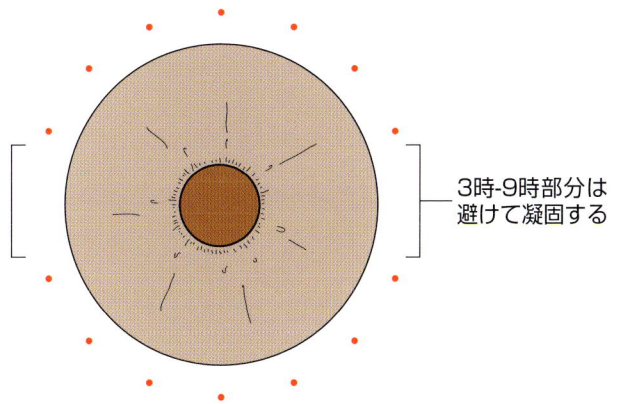

3時-9時部分は避けて凝固する

1回あたり1/2～3/4周に15～20発

ECP（図3）

●装置の概要
- ECP（Endo Optiks, Little Silver, N.J., USA）は，眼内内視鏡システムとレーザー照射システムから構成されて，18Gないし20Gの眼内プローブの中に収束される。

●術式
- ECPは，直視下で，毛様体ひだ部を1本ずつレーザー凝固することが可能である。
- 凝固の目安は，毛様体ひだが白色化し，収縮するまで。
- 白内障手術と同時に施行されることも多く，眼内レンズ挿入後，白内障切開創を利用して毛様体光凝固を施行することが可能である。
- 目標眼圧や病態に応じて，180°〜360°の範囲を凝固することが多い。
- 難治性緑内障の場合，強膜創を鼻側と耳側に作製すれば，360°の毛様体光凝固を容易に施行することが可能である。

●眼圧下降
- ECPでは，10mmHg前後の低い術後眼圧を得ることは困難であり，成功してもおおむね15mmHg前後に安定することから，適応を選択する必要がある。
- 最近，閉塞隅角眼に白内障手術と同時にECPを行い，隅角を開大させた報告があり，今後の適応拡大が期待される[4]。

●合併症
- フィブリン析出24%，前房出血12%，囊胞様黄斑浮腫10%，2段階以上の視力低下6%，脈絡膜剥離4%，ほかに網膜剥離，低眼圧。

治療成績

●ECP vs. トラベクレクトミー[5]
- 1999年，Gaytonらは，緑内障患者58例58眼を，白内障手術＋ECP群と白内障手術＋トラベクレクトミー群に無作為に割り付け，前向き研究を行った。
- その結果，術後眼圧が19 mmHgとなった割合は，白内障手術＋ECP群は30%（薬剤併用群で65%），白内障手術＋トラベクレクトミー群は40%（薬剤併用群で52%）と，ほぼ同等の結果であった。

●ECP vs. Ahmedドレナージ・インプラント[6]
- Limaら（2004年）は，難治性緑内障68眼をECP群とAhmedドレナージ・インプラントを用いた緑内障手術群に無作為に割り付け，前向き研究を行った。
- 成功率について，術後24カ月におけるKaplan-Meier生命表解析を行った結果，Ahmed群70.59%，ECP群73.53%と，ほぼ同等の結果であった（$P=0.7$）。

●TCP vs. Ahmedドレナージ・インプラント[7]
- Yildirimら（2009）は，血管新生緑内障患者66人66眼を，TCP群とAhmedドレナージ・インプラント群に割り付け，術後24カ月まで経過観察を行い，眼圧下降効果と安全性を比較した。
- 眼圧下降達成率について，術後24カ月におけるKaplan-Meier生命表による解析を行った結果，TCP群61.18%，Ahmedドレナージ・インプラント群59.26%と，有意差を認めなかった（$P>0.05$）。

図3 ECP
①眼内内視鏡毛様体光凝固装置
②内視鏡レーザープローブ
③眼内内視鏡像
光凝固した毛様体ひだ
ライト
イメージ
レーザー
鋸状縁

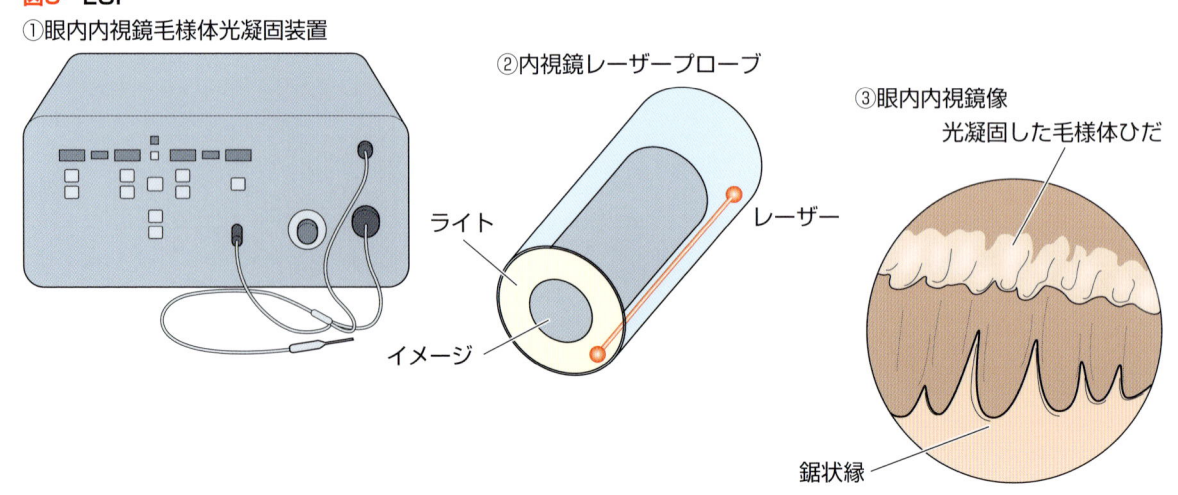

◎文献

1) Huang G, Lin SC : When should we give up filtration surgery: indications, techniques and results of cyclodestruction. Dev Ophthalmol, 50 : 173-183, 2012.
2) Ishida K : Update on results and complications of cyclophotocoagulation. Curr Opin Ophthalmol, 24 (2) : 102-110, 2013.
3) Lai JS, et al.: Diode laser transscleral cyclophotocoagulation as primary surgical treatment for medically uncontrolled chronic angle closure glaucoma: long-term clinical outcomes. J Glaucoma, 14 : 114-119, 2005.
4) Tam DY : Treating Glaucoma : In Defense of ECP ; Toronto ; Review of Ophthalmology, March 15, 2013.
5) Gayton JL, et al.: Combined cataract and glaucoma surgery: trabeculectomy versus endoscopic laser cyclophotoablation. J Cat Ref Surgery, 25 : 1214-1219, 1999.
6) Lima FE, et al.: A prospective, comparative study between endoscopic cyclophotocoagulation and the Ahmed drainage implant in refractory glaucoma. J Glaucoma, 13 : 233-237, 2004.
7) Yildirim N, et al.: A comparative study between diode laser cyclophotocoagulation and the Ahmed glaucoma valve implant in neovascular glaucoma: a long-term follow-up. J Glaucoma,18:192-196, doi: 10.1097/IJG.0b013e318 17d235c, 2009.

IV

病型別診断と治療

IV 病型別診断と治療／原発開放隅角緑内障（広義）
原発開放隅角緑内障（狭義） 診断

原発開放隅角緑内障（POAG）（狭義）とは

- 進行性の網膜神経節細胞の消失と，それに対応した視野異常を呈する緑内障性視神経症が本態（図1）。
- 眼圧が統計学的に規定された正常値を超える。
- 眼圧上昇ないし視神経障害の原因を他の疾患に求めることができない。
- 発症および進行の危険性は，眼圧値の高さに応じて増加する。

図1　POAGの視神経乳頭と視野
乳頭辺縁部の菲薄化（矢印）と対応する視野障害を認める。

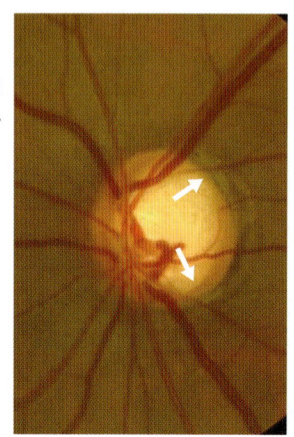

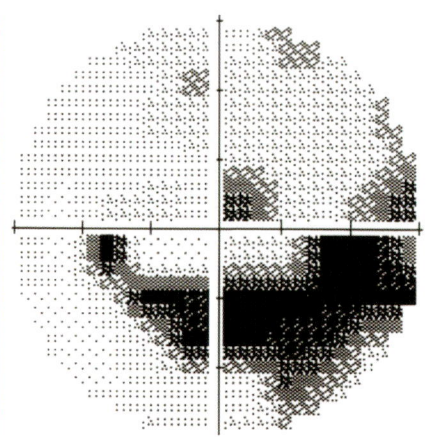

疫学

●POAGの有病率
- 多治見スタディの結果，わが国のPOAGの有病率は3.9%であり，うち狭義POAGは0.3%であった（図2）。
- 一方，近年行われた久米島スタディの結果でも，これと近似した値を示しており，POAGの有病率に国内の地域差は少ないと考えられている。

●POAGの有病率を高める危険因子
①**高眼圧**
- 眼圧は緑内障性視神経症の発症，進行にかかわる最も重要な危険因子である（図3）。

②**加齢**
- 多治見スタディでは，加齢により有病率が高まることが明らかにされた（図4）。
- 高眼圧症を対象としたOcular Hypertension Treatment Study（OHTS）においても，加齢はPOAGの発症率を高めることが報告されている。

③**大きなC/D比，薄い中心角膜厚**
- OHTSでは大きな垂直C/D比を有する症例，および中心角膜厚が薄い症例は有意にPOAGに進展したことが報告されている。
- 角膜厚に関しては，薄くなるほど実際の眼圧よりも過小評価されるため，その解釈には注意を要する（図5）。

④**近視**
- 近視が緑内障有病の危険因子とする報告は多い。
- わが国では，球面度数−3D以上の軽度の近視では，オッズ比は1.85，それ以下の強い近視では2.60に増加する（図6）。

⑤**性差**
- 海外ではPOAGの発症率は男性に多いとの報告があるが，わが国では有病率に性差を認めなかった。

IV 病型別診断と治療

図2 多治見スタディ　緑内障病型別の有病率

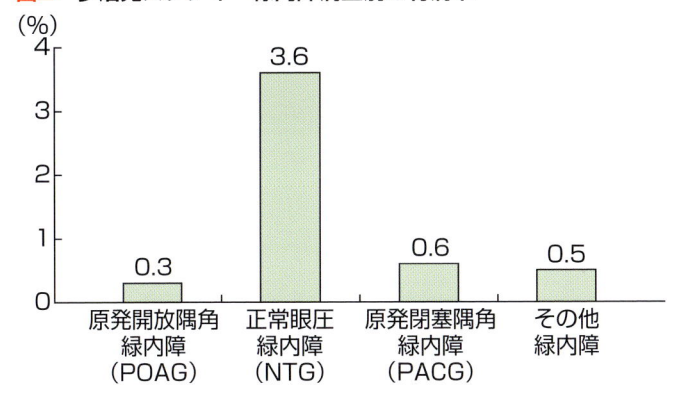

- 原発開放隅角緑内障（POAG）: 0.3
- 正常眼圧緑内障（NTG）: 3.6
- 原発閉塞隅角緑内障（PACG）: 0.6
- その他緑内障: 0.5

図3 多治見スタディ　眼圧とPOAGの有病率

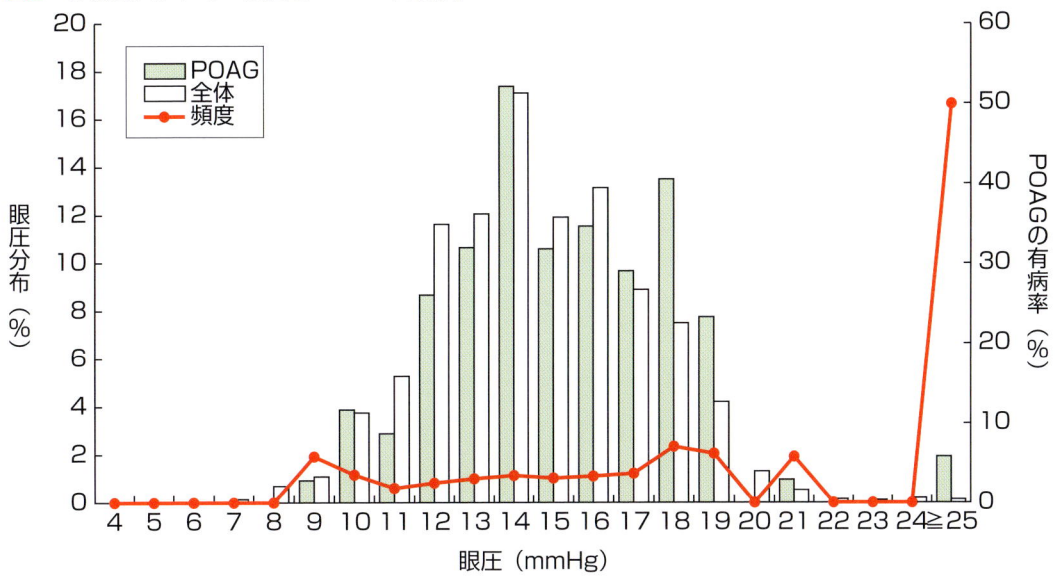

（眼圧分布（％）／POAGの有病率（％）／眼圧（mmHg））
凡例：POAG、全体、頻度

図4 多治見スタディ　加齢とPOAGの有病率

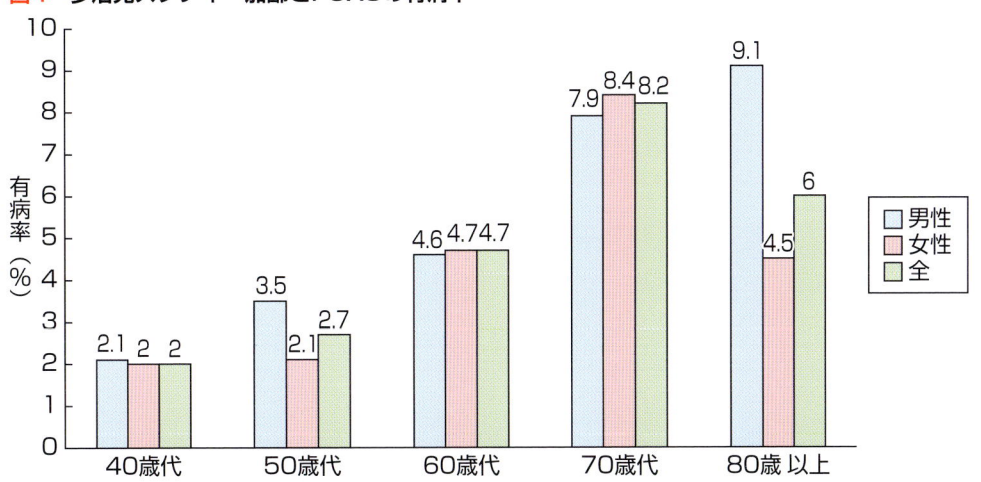

年代	男性	女性	全
40歳代	2.1	2	2
50歳代	3.5	2.1	2.7
60歳代	4.6	4.7	4.7
70歳代	7.9	8.4	8.2
80歳以上	9.1	4.5	6

図5 Ocular Hypertension Treatment Study（OHTS）から得られた結果

中心角膜厚, 垂直C/D比とPOAG発症率

中心角膜厚, 眼圧とPOAG発症率

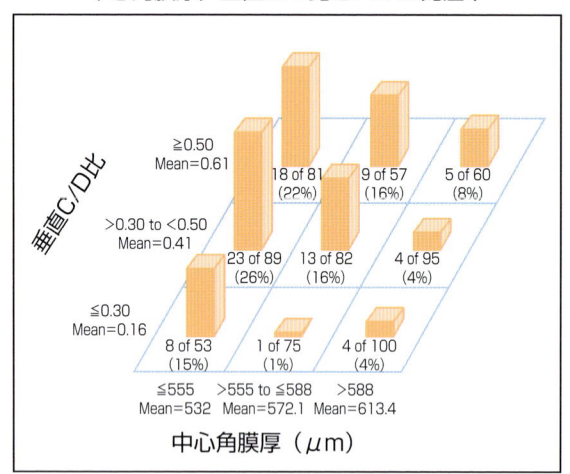

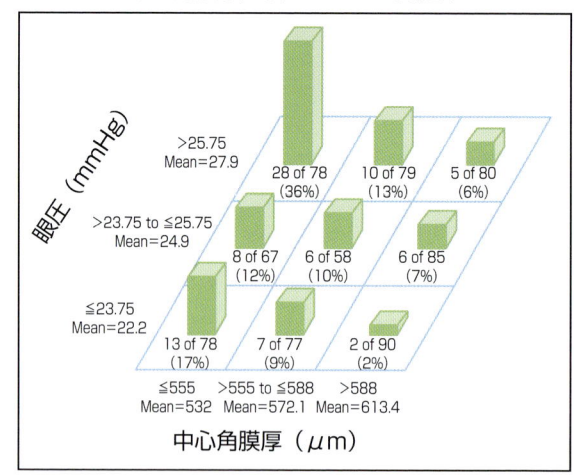

図6 近視とPOAGの有病率　メタアナリシス

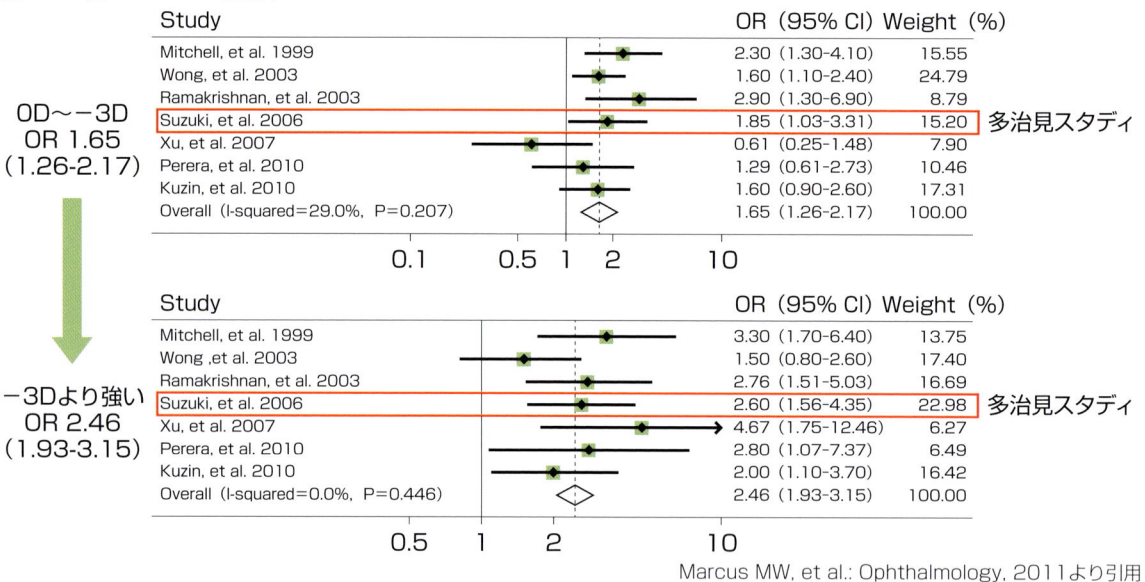

0D〜−3D
OR 1.65
（1.26-2.17）

Study	OR (95% CI)	Weight (%)
Mitchell, et al. 1999	2.30 (1.30-4.10)	15.55
Wong, et al. 2003	1.60 (1.10-2.40)	24.79
Ramakrishnan, et al. 2003	2.90 (1.30-6.90)	8.79
Suzuki, et al. 2006	1.85 (1.03-3.31)	15.20
Xu, et al. 2007	0.61 (0.25-1.48)	7.90
Perera, et al. 2010	1.29 (0.61-2.73)	10.46
Kuzin, et al. 2010	1.60 (0.90-2.60)	17.31
Overall (I-squared=29.0%, P=0.207)	1.65 (1.26-2.17)	100.00

多治見スタディ（Suzuki, et al. 2006）

−3Dより強い
OR 2.46
（1.93-3.15）

Study	OR (95% CI)	Weight (%)
Mitchell, et al. 1999	3.30 (1.70-6.40)	13.75
Wong, et al. 2003	1.50 (0.80-2.60)	17.40
Ramakrishnan, et al. 2003	2.76 (1.51-5.03)	16.69
Suzuki, et al. 2006	2.60 (1.56-4.35)	22.98
Xu, et al. 2007	4.67 (1.75-12.46)	6.27
Perera, et al. 2010	2.80 (1.07-7.37)	6.49
Kuzin, et al. 2010	2.00 (1.10-3.70)	16.42
Overall (I-squared=0.0%, P=0.446)	2.46 (1.93-3.15)	100.00

多治見スタディ（Suzuki, et al. 2006）

Marcus MW, et al.: Ophthalmology, 2011より引用

視神経障害機序

- 視神経に認められる緑内障性変化とは，病理学的には視神経線維減少，篩状板の変形，後方への弯曲，ならびに周囲の毛細血管網の消失を特徴とする。
- 上記のような視神経障害を惹起する最も重要な因子は眼圧であるとする考え方が主流である。その理由としては，眼圧が高いほど有病率が高くなること，眼圧下降治療によって進行が停止したり，悪化スピードが抑制されたりすることは，多くの大規模スタディが裏付けている。

● 眼圧による視神経障害

- 網膜神経節細胞の軸索突起が視神経線維であり，この神経線維は視神経乳頭部の篩状板部を通過する。
- 高眼圧による篩状板の機械的刺激が加わると，篩状板が後方に弯曲し，篩状板孔の変形が起こり，その部分を通過する軸索が絞扼される。その結果として，神経軸索流が停滞し，神経栄養因子などの輸送障害が滞り，神経節細胞死に至るという説が有名である（図7）。
- 多くの場合，初期の緑内障では，視神経乳頭の辺縁部の菲薄化は耳側の上下方向に進展しやすく，視野もその部分に対応するBjerrum領域が障害されやすい（図8）。
- これは，篩状板孔は上下の部分は孔が大きいため，眼圧の刺激によって容易に変形しやすいことが関係していると考えられている（図9）。
- 最近では，NTGの視神経障害の発症に低い脳脊髄圧が関連していることを示す報告がある。その理由として，篩板を前方より圧迫する眼圧と，後方から支え，篩板の変形に抵抗する脳脊髄圧との圧較差が大きくなるからと説明されている（図10）。

図7　篩状板部での神経線維の障害

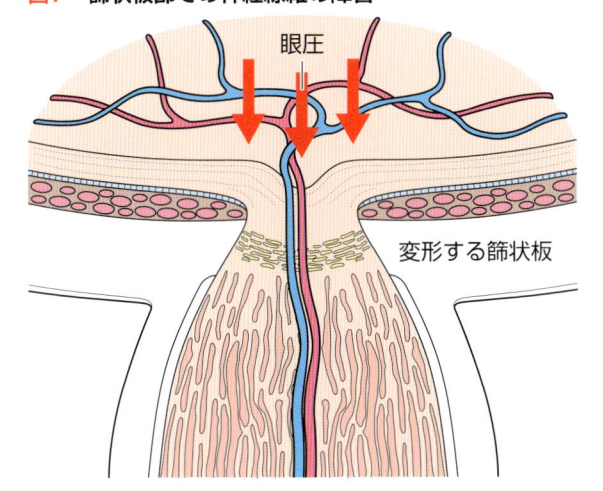

図9　篩状板組織

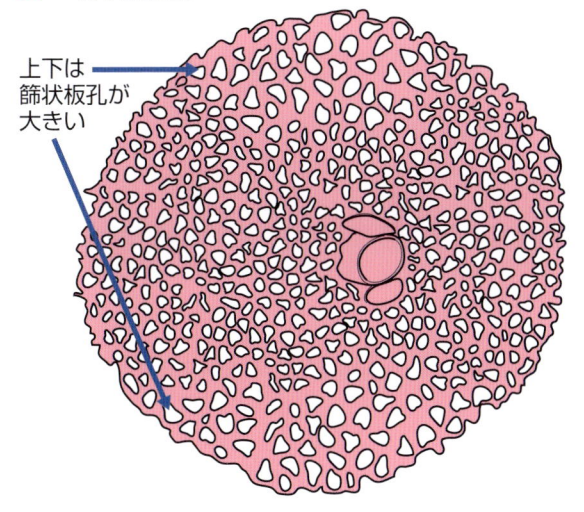

図8　初期のPOAGに認められた視神経乳頭所見と視野障害

上下方向の乳頭辺縁部の菲薄化，神経線維層欠損（NFLD）を認める。

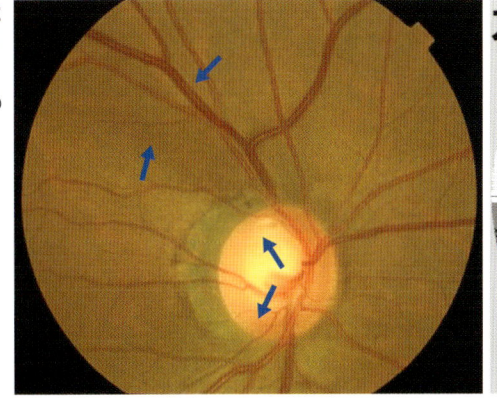

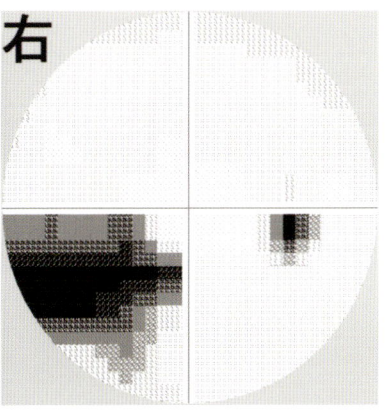

図10 篩状板の変形にかかわる脳脊髄圧

眼圧

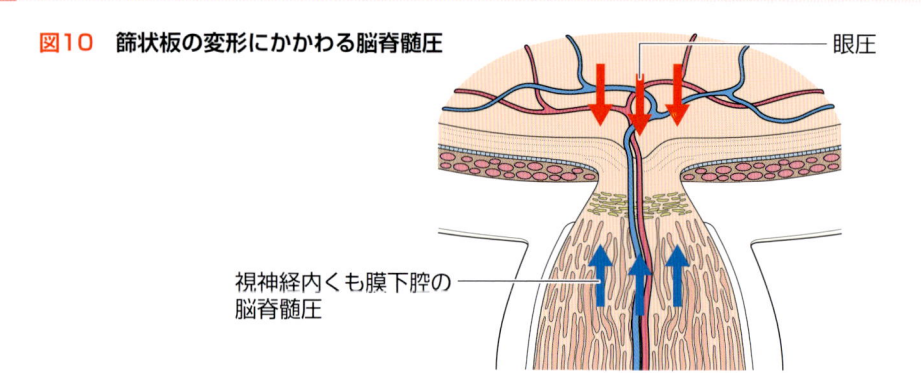

視神経内くも膜下腔の脳脊髄圧

図11 Early Manifest Glaucoma Trial（EMGT）

平均MD値が－4.0dBの早期症例が対象。
治療群はレーザー線維柱帯形成術とBetaxololで25%の眼圧下降を行った。

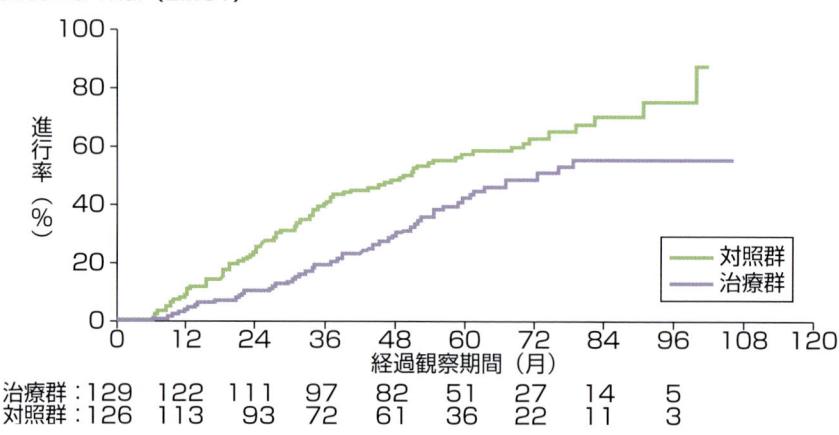

進行率（%）

経過観察期間（月）

治療群：129　122　111　97　82　51　27　14　5
対照群：126　113　93　72　61　36　22　11　3

進行の危険因子

- POAGの進行危険因子に関する研究は過去に多くされており，眼圧が高い症例，高年齢，および乳頭出血がよく知られている。

●**眼圧**
- 早期の緑内障を対象としたEarly Manifest Glaucoma Trial（EMGT）では，経過中の平均眼圧が1mmHg高いと13%進行リスクが上昇し，ベースライン眼圧からの眼圧下降は1mmHgにつき10%進行リスクを減少させることが明らかにされた（図11）。
- 一方，進行した緑内障を対象としたAdvanced Glaucoma Intervention Study（AGIS）では，受診時の眼圧が18mmHg以下の場合が何%かによって，その進行リスクを算出した結果，6年の経過観察で，経過中の眼圧が低い症例ほど進行しにくいことを示し，特に平均眼圧が12.3mmHgの群はほとんど進行を認めなかった（図12）。

●**加齢**
- 加齢は有病率を高めるだけでなく，進行リスクを高めることは多くのスタディで証明されている。
- 理由としては，加齢に伴う網膜視神経乳頭周囲の血流障害や網膜神経節細胞の生理活性の低下など，神経細胞死を促進させる眼圧以外の因子の関与が疑われている。

●**乳頭出血**
- 乳頭出血は，特にNTGでよく観察され，進行のリスクを高めることが報告されている（図13）。
- 緑内障と乳頭出血の関連は，すでに1889年にBjerrumによって記載され，1970年にはDranceらが視野進行の徴候であるとの考え方を示した。
- 乳頭出血は，点状，線状，火炎状など，さまざまな形態を呈し，多くの症例が神経線維層欠損部の辺縁に一致して出現することが多い。
- 短期間で繰り返して起こることがあるが，その詳細な機序についてはまだ明らかにされていない（図14）。

図12 Advanced Glaucoma Intervention Study（AGIS）

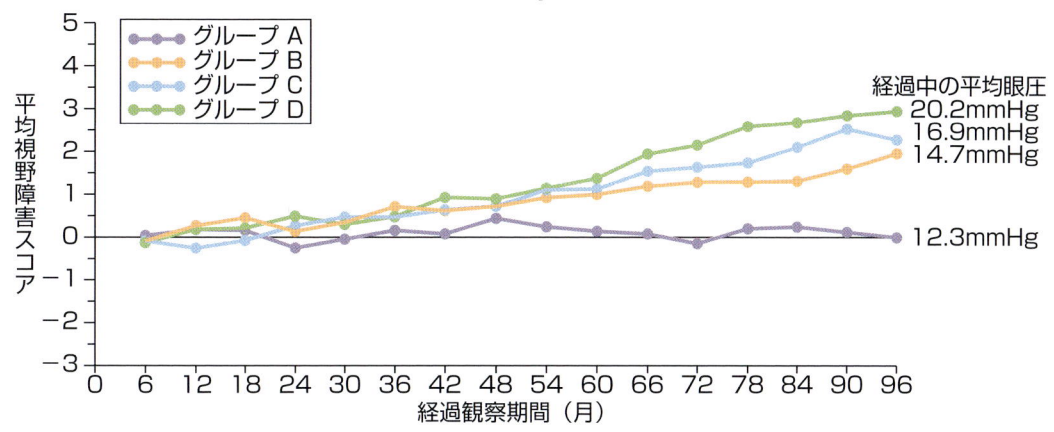

経過中の平均眼圧
20.2mmHg
16.9mmHg
14.7mmHg
12.3mmHg

図13 乳頭出血群と非乳頭出血群での視野障害進行の比較

MD deterioration≧3dB
0.89±0.05
0.40±0.10

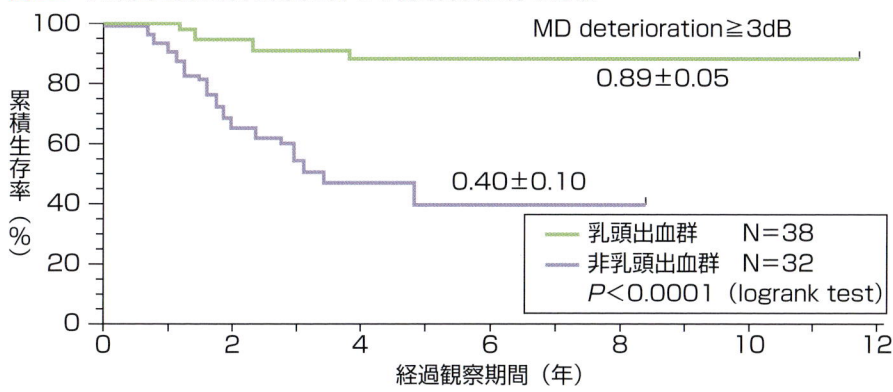

乳頭出血群　N＝38
非乳頭出血群　N＝32
P＜0.0001（logrank test）

図14　初期POAGにみられた乳頭出血
NFLDの辺縁に一致して出現することが多い。

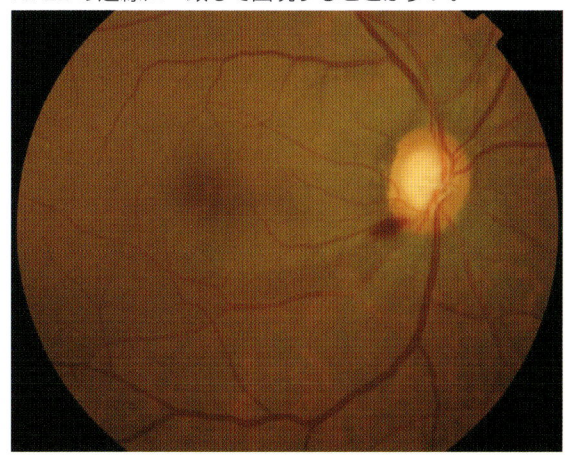

◎文献

1) Iwase A, et al.: Tajimi Study Group, Japan Glaucoma Society: The prevalence of primary open-angle glaucoma in Japanese: the Tajimi Study. Ophthalmology, 111 (9): 1641-1648, 2004.
2) Kass MA, et al.: The Ocular Hypertension Treatment Study: a randomized trial determines that topical ocular hypotensive medication delays or prevents the onset of primary open-angle glaucoma. Arch Ophthalmol, 120 (6): 701-713, 2002.
3) Marcus MW, et al.: Myopia as a risk factor for open-angle glaucoma: a systematic review and meta-analysis. Ophthalmology, 118 (10): 1989-1994, 2011.
4) Morgan WH, et al.: The role of cerebrospinal fluid pressure in glaucoma pathophysiology: the dark side of the optic disc. J Glaucoma, 17 (5): 408-413, 2008.
5) Heijl A, et al.; Early Manifest Glaucoma Trial Group: Reduction of intraocular pressure and glaucoma progression: results from the Early Manifest Glaucoma Trial. Arch Ophthalmol, 120 (10): 1268-1279, 2002.
6) The AGIS Investigators: The Advanced Glaucoma Intervention Study (AGIS): 7. The relationship between control of intraocular pressure and visual field deterioration. Am J Ophthalmol, 130 (4): 429-440, 2000.
7) Ishida K, et al.: Disk hemorrhage is a significantly negative prognostic factor in normal-tension glaucoma. Am J Ophthalmol, 129 (6): 707-714, 2000.

IV 病型別診断と治療／原発開放隅角緑内障（広義）
原発開放隅角緑内障（狭義） 治療

原発開放隅角緑内障（POAG）の治療の目的

- 患者の視機能を生涯にわたり不自由がないように維持し，quality of life（QOL）が損なわれないようにすることである。
- 緑内障治療は多くの場合長期にわたるため，治療の継続性に配慮することが重要である。
- 治療継続性については，近年，アドヒアランスと言い習わされ，アドヒアランスが不良な患者は良好な患者より明らかに視機能障害が進行しやすいことがよく知られている。

POAGの治療方針

- POAGの治療は薬物治療が第一選択である。
- 薬物治療は基本的には単剤から開始し，有効性が確認されない場合には他剤に変更する。
- 眼圧下降効果が不十分である場合に配合点眼薬を含めた多剤併用療法を行う（図1）。

図1　POAGの治療指針

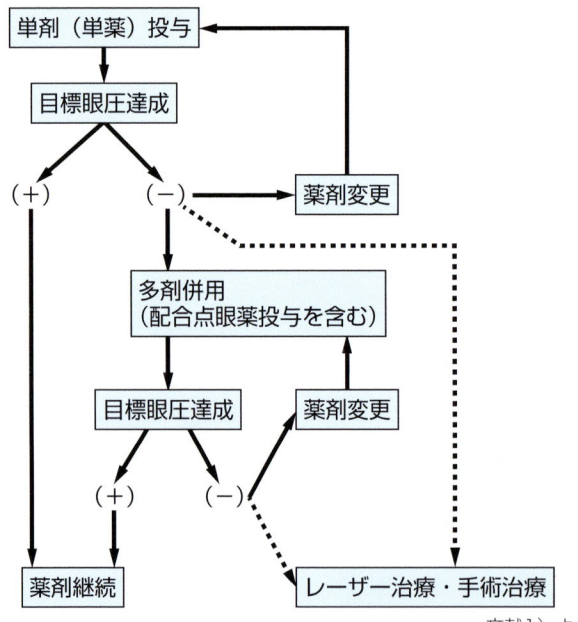

単剤（単薬）投与
↓
目標眼圧達成
├─(+)
└─(−) → 薬剤変更
　↓
多剤併用
（配合点眼薬投与を含む）
↓
目標眼圧達成
├─(+) → 薬剤継続
└─(−) → 薬剤変更
　　　　 レーザー治療・手術治療

文献1）より引用

目標眼圧の考えかた

- 目標眼圧は，緑内障の進行を阻止できると想定される眼圧レベルとして設定される。
- 目標眼圧の設定には病期に基づいて定める方法と，無治療時眼圧の平均値（ベースライン眼圧）からの削減割合を設定する方法がある（**図2**）。
- 一般的に緑内障は，病期が進行し残存する視神経が少なくなるほど進行しやすくなるため，より目標値を低く設定する必要性がある。
- その他，余命や年齢，家族歴，他眼の状況などを勘案しつつ決定する（**図3**）。
- 目標眼圧を定め治療を開始するが，目標眼圧が達成されその後進行なく経過した場合，そのままの治療を継続してもよいが，治療負担を軽減するため，点眼剤数を減らすなど，いわゆる目標眼圧の"上方修正"をしてもよい。
- 逆に目標眼圧を達成しているにもかかわらず進行した場合には，"下方修正"し，さらに低い値に設定し直す（**図4**）。

図2　目標眼圧の定めかた

①病期に基づいて定める方法

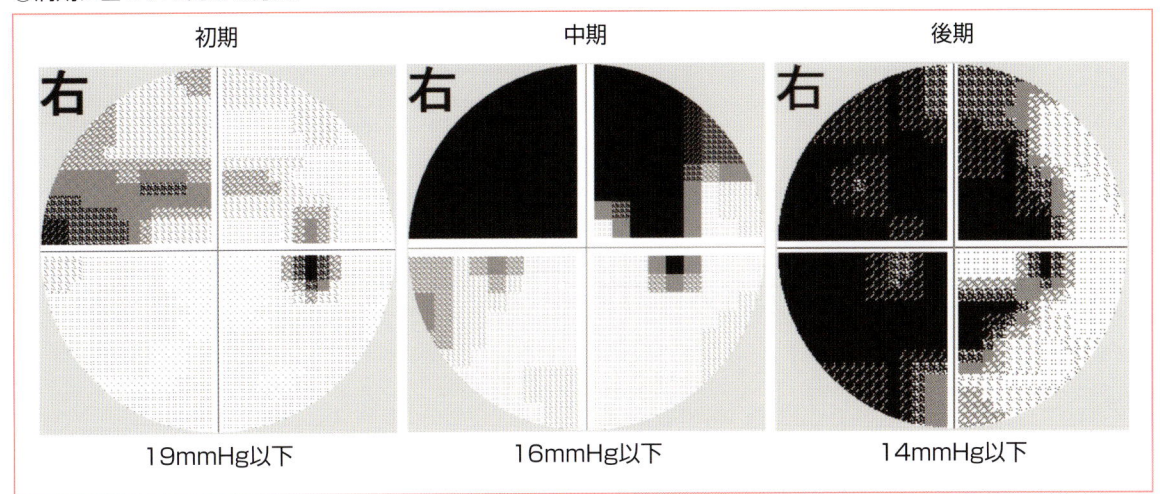

初期	中期	後期
19mmHg以下	16mmHg以下	14mmHg以下

②無治療時眼圧の平均値からの削減割合を設定する方法

無治療時の平均眼圧より20％の眼圧下降，30％の眼圧下降

図3　目標眼圧設定時に考慮すべきこと

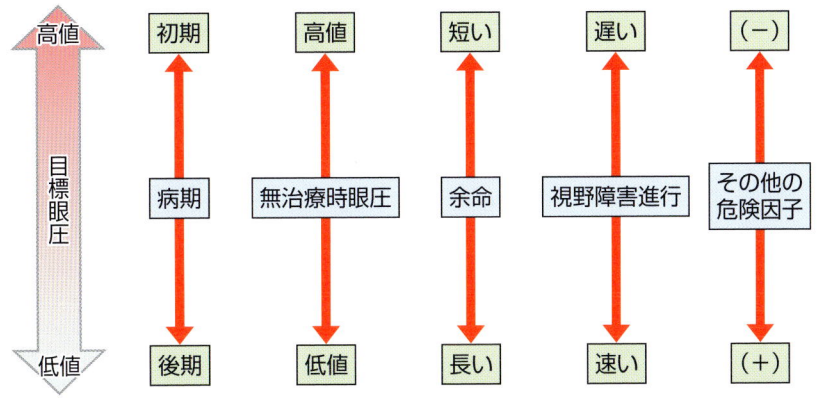

目標眼圧

高値 ↑	初期	高値	短い	遅い	（−）
	病期	無治療時眼圧	余命	視野障害進行	その他の危険因子
低値 ↓	後期	低値	長い	速い	（＋）

文献1）より引用

図4 目標眼圧の考え方

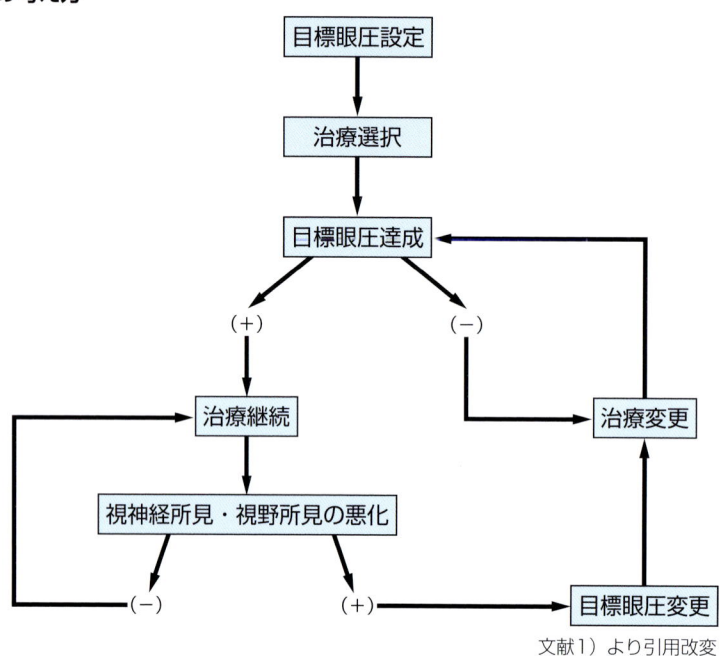

```
          目標眼圧設定
               ↓
            治療選択
               ↓
          目標眼圧達成 ←──────────┐
          ↙(+)    ↘(−)          │
       治療継続    →  治療変更    │
          ↓                      │
     視神経所見・視野所見の悪化    │
       ↙(−)   ↘(+)              │
   （治療継続へ）  →  目標眼圧変更 ┘
```

文献1）より引用改変

目標眼圧のグレーゾーン　その設定と修正は柔軟に対応を

- 目標眼圧はHumphrey視野計のMD（mean deviation）値のみを基準として設定してはならない。つまりMD値が同等であっても，視中心視野障害が進行している場合などはより深刻な状況にあると判断し，さらに低い目標眼圧値が設定されるべきである（**図5**）。
- 一方，後期の正常眼圧緑内障（NTG）との診断で紹介された患者が，問診により過去のステロイド緑内障の既往が明らかにされた経験もある（**図6**）。
- 上記のような症例は本来であれば必要のない過剰な治療がなされてしまう恐れがある。
- NTGであっても進行スピードは症例により異なり，なかには治療せずとも生涯不自由のない視機能を維持できる症例も含まれていることを念頭に置きつつ，目標眼圧を柔軟に修正することも重要である。

Ⅳ 病型別診断と治療

図5 同等のMD値でも視野障害の深刻さが異なる場合

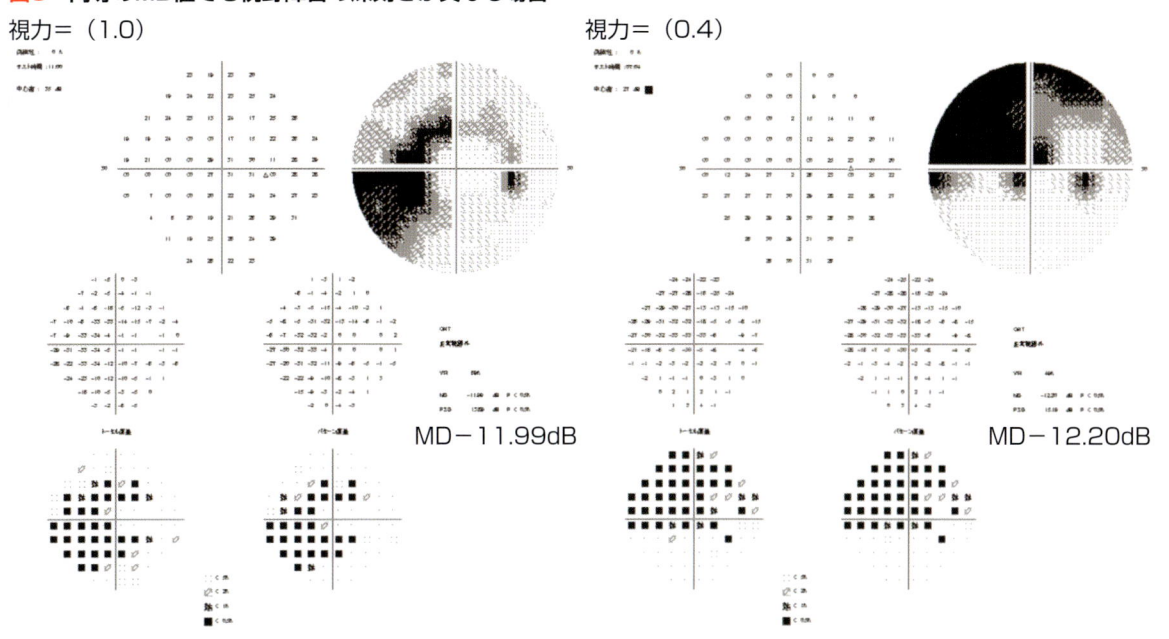

視力＝（1.0）　　　　　　　　　　　　　　　視力＝（0.4）

MD－11.99dB　　　　　　　　　　　　　　MD－12.20dB

図6 ステロイド緑内障の既往があるも，NTGと診断されていた症例（65歳，女性）
右眼圧：16mmHg（5年間無治療でも進行せず）

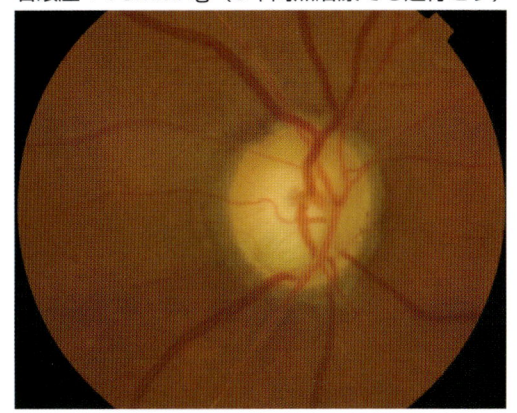

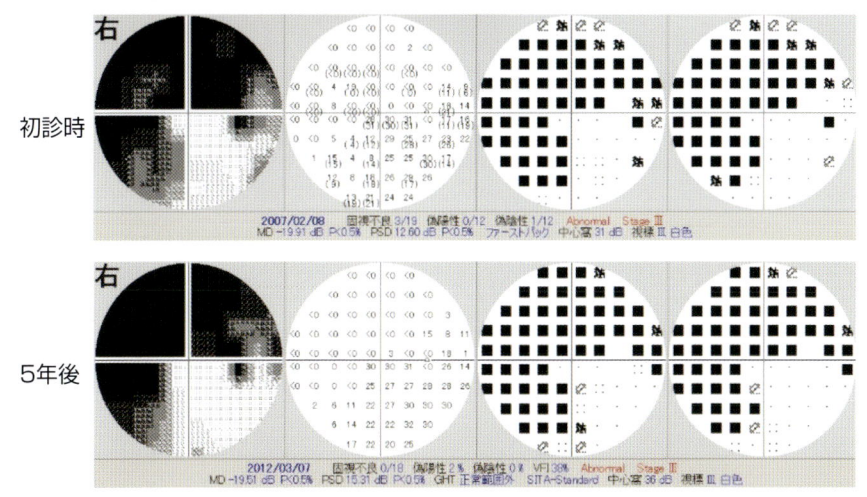

初診時

5年後

前視野障害期（preperimetric glaucoma）の治療の考え方

- OCTの普及により，発症早期の緑内障診断が比較的容易になった。そこで最近クローズアップされつつあるのが，OCTで診断された前視野障害期の治療をいつ開始するかという問題である。
- 前視野障害期とは，眼底検査において緑内障性視神経乳頭所見や神経線維層欠損（NFLD）などの緑内障を示唆する異常がありながら通常の視野検査では視野感度低下が検出されない状態と定義される（図7）。
- 前視野障害期の治療方針は，まだ一定のコンセンサスが得られていない。しかし，基本的には無治療で経過観察をし，実際に視野障害が出現した段階で進行性ありと判断し，治療開始を検討することが妥当とされている。その理由としては，現在のOCTの測定精度では，進行スピードの正確な評価が困難であることがあげられる。
- 前視野障害期であっても，高眼圧，家族歴，薄い中心角膜厚など，緑内障進行の危険因子を有している場合で，今後視野障害が生じる蓋然性が高いと判断された場合には，患者とよく相談のうえ治療開始が検討されてもよい。

図7　OCTで診断された前視野障害期緑内障
神経線維の走行に沿ったganglion cell complex（GCC）厚の菲薄化を認める（矢印）。

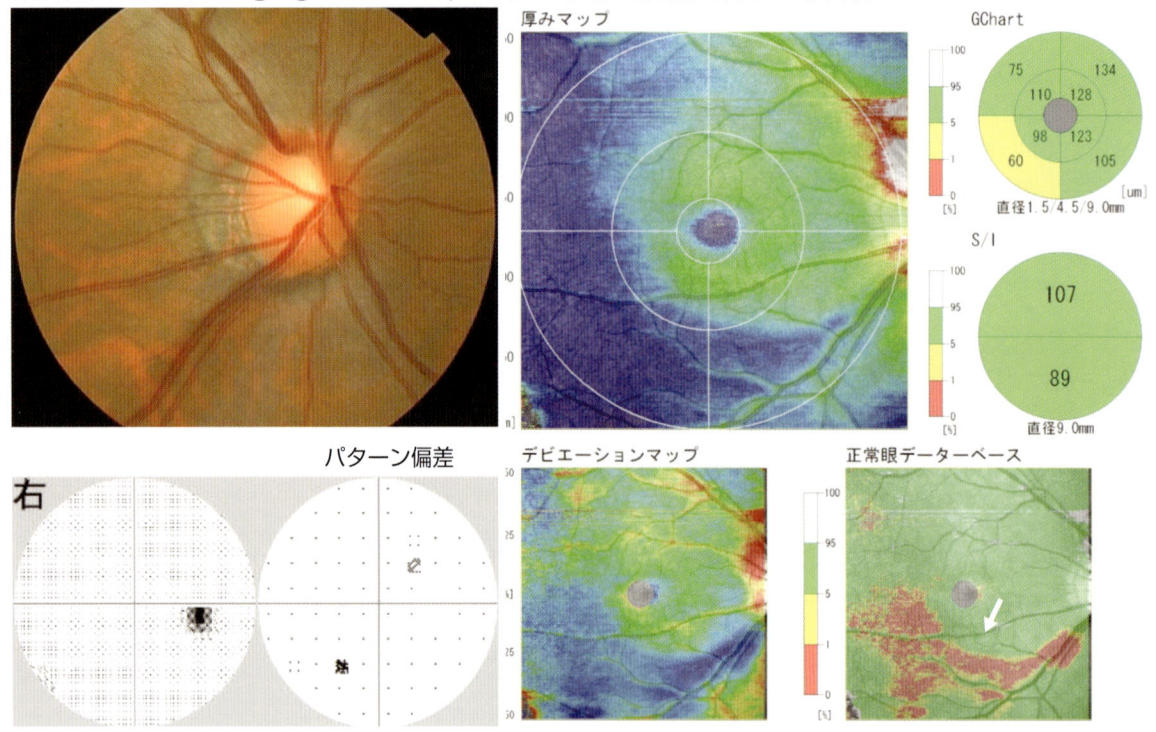

いつ，どのように手術に踏み切るか

- 薬物治療では十分な眼圧下降が得られず視野障害の進行が予想される場合，また治療開始当初は十分と思われた眼圧下降が得られていても明らかな進行が確認された場合には，手術療法を考慮する。
- この際にMD slopeに代表される視野の量的な変化速度だけではなく，視野の障害部位にも配慮することが重要である。
- 特に中心視野に障害が及ぶと生活の不自由度が急激に増すため，通常行われる30°，24°の視野検査だけではなく，中心10°もケアする必要がある。
- 上方よりも下方の視野障害は車の運転や日常生活に支障をきたしやすいことがよく知られており，将来的に下方視野の悪化が予想される症例はより早期に手術を決断する（図8）。
- 術式は一般的に，トラベクレクトミーに代表される濾過手術と，トラベクロトミーに代表される流出路再建術が選択されるが，目標とする眼圧や合併症のリスクなどを勘案しながら決定する。それらの詳細については他項に譲る。

図8 手術により下方視野障害の進行を阻止できた症例

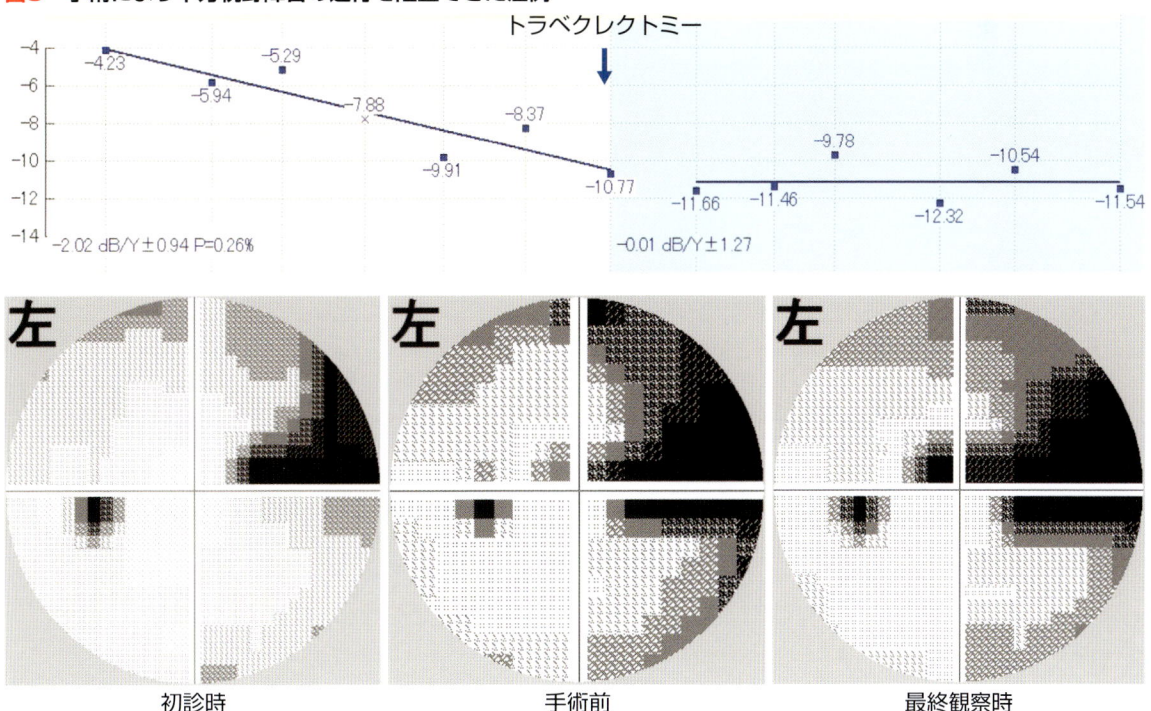

初診時　　　　　　　手術前　　　　　　　最終観察時

◎文献
1) 日本緑内障学会緑内障診療ガイドライン作成委員会：緑内障診療ガイドライン　第3版．

IV 病型別診断と治療／原発開放隅角緑内障（広義）／原発開放隅角緑内障（狭義）

正常眼圧緑内障 概論

眼圧の関与と治療方法

- 正常眼圧緑内障（NTG）は，眼圧が21mmHgより低いことを除き，一見したところ眼圧の高い狭義原発開放隅角緑内障（POAG）と類似した臨床的特徴を有する病態である。
- すなわち，正常な前房隅角外観を呈し，視神経乳頭陥凹拡大と網膜神経線維束欠損ならびにこれに対応した視野欠損をきたす。
- 21mmHgという値そのものが多分に恣意的に決められた境界線であり，病態の本質とは無関係であるため，NTGとPOAGは一連の疾患群と考えられ，両者を含めて広義のPOAGと総称されることはよく知られている。

Collaborative Normal-Tension Glaucoma Study（CNTGS）

- CNTGSによれば，方法を問わず眼圧を30％以上下降できた例では，できなかった例に比べて，視野障害の進行が有意に少なかった[1]（図1）。このことは，眼圧依存性因子が特定のNTG患者において視神経障害の原因であると解釈されている。しかしながら，CNTGSは24mmHg以下までNTGの対象に含んでいるため，眼圧因子を過大解釈している恐れがある。
- 30％以上の眼圧下降を達成してもなお進行する症例も少なからず存在していたことは，眼圧非依存性因子もNTGの視神経障害の原因である可能性を間接的に示していた。

Low-Pressure Glaucoma Treatment Study（LoGTS）

- 最近のLoGTSによれば，いわゆるNTGのクライテリアに合致する眼圧21mmHg以下の症例において，チモロールと眼圧下降効果が同等であったにもかかわらず，α_2作動薬ブリモニジンの視野維持効果は有意に高かった[2]（図2）。これは，詳細な機序については議論の余地を残すものの，NTGにおける上述の眼圧非依存性因子の関与を直接的に示している。
- メタアナリシス解析（LoGTSは含めていないが）によれば，狭義のPOAGとは異なり，NTGでは眼圧下降は明確に視野維持効果をもたなかった[3]（図3）。このことからもNTGではやみくもに眼圧下降を目指すべきではないことがわかる。

図1 CNTGSにおける30％眼圧下降の視野維持効果への影響

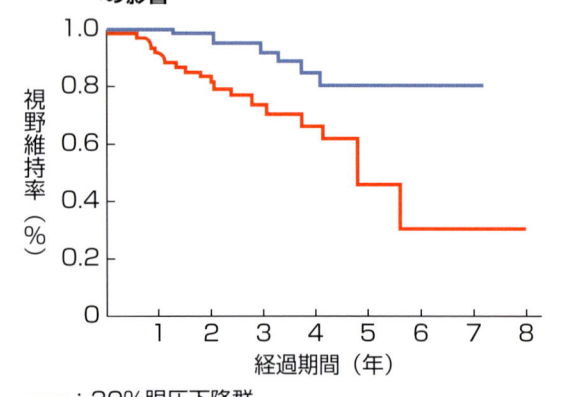

（縦軸：視野維持率（％）、横軸：経過期間（年））
──：30％眼圧下降群
──：30％眼圧下降未到達群
$P<0.0001$
文献1）より引用

ポイント
眼圧下降による視野維持効果を示すと同時に30％下げても進行する例のあることを示している。

図2 LoGTSにおける0.5％チモロールと0.2％ブリモニジンの視野維持効果の影響

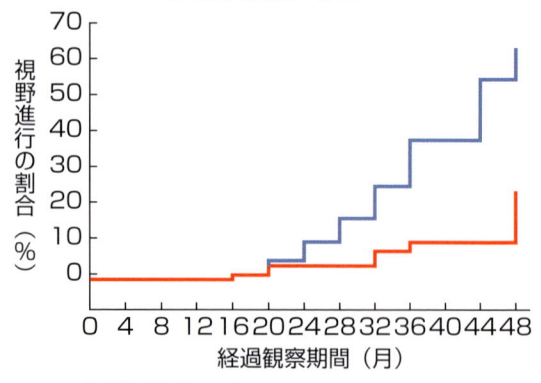

（縦軸：視野進行の割合（％）、横軸：経過観察期間（月））
──：0.5％チモロール
──：0.2％ブリモニジン
ハザード比＝12.4
文献2）より引用

ポイント
同じ程度の眼圧下降にもかかわらずブリモニジン群はチモロール群より視野進行の割合が低い。

臨床的特徴

- 先にNTGと狭義POAGは類似の所見を呈すると述べたが，群間比較すると，両者にはいくつかの違いのあることが知られている。

●視野障害様式
- NTGは狭義POAGに比べ局所変化が強く，固視点近傍に急峻で深い暗点を呈しやすいとされる[4,5]。
- POAGに比較して下方視野障害が多いため，早期から日常生活上重要な視機能が脅かされる。
- 一方で，CNTGSの続報によれば，半数は進行しないし，進行してもその速度はまちまち（−0.2〜−2dB/年）[6] であるので，必要以上に眼圧下降に拘泥せず，個々人の進行程度を評価したうえで加療方針を決めることが重要である。

●乳頭出血
- 以前よりNTGは乳頭出血の出現頻度が高いことが知られている[7,8]。
- 乳頭出血の近傍には網膜神経線維束欠損が生じ，また，出血出現後数年で10°内に暗点が出現するという報告もある[9]。
- CNTGSによれば，乳頭出血は，片頭痛と並んでNTGの発症・進行の明らかな危険因子であることを実証している[10]（図4）。

●構造変化
- 以前の検眼鏡・眼底写真による比較では，視神経乳頭サイズやリムエリアについてはNTGと狭義POAGに差があるという報告とないという報告が混在している[11]。
- 近年のOCTの進歩は著しい。とりわけ，enhanced depth imaging（EDI）や波長掃引（swept source）の技術を用いたOCTでは，篩状板の厚みや微細構造も解析できるようになりつつある。
- 上記の方法でNTGと狭義POAGや正常対照の篩状板構造を比較検討した報告が散見されるようになった。それによれば，NTG患者の篩状板厚は正常対照や狭義POAG患者に比べて，視野障害度にかかわらず薄かった[12]（図5）。広義POAG患者148眼中77眼（45%）において，局所的篩状板欠損が検出されたが，欠損を伴う眼では高頻度に乳頭出血（25% vs 5%），病型がNTG（33% vs 9%），より悪いMD（−14.12 vs −9.58dB）がみられた。
- 多重ロジステイック回帰分析でも，乳頭出血（オッズ比3.63, 95%信頼区間1.12-11.76），病型がNTG（オッズ比4.23, 95%信頼区間1.55-11.54），より悪いMD（オッズ比1.11, 95%信頼区間1.05-1.18）が局所的篩状板欠損の存在と有意に関連していた[13]。しかも，乳頭出血は最大あるいは二番目に大きい篩状板欠損と同じ乳頭側に生じていた（15/17眼＝88.2%）[13]。
- 上記のような篩状板構造変化はNTGにおけるより局所性の強い視野障害や乳頭出血の発生と関連がある可能性がある。

図3 緑内障点眼薬による眼圧下降の視野維持効果のメタ解析

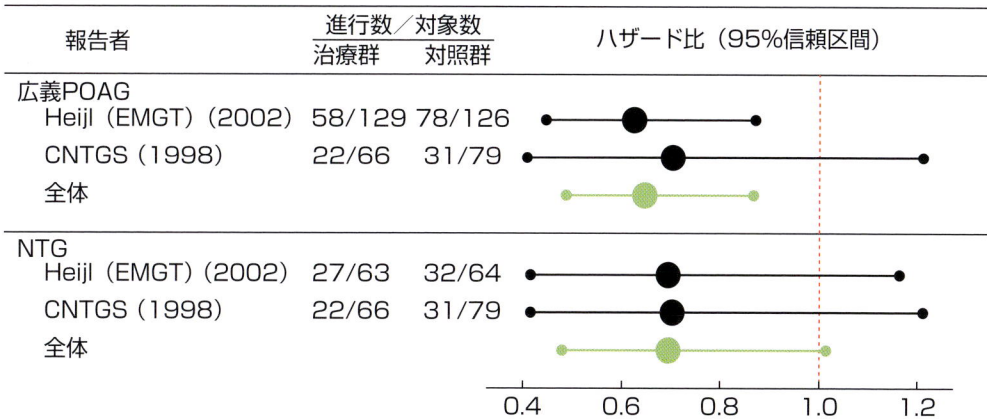

報告者	進行数／対象数 治療群	対照群	ハザード比（95%信頼区間）
広義POAG			
Heijl (EMGT) (2002)	58/129	78/126	
CNTGS (1998)	22/66	31/79	
全体			
NTG			
Heijl (EMGT) (2002)	27/63	32/64	
CNTGS (1998)	22/66	31/79	
全体			

EMGT：Early Manifest Glaucoma Trial

文献3）より引用

> **ここに注意！** 広義POAGに比べ，NTGでは緑内障点眼による眼圧下降の視野維持効果のエビデンスは確立されていない。

図4 CNTGSにおける乳頭出血の視野進行に及ぼす影響

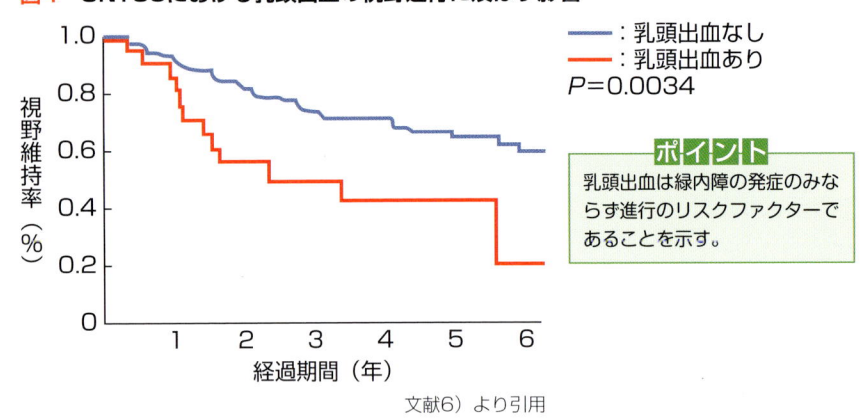

― ：乳頭出血なし
― ：乳頭出血あり
P=0.0034

縦軸：視野維持率（％）
横軸：経過期間（年）

文献6）より引用

> **ポイント**
> 乳頭出血は緑内障の発症のみならず進行のリスクファクターであることを示す。

図5 OCTで計測した篩状板厚と視野障害の相関

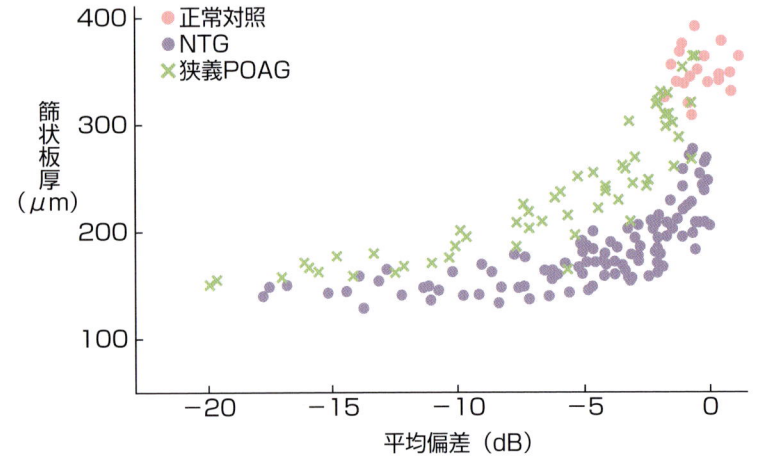

● 正常対照
● NTG
× 狭義POAG

縦軸：篩状板厚（μm）
横軸：平均偏差（dB）

文献12）より引用

> **ポイント**
> 眼圧の高い狭義POAGに比べNTGでは同じ病期でも篩状板厚が薄い。

図6 経篩状板圧較差（脳脊髄液圧－眼内圧）とC/D比の相関

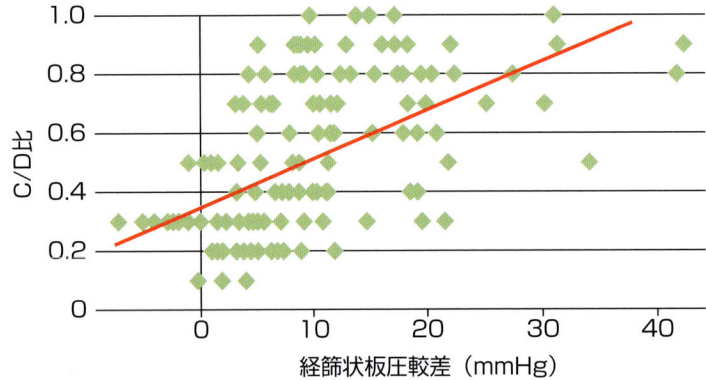

縦軸：C/D比
横軸：経篩状板圧較差（mmHg）

R^2=0.34, P<0.0001

文献14）より引用

> **ポイント**
> 緑内障に対する視神経乳頭障害は脳脊髄圧と眼内圧の較差に比例する。

図7 年齢と性別の脳脊髄圧との関係

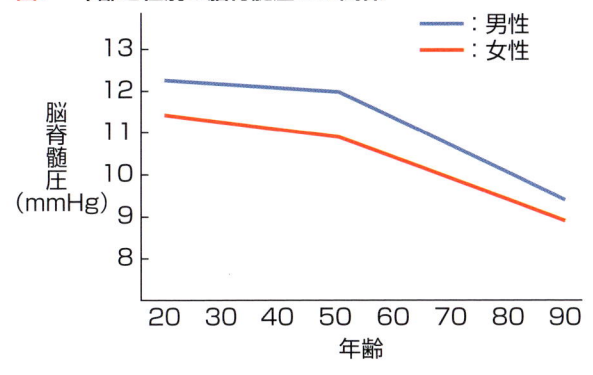

――：男性
――：女性

脳脊髄圧(mmHg)
縦軸：8〜13
横軸：年齢 20〜90

文献15) より引用

ポイント
50歳までは脳脊髄圧はほぼ同じだが，50歳を過ぎると経年的に下降する。

脳脊髄圧との関連

- 2008年に，広義POAG患者において，眼圧そのものよりも脳脊髄圧と眼圧の差，すなわち経篩状板圧較差とC/D比により相関のあることが報告された（図6）[14]。
- 視神経内のくも膜下腔と脳や脊髄のくも膜下腔は不連続であり，腰椎穿刺によって測定された脳脊髄圧は必ずしも篩状板直後のくも膜下腔圧を反映しているわけではないが，この経篩状板圧較差という概念が正しければ，眼圧が正常範囲であっても，脳脊髄圧が低ければ緑内障性視神経症を発症ないし進展させうることになり，NTGの病態をうまく説明できる。
- 50歳を越えると脳脊髄圧は経年的に低下することも報告され（図7）[15]，NTGを含め，広義POAGの有病率が加齢とともに上昇することとも矛盾しない。
- 脳脊髄液の産生とターンオーバーは，加齢ならびにAlzheimer病や正常圧水頭症などの病的状態では低下していることが知られている。両疾患では緑内障の有病率が高いことも明らかになっている。
- 脳脊髄液循環不全が視神経の神経毒のクリアランスの低下を引き起こし，低脳脊髄圧患者で緑内障が進行しやすい可能性も提唱されている[16]。

◎文献

1) Collaborative Normal-Tension Glaucoma Study Group: Comparison of glaucomatous progression between untreated patients with normal-tension glaucoma and patients with therapeutically reduced intraocular pressures. Am J Ophthalmol, 126 : 487-497, 1998.
2) Krupin T, et al.: A randomized trial of brimonidine versus timolol in preserving visual function: results from the Low-Pressure Glaucoma Treatment Study. Am J Ophthalmol, 151 : 671-681, 2011.
3) Maier PC, et al.: Treatment of ocular hypertension and open angle glaucoma: meta-analysis of randomized controlled trials. BMJ, 331 : 124, 2005.
4) Caprioli J, et al.: Comparison of visual field defects in the low-tension glaucomas with those in the high-tension glaucomas. Am J Ophthalmol, 97 : 730-737, 1984.
5) Araie M, et al.: Visual field defects in normal-tension and high-tension glaucoma. Ophthalmology, 100 : 1808-1814, 1993.
6) Collaborative Normal-Tension Glaucoma Study Group: Natural history of normal-tension glaucoma. Ophthalmology, 108 : 247-253, 2001.
7) Sugiyama K, et al.: The association of optic disc hemorrhage with retinal nerve fiber layer defect and peripapillary atrophy in normal-tension glaucoma. Ophthalmology, 104 : 1926-1933, 1997.
8) Ishida K, et al.: Disk hemorrhage is a significantly negative prognostic factor in normal-tension glaucoma. Am J Ophthalmol, 129 : 707-714, 2000.
9) Drance S, et al.: Risk factors for progression of visual field abnormalities in normal-tension glaucoma. Am J Ophthalmol, 131 : 699-708, 2001.
10) Kono Y, et al.: Characteristics of visual field progression in patients with normal-tension glaucoma with optic disk hemorrhages. Am J Ophthalmol, 135 : 499-503, 2003.
11) Tomita G.: The optic nerve head in normal tension glaucoma. Curr Opin Ophthalmol, 11 : 116-120, 2000.
12) Park HY, et al.: Enhanced depth imaging detects lamina cribrosa thickness differences in normal tension glaucoma and primary open-angle glaucoma. Ophthalmology, 119 : 10-20, 2012.
13) Park SC, et al.: Factors associated with focal lamina cribrosa defects in glaucoma. Invest Ophthalmol Vis Sci, 54 : 8401-8407, 2013.
14) Berdahl Jp, et al.: Cerebrospinal fluid pressure is decreased in primary open-angle glaucoma. Ophthalmology, 115 : 763-768, 2008.
15) Fleischman D, et al.: Cerebrospinal fluid pressure decreases with older age. Plos One, 7; e52664, 2012.
16) Wostyn P, et al.: Senescent changes in cerebrospinal fluid circulatory physiology and their role in the pathogenesis of normal-tension glaucoma. Am J Ophthalmol, 156 : 5-14, 2013.

IV 病型別診断と治療／原発開放隅角緑内障（広義）／原発開放隅角緑内障（狭義）

正常眼圧緑内障　循環障害と緑内障

緑内障機械説と循環説

- 緑内障の成因には機械的圧迫説（機械説）と乳頭循環障害説（循環説）という議論が古くからなされている[1]。
- 古典的な解釈では，機械説は，高眼圧負荷が加わると視神経乳頭の篩状板で強く圧迫され，この機械的な力が軸索輸送を強く障害するために神経節細胞死が生じて視神経萎縮を生じるというものである[2]。
- 乳頭循環障害説は，高血圧や血管攣縮など何らかの原因で視神経周辺への血流の減少が起こり，緑内障性視神経萎縮を生じるというものである。
- 緑内障に関して高眼圧が影響していることは確かとしても，臨床ではたとえ点眼や手術で眼圧が10mmHgを維持しても視野障害が進行する症例に遭遇することはしばしばである。
- 眼圧非依存性の視神経障害の因子が存在することは確かであり，循環障害がやはりその候補としてあげられている。
- 緑内障患者の血管径が正常者と比べて小さいことは疫学の横断研究ではいくつか報告があった[3,4]が，プロスペクティブな研究でも循環障害の関与が示唆される結果が出てきている。
- Blue Mountain Studyでは，循環障害と関係のある可能性のある網膜細動脈の狭細化が緑内障の視野異常に先行してみられたという結果が報告された[5]。
- 比較的眼圧が低い正常眼圧緑内障（NTG）は特に循環がかかわっている可能性が強い。
- NTGの患者に循環障害の関与が大きい片頭痛やRaynaud病が多いといわれている[6]。
- 血圧と眼圧で計算される眼灌流圧（ocular perfusion pressure）の変動が大きいとNTGが進行しやすいという報告もある[7]。
- 徳永らはNTGの患者の血圧が夜間20％低下している群は視野進行が早いと報告した[8]。しかしながらNTG患者に対し眼圧下降で視野障害の進行を抑えることができることから，循環障害による視神経萎縮が主体と思われる症例でも眼圧による視神経の機械的な圧迫がプロセスのなかにあると考えられる。循環因子により視神経の眼圧に対しての脆弱性が増し，正常眼圧でも緑内障性視神経萎縮をきたすという機序がこれにあたる（図3）。
- 緑内障性視神経萎縮には機械的圧迫，循環障害のさまざまなメカニズムが複雑に合わさって進行していると考えられる（図4）。

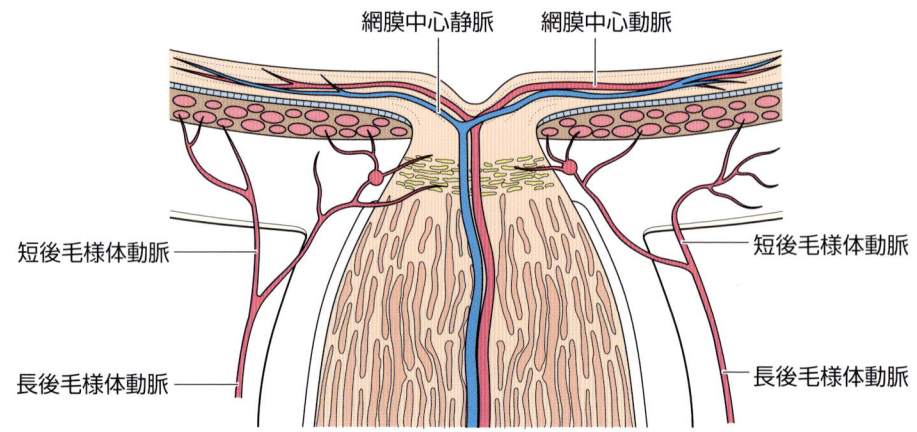

図1　視神経に分布する血管系

（網膜中心静脈／網膜中心動脈／短後毛様体動脈／短後毛様体動脈／長後毛様体動脈／長後毛様体動脈）

図2 網膜血管測定ソフト
視神経乳頭縁から1/2乳頭径〜1乳頭径のエリアを通過する網膜血管の動脈, 静脈径を測定し, 中心動脈, 静脈径を算出する。

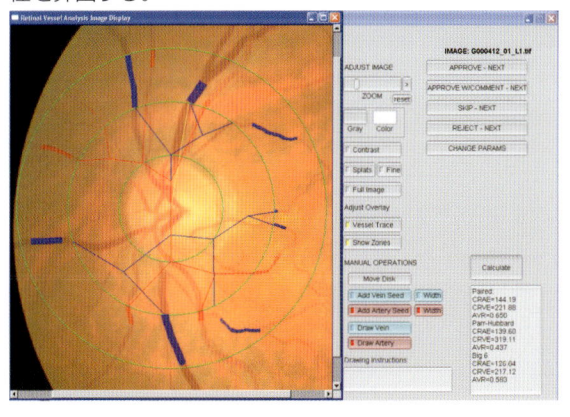

眼血流測定の期待と問題点

- 緑内障と循環障害について関連が示され, また緑内障の発症の原因となることを示唆する研究結果が出てきている[3,4]。
- しかし緑内障に先立って循環障害が認められることをさらに明らかにするためには解決されるべきいくつかの問題がある。例えば緑内障進展のどのプロセスにおいて血流の減少がみられるのか。血流の日内変動や人種の違いは影響するのか。血流の増加が視野の改善や視野障害の進行を遅らせることができるのか。眼圧が下がれば血流が増加するのか, 減少するのか。これらの問題がより再現性と精度を担保する測定機器によって検証されることを期待している。

表1 眼循環測定器とその特徴

眼循環測定装置	特徴
蛍光眼底造影	網膜血流を定性的に評価できる。歴史があり普及度が高い。
color doppler imaging	超音波を利用して後眼部の眼動脈, 網膜中心動脈, 短後毛様体動脈の血流速度を測定する。
laser doppler velocimetry laser doppler flowmetry	網膜血管の血流速度の絶対値, 視神経乳頭の相対値を評価できる。
laser speckle	視神経乳頭や網脈絡膜の血流速度の相対値を測定できる。
OCT	高い解像度を活かしての血流速度と血流量の絶対値測定, 脈絡膜血流測定が可能である。

図3 眼循環障害のプロセス
眼圧上昇による機械的圧迫は循環障害のプロセスにも関与していると考えられる。

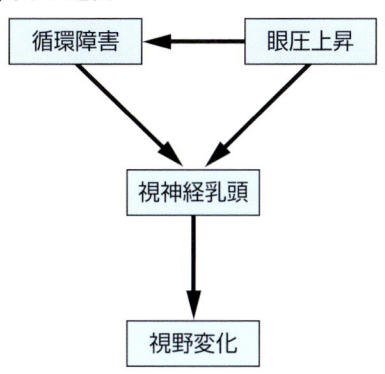

図4 緑内障病型における眼圧, 循環障害の関与の程度
緑内障は病型によって原因として眼圧, 循環因子の受ける影響が異なる。

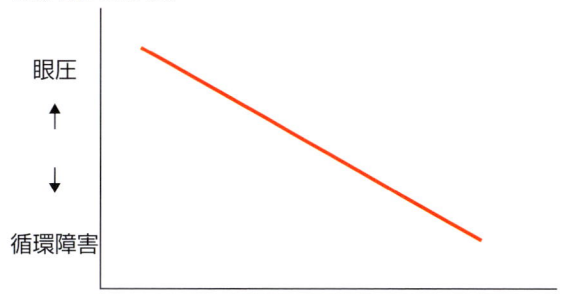

◎文献

1) Yanagi M, et al.: Vascular risk factors in glaucoma: a review. Clin Experiment Ophthalmol, 39 : 252-258, 2011.
2) 澤口昭一:緑内障の本態 緑内障性視神経障害 機械的圧迫説の立場から. 臨床眼科, 50 : 11-15, 1996.
3) Amerasinghe N, et al.: Evidence of retinal vascular narrowing in glaucomatous eyes in an Asian population. Invest Ophthalmol Vis Sci, 49 : 5397-5402, 2008.
4) Mitchell P, et al.: Retinal microvascular signs and risk of stroke and stroke mortality. Neurology, 65 : 1005-1009, 2005.
5) Kawasaki R, et al.: Retinal vessel caliber is associated with the 10-year incidence of glaucoma: the Blue Mountains Eye Study. Ophthalmology, 120 : 84-90, 2012.
6) Drance S, et al.: Risk factors for progression of visual field abnormalities in normal-tension glaucoma. Am J Ophthalmol, 131 : 699-708, 2001.
7) Choi J, et al.: Circadian fluctuation of mean ocular perfusion pressure is a consistent risk factor for normal-tension glaucoma. Invest Ophthalmol Vis Sci, 48 : 104-111, 2007.
8) Tokunaga T, et al.: Association between nocturnal blood pressure reduction and progression of visual field defect in patients with primary open-angle glaucoma or normal-tension glaucoma. Jpn J Ophthalmol, 48 : 380-385, 2004.

IV 病型別診断と治療／原発開放隅角緑内障（広義）原発開放隅角緑内障（狭義）

正常眼圧緑内障　緑内障と近視性視神経症

視神経乳頭変形と耳側乳頭周囲網脈絡膜萎縮の形成過程（図1）

①眼軸長の延長に伴い視神経乳頭は眼球の鼻側に位置するため耳側が後方に牽引されて視神経の乳頭が傾斜する。
②鼻側は視神経線維束が隆起し全体として小型化する。
③眼球の回旋とともに乳頭も回旋し，乳頭周囲には網脈絡膜萎縮が起こる。

図1 視神経乳頭変形と耳側乳頭周囲萎縮の形成過程

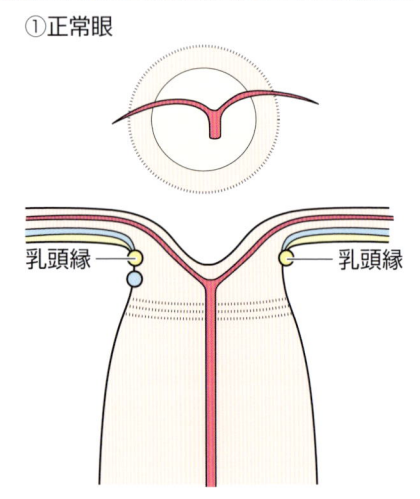

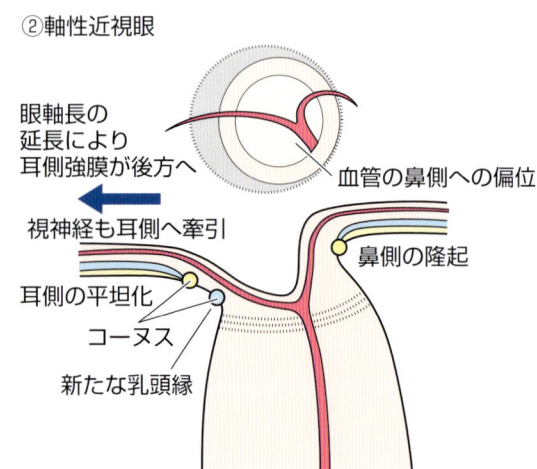

①正常眼　②軸性近視眼

眼軸長の延長により耳側強膜が後方へ
視神経も耳側へ牽引

乳頭縁
耳側の平坦化
コーヌス
新たな乳頭縁
血管の鼻側への偏位
鼻側の隆起

文献1）より引用改変

近視眼の構造的変化の過程（図2）

①図1の変化が生じる。
②壮年期に後部ぶどう腫の出現によりさらに眼球形態が変化することで篩状板支持組織の脆弱化や視神経周囲の構造的変化による力学的不均衡が生じ，視神経乳頭の形態に重大な影響が生じ，視野障害が出現する（近視性視神経症 or/and 緑内障性視神経症）。
③老年期に網脈絡膜萎縮など黄斑部病変を合併し視力が低下する。

> **参考：近視性視神経症**
> 非緑内障近視眼では病的近視眼の代表的眼底所見の1つである近視性網脈絡膜萎縮などを生じていなくても視野障害を生じることがある。この病態を近視性視神経症とする独立した疾患概念が提唱されている。

Ⅳ 病型別診断と治療

近視眼の篩状板を取り巻く環境（図3）

- 眼圧による直接的な押力や眼圧と脳脊髄圧の圧較差による押力がZ軸方向に篩状板にかかっている。
- 乳頭の変形や乳頭周囲の強膜の伸展によりX-Y方向に篩状板が伸展することによる機械的障害がある。
- 網脈絡膜の変性萎縮による乳頭部の循環障害がある。
- 機械的障害および循環障害の両者により緑内障が発症しやすくなるのではないかと考えられている。

図2 近視眼の構造的変化の過程

若年期 → 視神経乳頭の傾斜・回旋
　　　 → コーヌス形成
　　　 → 眼軸長の延長

壮年期 → 後部ぶどう腫の出現

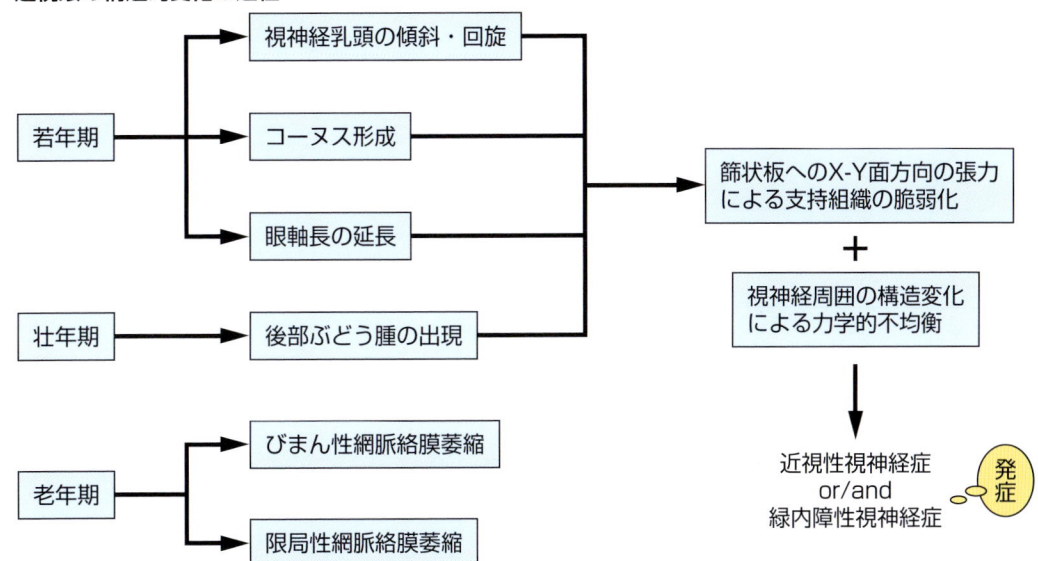

→ 篩状板へのX-Y面方向の張力による支持組織の脆弱化
＋
視神経周囲の構造変化による力学的不均衡
↓
近視性視神経症 or/and 緑内障性視神経症 → 発症

老年期 → びまん性網脈絡膜萎縮
　　　 → 限局性網脈絡膜萎縮

図3 近視眼の篩状板を取り巻く環境

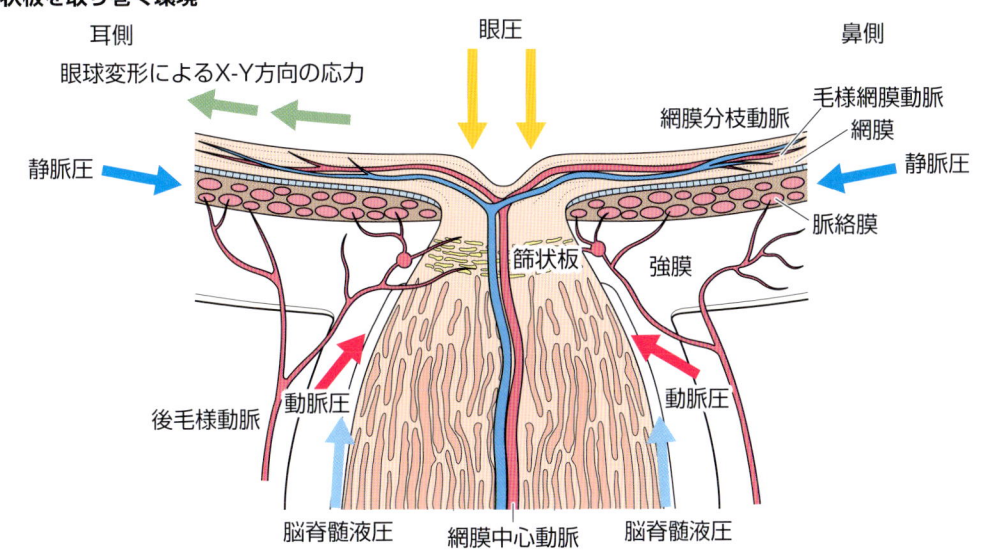

耳側　眼圧　鼻側
眼球変形によるX-Y方向の応力
静脈圧　　毛様網膜動脈　網膜分枝動脈　網膜
　　　　　静脈圧
　　　　　脈絡膜
篩状板　強膜
後毛様動脈　動脈圧　　動脈圧
脳脊髄液圧　網膜中心動脈　脳脊髄液圧

> **篩状板の組織学的検討**（図4, 表1）
> - 人眼の篩状板の厚みを組織学的に検証した。
> - 篩状板厚は，非強度近視非緑内障眼＞強度近視非緑内障眼＞非強度近視緑内障眼＞強度近視緑内障眼の順で厚い。

図4 緑内障眼の篩状板の病理組織
篩状板の菲薄化を認める。

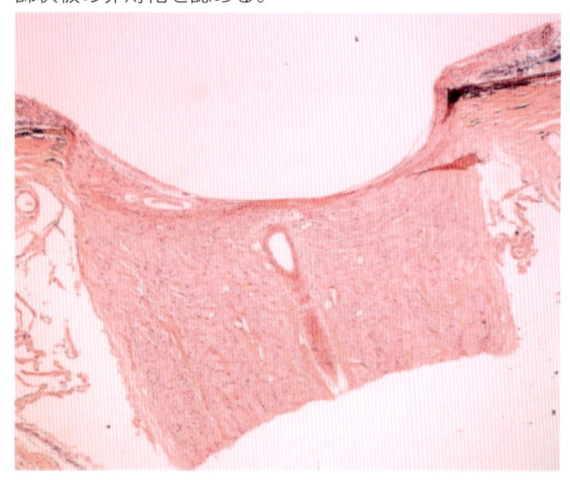

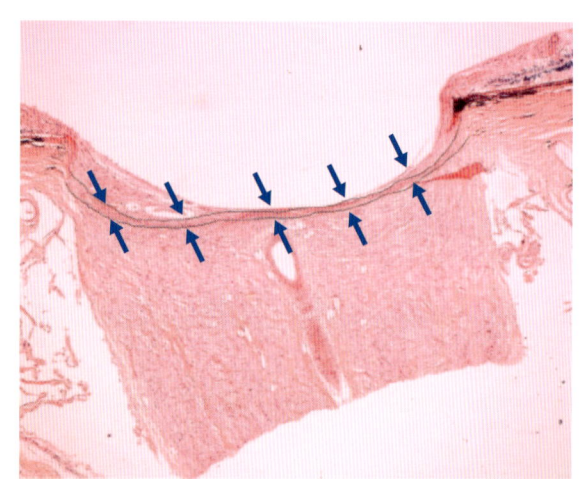

文献2）より転載

表1 組織学的に計測した篩状板厚

	強度近視眼			非強度近視眼		
	眼軸長26.5mm以上			眼軸長26.5mm未満		
	緑内障眼	正常眼		緑内障眼	正常眼	
眼数	29	7		11	42	
	篩状板厚		P	篩状板厚		P
central	77.7±52.4	206.7±59.2	<0.001	201.5±251.5	457.7±163.7	<0.001
midperiphery	76.4±49.7	208.5±68.9	<0.001	173.3±191.2	463.3±167.6	<0.001
midperiphery	69.8±50.2	207.9±59.0	<0.001	188.9±241.3	461.3±189.6	<0.001
periphery	66.6±52.3	162.3±34.6	<0.001	161.4±184.2	435.3±130.6	<0.001
periphery	64.1±45.3	214.2±70.1	<0.001	162.6±194.1	464.9±190.6	<0.001

文献2）より引用

近視眼緑内障の視神経の形態の多様性

- 乳頭の大きさや色調，乳頭周囲萎縮の程度などを観察して症例ごとに緑内障性視神経症の要素が強いか，近視性視神経症の要素が強いかを判定できる（図5）。

図5　近視性緑内障の視神経乳頭

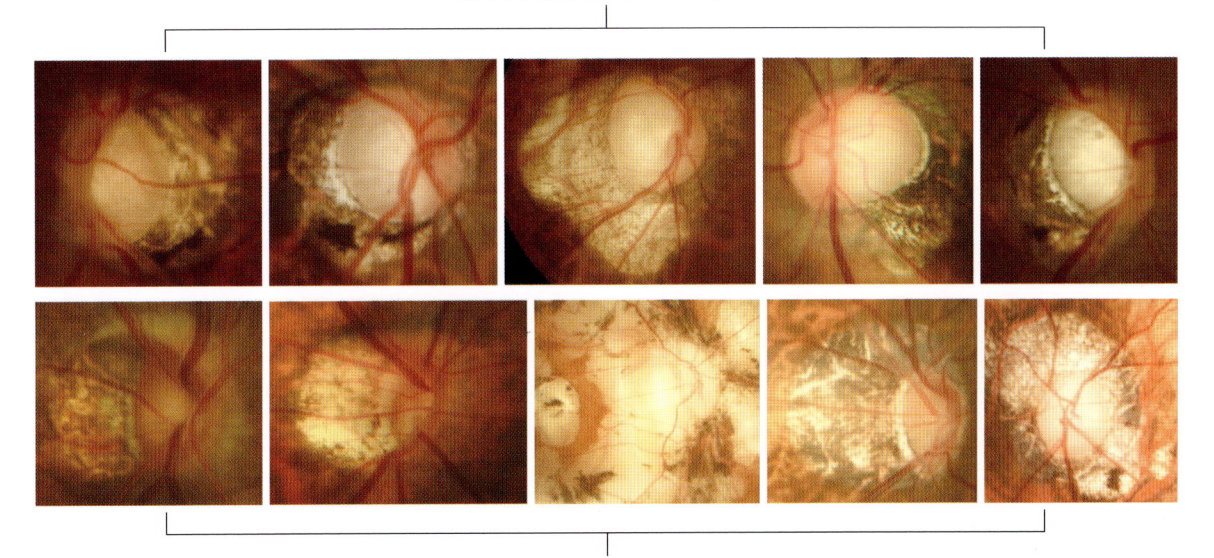

緑内障性視神経症の要素が強い

近視性視神経症の要素が強い

β zoneおよびγ zoneにおけるPPA床の構造の違い（図6，7）

- 乳頭周囲網脈絡膜萎縮（peripapillary chorioretinal atrophy；PPA）をα zone（β zoneの外側で網脈絡膜色素のhyper- or hypopigmentationが不規則に配列している部位），β zone（網膜色素上皮の脱色素や強膜・脈絡膜血管が透見できる部位），γ zone（深部網膜層，Bruch膜，脈絡膜が欠如している）に分類した[3]。
- 検眼鏡的所見からは各zoneを明確に鑑別できないことが多い。
- OCTを使用した視神経およびその周囲の構造変化が高侵達に解析できるようになったことで，特にβ zoneとγ zoneが明確に鑑別可能となった。

図6　β zoneおよびγ zoneにおけるPPA床の構造の違い

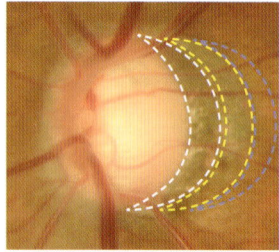

α zone：β zoneの外側で網脈絡膜色素のhyper- or hypopigmentationが不規則に配列している部位

β zone：視神経乳頭に隣接し網膜色素上皮の脱色素や強膜・脈絡膜血管が透見できる部位

γ zone：深部網膜層，Bruch膜，脈絡膜が欠如している部位

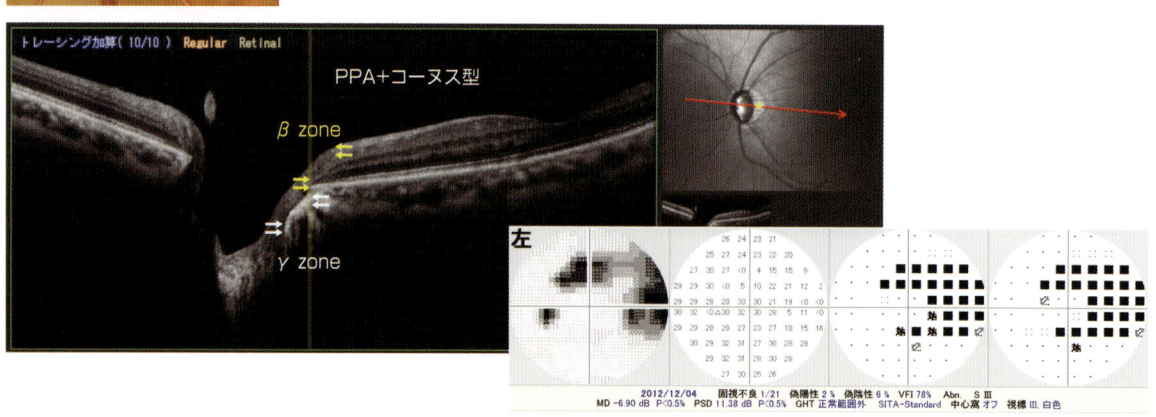

図7　強度近視眼の視野障害をきたす所見

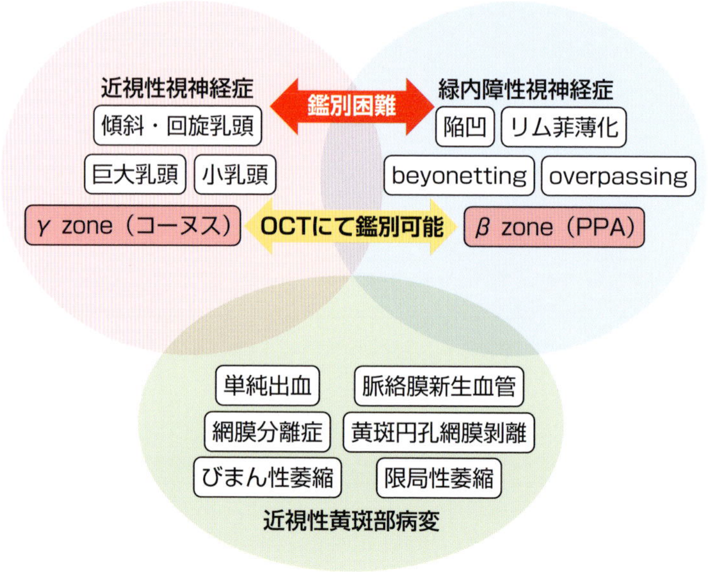

近視性視神経症
- 傾斜・回旋乳頭
- 巨大乳頭
- 小乳頭
- γ zone（コーヌス）

緑内障性視神経症
- 陥凹
- リム菲薄化
- beyonetting
- overpassing
- β zone（PPA）

鑑別困難 ／ OCTにて鑑別可能

近視性黄斑部病変
- 単純出血
- 脈絡膜新生血管
- 網膜分離症
- 黄斑円孔網膜剥離
- びまん性萎縮
- 限局性萎縮

ここに注意！　近視眼緑内障では，近視性視神経症の所見と緑内障性視神経症の所見が混在することが多い。

早期に固視点近傍の視野が障害されやすい近視眼緑内障（図8）

- 視野検査において中心30-2では固視点近傍の検査点が少ないため，中心10-2での評価も重要となる。
- 早期に固視点近傍の視野が障害されやすい緑内障眼はquality of vision（QOV）の低下につながりやすい。
- 強度近視眼緑内障の40％以上に初期から乳頭黄斑線維束欠損を認め，非近視眼緑内障と比較して有意に高率である[4]。

> **参考：強度近視眼における緑内障診断の難しさ**
> 非緑内障強度近視眼でも網膜神経線維層が菲薄化するため，非強度近視眼の正常眼データベースを採用しているOCTでは強度近視眼において非緑内障と緑内障を判定することが困難なことがある。黄斑部の神経節細胞複合体（GCC）を用いた解析は，強度近視眼でも神経線維の脱落している領域の上下対称性が損なわれないことが多いので緑内障診断の参考にすべきである。

図8 早期に固視点近傍の視野が障害されやすい近視眼緑内障

①視神経乳頭所見
2枚の乳頭写真を比較すると著明な変化は認めない。

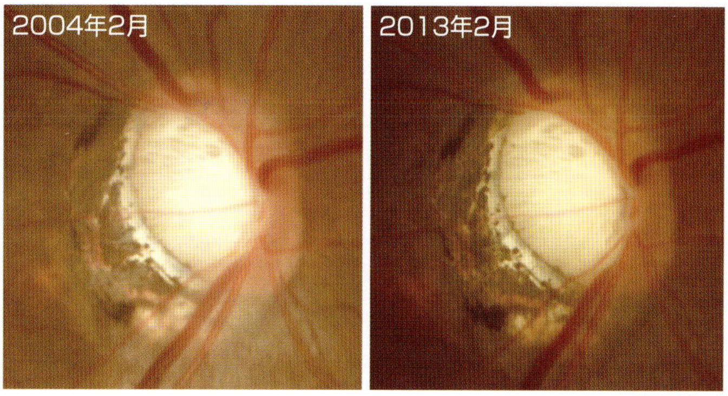

NTG
1998年6月19日初診
（当時37歳，女性）
屈折：−4.5D
ベースライン眼圧：
右眼＝14.6mmHg（12-18）

2004年2月　／　2013年2月

②視野所見
Humphrey視野中心30-2あるいは24-2

1998	2003	2005	2009	2011	2013
−1.59dB	−4.08dB	−4.64dB	−4.41dB	−6.72dB	−5.97dB

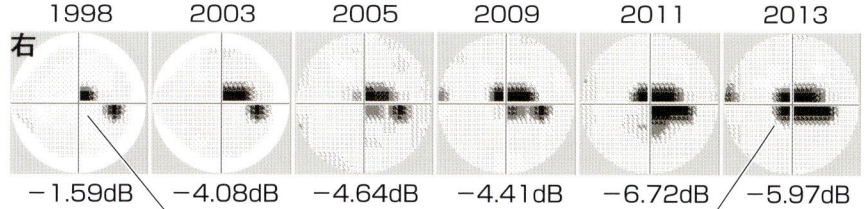

初診時の固視点近傍は1点のみ感度低下　　　固視点近傍4点すべて感度低下

MD slope：−0.33dB/年

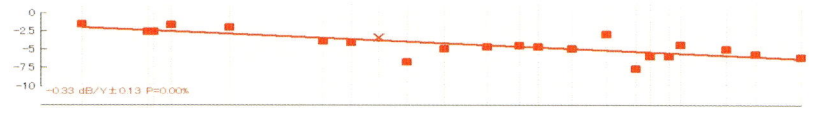

中心10-2

2008	2009	2010	2011	2012	2013
−19.15dB	−22.51dB	−26.21dB	−27.19dB	−27.93dB	−27.91dB
RV=（1.0）		RV=（0.8）			RV=（0.3）

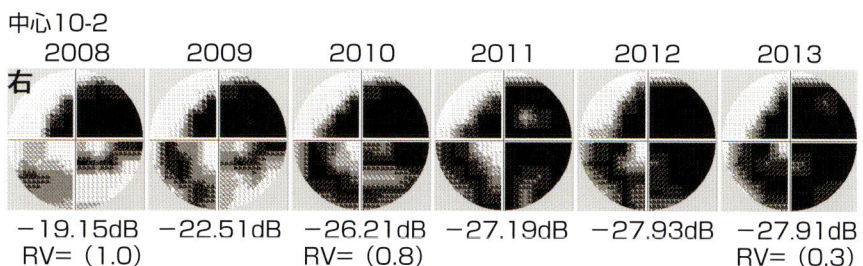

> **ポイント**
> 近視眼緑内障ではOCT所見に頼りすぎることなく，眼底所見や視野検査結果なども参考にして多角的な管理が必要である。

> **声かけ**
> 近視眼緑内障の場合，近視による変化と緑内障による変化が混在して区別が難しいが，近視性変化は治療できないので，緑内障性変化が進行しないように治療をしていきましょう。

◎文献

1) Kim TW, et al.: Optic disc change with incipient myopia of childhood. Ophthalmology, 119 : 21-26, 2012.
2) Jonas JB, et al.: Lamina cribrosa thickness and spatial relationships between intraocular space and cerebrospinal fluid space in highly myopic eyes. Invest Ophthalmol Vis Sci, 45 : 2660-2665, 2004.
3) Jonas JB, et al.: Parapapillary atrophy: histological gamma zone and delta zone. PloS One, 7: e47237, 2012.
4) Kimura Y, et al.: Retinal nerve fiber layer defects in highly myopic eyes with early glaucoma. Invest Ophthalmol Vis Sci, 53 : 6472-6478, 2012.

Ⅳ 病型別診断と治療／原発開放隅角緑内障（広義）原発開放隅角緑内障（狭義）

正常眼圧緑内障　緑内障の生活指導

- 「緑内障の進行につながる日常生活での注意点はないですか？」このような疑問は緑内障患者であれば誰しもが思うことであろう。
- 一般的な日常生活で正常眼圧緑内障（NTG）の進行に悪影響を及ぼす生活習慣や逆に進行予防となるよい習慣はほとんどないに等しい。
- 「早寝早起き，栄養バランスのとれた食事，適度な運動といった健康的で規則正しい生活が目にとってもいいですよ。」緑内障進行による視機能低下におびえる患者や家族は，このような回答だけでは納得できずに追加の質問をしてくる場合も多い。
- 患者の疑問にきちんとていねいに答えることで緑内障に対する過度な不安を和らげることも診療上重要である。

食事・サプリメント

緑内障に対して良い悪いを含め影響を及ぼす食べ物はない。サプリメントに関しても緑内障に有効なものはない。

回答例
「制限はありません。栄養バランスのとれた食事が一番です。サプリメントも緑内障に有効と医学的に証明されたものはありません。」

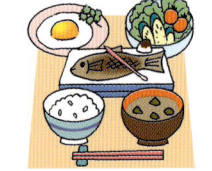

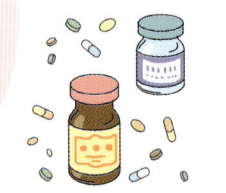

飲酒

アルコール摂取による一時的な眼圧下降の報告はあるが，過度の飲酒（一度に500mL以上の摂取など）は眼圧上昇の危険性がある。

回答例
「適度な飲酒は問題ありませんが，過度の飲酒は控えてください。」

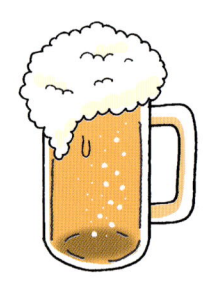

喫煙

眼圧は上昇するとされているうえに，循環障害の危険性もあり禁煙を勧めるべきある。

回答例
「眼圧が上がりますし，血流も悪くなるので緑内障に悪影響を及ぼします。禁煙しましょう。」

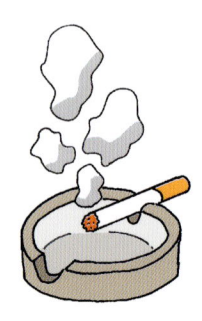

コーヒー・お茶

通常摂取量のカフェインによる眼圧への影響はほとんどない。

回答例
「制限する必要はありませんが，一度に多量に摂取するのは避けてください。」

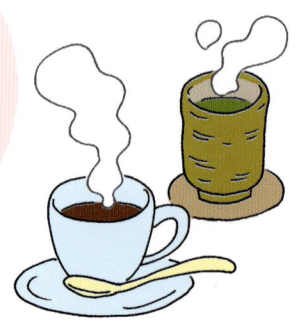

表1　眼圧上昇の危険性のある生活習慣

- 一度に多量の水分摂取（500mL以上）
- 喫煙
- 重量挙げ
- 逆立ち
- ステロイド薬の使用（局所・全身）
- ネクタイ着用
- トランペット演奏

◎参考文献
1) 井上賢治：緑内障患者に対する生活指導. All About 開放隅角緑内障, 381-389, 医学書院, 2013.
2) 中島正行：日常生活上での注意点を聞かれたら. 眼科診療プラクティス, 98. 緑内障診療のトラブルシューティング, 115, 文光堂, 2003.

運動

重量挙げや逆立ちでは眼圧上昇の危険性があるが，ウォーキングやジョギングなどの日常的な有酸素運動には眼圧下降効果がある。

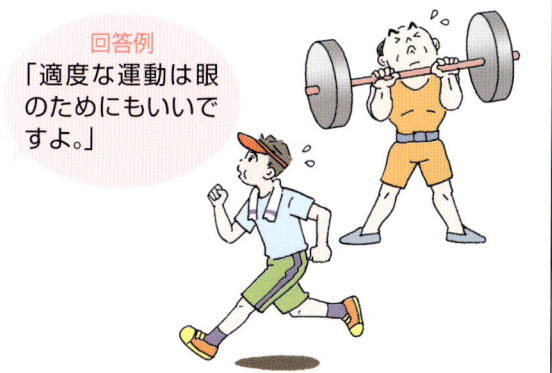

回答例
「適度な運動は眼のためにもいいですよ。」

テレビ・パソコン・読書

緑内障進行には影響ないが，長時間に及ぶとドライアイなどの眼表面疾患への悪影響は懸念され，緑内障点眼薬による角膜上皮障害を生じている患者には注意を要する。

回答例
「緑内障には影響はありませんが，休憩をはさんで疲れない程度にしましょう。」

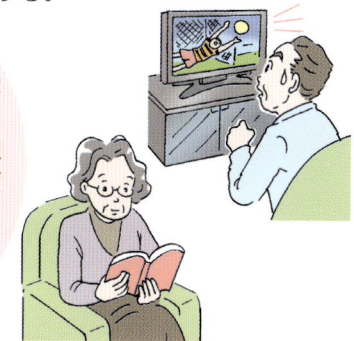

薬

健常者に比べステロイドレスポンダーの比率が高い。

回答例
「軟膏でも飲み薬でもステロイド薬で眼圧が上がる可能性があるので他院で処方された場合には必ず教えてください。著しく高い眼圧になることがありますので眼圧チェックを頻回にしましょう。」

その他

ネクタイの着用やトランペット演奏により眼圧が上がるという報告がある。

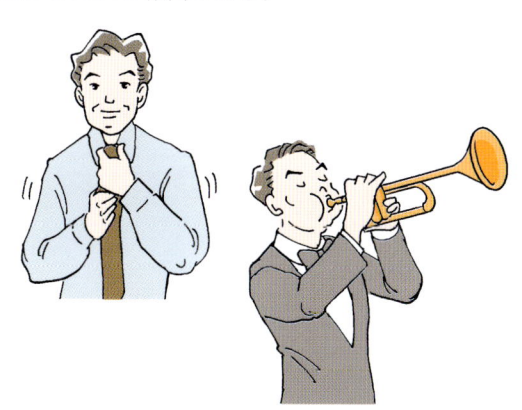

IV 病型別診断と治療／原発開放隅角緑内障(広義)原発開放隅角緑内障(狭義)
正常眼圧緑内障　運転免許と緑内障

交通事故の社会に与える影響
- わが国における2012年の交通事故死者数は4,411人であり，2時間に1人が交通事故により命を落としている。また交通事故によるけが人は年間80万人を超える。

交通事故と緑内障
- 視野不良眼のAGIS scoreが6以上の中期から後期緑内障群では，視野正常群と比較し交通事故リスクが3.6倍である[1]。
- 対照群144人と緑内障群121人を解析したわが国の報告では，後期緑内障群の過去10年間の交通事故経験率は25%であり，緑内障の重症度と交通事故経験は有意に関連していた（図1）[2]。
- 後期緑内障患者は交通事故にあう可能性が高いと思われる。

図1 緑内障の重症度と過去10年間の交通事故経験率

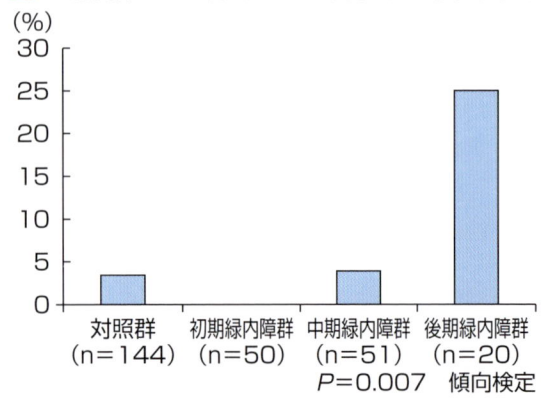

(%)
対照群 (n=144), 初期緑内障群 (n=50), 中期緑内障群 (n=51), 後期緑内障群 (n=20)
P=0.007 傾向検定

緑内障患者の見え方
- 良好眼の視野欠損が平均−7dB程度の緑内障患者50人を対象に両眼での見え方を聴取したところ，図2②もしくは図2③のように黒いトンネル状の視野や黒い欠損と答えたものは1人もおらず，70%が図2④のようににじんでいる部分がある，もしくは，図2⑤のようにそこにあるものが欠損していると答えた[3]。
- 緑内障患者が運転の際に視野欠損部位に存在するもの（車や歩行者）に気づきにくいと考えられる。

運転免許適正と視野（表1）
- わが国における運転免許所得に必要な視機能は，普通自動車免許の場合両眼矯正視力0.7以上，片眼矯正視力0.3以上，片眼が0.3未満の場合はもう片眼が0.7以上で視野が左右150°以上である。
- アメリカ合衆国では州によって異なるが，マサチューセッツ州では視力に関する基準は両眼ともに矯正視力が0.5以上とされている。視野検査に関しては37の州では免許の適性検査に含まれているが，14州では含まれていない。視野検査が含まれている州でも，両眼視野で70°〜150°（中央値110°）と免許に要する視野の広さはかなり異なる[4]。
- 英国では，両眼での視力0.6以上が目安とされている。視野は両眼視野水平120°以上で中心20°以内に明らかな視野欠損のないこととなっている[5]。
- 視野による運転免許のスクリーニングが交通事故数を減少させることができるかは明らかになっていない。

図2 緑内障患者の実際の見え方

トンネル状（②）や黒く抜ける（③）わけではなく，視野欠損部分がにじむよう（④）に見えるか，その部分に実際にはあるものが存在しないよう（⑤）に見える。

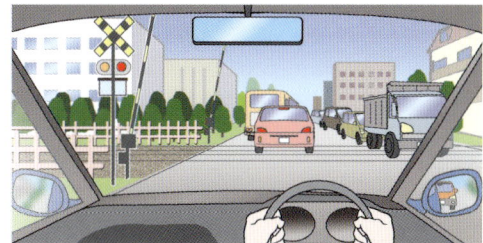

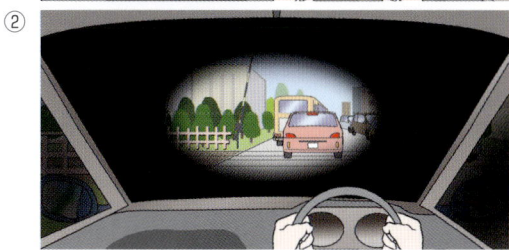

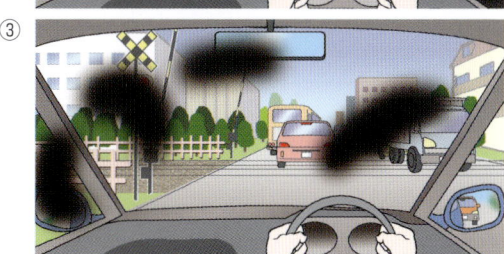

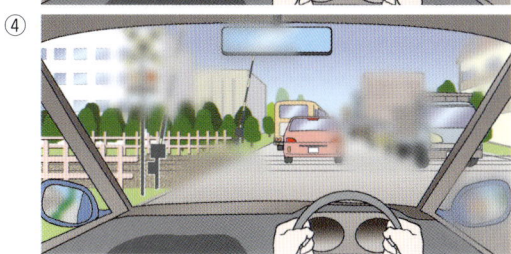

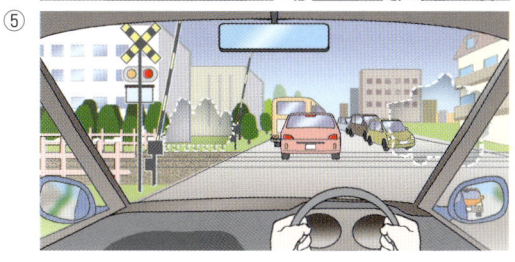

① 正常
②
③
④
⑤

今後の方針

- 緑内障が交通事故と関連している可能性は高い。
- どの程度の視野障害から安全に運転する適性がないと判定するかは難しい問題である。緑内障の有病率は高く，視野に関する運転適性の基準を厳しくすると多くの緑内障患者から運転の機会を取り上げ，QOLを低下させることになる可能性がある。
- わが国は公共交通機関が比較的発達しているとはいえ，車以外では通院や買い物などが困難な地域が多くある。運転の中止は，うつや介護施設への早期入所と関連していることが報告されている[6,7]。
- 緑内障の重症度と運転適性に関しては今後も議論が必要と思われる。
- 眼科医は，視野不良だが運転を行っている緑内障患者に対して，さらなる安全運転と，夜間や高速道路，不慣れな道などのハイリスクな運転環境を避けるように求めることが必要である。

表1 普通自動車運転免許に要する視力，視野の要件

	視力
日本	・両眼での矯正視力0.7以上，片眼の矯正視力0.3以上 ・片眼が0.3未満の場合はもう片眼が0.7以上で視野が150°以上
アメリカ合衆国（マサチューセッツ州）	・両眼ともに矯正視力0.5以上 ・両眼での視野が水平120°以上
イギリス	・両眼での矯正視力0.5以上* ・視野障害の有無は，自己申告制 ・必要な視野は水平120°かつ中心20°以内に明らかな視野欠損がない

＊実際のテストは20m離れた車のナンバープレートを読むことで行われる。

◎文献

1) McGwin G, Jr, et al.: Visual field defects and the risk of motor vehicle collisions among patients with glaucoma. Invest Ophthalmol Vis Sci, 46: 4437-4441, 2005.
2) Tanabe S, et al.: The association between primary open-angle glaucoma and motor vehicle collisions. Invest Ophthalmol Vis Sci, 52: 4177-4181, 2011.
3) Crabb DP, at el.: How does glaucoma look?: patient perception of visual field loss. Ophthalmology, 120: 1120-1126, 2013.
4) http://www.eri.harvard.edu/faculty/peli/papers/viv9.pdf
5) Charman WN: Vision and driving—a literature review and commentary. Ophthalmic Physiol Opt,17: 371-391,1997.
6) Freeman EE, et al.: Driving status and risk of entry into long-term care in older adults. Am J Public Health, 96:1254-1259, 2006.
7) Ragland DR, et al.: Driving cessation and increased depressive symptoms. J Gerontol A Biol Sci Med Sci, 60: 399-403, 2006.

IV 病型別診断と治療／原発開放隅角緑内障（広義）
高眼圧症　診断と治療

疾患概念

- 眼圧など房水動態の点では原発開放隅角緑内障と共通だが，緑内障での視神経の特徴的形態変化ならびに視野異常を認めない状態。
- ①原発開放隅角緑内障（POAG）の前段階，②視神経の眼圧抵抗性の強い症例，③厚い角膜厚および高い剛性のために眼圧読み値が真の眼圧と乖離し，高値を示す症例を含む。

ポイント
高眼圧症は偶然見つかるか，その他の疾患の診療の際に見つかるので，過剰な不安を抱かせず，かつ，継続して受診するように，わかりやすくていねいな説明を心がける。

表1　高眼圧症（狭義）の診断基準

- Goldmann圧平式眼圧計を用いて測定した眼圧が22 mmHg以上
- 正常開放隅角*
- 視神経乳頭・網膜神経線維層に緑内障性変化なし
- 自動視野計で緑内障性変化なし
- 二次的な眼圧上昇をきたす原因なし**

＊：中央前房深度が浅くなくても隅角閉塞をきたすプラトー虹彩の除外が必要。
＊＊：落屑症候群，色素散布症候群の除外が必要。

図1　日本人の眼圧分布

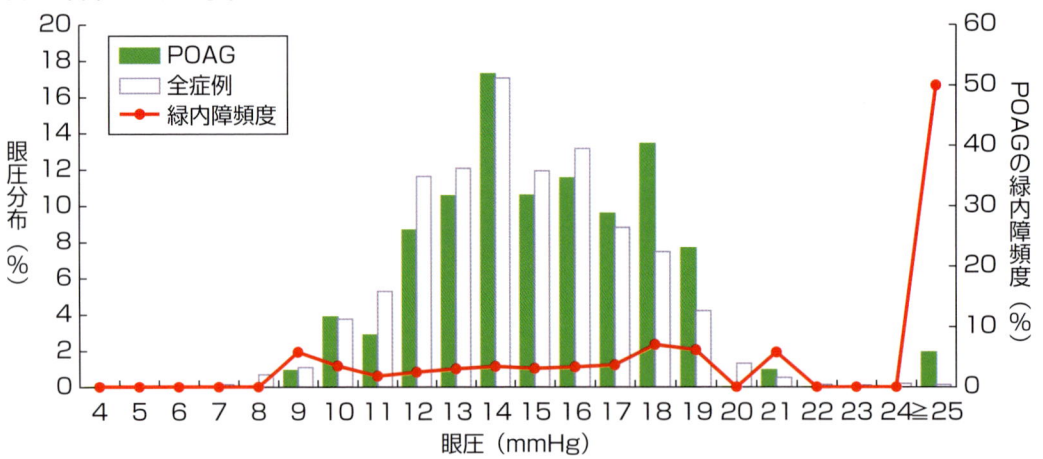

多治見スタディより改変・転載

眼圧分布と高眼圧の基準値

●欧米人の眼圧
- 疫学調査に基づく眼圧の平均値は，15.5±2.6mmHgである。
- 眼圧が正規分布すると仮定し，全体の約95％の測定値が含まれる2標準偏差を基準範囲に設定すると，22mmHg以上が高眼圧の基準値となる。

●日本人の眼圧（図1）
- わが国の緑内障疫学調査である多治見スタディの眼圧結果によれば，右眼眼圧は14.6±2.7mmHg，左眼眼圧は14.5±2.7mmHg。
- 21mmHg以上が高眼圧の基準値。ただし，基準値に22mmHg以上が用いられることが多い（表1）。

> **ここに注意！**
> - 実際の眼圧値の分布は高い値への歪みを示し，完全な正規分布を示さない。
> - 測定に用いた眼圧計によって結果に差が出る可能性がある（p.16～21参照）。
> - 多治見スタディではGoldmann圧平眼圧計を使用。

有病率

- 高眼圧症の有病率は，疫学調査の母集団やデザインの違いから，40歳以上で0.40〜7%台とばらつきがある。
- 多治見スタディ（日本人）では40歳以上の0.81%。

眼圧変動とベースライン眼圧（p.22〜23参照）

- 眼圧は，日内変動（一般に早朝から午前中に高い），日々変動，季節変動（一般に冬季に高く，夏季に低い）する。
- 年齢，性別，屈折，人種，体位，運動，血圧，眼瞼圧，眼球運動，種々の薬物も影響する。
- 緑内障治療に準じて無治療時の眼圧レベル「ベースライン眼圧」を把握することは，緑内障発症の予測や治療の判定に重要である。

ポイント
すぐに点眼治療を開始せずに，まずは緑内障発症予測因子やベースライン眼圧を知ることが大事である。

高眼圧症を対象としたランダム化比較試験

●Ocular Hypertension Treatment Study（OHTS）

- 緑内障性視神経症がなく，眼圧が24〜32mmHgの1,636人（40〜80歳）を対象とした研究。
- 眼圧を24mmHg未満または眼圧下降率20%以上とした治療群と無治療群の2群に分けて5年間調査し，緑内障発症率やその予測因子について検討した（結果は後述）。
- 対象には，落屑症候群や色素散布症候群が含まれる。

●The European Glaucoma Prevention Study（EGPS）

- 緑内障性視神経症がなく，眼圧が22〜29mmHgの1,081人（30歳以上）を対象とした研究。
- ドルゾラミド治療群と無治療群の2群に分けて，緑内障発症率およびその予測因子を検討した。
- 治療群と無治療群で緑内障発症率に有意差はない。

高眼圧症からの緑内障発症率

- 高眼圧症から緑内障を発症する確率は，研究報告によって違いがあり，5年間で0.7〜35.9%である。
- 一般的に高眼圧症から緑内障への発症率は，無治療下では年間2%，治療下では年間1%である。
- OHTSでは，無治療群は5年間で9.5%が緑内障に移行し，治療群では4.4%に抑制された。

表2 高眼圧症における緑内障発症の予測因子（OHTSより）*

- 薄い中心角膜厚（<533μm）**
- 高年齢
- 大きな垂直C/D比（>0.6）
- 視野検査のパターン標準偏差（PSD）値の上昇
- 高眼圧

*：薄い中心角膜厚は緑内障発症と最も関連の強い予測因子で，その他の予測因子も多いほどハイリスクである。
**：OHTSでの平均中心角膜厚は573±39.0μmで40μm薄いと緑内障発症リスクが上昇する。日本人の平均中心角膜厚は521±32μm。すなわち，平均的な中心角膜厚で高眼圧の症例は，緑内障の発症率が高いということである。

緑内障の疑い／preperimetric glaucoma

●緑内障の疑い

- 緑内障の疑いは，高眼圧の有無にかかわらず，早期緑内障を疑う特徴をもつ視神経乳頭および網膜神経線維層所見や視野検査所見を呈する状態。
- 高眼圧症から緑内障への移行期にも認めることがある。

●preperimetric glaucoma

- 緑内障の疑い症例でOCTやHRTによって視神経乳頭，網膜神経線維層，および神経節細胞複合体（ganglion cell complex；GCC）に緑内障性変化を認めるが，視野検査で緑内障性変化を認めない状態。

症例

高眼圧症（47歳，男性）

図2 初診時眼底写真(47歳，男性)

眼圧
右：23mmHg，
左：23mmHg，
中心角膜厚
右：565μm，
左：560μm，
家族歴なし。

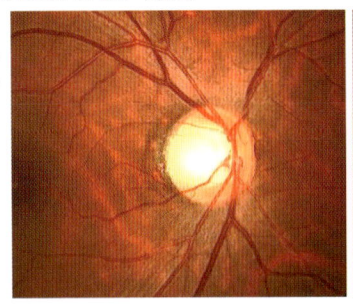

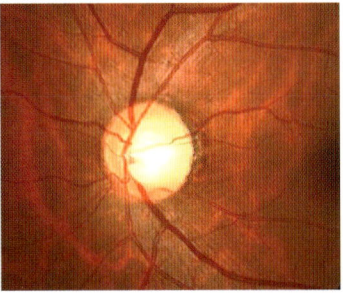

図3 初診時OCT結果

明らかな緑内障性視神経症およびNFLDを認めない。

ONH / RNFL 両眼解析:Optic Disc Cube 200x200　　OD　　OS

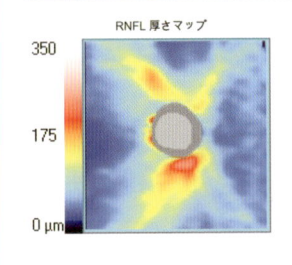

	OD	OS
平均 RNFL 厚	91 μm	87 μm
RNFL シンメトリ	82%	
リム面積	1.07 mm²	1.08 mm²
視神経乳頭面積	2.24 mm²	2.28 mm²
平均 C/D 比	0.72	0.72
垂直 C/D 比	0.66	0.73
カップ体積	0.479 mm²	0.454 mm²

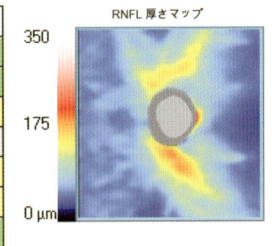

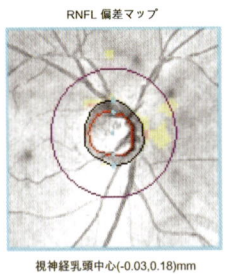

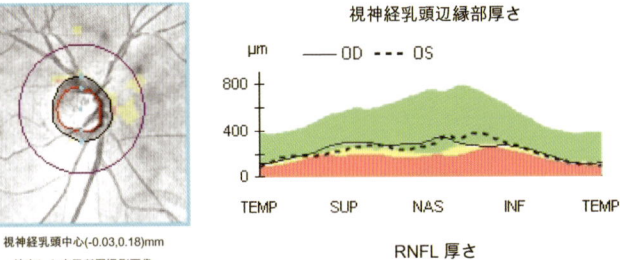

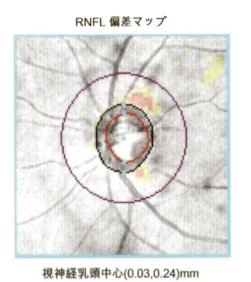

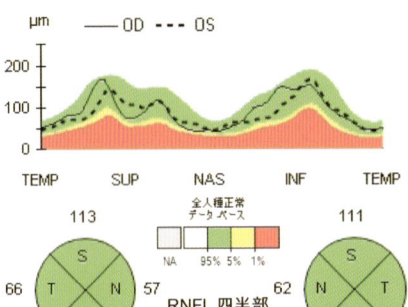

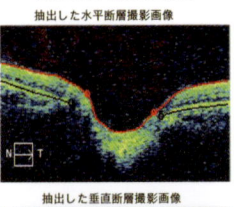

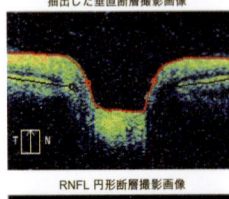

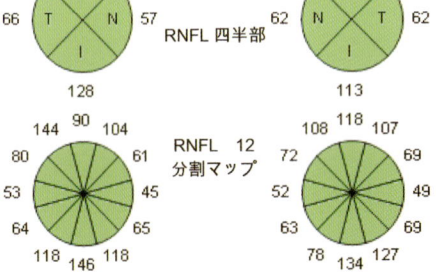

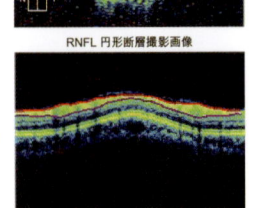

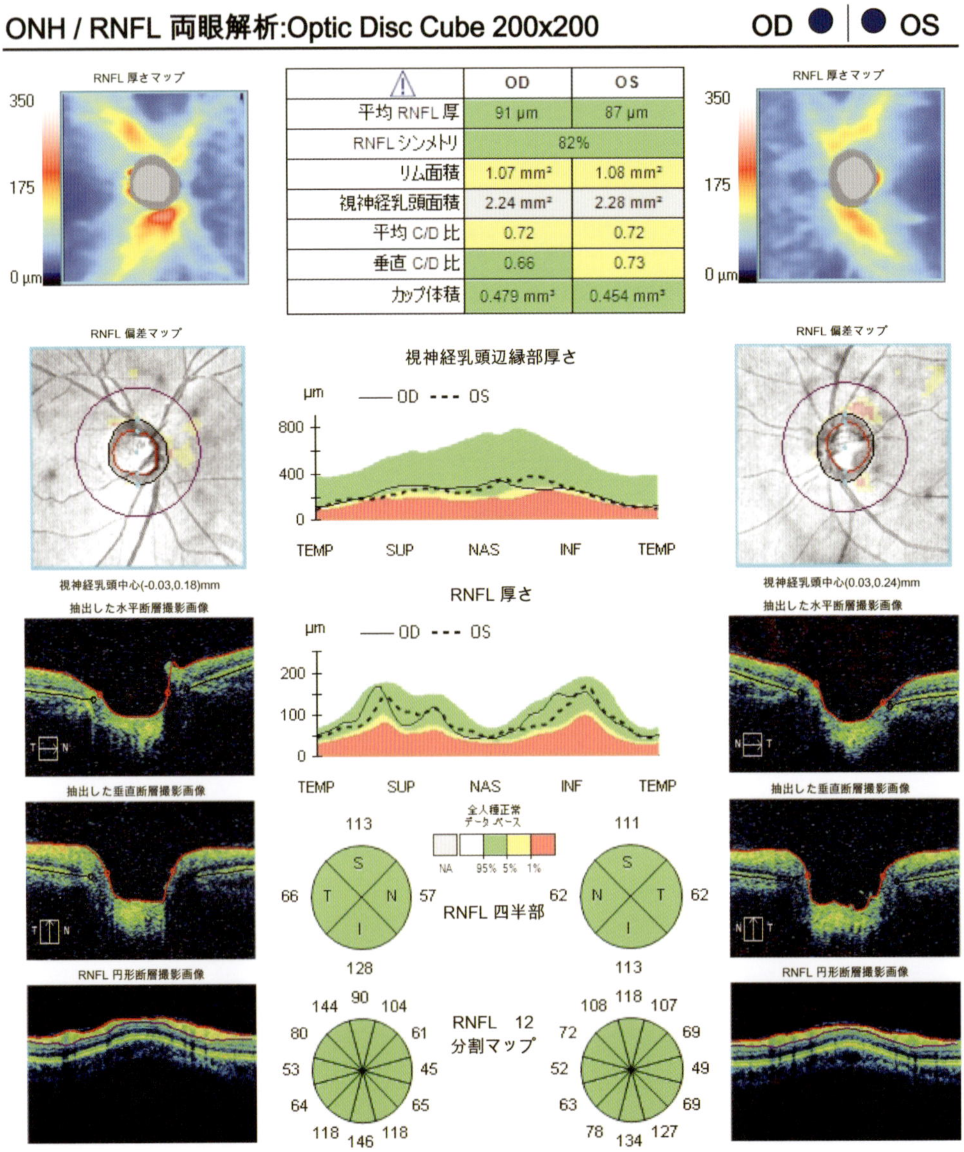

IV 病型別診断と治療

図4 Cirrus HD-OCTのguided progression analysis（GPA）によるフォローアップ
網膜神経線維層厚マップにおける進行の可能性を指摘されるが，明らかな視神経症や網膜神経線維層の緑内障性形状変化を認めない。

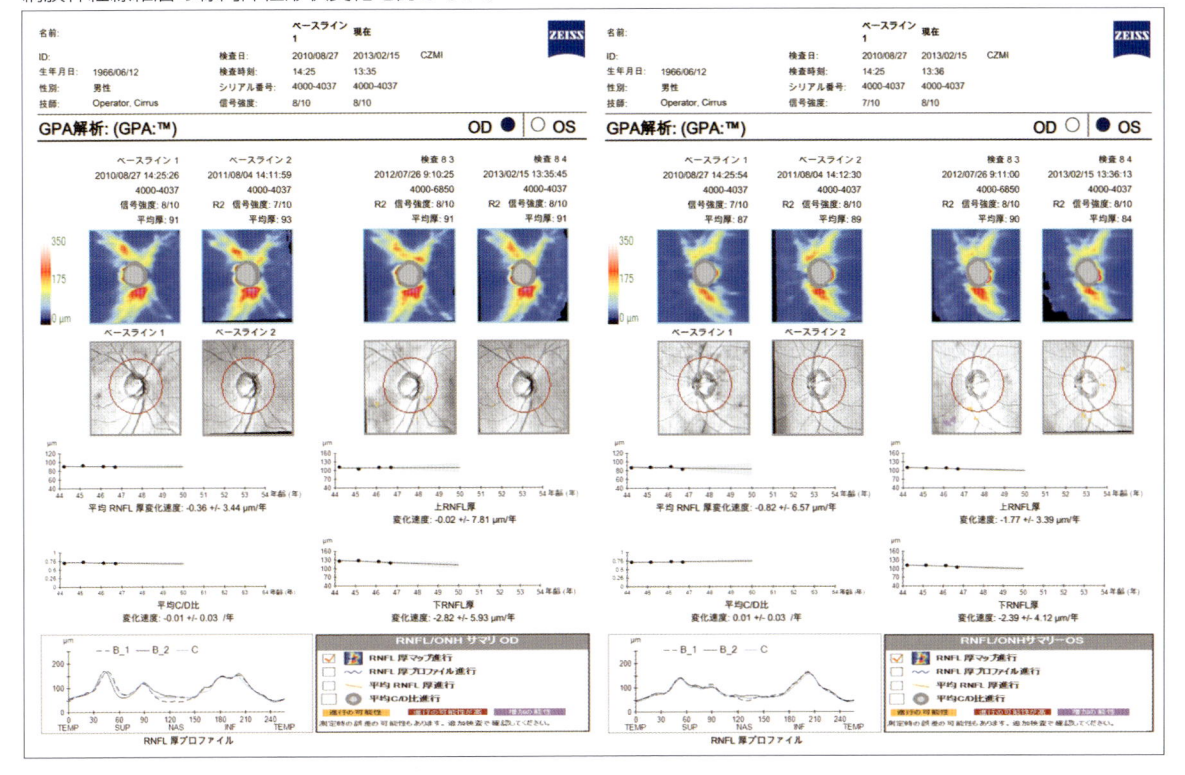

図5 Humphrey自動視野計のGPAによるフォローアップ
緑内障性視野障害の出現や進行を認めない。

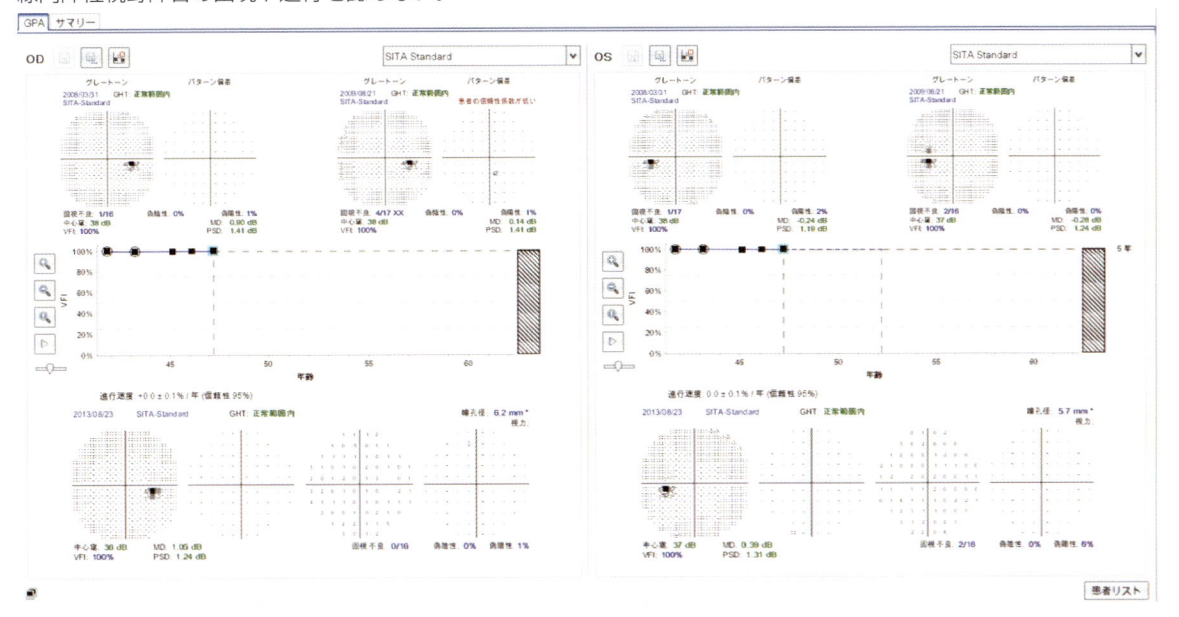

治療方針—いつ治療を開始するか？—

- ベースライン眼圧と緑内障発症の予測因子を把握して，治療およびフォローアップの方針を決定する。
- 一般的に眼圧が24mmHg以上の場合は，眼圧下降治療を開始する。
- 目標眼圧を24mmHg未満または目標眼圧下降率20%に設定し，その達成の有無によってフォローアップ間隔や治療方針を修正する（図6）。
- 視神経乳頭，網膜神経線維層，およびGCCの形状解析を行い，preperimetric glaucomaの検出に努める。
- OCTはHRTよりもpreperimetric glaucomaの検出力が優れているという報告が多い。
- 青色視標・黄色背景を用いた短波長自動視野測定（SWAP），測定間隔の狭い中心視野プログラム，FDT視野計を用いて早期視野障害の検出に努める。

図6 高眼圧症の治療・フォローアップの方針

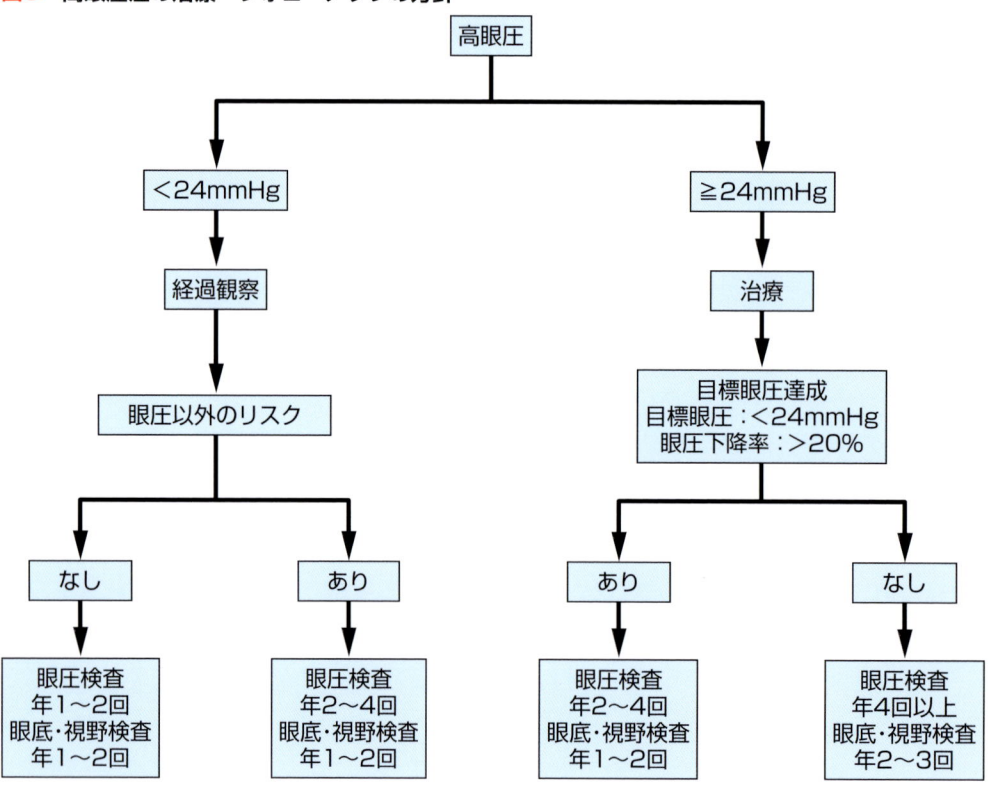

```
                          高眼圧
            ┌───────────────┴───────────────┐
        <24mmHg                          ≧24mmHg
            │                               │
          経過観察                           治療
            │                               │
       眼圧以外のリスク              目標眼圧達成
                                    目標眼圧：<24mmHg
                                    眼圧下降率：>20%
        ┌───┴───┐                    ┌───┴───┐
       なし    あり                   あり    なし
        │       │                     │       │
   眼圧検査  眼圧検査              眼圧検査  眼圧検査
   年1〜2回  年2〜4回              年2〜4回  年4回以上
   眼底・視野検査 眼底・視野検査    眼底・視野検査 眼底・視野検査
   年1〜2回  年1〜2回              年1〜2回  年2〜3回
```

治療法

- 原則，非侵襲的治療である薬物治療から開始する。
- プロスタグランジン関連薬を用いた薬物治療は選択的レーザー線維柱帯形成術よりも眼圧下降および変動抑制効果があるという報告の一方で，治療費の観点からは，選択的レーザー線維柱帯形成術のほうが薬物治療よりも効率がよいという報告もある。

◎**参考文献**

1) Iwase A, et al.: The prevalence of primary open-angle glaucoma in Japanese; the Tajimi Study. Ophthalmology, 111 : 1641-1648, 2004.（多治見スタディの対象の眼圧分布と緑内障病型（高眼圧症を含む）の有病率）
2) Kass MA, et al.: The Ocular Hypertension Treatment Study: a randomized trial determines that topical ocular hypotensive medication delays or prevents the onset of primary open-angle glaucoma. Arch Ophthalmol, 120 : 701-713, discussion 829-730, 2004.（OHTSにおける原発開放隅角緑内障の発症率の検討）
3) Gordon MO, et al.: The Ocular Hypertension Treatment Study: baseline factors that predict the onset of primary open-angle glaucoma. Arch Ophthalmol, 120 : 714-720, 2002.（OHTSにおける原発開放隅角緑内障発症の予測因子の検討）
4) The European Glaucoma Prevention Study (EGPS) Group: Results of the European Glaucoma Prevention Study. Ophthalmology, 112 : 366-375, 2005.（EGPSの緑内障発症率および予測因子の検討結果）

IV 病型別診断と治療／原発閉塞隅角緑内障
瞳孔ブロックによる閉塞隅角緑内障 疫学と診断

疫学

- 原発閉塞隅角緑内障（PACG）は，アジア系人種に多い。
- 性差があり女性に多い。
- わが国における有病率は多治見スタディでは0.6％，久米島スタディでは2.0％であり，地域差がある。
- 多治見スタディでも久米島スタディでも年齢とともに有病率は上昇する。
- PACGは40歳代では非常にまれであり，50歳代でも少ない。
- 60歳以上に多く，70，80歳代と年齢とともに有病率はさらに上昇する（図1）。
- 多治見スタディ，久米島スタディともに有病率の算出は白内障手術後の患者を含んだ総数を分母としている。高齢者では水晶体再建術後の患者が増加することから，これを除いた場合有病率はさらに高くなると考えられる。

診断

- PACGの診断は，隅角診断と緑内障性視神経症の診断の2つからなる。
- 閉塞隅角の診断は，疫学調査などでは隅角鏡診断を基準とする。代表的なものがISGEO（International Society Geographical & Epidemiological Ophthalmology）分類（表1）であり，日本緑内障学会の緑内障診療ガイドラインもこれを参考にして作成されている。
- 静的隅角鏡検査で線維柱帯色素帯後方が見えない場合，隅角閉塞と診断する。
- 3象限（270°以上）の隅角閉塞をもって隅角閉塞と定義するが，180°以上の基準で診断することもある。
- 閉塞が少しでもあれば閉塞隅角とするという意見があることも海外のガイドラインに記載されている。

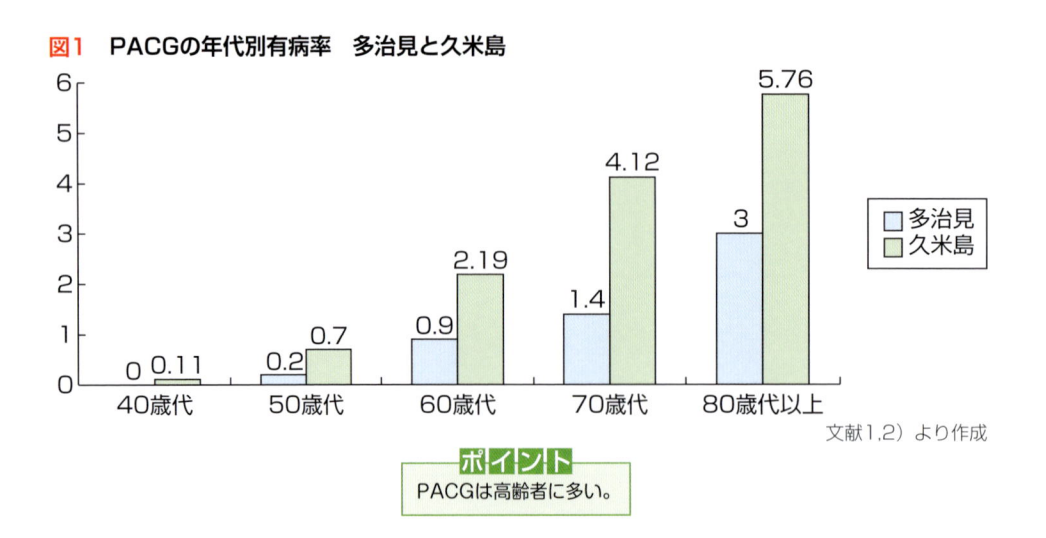

図1　PACGの年代別有病率　多治見と久米島

年代	多治見	久米島
40歳代	0	0.11
50歳代	0.2	0.7
60歳代	0.9	2.19
70歳代	1.4	4.12
80歳代以上	3	5.76

文献1,2）より作成

ポイント
PACGは高齢者に多い。

WGA（World glaucoma association）改訂のポイント（表1）

- occludable angle（隅角鏡の第一眼位にて270°以上線維柱帯色素帯後方が見えない）が270°以上の虹彩線維柱帯接触（iridotrabecular contact；ITC）へと用語の変更。
- PACGは眼圧上昇または周辺虹彩前癒着（PAS）の存在が前提だったが，270°以上のITCとなり眼圧上昇またはPASの存在が必須でなくなった。
  → つまり，隅角は閉塞しているがPASも眼圧上昇もないが緑内障性視神経症がある症例もPACGと診断される。

日本緑内障学会 緑内障診療ガイドラインによる分類[4]

- 基本的にISGEO分類（WGA改訂版）に沿った分類である。occludable angleには邦訳がないので原発性の隅角閉塞と記載されている。

①原発閉塞隅角症疑い（PACS）
原発性の隅角閉塞があるが，眼圧上昇やPASはなく，緑内障性視神経症も生じていない。

②原発隅角閉塞症（PAC）
原発性の隅角閉塞があり，眼圧上昇またはPASを生じている。緑内障性視神経症は生じていない。

③原発閉塞隅角緑内障（PACG）
原発性の隅角閉塞があり，緑内障性視神経症が存在する。

表1 ISGEO分類とWGAコンセンサス改訂版

	ISGEO分類（Fosterら，BJO，2002）	WGAコンセンサス改訂（2006）
primary angle closure suspect（PACS）	occludable angle 隅角鏡の第一眼位にて270°以上線維柱帯色素帯後方が見えない 眼圧正常，PAS（−），GON（−）	iridotrabecular contact（ITC） 隅角鏡にて270°以上虹彩線維柱帯接触 眼圧正常，PAS（−），GON（−）
primary angle closure（PAC）	occludable angle，かつ 眼圧＞22mmHg，または PAS（＋）GON（−）	270°以上のITC，かつ 眼圧＞22mmHg，または PAS（＋），GON（−）
primary angle-closure glaucoma（PACG）	PACかつGON（＋）	270°以上のITC，かつ GON（＋）

文献3）より引用改変

ポイント
改訂版ではPACGにPASまたは眼圧の上昇は必須ではない。

隅角鏡検査の種類と目的

● 静的隅角鏡検査
暗室散瞳下での隅角閉塞を診断すること。目的は隅角閉塞の範囲の診断。

● 動的隅角鏡検査
光による縮瞳状態（隅角が開きやすい状態）での隅角閉塞の診断。PASの有無と範囲の診断。

● 圧迫隅角鏡検査
動的隅角鏡検査に含まれる。PASによる器質的隅角閉塞と非器質的隅角閉塞を鑑別可能。瞳孔ブロックとプラトー虹彩の鑑別も行えるという。

隅角鏡検査法の実際

●**静的隅角鏡検査**（図2①）
- フリンジ（つば）のないGoldmannタイプの隅角鏡が推奨されている。
- 暗室，第一眼位で行う。
- 細隙灯顕微鏡の光を長さ1mm，幅は極力狭くして瞳孔領に光が入らないようにする。
- 引き続き，動的隅角鏡検査を行う。

●**動的隅角鏡検査**（図2②）
- 静的隅角鏡検査に引き続いて行う。
- 細隙灯顕微鏡の光を長く，幅を広くして縮瞳状態で観察する。
- レンズを傾ける，または被検者の視線を誘導することにより静的隅角鏡検査で視認できなかった隅角を観察する。

●**圧迫隅角鏡検査**（図3）
- 角膜との接触面積の小さい隅角鏡（通常4面鏡）を用いて行う
- 角膜中央を圧迫，変形させ房水により隅角を押し広げる。
- PASのある部分は圧迫しても隅角は広がらない。
- プラトー虹彩と瞳孔ブロックの鑑別も可能とされる。

図2　静的隅角鏡検査と動的隅角鏡検査

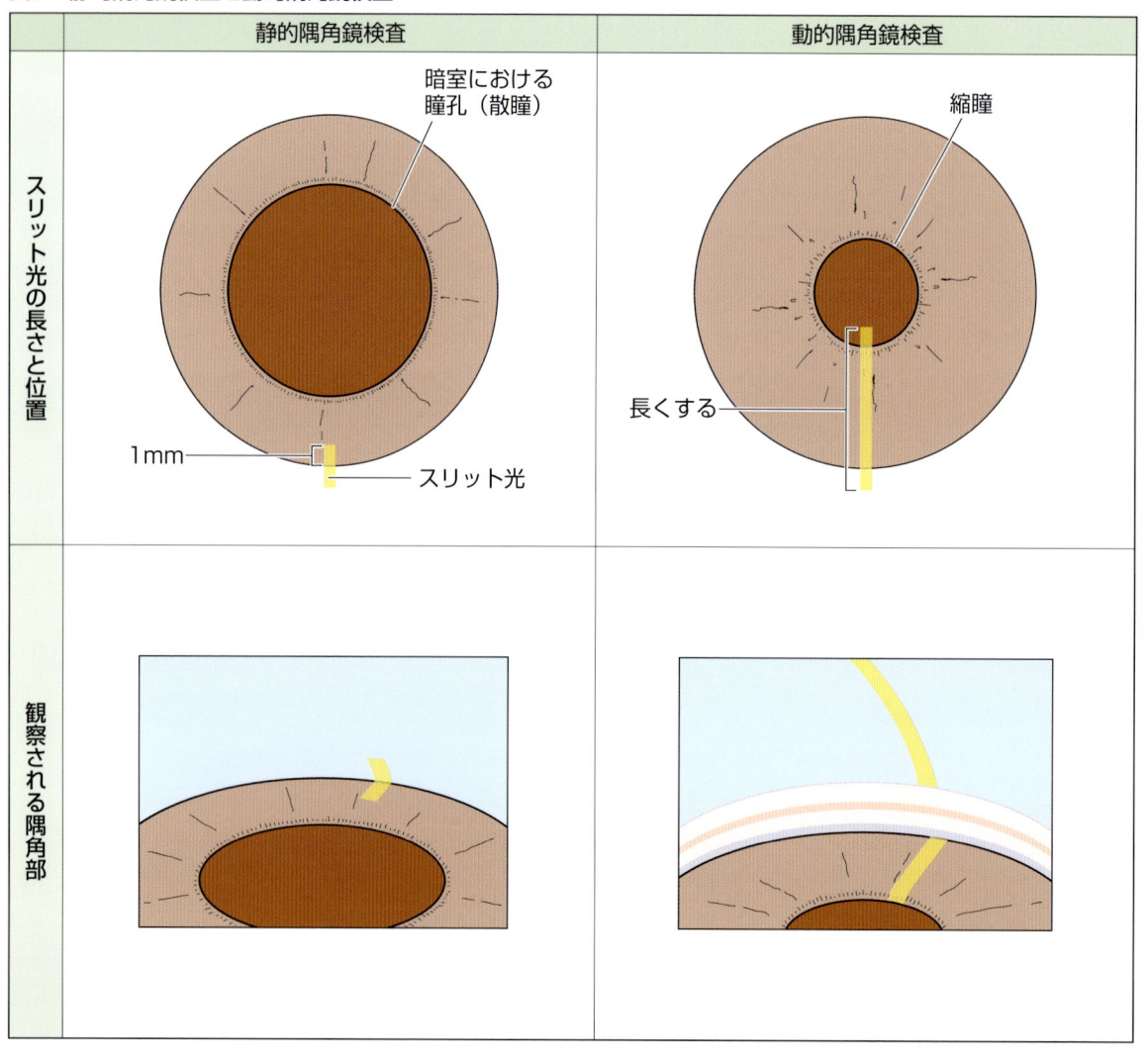

	静的隅角鏡検査	動的隅角鏡検査
スリット光の長さと位置	暗室における瞳孔（散瞳）／1mm／スリット光	縮瞳／長くする
観察される隅角部		

UBM検査

- 原発性の隅角閉塞は，瞳孔ブロック，プラトー虹彩，水晶体因子，毛様体因子などさまざまな機序複合的に関与している。
- UBM検査は前眼部の断層画像が動画として得られる。
- 隅角閉塞機序を説明するのに優れた検査法である。
- 高周波超音波Bモードによる画像診断法である。

図3　圧迫隅角鏡検査

角膜中央を圧迫することにより前房圧を上昇させ，虹彩は後房側に移動し隅角が開放する。圧迫前に閉塞している隅角（①）は，癒着（PAS）がある器質的隅角閉塞部分では隅角は開放しない（②）が，非器質的隅角閉塞は解除され隅角が開放する（③）。

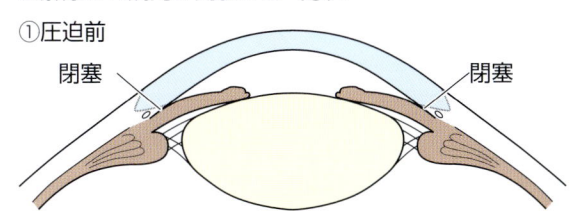

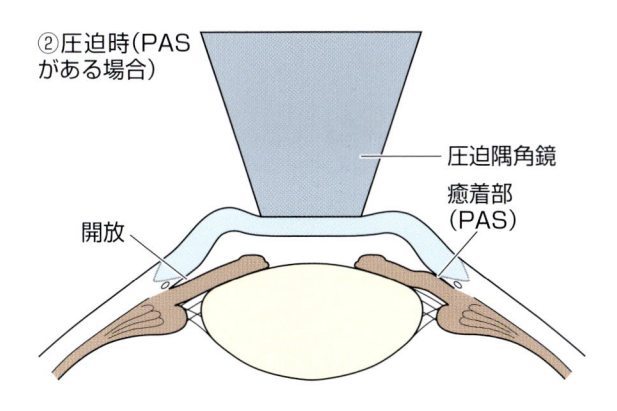

①圧迫前
閉塞　　　閉塞

②圧迫時（PASがある場合）
圧迫隅角鏡
癒着部（PAS）
開放

③圧迫時（非器質的隅角閉塞のみ）
開放　　　開放

前眼部OCT検査

- 前眼部OCTはUBMと同様に隅角の断面画像をリアルタイムに観察することが可能である。
- UBM検査は仰臥位で行うが，前眼部OCTは座位で行う。
- UBMには固視灯はないが，前眼部OCT固視灯を使用するなどの違いがある。
- 近赤外光を用いた光干渉断層計である。

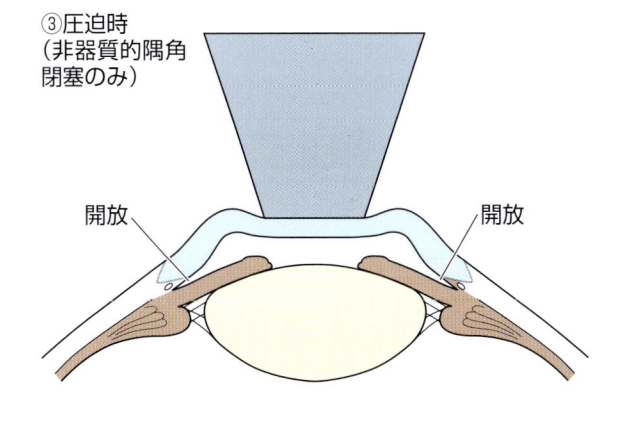

UBMと比較した前眼部OCTの長所と短所

●前眼部OCT検査の長所
- 非接触で撮影が可能であり，検査時間も短い。
- UBMよりも解像度が高く，隅角構造がより鮮明に描出できる。
- 三次元画像も構成可能である。

●前眼部OCT検査の短所
- 虹彩より後方が描出できないので，後房が描出できない。
- 虹彩の膨隆所見は描出可能だが，例えば瞳孔ブロックと水晶体起因性緑内障の鑑別が困難である。これは，虹彩の後方を描出することができないことによる。

前眼部画像診断による隅角閉塞機序の診断

- 瞳孔ブロックの強さを実際に測定することはできない。
- 虹彩の形状（前方膨隆）からその存在を推定する。
- 虹彩形状は厚み，毛様体起始部の位置などその形状に個人差が大きい。特に虹彩前面は虹彩収縮溝により凹凸があるので虹彩の膨隆の判定は虹彩後面で行う。
- 散瞳状態では虹彩断面の長さが短く虹彩の前方膨隆が判定しにくい。
- 対光反応または調節に伴う縮瞳状態の方が虹彩形状は判定しやすい。
- 一方，隅角閉塞は暗室散瞳下により多く生じるので暗室で診断する必要がある。

UBM検査を用いた虹彩凹凸の定量化

- 2000年にIshikawaらは，虹彩の形状から虹彩を定量的に上方凸（iris convexity）か下方に凸（上方に凹：iris concavity）を定量的に計測することが可能であることを報告した。
- 上方凸は相対的瞳孔ブロック，下方に凸は強度近視で観察される逆瞳孔ブロックを示唆する所見である（**図4**）[5]。
- 虹彩先端と毛様体突起の起始部を結ぶ線上から虹彩裏面までの最大距離として定量化する試みである。
- 瞳孔ブロックの経時的な変化やレーザー虹彩切開術や水晶体再建術の効果を定量化することが可能である。

瞳孔ブロックとその他の機序の合併

- 相対的瞳孔ブロックが存在しない原発性の隅角閉塞の存在を証明することは難しい。例えば，プラトー虹彩の診断は瞳孔ブロックを解除した後に行う必要がある。診断には毛様体も描出されるUBMが有用である（**図5**）。
- 実際には，瞳孔ブロックとプラトー虹彩機序はさまざまな割合で合併している。
- 水晶体因子も瞳孔ブロックの原因となりうる。
- 毛様体因子（毛様体脈絡膜剥離，またはuveal effusion）も水晶体の前方移動を介して瞳孔ブロックの増強をもたらす（**図6**）。

図4　iris convexityとiris concavity
①虹彩凸（iris convexity）

②虹彩凹（iris concavity）

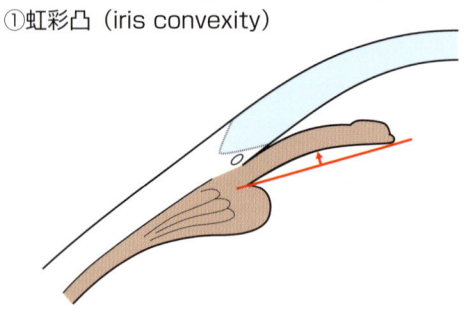

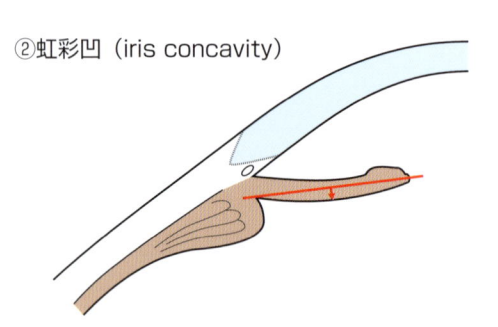

図5　UBMで診断する瞳孔ブロックとプラトー虹彩
①瞳孔ブロック機序優位な隅角閉塞

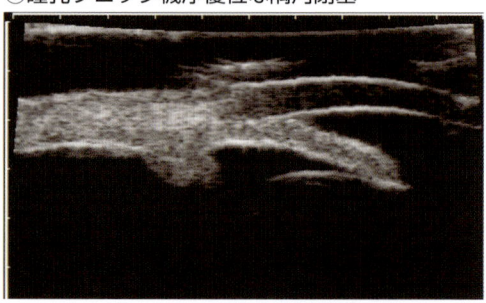

②瞳孔ブロックとプラトー虹彩機序の混合した隅角閉塞

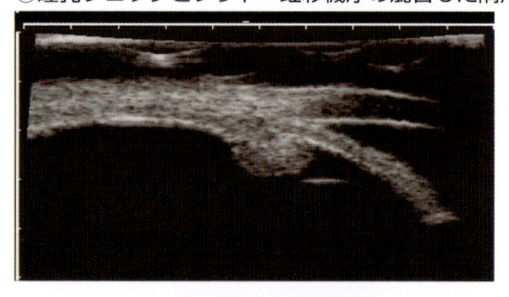

③プラトー虹彩機序優位の隅角閉塞

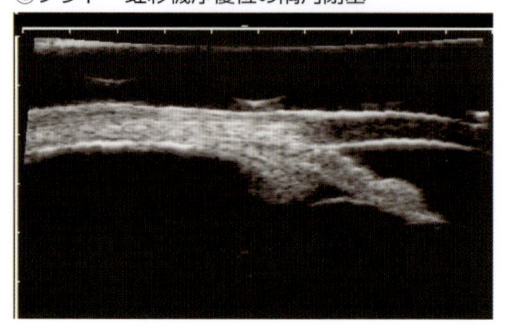

加齢による相対的瞳孔ブロックの増強と隅角閉塞

- 中心前房が浅くなく，瞳孔ブロック単独で隅角閉塞をきたしている場合には続発性の隅角閉塞であるiris bombéが考えられる。
- 原発性の隅角閉塞では加齢による水晶体容積の増大に伴う浅前房化が相対的瞳孔ブロックの増強につながっている（**図7**）。
- 毛様体皺襞部（毛様体突起）も加齢とともに前方へと移動する。
- 毛様小帯の脆弱による水晶体前方移動も瞳孔ブロックを増強する。

図6 瞳孔ブロック解除によるプラトー虹彩の合併
レーザー虹彩切開術（LI）前は瞳孔ブロック優位だがLIにより虹彩の前方凸が解除されるとプラトー虹彩が顕在化する。

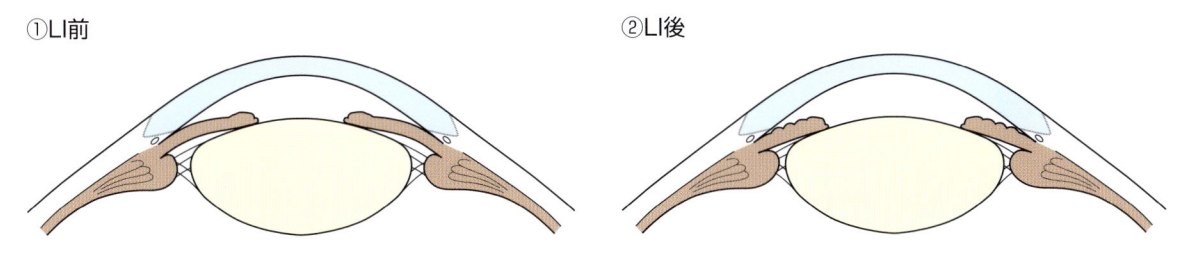

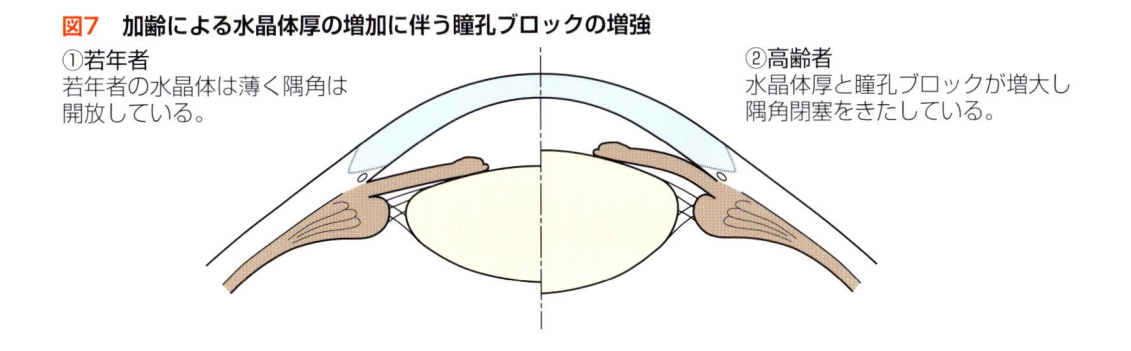

①LI前　　　　　　　　　　　　②LI後

図7 加齢による水晶体厚の増加に伴う瞳孔ブロックの増強

①若年者
若年者の水晶体は薄く隅角は開放している。

②高齢者
水晶体厚と瞳孔ブロックが増大し隅角閉塞をきたしている。

原発性の隅角閉塞と続発性の隅角閉塞の鑑別

●iris bombé（図8）
- ぶどう膜炎に伴い生じることが多い。
- 中心前房深度は浅くないが周辺前房は消失している。

●水晶体起因性緑内障
- 水晶体の明らかな位置異常（前方偏位）による。
- 瞳孔ブロックを伴わず，虹彩と水晶体が一体となって直接的に隅角を閉塞する場合と瞳孔ブロックを伴う隅角閉塞がある（図9）。

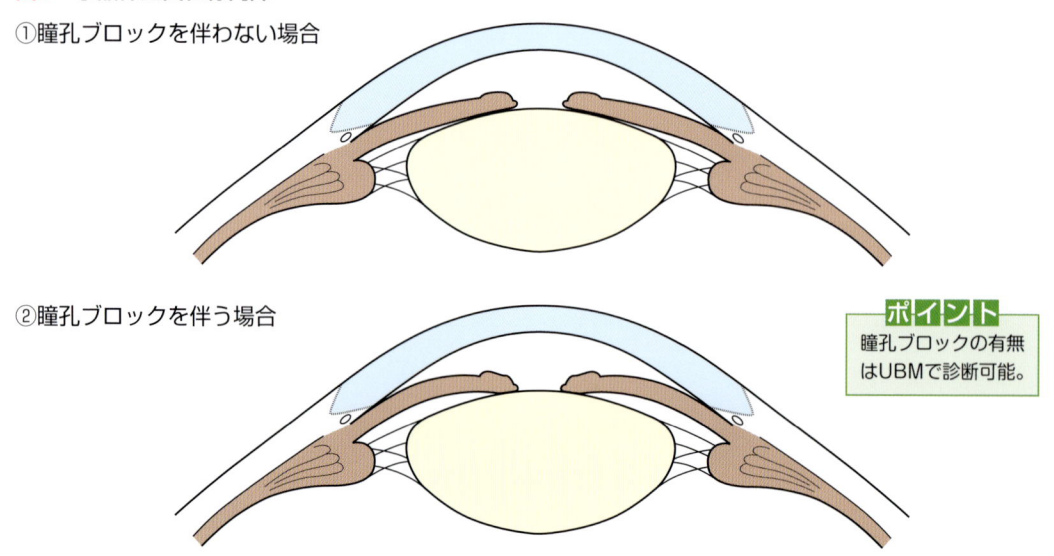

●毛様体脈絡膜剥離に伴う続発閉塞隅角
- 原田病，汎網膜光凝固術後，薬剤性などさまざまな原因で起こる毛様体脈絡膜剥離が水晶体の前方移動，瞳孔ブロックの増強に伴い隅角が閉塞する（図10）。

図8　iris bombéと相対的瞳孔ブロックの違い

①iris bombé
ぶどう膜炎などにより瞳孔縁で虹彩が癒着した場合，防水の流出が妨げられ後房圧が上昇する。上昇した後房圧により虹彩が膨隆し前房へ膨隆する。膨隆した虹彩により隅角閉塞が生じると眼圧上昇を引き起こす。

ポイント
iris bombéは虹彩凸が大きく，中心前房は浅くならない。

②相対的瞳孔ブロック
生理的な状態でも房水は後房から前房へと流出する。正常眼においても虹彩は瞳孔縁において水晶体前面と接触している。水晶体と虹彩の接触により瞳孔において房水の流出抵抗が生じる。流出抵抗により後房圧はわずかに前房圧よりも高くなり，虹彩は前方に凸の状態になる。

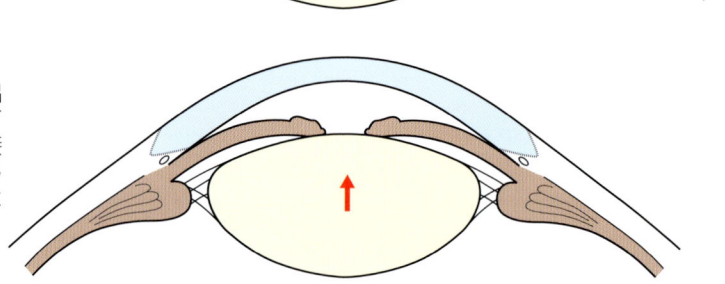

図9　水晶体起因性緑内障

①瞳孔ブロックを伴わない場合

②瞳孔ブロックを伴う場合

ポイント
瞳孔ブロックの有無はUBMで診断可能。

図10 毛様体脈絡膜剥離に伴う続発閉塞隅角

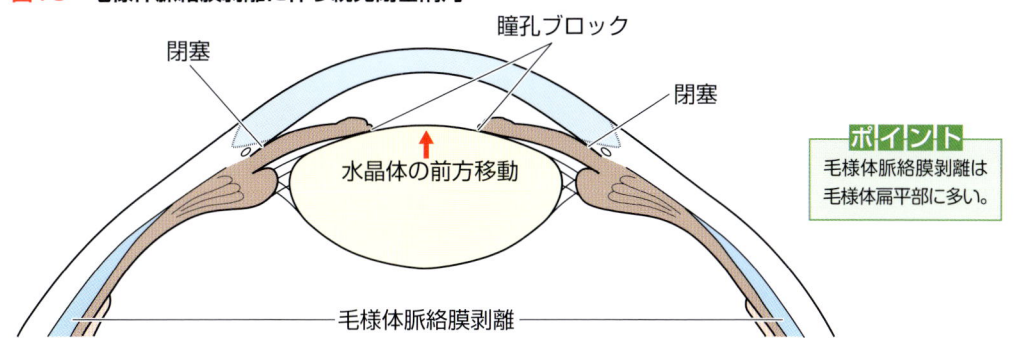

閉塞　　瞳孔ブロック　　閉塞
水晶体の前方移動
毛様体脈絡膜剥離

ポイント
毛様体脈絡膜剥離は毛様体扁平部に多い。

◎文献
1) Yamamoto T, et al.: The Tajimi Study report 2: The prevalenceof primary angle-closure glaucoma, secondary glaucoma in a Japanese population. Ophthalmology, 112 : 1661-1669, 2005.
2) Sawaguchi S, et al.: Prevalence of primary angle closure and primary angle-closure glaucoma in a southwestern rural population of Japan: the kumejima study. Ophthalmology, 119 : 1134-1142, 2012.
3) Foster P,et al.: Angle Closure and Angle Closure Glaucoma : Reports and Consensus Statements of the 3rd Global Aigs Consensus Meeting on Angle Closure Galucoma. ed: Weinreb RN, Friedman DS. Kugler Publications, 2006.
4) 日本緑内障学会：緑内障診療ガイドライン（第3版）．日眼会誌, 116 : 3-46, 2012.
5) Ishikawa H,et al.: Quantitative assessment of the anterior segment using ultrasound biomicroscopy.Curr Opin Ophthalmol,11 : 133-139, 2000.

Ⅳ 病型別診断と治療／原発閉塞隅角緑内障

瞳孔ブロックによる閉塞隅角緑内障 治療

原発閉塞隅角眼に対する治療の基本[1]

- 診断後早期に薬物治療を開始する。
- 原則的に，薬物治療に引き続き手術加療が必要である。
- 隅角閉塞には瞳孔ブロック，プラトー虹彩，水晶体要因，毛様体因子，その他の要因が複数関与する。

表1　原発閉塞隅角緑内障（PACG）に用いる薬物

薬効分類	薬剤と投与方法	作用機序	効果と使用目的	禁忌，副作用，注意点
副交感神経刺激薬	ピロカルピン点眼	縮瞳	虹彩の菲薄化，隅角開大	喘息には禁忌 虹彩後癒着（特にレーザー虹彩切開術後） 瞳孔ブロックの増強 浅前房化 近視化
高浸透圧利尿薬	マンニトール点滴静注 グリセリン点滴静注	硝子体容積の縮小	眼圧下降 水晶体のセットバックによる隅角開大	腎不全患者には禁忌 糖尿病患者にはグリセリン点滴は禁忌
交感神経α₂刺激薬	ブリモニジン点眼	房水産生抑制 流出促進 縮瞳（弱）	弱い縮瞳による隅角の開大 眼圧下降 レーザー後の一過性眼圧上昇の予防	口渇
交感神経α刺激薬	アプラクロニジン点眼	房水産生抑制 流出促進	レーザー後の一過性眼圧上昇の予防	散瞳
β遮断薬	チモロール点眼 カルテオロール点眼 ベタキサロール点眼 ニプラジロール点眼 レボブノロール点眼	房水産生抑制	手術前後の眼圧下降	心不全，気管支喘息には禁忌
炭酸脱水酵素阻害薬	ドルゾラミド（静注，内服，点眼） ブリンゾラミド点眼	房水産生抑制	手術前後の眼圧下降	腎不全には禁忌 角膜内皮障害に注意
プロスタグランジン関連薬	ラタノプロスト点眼 トラバプロスト点眼 タフルプロスト点眼 ビマトプロスト点眼 ウノプロストン点眼	房水流出促進	手術前後の眼圧下降	

手術前のPACGに対する薬物治療（表1）

PACGの治療は眼圧下降効果に加えて隅角開放効果を考慮して薬物選択する必要がある。

●縮瞳薬（ピロカルピン）
- 瞳孔括約筋の収縮による縮瞳に伴い虹彩が菲薄化することにより隅角を開放させる。
- 毛様体筋への作用（調節作用）により水晶体は前方に移動し、中心前房深度は減少する。
- 隅角は開放しても、瞳孔ブロックはむしろ増強する。
- 長期の使用により散瞳不良や虹彩後癒着をきたす可能性がある。
- 急性発作により瞳孔括約筋が虚血に陥っている場合、効果は限定的である。

●房水産生抑制（β遮断薬、炭酸脱水酵素阻害薬）
- 房水の産生を抑制することにより眼圧を下降させる。
- 隅角閉塞は解除されないので、眼圧の間欠的上昇により緑内障性視神経症の増悪をきたす可能性がある。
- 急性発作を予防することはできない。

●高浸透圧薬
- 点滴静注で用いる。
- 血中に分布し浸透圧勾配により硝子体から水分を血管へと移動させる。
- 硝子体圧の減少により眼圧下降と隅角開放に働く。
- 効果は一時的であり、その他の薬物治療と組み合わせることが必要である。

図1 瞳孔ブロックを解除する手術法
①瞳孔ブロックの関与する隅角閉塞
　浅前房
　隅角閉塞

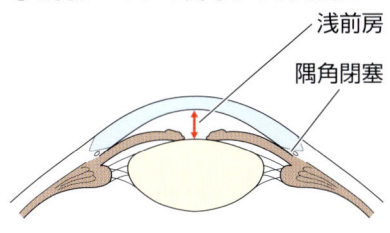

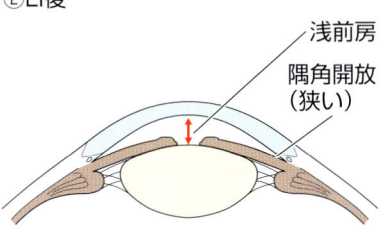

②LI後
　浅前房
　隅角開放（狭い）

③水晶体再建術後
　深くなる
　隅角開放（広隅角）

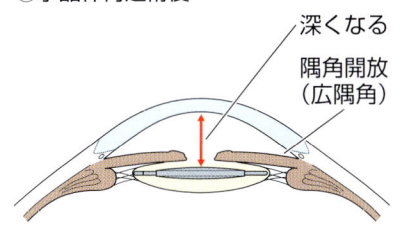

瞳孔ブロックを解除する手術方法（図1）

●虹彩へのアプローチ
- 虹彩の膨隆は前後房の圧較差により生じているので、これを解消する。
- 周辺虹彩切除術、またはレーザー虹彩切開術（LI）により周辺虹彩に孔を形成することにより圧較差を解消する（図1②）。
- 圧較差が解消されると虹彩は平坦化する。
- 瞳孔ブロック優位の隅角閉塞に有効。それ以外の機序の関与が大きい場合には効果は限定的である。

●水晶体へのアプローチ
- 水晶体再建術を行うことにより水晶体と虹彩の接触が解除され、瞳孔ブロックは完全に解消される（図1③）。
- 瞳孔ブロック以外の要因の関与が大きい場合にも有効である。

急性発作（急性原発閉塞隅角症・急性原発閉塞隅角緑内障）時の初期治療

①薬物療法
②レーザー周辺虹彩形成術［レーザー隅角形成術（LGP）］
③前房穿刺
④水晶体再建術
の4つが主な治療法である。

- 直接隅角を開大させるLGPや、前房水を抜き直接眼圧を下降させる前房穿刺が急性発作眼に対する一次治療として有用であると報告されている[2]。
- 瞳孔ブロックを根本的に解消する治療法とは異なるため、二次的に水晶体再建術、周辺虹彩切除術またはLIが必要となる。
- 角膜が透明であれば、熟練した術者により水晶体再建術を初期治療として行うことも可能である。

急性発作（急性原発閉塞隅角症，急性原発閉塞隅角緑内障）緩解後の手術法

①周辺虹彩切除術
②レーザー虹彩切開術
③水晶体再建術
の3つが主な手術法である。

- 水晶体再建術は周辺虹彩切除術よりも術後の眼圧コントロールが良好である[3]。

急性発作（急性原発閉塞隅角症，急性原発閉塞隅角緑内障）治療時の注意

●角膜内皮細胞密度
- 発作直後は測定不可能なことが多い。
- Descemet膜皺襞がある場合注意。
- 2,000個／mm^{2}以下は明らかな異常である。
- 発作眼へのアルゴンレーザー虹彩切開術は水疱性角膜症の発症に注意が必要である。

●毛様体脈絡膜剝離の存在
- 発作や治療による急激な眼圧下降により潜在する毛様体脈絡膜剝離が顕在化することがあり，さらなる浅前房化や一時的な眼圧下降の原因となる。

●毛様小帯の脆弱の可能性
- LIによりさらに脆弱になる可能性があり，注意が必要である。
- 水晶体再建術の際にはカプセルエキスパンダーなど水晶体囊支持操作を準備する。

●急性発作他眼への速やかな治療
- 発作他眼は高率に発作を引き起こす。速やかに治療を開始する必要がある。

周辺虹彩切除術の方法（図2）

①結膜切開を行う。
②強角膜輪部を垂直に切開する。
③切開創後方の強膜を圧迫して虹彩根部を脱出させる。
④2回に分けて虹彩切除を行う。
⑤強膜創を押して虹彩を前房へ復位させる。
⑥強膜縫合を行う。
⑦結膜縫合を行う。

図2　周辺虹彩切除術の手技

①結膜切開，止血

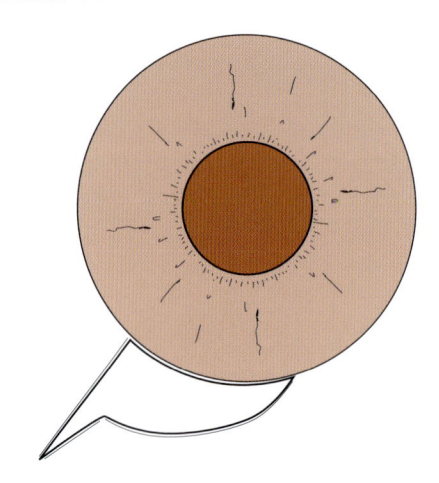

②強膜一面切開

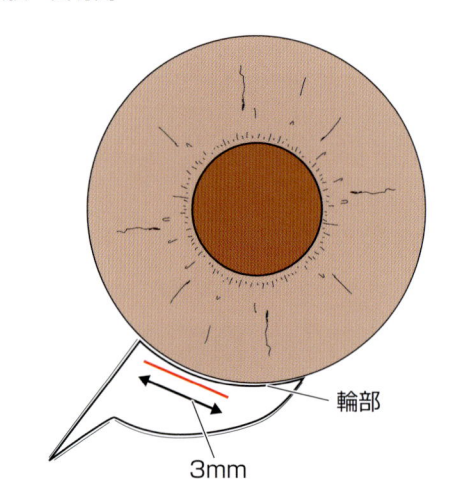

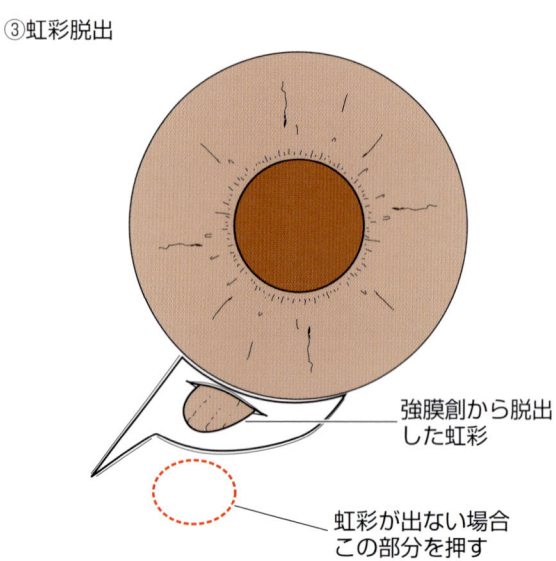

― 輪部
3mm

③虹彩脱出

― 強膜創から脱出した虹彩
― 虹彩が出ない場合この部分を押す

周辺虹彩切除術の合併症と注意点

- **不完全切除**：虹彩は2度に分けて切除する。
- **虹彩全幅切除**：発作後で散瞳固定している場合には瞳孔まで虹彩が脱出し全幅切除となってしまう可能性がある。後に水晶体再建術と同時に瞳孔形成術（虹彩縫合）を行うことも可能である。
- **毛様体からの出血**：虹彩は自然に強膜創から脱出させる。鑷子を前房内へ挿入して把持することは避ける。
- **前房形成不全**：強膜は垂直切開なので縫合はていねいに行う。
- **悪性緑内障**：消炎，アトロピン点眼を行う。術前に毛様体脈絡膜剥離が高度の場合には周辺虹彩切除術は避ける。

レーザー虹彩切開術の適応の考え方

- 隅角閉塞の診断は，国際的に隅角鏡診断が基準とされる。
- 原発性の隅角閉塞は基本的に適応となりうる。
- 急性発作（急性原発閉塞隅角症，急性原発閉塞隅角緑内障）の予防効果がある。
- 発作眼の反対眼へは直ちに行うことが国際的に推奨されている。
- 原発閉塞隅角症疑い（PACS）症例に対する手術の適応については見解が分かれる。
- 瞳孔ブロック優位の隅角閉塞がよい適応である。
- プラトー虹彩形状優位の場合，効果は少ない。
- ほとんどの症例では瞳孔ブロックとプラトー虹彩形状など複数の隅角閉塞機序が存在する。
- ほとんどの原発性隅角閉塞に一定の隅角開放効果を示す。
- 水晶体再建術と比べると隅角開放効果，長期の眼圧コントロールは劣る。
- アルゴンレーザー使用のレーザー虹彩切開術後の合併症として水疱性角膜症に注意する必要がある。
- LI後の水疱性角膜症の発症機序は解明されていない。
- LI後の水疱性角膜症は急性発作眼に多いが，予防的レーザー虹彩切開術後にも発症する。
- LI後に白内障が進行し水晶体再建術を行う可能性を考慮する。
- LI後には房水動態の変化により瞳孔部で虹彩後癒着が生じることがあり，後の診察や手術に影響を及ぼす可能性がある。

④虹彩切除

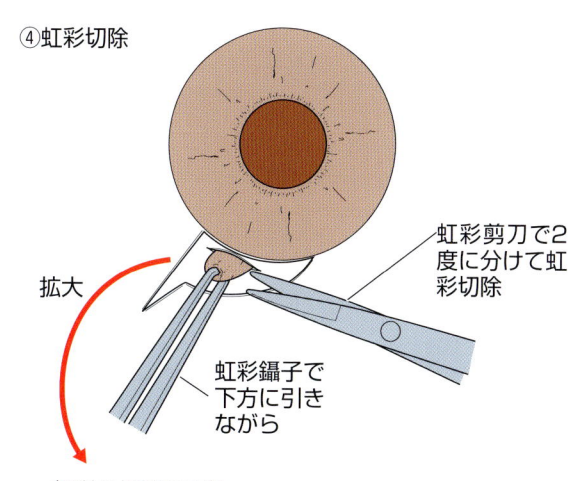

虹彩剪刀で2度に分けて虹彩切除
虹彩鑷子で下方に引きながら
拡大

a. 虹彩の把持の方法

○ 下方に
× 上方に持ち上げる

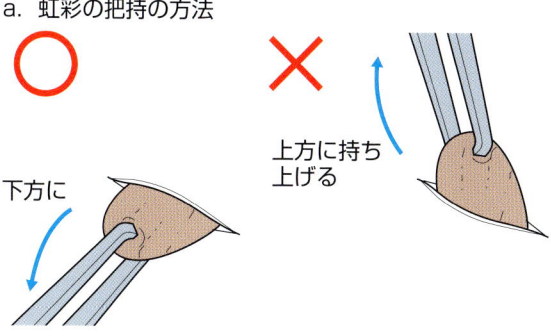

b. 虹彩切除（2度に分けて切除）
① ②

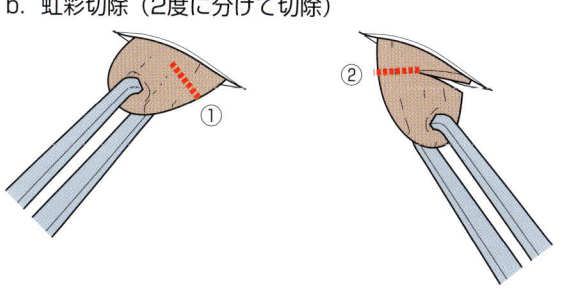

⑤強膜縫合
- 10-0ナイロン1針
- 埋没させる
- ×縫合でも可

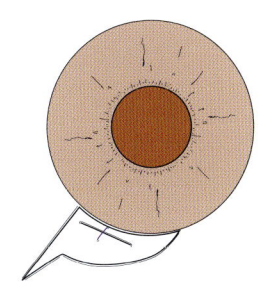

⑥結膜縫合 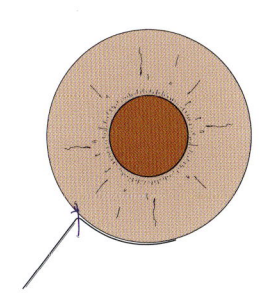
9-0シルク
8-0バイクリルなど
10-0ナイロンも可

LIの方法の実際（例）（図3）

①LI専用のコンタクトレンズを用いる。
②術前に十分縮瞳させる。
③点眼麻酔を行う。
④眼圧上昇予防にアプラクロニジン点眼を行う（術前，術後，各1回）。
⑤アルゴンレーザーによる周辺虹彩収縮により前房を形成する：100mW，0.2秒，スポットサイズ200μmにて5〜10発。
⑥アルゴンレーザーにより虹彩孔の形成を行う：650mW，0.01〜0.02秒，スポットサイズ50μmにて20発。
⑦YAGレーザーにより虹彩孔を穿孔させる：1mj程度にて数発。

LIの合併症と注意点

- **角膜損傷**：ピント合わせを確実に行う。
- **角膜熱傷**：周辺前房が消失している場合には低出力で虹彩を収縮させてから高出力の照射を行う。
- **水疱性角膜症**：急性発作後など内皮障害が生じている場合にはLIを避ける。角膜内皮細胞密度が術前に2,000個/mm^{2}以下は正常ではない。影響は時間を経て現れる。原因は完全には究明されていない。
- **前房出血**：YAGレーザー単独で行うと前房出血が高度になり手技が完遂できないことがある。軽度のものはレンズによる圧迫にて止血する。
- **水晶体損傷**：ピント合わせを確実に行う。確実に周辺虹彩で行う。瞳孔縁に近いほど水晶体までの距離は近くなる。
- **毛様小帯の損傷**：LI後の眼の手術では部分的な毛様小帯の脆弱が存在することがある。多少の毛様小帯の損傷は避けられないと推測される。
- **網膜光凝固**：ピント合わせを確実に行う。レンズの平面部分ではピントが網膜に合ってしまう可能性があるため注意する。

図3 LIの手技

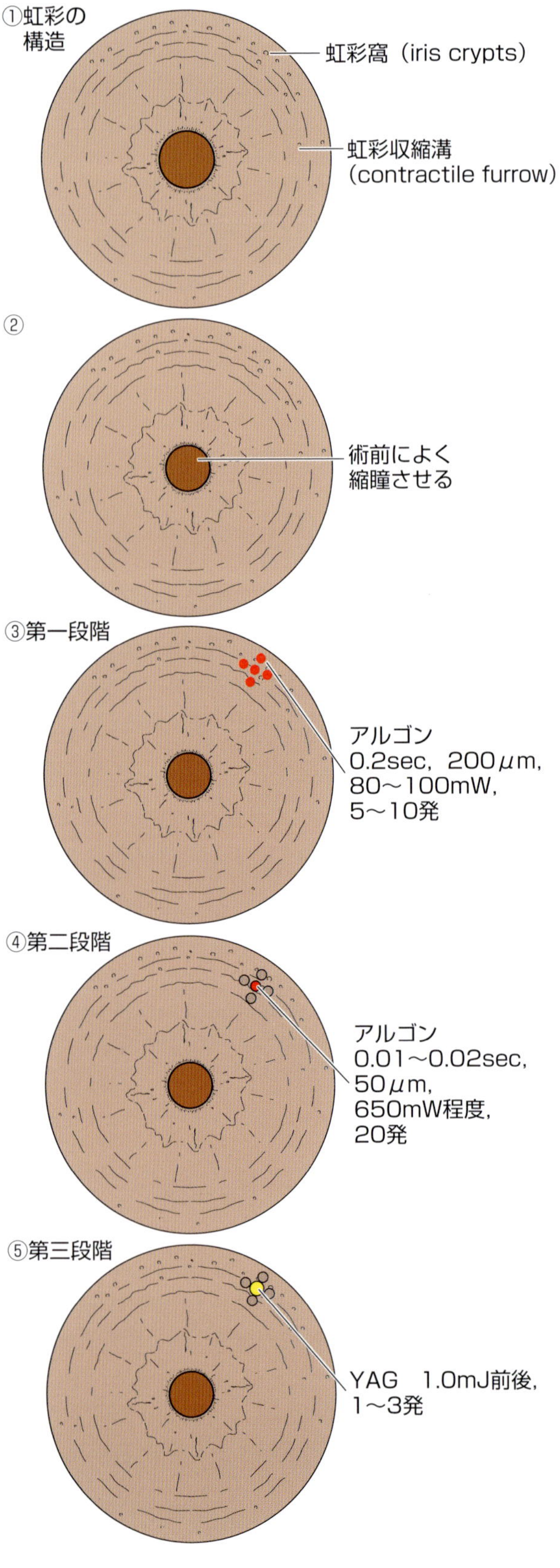

① 虹彩の構造 — 虹彩窩（iris crypts），虹彩収縮溝（contractile furrow）

② 術前によく縮瞳させる

③ 第一段階 — アルゴン 0.2sec，200μm，80〜100mW，5〜10発

④ 第二段階 — アルゴン 0.01〜0.02sec，50μm，650mW程度，20発

⑤ 第三段階 — YAG 1.0mJ前後，1〜3発

図4　急性発作眼に対する初期治療としてのLGPと前房穿刺

①発作眼
- 角膜浮腫
- 結膜充血

②LGP
100〜200mW,
0.2sec,
200μm,
10発くらい
下方，耳側に

③前房穿刺

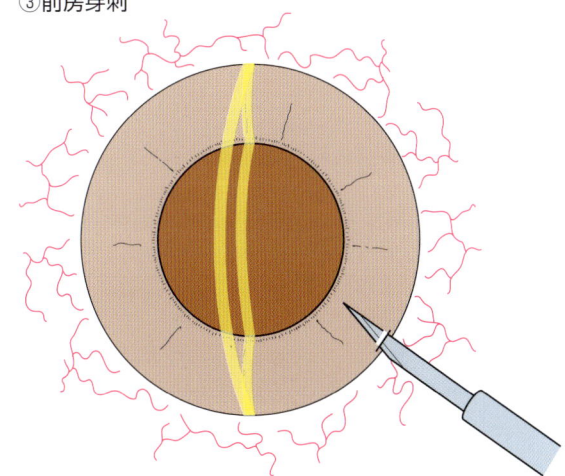

15°ナイフによる前房穿刺

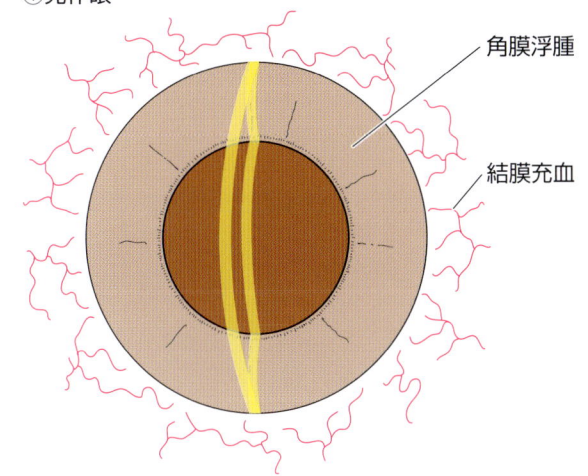

LGPの方法（図4）

①レーザー虹彩切開術専用のコンタクトレンズを用いる。
②術前にピロカルピン点眼により十分縮瞳させる。
③点眼麻酔を行う。
④アルゴンレーザー照射により周辺虹彩を収縮させ前房を形成する。
　照射条件（例）：100mW，0.2〜0.3秒，スポットサイズ200〜500μmにて全周に40発くらいまで

LGPの合併症と注意点

- **散瞳**：全周にレーザーを照射し，収縮させるので多少の散瞳は避けられない。
- **効果の持続性**：長期的な効果は不明である。

◎文献

1) 日本緑内障学会：緑内障診療ガイドライン（第3版）．日眼会誌，116：3-46，2012.
2) Lam DS, et al.: Current approaches to the management of acute primary angle closure. Curr Opin Ophthalmol, 18：146-151, 2007.
3) Jacobi PC, et al.: Primary phacoemulsification and intraocular lens implantation for acute angle-closure glaucoma.Ophthalmology, 109：1597-1603, 2002.
4) Ang LP, et al.: Argon laser iridotomy-induced bullous keratopathy a growing problem in Japan. Br J Ophthalmol, 91：1613-1615, 2007.
5) Shimazaki J, et al.: National survey on bullous keratopathy in Japan.Cornea, 26：274-278, 2007.

Ⅳ 病型別診断と治療／原発閉塞隅角緑内障
プラトー虹彩緑内障 診断と治療

疾患概念
- 前方回旋した毛様体が虹彩根部を裏側から押し上げて，隅角が狭小化しているのが基本的な病態である．
- 虹彩根部の急峻な立ち上がり，中央部の水平を示す（図1）．
- プラトー虹彩機序による眼圧上昇あるいは緑内障を「プラトー虹彩緑内障」，単に虹彩の形状を指し示す場合は「プラトー虹彩形態（plateau iris configuration）」とよぶ．

診断―隅角検査
- UBMは補助診断であり，すべての診療施設にあるわけではない．診断の基本はあくまで隅角鏡である．
- 隅角検査ではScheie分類やShaffer分類による隅角の開大度だけではなく，虹彩根部の形状に留意する．
- 隅角が狭いと思ったら必ず圧迫に適した隅角鏡（Goldmann二面鏡やSussman四面鏡など）で圧迫して，double hump signの有無を確認する．レーザー虹彩切開（LI）をしていなくとも，double hump signは検出できる．

ポイント
double hump sign
隅角鏡で圧迫すると通常は虹彩根部が後方に押し下げられるが，プラトー虹彩形態では虹彩の裏側に前方回旋した毛様体があるために，圧迫しても虹彩根部は凹まず，虹彩の中央が凹む．これをdouble hump signという（図2）．

診断―UBM
- 接触検査であり，患眼を圧迫せず，かつ毛様体を適切に描出するには多少の慣れを要する．
- 虹彩が前方に凸で毛様体溝が開いていれば瞳孔ブロック，前述の特徴を示せばプラトー虹彩形態である（後述，図5）．
- 実際には，検査した全象限が瞳孔ブロックかプラトー虹彩形態のいずれかを示す，ということは少ない．どちらが優勢か，という判定しかできない場合が多い．

図1 プラトー虹彩形態
①UBM像

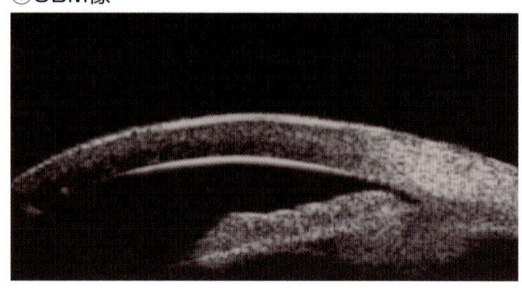

②①のシェーマ
A．毛様体が前方回旋しており（a），毛様溝が閉じている（b）．
B．虹彩が根部で急峻に立ち上がっている．
C．虹彩面が平坦（瞳孔ブロックのように虹彩が前方に凸になっていない）．

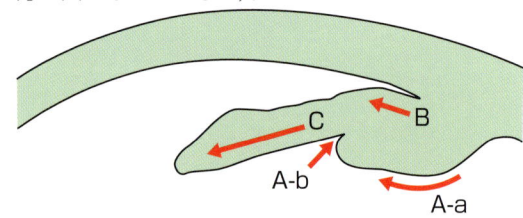

図2 double hump signのシェーマ

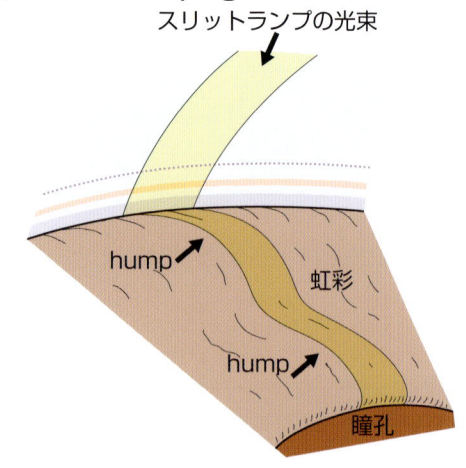

診断―前眼部OCT

- 高価な検査機器であり，利用できる施設は限られる。
- 非接触検査であり，簡便に撮ることができる。
- プラトー虹彩形態で重要な毛様体が描出されないのが最大の欠点である。
- 強膜岬が描出される確率がUBMより高く，隅角構造のパラメータを定量的に表すのに優れる。

診断―POAGとの鑑別

- 開放隅角眼であっても，虹彩根部がプラトー虹彩形態を示す例がある（**図3**）。
- 隅角検査で虹彩面が線維柱帯色素帯より前方にあれば，プラトー虹彩機序による隅角閉塞のリスクがあるものと判断する（**図4**）。機能的隅角閉塞（appositional closure）の有無をしっかり診る。

図3　虹彩根部がプラトー虹彩を示す開放隅角
①隅角鏡を傾けずに観察した場合
強膜岬まで観察され開放隅角であることがわかる。

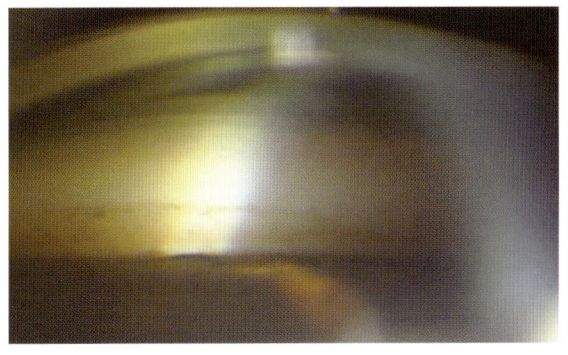

②隅角鏡を傾けて見た場合（①の同一症例）
毛様体帯が見えてきた。虹彩面は平坦だが，虹彩根部が落ち込んでプラトー虹彩形態であることがわかる。

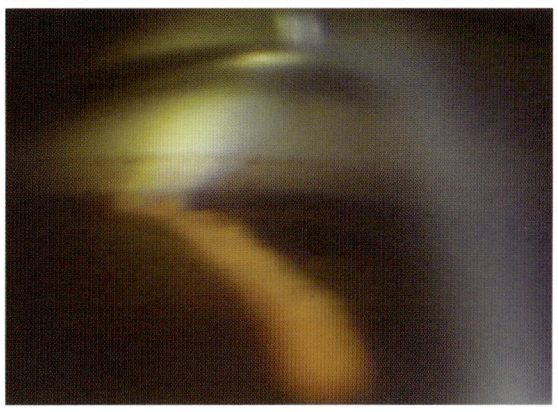

③②のシェーマ

← Schwalbe線
← 線維柱帯色素帯
← 毛様体帯
← 虹彩

図4　虹彩面の高さ
虹彩面が隅角構造に対して，どの高さにあるか（赤矢印）を診る。

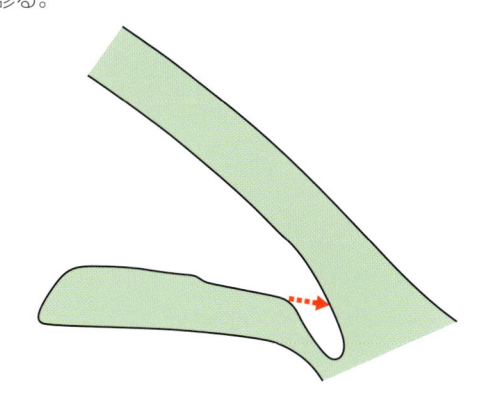

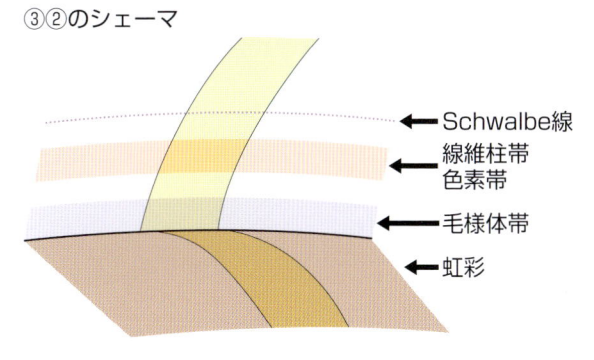

診断—瞳孔ブロックとの鑑別

- プラトー虹彩機序と瞳孔ブロック機序が複合的に存在する例は多い。
- LIや白内障手術前に両者を完全に鑑別することはできない。
- 言い換えると，LIや白内障手術を行い，瞳孔ブロックを解除した後に初めてプラトー虹彩形態があるかどうかはっきりする例が多い（**図5**）。

図5　プラトー虹彩と瞳孔ブロックが複合的に存在する例

①原発隅角閉塞症（PAC）眼のUBM像
虹彩が前方に凸の形状を示しており，瞳孔ブロックであると思われた。

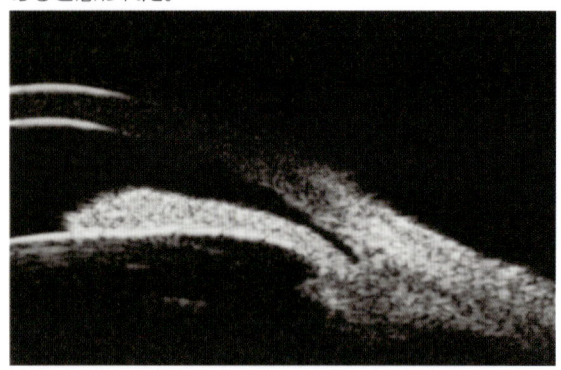

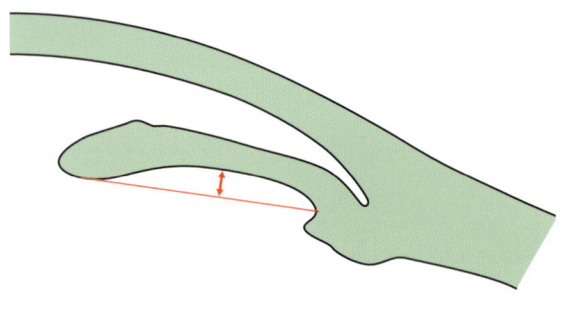

③①の白内障手術後
隅角は開大したが，プラトー虹彩形態が顕在化している。

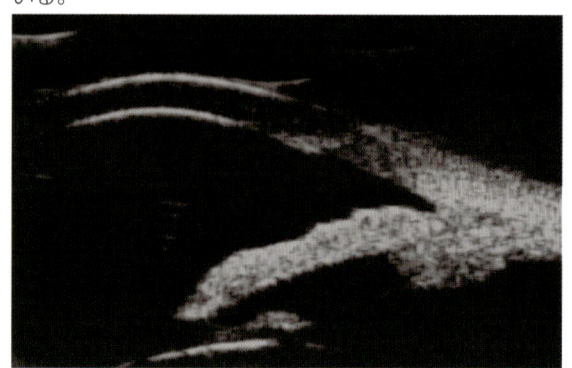

②①のシェーマ
虹彩の前方に凸であることを赤線で示した。

治療

●白内障手術
- 白内障は隅角を開大させる。手術適応のある白内障があれば，治療の第一選択とする。
- 白内障手術により隅角が十分に開大しても，プラトー虹彩形態は残ることがある（図5③）。

●レーザー隅角形成術（LGP）
- 虹彩根部をレーザー凝固で平坦化させ，隅角を開大させる（詳細はp.154「虹彩のレーザー治療」を参照）。
- 最初から純粋なプラトー虹彩機序と診断できる例は多くはない。
- したがって，まずLIにより瞳孔ブロック成分を取り除いてなお，機能的隅角閉塞があれば，LGPまたは白内障手術を行うことになる。
- 最初から白内障手術を行えばLIの必要はない。

●縮瞳薬点眼
- なんらかの理由でLGPや白内障手術を行わない場合，次善の策として縮瞳薬点眼を用いる。
- 縮瞳により，周辺部の虹彩を瞳孔方向に移動させ隅角を開大，周辺部虹彩を菲薄化させる。
- 2％ピロカルピン1日4回点眼が標準的な処方である。
- 一方で，2％ピロカルピンの頻回点眼では毛様体の前方回旋をかえって悪化させるので，低濃度で少ない点眼回数で十分，との指摘もある。

IV 病型別診断と治療／原発閉塞隅角緑内障
急性原発隅角閉塞症 診断

急性原発隅角閉塞症（acute primary angle closure；APAC，いわゆる緑内障発作）の診断は一見して容易である。しかし，除外診断はきっちり行っておかないと，思わぬ誤診を招く。

自覚症状

- 眼痛，前頭部痛など三叉神経領域の痛み
- 嘔気，嘔吐
- 角膜浮腫による霧視，虹視

細隙灯顕微鏡検査（図1）

- **結膜充血**：毛様充血のみならず球結膜全体の充血。
- **角膜浮腫**：急激な高眼圧による。
- **浅前房**：特に周辺前房の消失，虹彩が前方に凸の形状を示す。瞳孔ブロックを生じても水晶体と角膜の距離はあまり変わらない。
- **中等度散瞳，対光反射の減弱，消失**：高眼圧による瞳孔括約筋の虚血により散瞳する。
- 括約筋は瞳孔縁にあり，虹彩根部から遠いため，散大筋より高眼圧による虚血に弱いと考えられている。
- 瞳孔領で虹彩と水晶体が強く接触しているので対光反応は減弱する。
- 僚眼の角膜を見て滴状角膜ではないか確認しておく。スペキュラーマイクロスコープがあればわかりやすい。レーザー虹彩切開（LI）を行うかどうかの判断基準の1つになるからである。
- 完全な前房消失の場合は，原発閉塞隅角症でないことがある（後述）。

図1　APACの症例
右眼が発作眼。左眼と比べて，充血，角膜浮腫，中等度散瞳しているのがわかる。

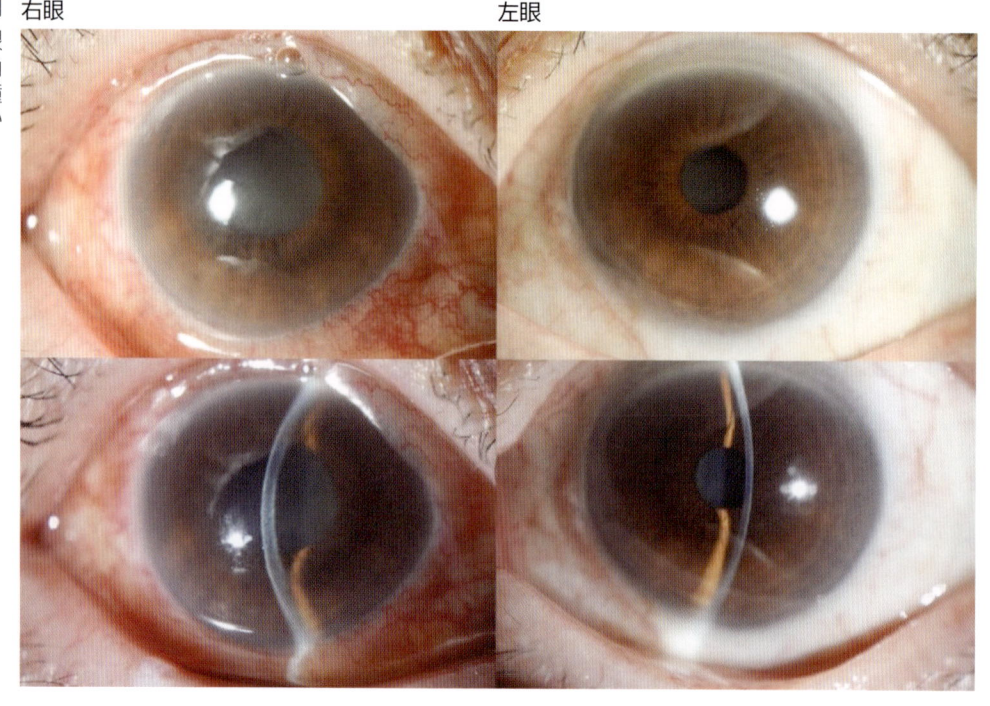

右眼　　　左眼

図2 隅角鏡による角膜の圧迫

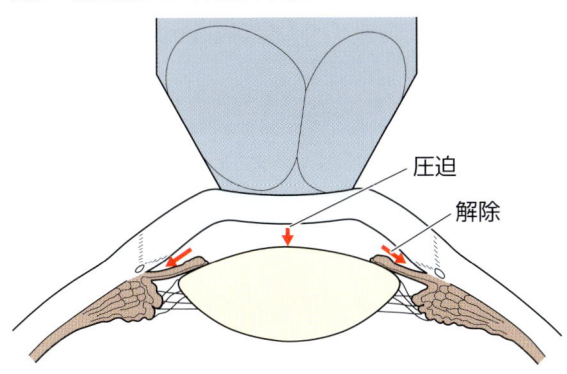

図3 発作眼のUBM像
周辺前房が消失し，軽度だが虹彩が前方に凸の形状を示している。

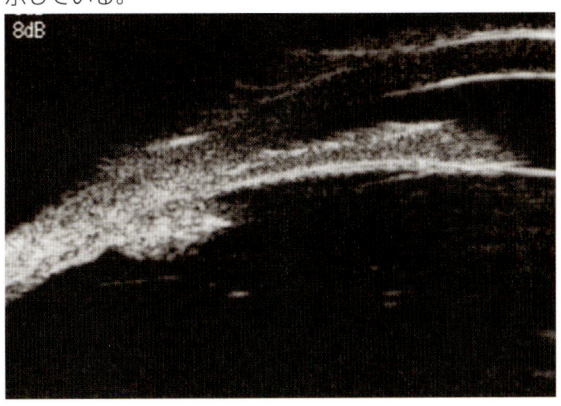

図4 ペンライトを用いた前房の観察
横から光を入れると立体感が強調されるので，細隙灯顕微鏡なしでも前房の深さがある程度はわかる。前房が浅いと光源と反対側の虹彩に影ができる。

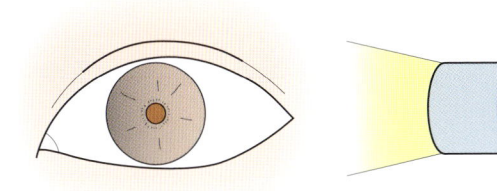

眼圧検査
- 一般的には30mmHg以上に上昇し，50mmHgを超えることもある。

隅角検査
- 患眼は角膜浮腫でよく所見が取れないことも多い。僚眼の所見を参考にする。
- 隅角鏡による圧迫で発作が解除されることがある（図2）。しかし，過度の圧迫は角膜内皮を障害する恐れがあるので慎む。

眼底検査
- 視神経乳頭は発赤腫脹する。
- 眼底疾患による続発閉塞隅角緑内障（SACG）かどうかを鑑別するために眼底検査を軽視してはいけない。
- 眼底がよく見えない場合はBモードでこの鑑別を行う。

UBM
- 毛様体ブロック緑内障，水晶体亜脱臼の鑑別に役立つ（図3）。

検査が困難な場合
- 車椅子の高齢者で強い嘔気がある場合は検査が困難な場合もある。このような場合，眼圧は触診で僚眼と比較し，倒像鏡やペンライトで耳鼻側輪部から患眼に照明を入れて（図4）肉眼あるいは倒像レンズで診る（斜照法）だけでも，かなりのことはわかる。

除外診断

●毛様体ブロック緑内障（悪性緑内障）
- 一般的には濾過手術後の合併症として知られるが，手術歴のない眼に自然発症する例がある。
- 細隙灯顕微鏡で，瞳孔縁にまで虹彩角膜接触が及ぶ高度の浅前房ではないか，確認する。
- UBMがあれば毛様体の前方回旋を検出できる。
- 現実にはLIや周辺虹彩切除を行う前の鑑別は難しいことがあり，これらの処置が無効であって初めて診断がつくこともある。

●続発閉塞隅角緑内障（SACG）
①膨隆白内障
- 白内障のため水晶体が膨化すれば瞳孔ブロックを生じうる。
- 細隙灯顕微鏡検査で進行した白内障がないか確認しておく。

②水晶体亜脱臼（図5）
- 毛様体ブロックで述べたのと同様の高度の浅前房の場合は水晶体亜脱臼もありうる。
- 落屑物質の沈着がある場合，中央の前房深度に左右差がある場合は疑いが強まる。
- 眼部外傷の既往がある場合も同様である。
- UBMでは水晶体と毛様体の距離の延長が描出される。
- 周辺虹彩切除でブロック解除を行うと術後に水晶体が硝子体腔内に落下することがある。
- 疑わしい場合はあらかじめその旨患者に説明し，ICCEを考慮する。事前説明なしに術後水晶体落下すると，患者とトラブルになるからである。

③虹彩後癒着
- 高度の虹彩後癒着が生じれば，瞳孔ブロックとなりSACGを発症する。
- 眼内レンズ眼でも起こりうる。
- 中央の前房深度が十分ある場合はiris bombéが顕著に観察される。
- もともと虹彩炎がある症例，糖尿病のある症例で起こりやすい。

④原田病などの眼底疾患
- 原田病やぶどう膜滲出では眼底周辺部に脈絡膜剥離，毛様体の浮腫を生じて隅角が閉塞することがある。
- 眼内腫瘍，脈絡膜出血などでは，脈絡膜の膨隆による続発性の浅前房が生じる。
- APACと即断して不要な周辺虹彩切除を行わないよう，眼底検査を軽視してはならない。病態の悪化（脈絡膜下血腫など）を招くおそれがある。

図5　水晶体亜脱臼
水晶体亜脱臼では瞳孔縁にまで虹彩角膜接触が及ぶ高度の浅前房（前房消失）を示す。

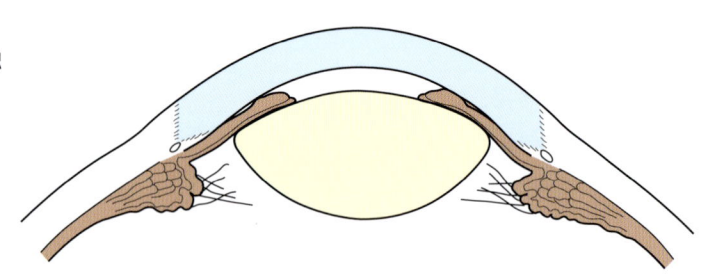

Ⅳ 病型別診断と治療／原発閉塞隅角緑内障
急性原発閉塞隅角症 治療

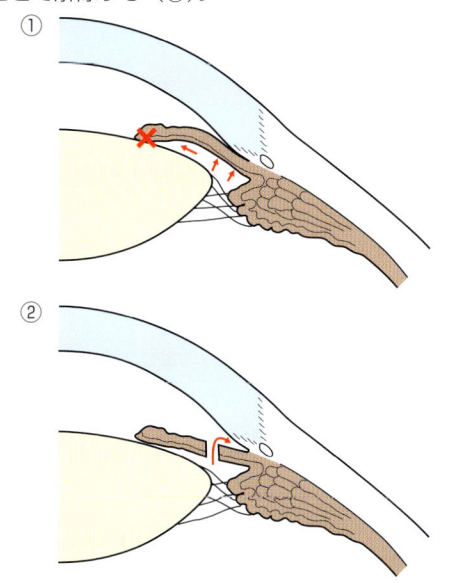

本項では急性原発閉塞隅角症の治療に絞る。

基本方針

- まずは薬物治療により発作の解除を目指す。
- 発作が解除されればレーザー虹彩切開術（LI）を、解除されなければ観血的治療を行う。
- 後日、反対眼には予防的LIまたは白内障手術を行う。

薬物治療

- アセタゾラミド10mg/kg内服または静注する。
- 20％マンニトール点滴（300～600mL）を30～45分で点滴静注する（図1）。
- 1または2％ピロカルピンを2～3回点眼する（頻回点眼は全身的副作用の原因になるので控える）。
- 眼圧下降薬（β遮断薬、α₂刺激薬、PG製剤）を点眼する。アセタゾラミド内服か静注ができれば炭酸脱水酵素阻害薬点眼は必要ない。
- マンニトールの点滴終了後、60～90分後に再度診察し、手術が必要かどうか判断する。

LI（図2）

薬物療法が奏効すればLIを行う。ただし、LIによる水疱性角膜症のリスクを低減させるため、以下の条件を満たさない場合は周辺虹彩切除としたほうがよい。

- 角膜が透明化している。
- 縮瞳し、虹彩が十分薄くなっていることが予想される。
- 十分な角膜内皮細胞数があり、滴状角膜ではない。
- YAGレーザーがある。

図1 マンニトールの作用
マンニトールは脈絡膜の血液の浸透圧を上昇させることにより、硝子体容積が減少し、これにより水晶体-虹彩が後退し、前房深度を改善する。

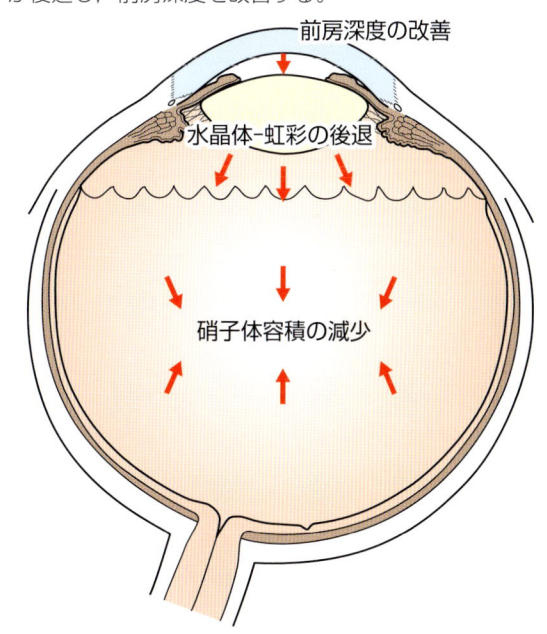

図2 LI
水晶体と虹彩の間でのブロック（①）を虹彩に小孔を開けることで解除する（②）。

図3 急性原発閉塞隅角症の僚眼
①白内障手術前

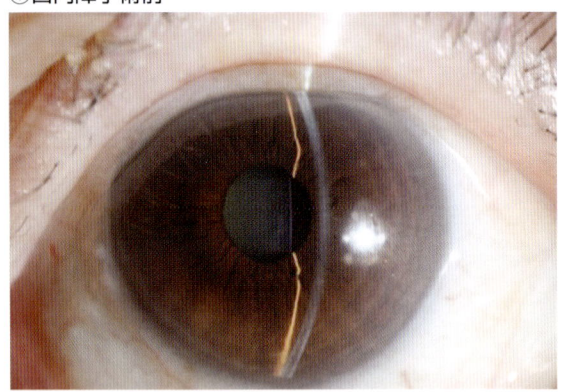

②白内障手術後
前房深度が改善している。

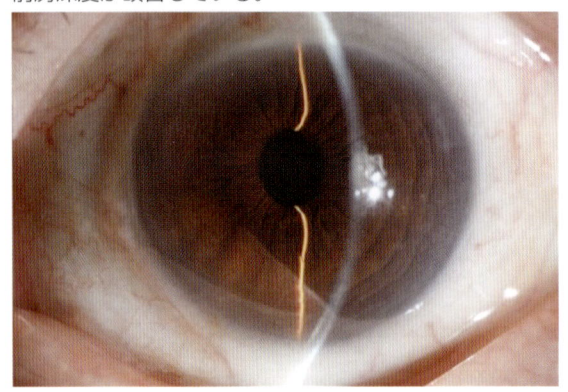

白内障手術（図3, 4）

- 4mm程度の厚みをもつ水晶体を厚さ1mmの眼内レンズに置換して，虹彩と水晶体の距離（iris clearance）を確保することで，瞳孔ブロックを解除する。
- 周辺虹彩切除よりも白内障手術の長期成績のほうが良い。
- しかし，急性発作眼は浅前房で脆弱Zinn小帯であり，角膜の透明性が不良な状況である。この状況での白内障手術は難易度が高い。
- 毛様体扁平部からワンポートでcore vitrectomyを数秒程度行い，粘弾性物質で前房を深くすることができれば，白内障手術がやりやすくなる。

図4 図3①，②の前眼部OCT画像
白内障手術により，隅角が開大している（術後，プラトー虹彩形態を疑わせる所見を呈している）。

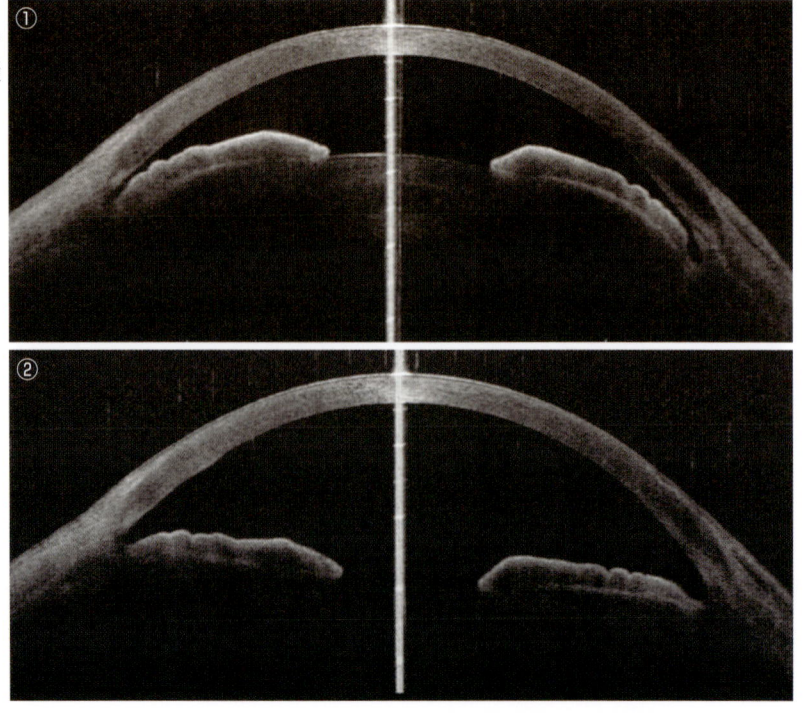

周辺虹彩切除（図5）

- 難易度の高い白内障手術を回避するため，まずは緊急手術として周辺虹彩切除を行い，その後の経過をみてから白内障手術（＋隅角癒着解離術 and/orトラベクロトミー）を検討してもよい（手技の詳細はp.122「トラベクロトミー　適応病態と術後管理」，p.130「その他の隅角手術」を参照）。

図5　周辺虹彩切除
写真では耳上側に周辺虹彩切除（矢印）を行っているが，将来の緑内障手術に備えて，できれば耳上側や鼻上側は避け，直上方から行うのがよい。

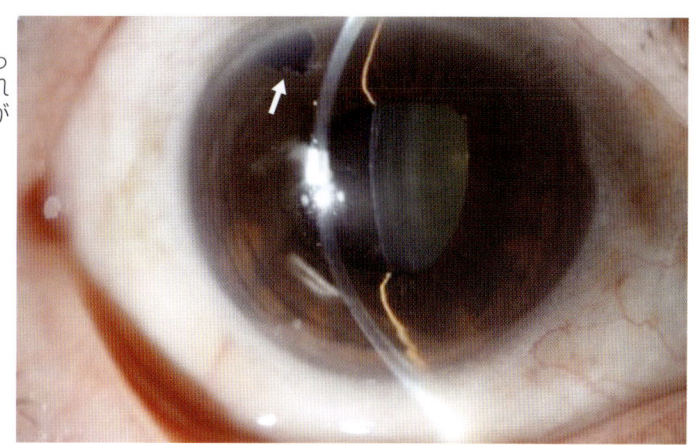

予防処置

- 以下の3つすべてに該当する場合，予防的LIを行う。手術適応のある白内障があれば白内障手術でもよい。
  ①静的隅角鏡検査（正面から隅角鏡を当て動かさない）で3象限以上線維柱帯色素帯が見えない。
  ②Shaffer 2か，それより狭小。
  ③周辺虹彩前癒着（PAS）がある。
- 上述の①②には該当するが，③には該当しない場合は，LIを行うべきか否かは定見がない。以下のいずれかに該当すれば予防的LIを考慮してもよい。
  ①虹彩と線維柱帯の接触（機能的隅角閉塞；appositional closure）があるか，それを疑う不規則な色素の付着が隅角にある。
  ②負荷試験で陽性（ただし発作を誘発するおそれがあるので行う場合は慎重に行うこと）。
  ③地理的状況その他の事由で眼科受診が困難。
  ④原発閉塞隅角緑内障（PACG）の家族歴がある。
  ⑤眼底疾患の診察のために定期的に散瞳を要する。

> **ここに注意！** 機能的隅角閉塞の有無を確認するときは，隅角検査でスリット光を可及的に暗くし，また光が瞳孔に入らないように特に注意して行う。UBM検査の場合も可及的に暗い部屋で行う。

IV 病型別診断と治療／続発緑内障
ぶどう膜炎に続発する緑内障

ぶどう膜炎とは

- 虹彩，毛様体，脈絡膜，網膜などに生じる眼内組織炎症の総称。
- 炎症によって血液眼関門（blood-ocular barrier）の破綻が生じる。
- 病因として感染性ぶどう膜炎，非感染性ぶどう膜炎に分類される。
- 解剖学的には前部ぶどう膜炎，中間部ぶどう膜炎，後部ぶどう膜炎，汎ぶどう膜炎に分類される。
- 組織学的には肉芽腫性ぶどう膜炎，非肉芽腫性ぶどう膜炎の2種類に分類される（表1）。
- 最も多い病型は，非感染性・肉芽腫性ぶどう膜炎である。
- 最近の疾患頻度は（表2）であり，Behçet病の占める割合が低下するなど年代変化がみられる[1]。

疫学

- ぶどう膜炎発症から5年で続発緑内障に至る頻度は10%と報告されている[2]。
- ぶどう膜炎に続発する緑内障は多くの要因が関与している。
  - **年齢**：高齢の患者ほど眼圧が上がりやすい。
  - **病型**：肉芽腫性ぶどう膜は房水流路に障害を起こす。
      前部ぶどう膜炎は眼圧上昇に関与する。
  - **慢性度**：罹患期間が長いほど眼圧が上昇しやすい。
  - **重症度**：炎症が強いほど続発緑内障を発症しやすい。

表1　ぶどう膜炎の組織学的分類

肉芽腫性	非肉芽腫性
サルコイドーシス	Behçet病
原田病	急性前部ぶどう膜炎
結核	（HLA-B27陽性）
梅毒	Fuchs虹彩異色性虹彩毛様体炎
トキソプラズマ性網脈絡膜炎	若年性関節リウマチ
イヌ回虫症	Reiter病
サイトメガロウイルス網脈絡膜炎	

表2　ぶどう膜炎原因別統計（2009〜2010年）

疾患名	割合
サルコイドーシス	11%
原田病	7%
急性前部ぶどう膜炎	7%
強膜炎	6%
ヘルペス性虹彩炎	4%
Behçet病	4%
細菌性眼内炎	3%
仮面症候群	3%

続発する緑内障の病態（図1）

●血液眼関門の破綻による房水の変化

①細胞性変化
- 白血球，マクロファージなどが線維柱帯やSchlemm管に浸潤し，流出路障害を起こす。また，浸潤細胞から放出された炎症関連物質が流出経路の組織を直接障害する。

②生化学的変化
- 前房水中の蛋白濃度が上がる。
- プロスタグランジンが産生され，初期の炎症に関与する。
- サイトカインが浸潤細胞から放出され，炎症，新生血管の形成を促進する。線維柱帯細胞の貪食能を阻害し，房水流出能を低下させる。

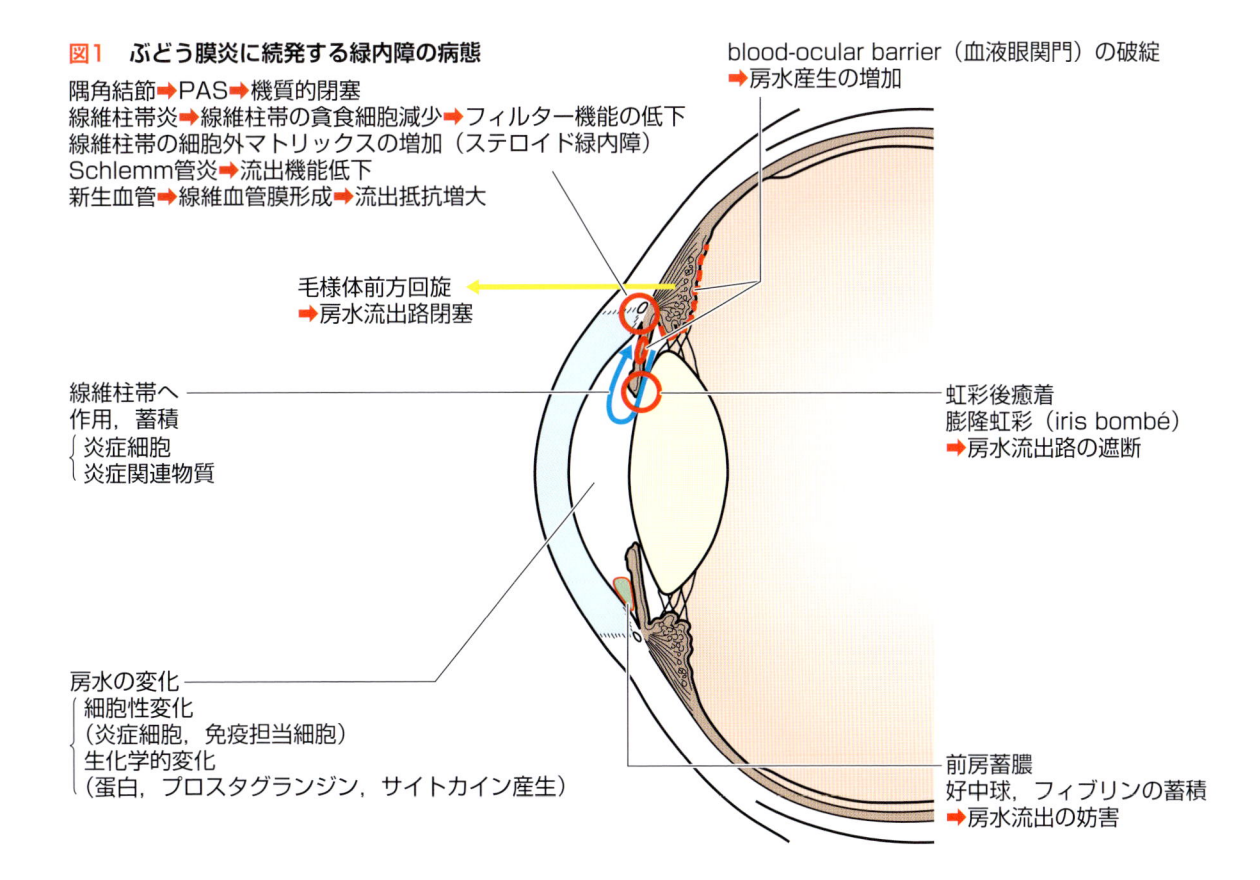

●房水流路の障害

①閉塞隅角
- 隅角結節，続いて周辺虹彩前癒着（PAS）（図2①）が形成され機質的な閉塞隅角となる。
- 虹彩後癒着，瞳孔ブロックでは，炎症により虹彩が水晶体と癒着することで，房水流出路の遮断が起きる（図2②）。
- 毛様体の急性炎症，浮腫により前方回旋が起こり房水流出路の閉塞が起きる。

②開放隅角
- 血液眼関門破綻によって房水過剰となる。
- 線維柱帯炎，Schlemm管炎によって房水流出抵抗が大きくなる。
- 線維柱帯への炎症性細胞が堆積することで流出路障害が起きる。
- サイトカインなど炎症関連物質の線維柱帯への作用により組織障害，炎症促進が起き，流出能の低下が起きる。
- 隅角に血管新生による線維血管膜形成よって房水流出抵抗が増大する。
- ステロイドは線維柱帯細胞に作用して細胞外マトリックスの異常蓄積によって流出抵抗の増大が起きる。

③その他
- 前房蓄膿：好中球，フィブリンなどの蓄積により，房水流出の妨害が起きる。

図1　ぶどう膜炎に続発する緑内障の病態

隅角結節➡PAS➡機質的閉塞
線維柱帯炎➡線維柱帯の貪食細胞減少➡フィルター機能の低下
線維柱帯の細胞外マトリックスの増加（ステロイド緑内障）
Schlemm管炎➡流出機能低下
新生血管➡線維血管膜形成➡流出抵抗増大

毛様体前方回旋
➡房水流出路閉塞

線維柱帯へ
作用，蓄積
｛炎症細胞
｛炎症関連物質

房水の変化
｛細胞性変化
｛（炎症細胞，免疫担当細胞）
｛生化学的変化
｛（蛋白，プロスタグランジン，サイトカイン産生）

blood-ocular barrier（血液眼関門）の破綻
➡房水産生の増加

虹彩後癒着
膨隆虹彩（iris bombé）
➡房水流出路の遮断

前房蓄膿
好中球，フィブリンの蓄積
➡房水流出の妨害

図2 房水流路の障害

①PAS
サルコイドーシスなどにみられるPAS。
隅角結節に続いて形成されることが多い。

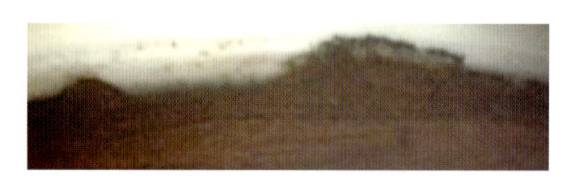

②虹彩後癒着
全周の虹彩後癒着。併発白内障も認める。

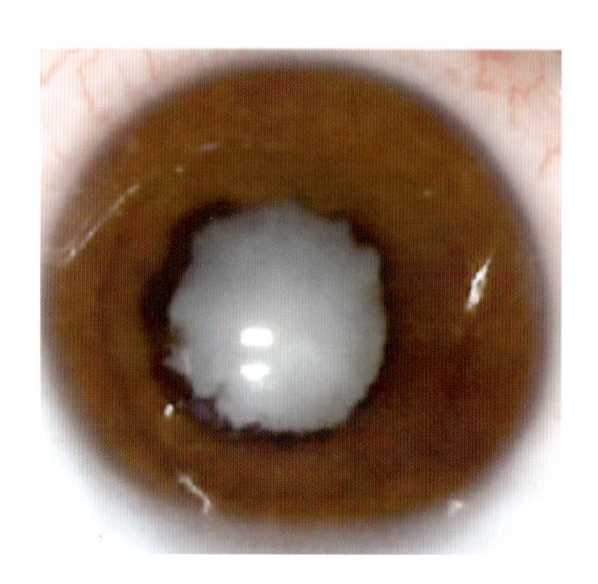

診断

- 最初にぶどう膜炎の原因検索を行う。特に感染性ぶどう膜炎と非感染性ぶどう膜炎の鑑別が最も重要である。
- 原因によって治療法が異なるので、綿密に検査を進める必要がある。
- 隅角鏡検査を必ず行うことで隅角の情報を得るとともに、可能であれば眼内液を用いて検査を行う。

細隙灯検査，眼底検査
- **角膜**：後面沈着物の性状と程度，上皮浮腫，内皮の状態
- **前房**：細胞，フレア，フィブリン形成，前房蓄膿の程度
- **硝子体**：細胞・混濁の性状と程度
- **網膜**：血管炎，肉芽腫形成の有無，剝離の形態，浮腫の状態
- **脈絡膜**：循環動態，肥厚の程度，肉芽腫形成の有無

隅角鏡検査
- 隅角結節，PASの形成

- 線維柱帯の色素沈着の程度と左右差の有無
  (例) 色素性緑内障→両眼性の色素沈着
  　　ヘルペス性前部ぶどう膜炎→片眼性の色素沈着
  　　Posner-Schlossman症候群→脱色素

全身検査
- 全身状態と炎症反応の精査と同時に，病因検索を行う。
- ぶどう膜炎に関連した採血，胸部X線，ツベルクリン皮内反応，尿検査を行う。詳細は**表3**に示す。

眼内液検査
- 房水ピペットで，あるいは硝子体手術で眼内液(前房水，硝子体液)を採取し，細胞診，PCR解析，サイトカイン測定，細胞表面マーカー解析を行う。
- 特にPCR解析は，多項目の病原体を一度に検出にすることができ，感染性か非感染性かを迅速に判断できる。続けてreal-time PCR解析で定量も可能である[3,4]（**図3，4**）。

表3 ぶどう膜炎の全身検査

①全身状態と炎症反応
- ①血液像
- ②血沈，CRP
- ③生化学（肝・腎機能）
- ④血糖値

②病因検索
- ①血清特異抗体
  - トキソプラズマ
  - 梅毒反応
  - HTLV-1
  - HIV
- ②アンジオテンシン変換酵素（血清リゾチーム）
- ③リウマチ因子，抗核抗体
- ④ツベルクリン皮内反応
- ⑤胸部X線
- ⑥尿検査（β2-MG）

図3 前房水検査

房水ピペット

対角の角膜輪部を綿棒で押さえる

角膜輪部から虹彩に平行に房水ピペットを穿刺し前房水を採取（0.1mL）

- 細胞診
- PCR解析
- サイトカイン測定
- 細胞表面マーカー解析（フローサイトメトリー）

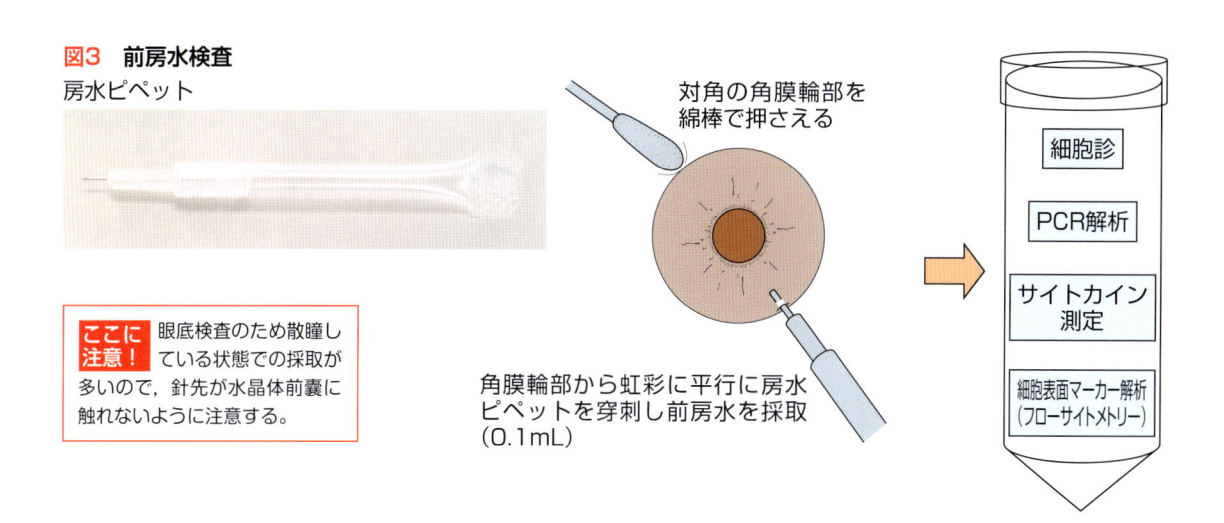

ここに注意！ 眼底検査のため散瞳している状態での採取が多いので，針先が水晶体前嚢に触れないように注意する。

図4 多項目PCR解析システム（東京医科歯科大学）

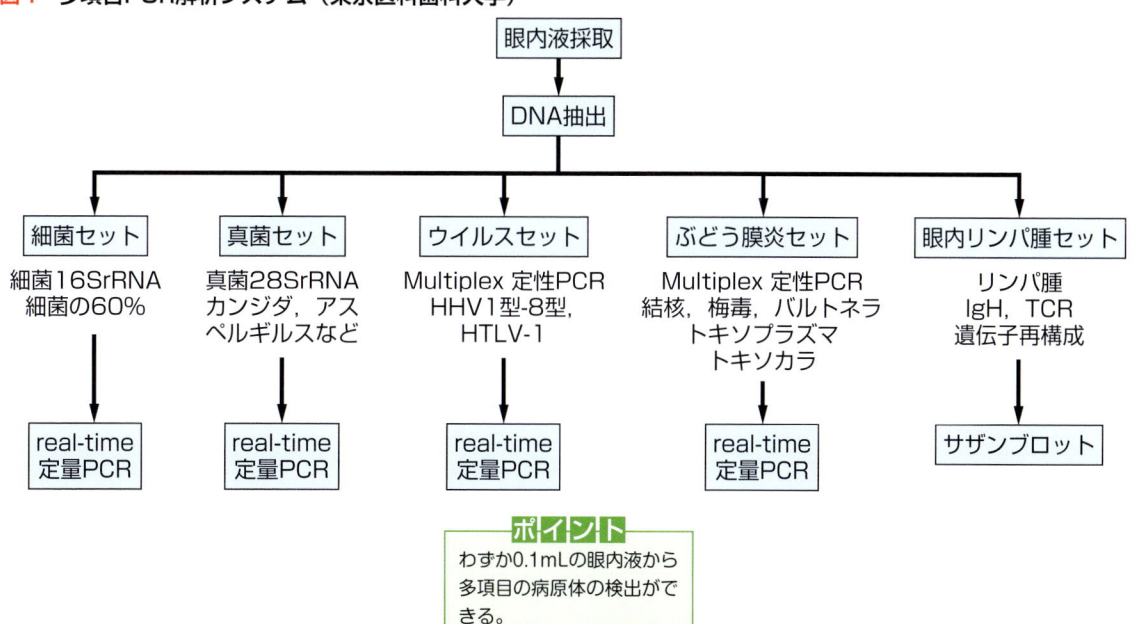

眼内液採取 → DNA抽出

- **細菌セット**: 細菌16SrRNA 細菌の60% → real-time 定量PCR
- **真菌セット**: 真菌28SrRNA カンジダ，アスペルギルスなど → real-time 定量PCR
- **ウイルスセット**: Multiplex 定性PCR HHV1型-8型，HTLV-1 → real-time 定量PCR
- **ぶどう膜炎セット**: Multiplex 定性PCR 結核，梅毒，バルトネラ トキソプラズマ トキソカラ → real-time 定量PCR
- **眼内リンパ腫セット**: リンパ腫 IgH，TCR 遺伝子再構成 → サザンブロット

ポイント わずか0.1mLの眼内液から多項目の病原体の検出ができる。

鑑別診断

- 原発開放隅角緑内障（POAG），原発閉塞隅角緑内障（PACG）との鑑別が重要である。
- ぶどう膜炎に続発する緑内障の治療は，眼圧下降薬だけでは管理が難しく，原疾患の治療，炎症に対する治療が必須である。
- 炎症が検眼鏡的に認められる場合は鑑別が容易であるが，炎症所見の乏しい場合には見落とす可能性があり注意が必要である。
- Posner-Schlossman症候群はCMV（サイトメガロウイルス）虹彩炎の場合があるので，治療に反応のないときは前房水を採取しPCR検査することが望ましい。角膜内皮細胞数を確認することも必要である[5]（図5）。
- 他科でステロイド投与中の患者の場合，ステロイドレスポンダーの可能性もあり，十分な病歴調査が必要である。

図5　CMV虹彩炎
Posner-Schlossman症候群として近医で加療したが，強い炎症発作が頻発し，高眼圧が続いたため，紹介受診。当院で前房水採取し，多項目PCR検査の結果，CMV虹彩炎と判明した。

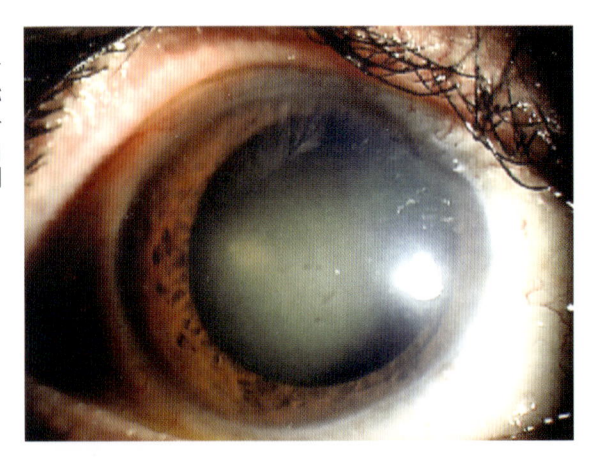

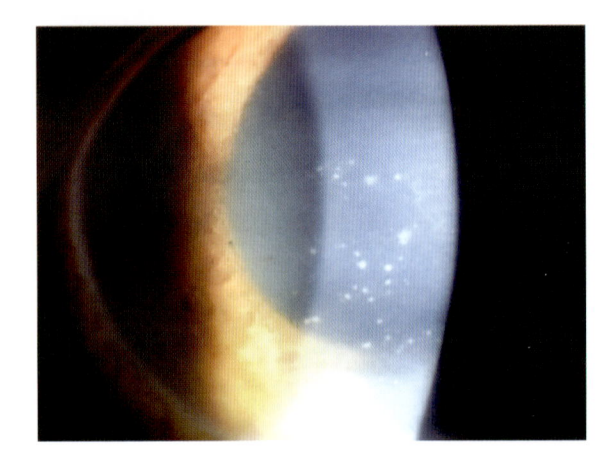

治療—原因に対する治療

ぶどう膜炎の原因に対する治療が原則。消炎治療とともに眼圧コントロールを行う。ぶどう膜炎に続発する緑内障の管理（フローチャート）を図6に示す[6]。

●感染性ぶどう膜炎
病原体排除をしつつ，眼圧下降療法を行う。

（例） HSV, VZV虹彩炎	バルトレックス® 1,000～3,000mg/日 内服
	ゾビラックス®眼軟膏 5回 点入
	0.1%リンデロン® 1～8回 点眼
	ミドリンP® 1～4回 点眼
CMV虹彩炎	バリキサ® 1,800mg/日 内服
	デノシン1% 自家調整点眼薬 4～8回 点眼
	0.1%リンデロン® 1～8回 点眼

●非感染性ぶどう膜炎
①ステロイド治療で消炎しつつ，眼圧下降療法を行う。

リンデロン®0.1% 4～8回 点眼
ケナコルト® 20mg Tenon囊下注射
プレドニン® 0.5mg/kg/日 内服
ミドリンP® 4回 点眼

②ステロイド以外の治療が有効な疾患

（例） Behçet病（図7）	レミケード®5mg/kg（炎症発作を抑制）[7]
急性前部ぶどう膜炎	ボスミン®0.1mL結膜下注射（虹彩後癒着を回避）
水晶体起因性ぶどう膜炎	水晶体組織の外科的除去（原因除去）
Schwartz症候群	網膜復位術（根治術）
アミロイドーシス	硝子体手術（原因の除去）

●ステロイド緑内障
・ステロイドの減量を行う。

リンデロン®点眼→サンテゾーン®点眼に変更
プレドニン®内服→漸減する
ケナコルト®Tenon囊下注射を避ける

> **ポイント**
> 隅角鏡検査で情報を得ることと，ステロイドの増量，減量による眼圧変化を観察することが大切である。

図6 ぶどう膜炎に続発する緑内障の管理

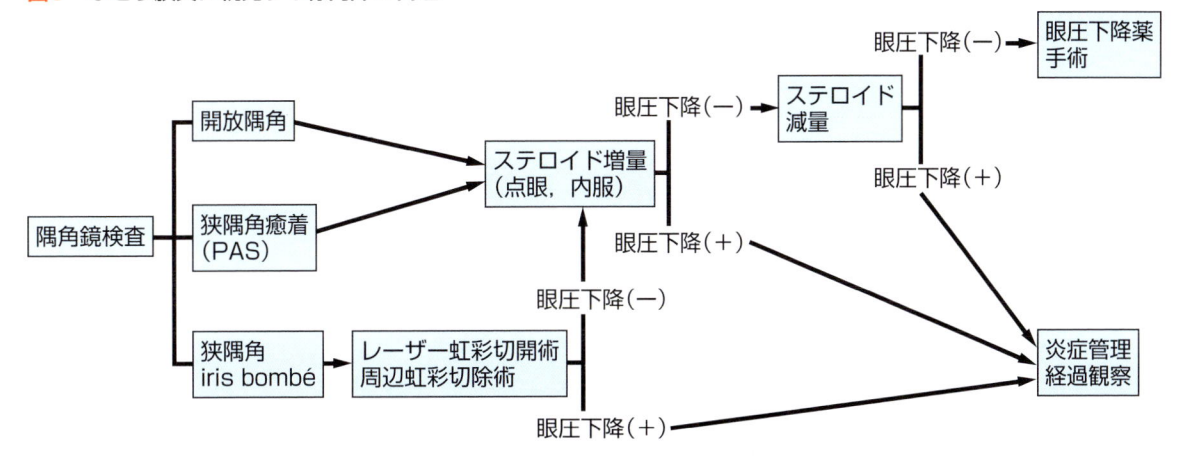

図7 Behçet病に伴う汎ぶどう膜炎
眼炎症発作を繰り返し，高眼圧がみられたBehçet病患者。
レミケード®（インフリキシマブ）投与で炎症発作が消失し，それに伴い眼圧の下降がみられた。

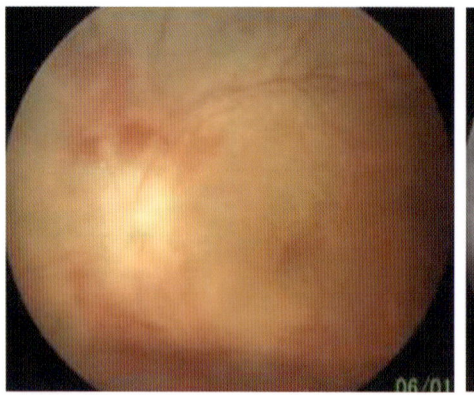

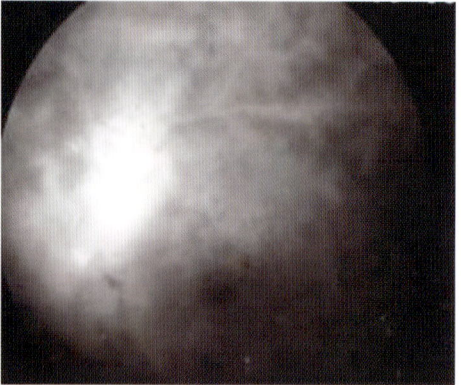

レミケード®投与前

レミケード®投与1年後

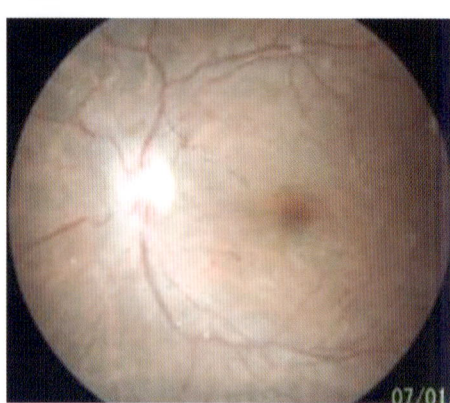

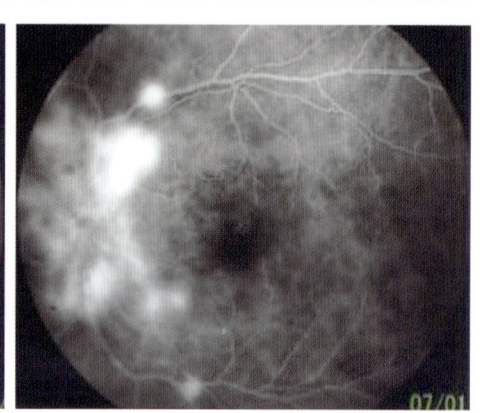

治療―眼圧下降療法

● **薬物療法**
- β遮断薬，炭酸脱水酵素阻害薬の点眼を行う。
- プロスタグランジン関連薬の点眼は現在ぶどう膜炎であっても最初に選択されるが，プロスタグランジンは潜在的に炎症に関与し，またヘルペスウイルスによる角膜上皮炎を再活性化する報告があることを念頭に置いて使用する。
- 点眼では効果不十分な場合，炭酸脱水酵素阻害薬，高浸透圧薬の全身投与（内服，点滴）を行う。
- 原田病，強膜炎などでみられる毛様体前方回旋による閉塞隅角に対してはアトロピン®で毛様体の弛緩を図る。

● **手術療法**
① 閉塞隅角
- レーザー虹彩切開術（LI）：膨隆虹彩（iris bombé）による急性閉塞隅角緑内障にはYAGレーザーを使用する。
- 周辺虹彩切除術：レーザー周辺虹彩術で開かない場合，再閉塞を繰り返す場合に行う。術後の前房出血と炎症の悪化に注意する。
- 隅角癒着解離術：PASによって眼圧が上昇する場合が適応だが，線維柱帯以降のSchlemm管にも流出障害を起こしている場合が多く，あまり適応はない。

② 開放隅角
- トラベクレクトミー：最も選択される術式。炎症によって濾過胞の癒着が早期に起きるので，必ずマイトマイシンCを用いる。濾過胞感染に注意する。
- トラベクロトミー：線維柱帯の流出抵抗を減少させる手術。濾過胞がなく安全性は高いが，術後の前房出血は必発である。ステロイド緑内障に著効しやすい。

◎文献

1) Ohguro N, et al.: The 2009 prospective multi-center epidemiologic survey of uveitis in Japan. Jpn J Ophthalmol, 56 : 432-435, 2012.
2) Neri P, et al.: Incidence of glaucoma in patients with uveitis. J Glaucoma, 13 : 461-465, 2004.
3) Sugita S, et al.: Use of multiplex PCR and real-time PCR to detect human herpes virus genome in ocular fluids of patients with uveitis. Br J Ophthalmol, 92 : 928-932, 2008.
4) Sugita S, et al.: Detection of Candida and Aspergillus species DNA using broad-range real-time PCR for fungal endophthalmitis. Graefes Arch Clin Exp Ophthalmol, 250 : 391-398, 2012.
5) Miyanaga M, et al.: A significant association of viral loads with corneal endothelial cell damage in cytomegalovirus anterior uvitis. Br J Ophthalmol, 94 : 336-340, 2010.
6) Panek WC, et al.: Glaucoma in patients with uveitis. Br J Ophthalmol, 74 : 223-227, 1990.
7) Yamada Y, et al.: Timing of recurrent uveitis in patients with Behçet's disease receiving infliximab treatment. Br J Ophthalmol, 95 : 205-208, 2011.

水晶体脱臼

IV 病型別診断と治療／続発緑内障／水晶体疾患に関係する緑内障

水晶体脱臼：程度による分類

- 「水晶体亜脱臼」とは，水晶体が傾斜したり偏位したりしているが，少なくとも一部は虹彩の後ろの瞳孔に当たる部分に存在している状態をさす。
- 「水晶体完全脱臼」とは，水晶体が前房内もしくは硝子体腔内に位置し，本来の位置に存在しない状態をさす。
- 「水晶体脱臼」とは完全脱臼と亜脱臼を包含する概念だが，完全脱臼を意味する場合もある。本稿では，完全脱臼と亜脱臼を包含する広義の概念として扱う。
- 「水晶体偏位」とは，水晶体の位置異常を示す概念であり，水晶体がどちらかにずれていることを意味する。水晶体脱臼と重複する概念である。

水晶体脱臼：原因による分類（表1）

- 先天異常を合併するものと合併しないものに大別できる。
- 先天異常を合併するものは小児に生じることが多く，両眼性が多い。
- 先天異常を合併しないものは片眼性が多く，中年以降に発症することが多い。

表1　主な水晶体脱臼の原因疾患

先天異常を合併するもの	Marfan症候群 ホモシスチン尿症 Weill-Marchesani症候群 Ehlers-Danlos症候群
先天異常を合併しないもの	単純水晶体脱臼 水晶体瞳孔偏位 強度近視 ぶどう膜炎 牛眼 巨大角膜 網膜色素変性症 梅毒 落屑症候群

先天異常に合併する水晶体脱臼

● Marfan症候群（図1）
- 常染色体優性遺伝。ただし約25％の患者には家族歴を認めない。
- フィブリリン1遺伝子（1型）およびTGF-βR2遺伝子（2型，眼症状を伴わない）の異常が報告されているが，診断は臨床症状（眼症状，高身長，やせ形などの骨格症状，大動脈拡大などの循環器症状，家族歴）から行う。
- 通常，水晶体偏位は成人以降に発症し，上方への偏位が多い。網膜剥離や眼球拡大（近視化）を伴うこともある。
- 水晶体脱臼の合併は50〜80％とされるが，緑内障の合併は5％前後とそれほど多くない。

● ホモシスチン尿症
- 常染色体劣性遺伝。
- Marfan症候群と同様に高身長でやせ形であることが多い。
- 新生児マススクリーニングで血中メチオニン濃度を測定して診断するほか，尿中ホモシスチン検出により診断できる。
- 水晶体偏位はMarfan症候群より若年で発症し，下方偏位が多い。
- 網膜剥離の合併も多い。

●（Weill-）Marchesani症候群
- 低身長，短指を伴う。
- 水晶体は偏位するだけでなく，球状水晶体や小水晶体などの形態異常も伴う。そのため，他の先天異常による水晶体偏位よりも緑内障を合併しやすい。

図1　Marfan症候群による水晶体脱臼
上方への水晶体偏位を示している。よくみると，下方の水晶体に付着しているZinn小帯が観察できる。

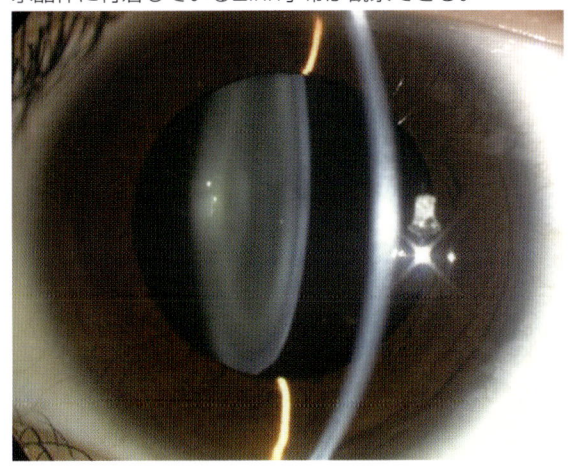

先天異常を合併しない水晶体脱臼

- **外傷**：最も多い。
- **その他**：落屑症候群，網膜色素変性症はZinn小帯の脆弱を伴いやすい。その他に強度近視，ぶどう膜炎，牛眼，巨大角膜などに水晶体脱臼の合併が報告されている。特に原因のない水晶体脱臼もあり，中年以降で白内障の進行に伴うとされている。

水晶体脱臼に伴う緑内障

- 瞳孔ブロック（図2），水晶体融解，炎症などが緑内障の原因となりうる。
- 外傷の場合は，外傷による直接の隅角障害も眼圧上昇の原因になる。
- 上記の原因が複合的に作用することも多い。

図2　水晶体脱臼により瞳孔ブロックを生じる機序
①Zinn小帯の張力の低下により，水晶体が前方に偏位し（青矢印），瞳孔ブロックが増強（赤矢印）することにより，隅角が閉塞する。

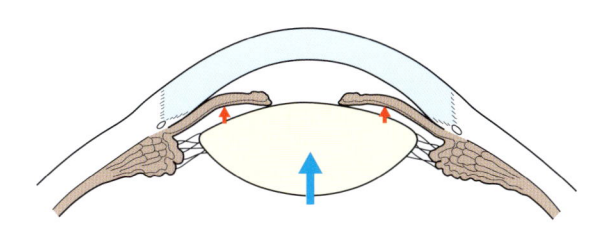

②散瞳薬の投与により水晶体の前方偏位が軽減し，瞳孔ブロックが解除される。逆に縮瞳すると瞳孔ブロックが増強するので禁忌である。

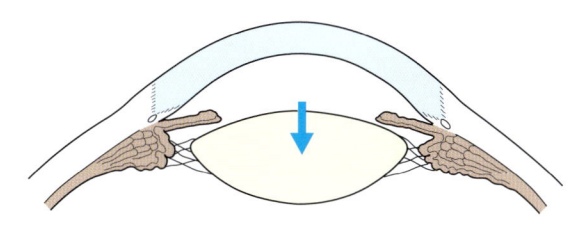

診断（図3）

- 水晶体脱臼が先に診断されており，経過観察中に眼圧上昇を伴ってくる場合と，眼圧上昇がきっかけで水晶体脱臼が診断される場合がある。
- 水晶体脱臼が先に診断されている場合は，眼圧上昇の原因（瞳孔ブロック，水晶体融解，炎症，隅角障害）を診断し，それに基づいて治療方針を決定する。
- 水晶体脱臼があり，隅角鏡検査で閉塞隅角が証明され，前眼部OCTやUBMで虹彩の前弯が確認されれば瞳孔ブロックによる閉塞隅角と診断できる。
- 中年以降の症例では水晶体亜脱臼に伴う緑内障が原発閉塞隅角緑内障（PACG）のようにみえる場合があるので注意が必要である。水晶体振盪や瞳孔縁からの前房内硝子体脱出を認めれば診断は確実であるが，それらの所見を伴わないケースも多い。その場合，水晶体脱臼を疑うサインとしては，①近視化（もしくは眼軸長と屈折値の乖離），②左右差（眼圧，隅角，前房深度），③白内障の程度と視力の乖離などがあげられる（表2）。
- 水晶体脱臼の合併に気づかず，十分にリスクについて説明せずに水晶体摘出を行って眼内レンズ挿入ができなかったりすると大きなトラブルの原因になるので特に注意が必要である（図4）。

図3 水晶体脱臼による眼圧上昇の原因の診断フローチャート

実際には複数の機序が混合しているケースも多いが，混合型のケースでもフローチャートの上方にある機序ほど治療の優先度が高い（例：水晶体融解と機能的線維柱帯障害が混在しているケースでは，まず水晶体融解に対して水晶体を摘出後，投薬により機能的線維柱帯障害に対応する）。

```
          水晶体脱臼
             │
          水晶体融解
          ／     ＼
        ＋         －
         │         │
    水晶体融解性   虹彩前弯
      緑内障      ／    ＼
                ＋        －
                 │         │
           瞳孔ブロックによる  前房内炎症
             隅角閉塞       線維柱帯炎
                         ／       ＼
                        ＋           －
                         │           │
                       炎症性      器質的隅角閉塞
                       眼圧上昇     ／     ＼
                                  ＋        －
                                   │        │
                              器質的隅角閉塞に  機能的線維柱帯障害
                               よる眼圧上昇    による眼圧上昇
```

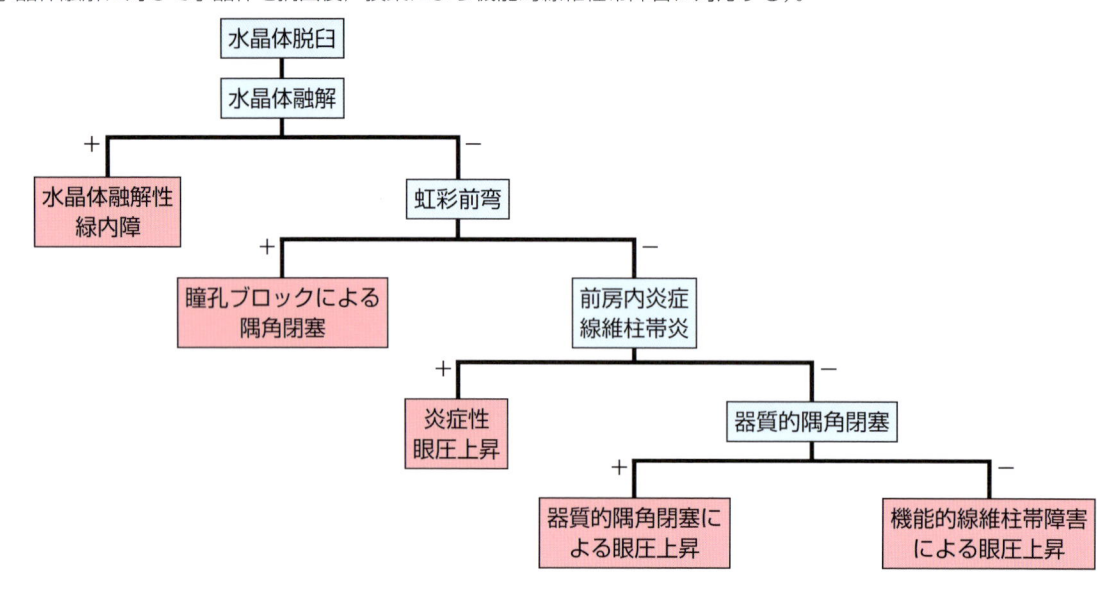

表2 水晶体脱臼を疑う所見

脱臼をほぼ確定できる所見	水晶体振盪	
	前房内硝子体脱出	
脱臼を疑う所見	屈折値と眼球形状の乖離	前房深度に比べて屈折値が近視傾向
		眼軸長に比べて屈折値が近視傾向
	不自然な左右差	左右の前房深度に差がある
		左右の隅角の広さに差がある
		眼軸長の差と比較して，前房深度や隅角の左右差が大きい
	視機能	他の原因なく矯正視力が低い
		他覚的所見に差がないのに矯正視力に左右差がある

図4 水晶体亜脱臼による閉塞隅角症のシャインプルーフカメラ像（70歳，男性）

左眼の閉塞隅角症に対し，前医でレーザー虹彩切開を施行したが20～25mmHg程度の中等度眼圧上昇と軽度視力障害が遷延するため当科紹介受診となった。眼軸長は右眼22.56mm，左眼22.45mmと左右差がないにもかかわらず前房深度には顕著な左右差（右2.29mm，左1.19mm）があり，矯正視力は左眼＝(0.6xc－1.75D Ax40)と軽度の近視化，矯正視力不良を認めた。薬物治療により眼圧正常化が得られず，経過中に前房内硝子体脱出も合併してきたため，十分な説明のうえ水晶体摘出および眼内レンズ縫着を行い，眼圧と矯正視力の正常化を得た。

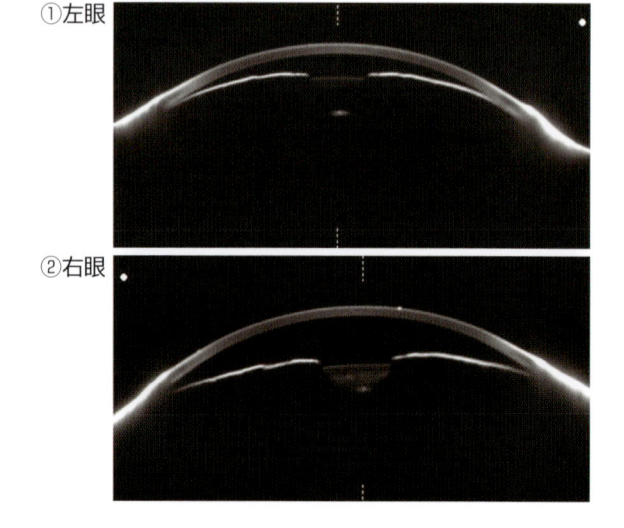

①左眼

②右眼

治療の原則

- 完全脱臼による水晶体融解緑内障については，水晶体摘出および融解水晶体物質の除去以外ない。
- 瞳孔ブロックにより閉塞隅角緑内障を生じた場合には，散瞳により解除できる。

> **ここに注意！** 縮瞳するとさらに水晶体の前方偏位が増強するので禁忌である。

- 水晶体脱臼による瞳孔ブロック緑内障が疑われるが確信がもてない場合は，レーザー虹彩切開術を施行して隅角を開放し，その後散瞳して水晶体脱臼を確認することも可能である。
- 水晶体脱臼による閉塞隅角緑内障を生じているが，視力低下（偏位による屈折異常や白内障による）を生じていない場合，即座に水晶体摘出を施行する必要はない。レーザー虹彩切開や薬物治療により眼圧を鎮静化したうえで十分にリスク評価をしたほうがよい。
- 水晶体融解や瞳孔ブロックを伴わない炎症や機能的線維柱帯障害による眼圧上昇では，通常の続発開放隅角緑内障（SOAG）の治療方針どおり，消炎を行いつつ薬物による眼圧下降を図り，薬物で不十分な場合は眼圧下降手術の適応となる。
- 偏位が高度な場合や白内障による視力低下が明らかな場合は，偏位が悪化したり水晶体核硬化が進行したりすると手術がさらに困難になるため，早期に水晶体摘出を選択したほうがよい（図5）。そのような場合でも，眼内レンズの毛様溝縫着に至った場合には，術前より視力が低下する可能性もあるので，手術のリスクと必要性を十分説明してから手術に臨むことが必要である（表3）。

図5　水晶体亜脱臼に対する水晶体再建術
Zinn小帯断裂あるいは脆弱が軽度な場合は，粘弾性物質で十分に前房を満たして鑷子で前嚢切開を行った後，前嚢切開縁に虹彩リトラクターやカプセルエキスパンダーをかけて嚢の張力を保ち，術中の前後嚢の安定性を保つとともに硝子体脱出を予防することで，型どおりの超音波手術，眼内レンズ挿入術が可能な場合もある。

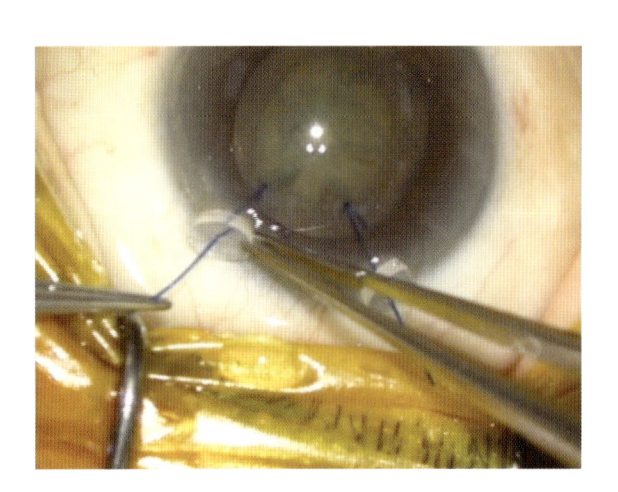

表3　水晶体摘出の適応

絶対適応	水晶体融解
	完全脱臼（前房内脱出，硝子体内落下）
相対適応	瞳孔ブロックによる眼圧上昇
	白内障
	水晶体脱臼による視機能障害

IV 病型別診断と治療／続発緑内障／水晶体疾患に関係する緑内障

落屑緑内障

偽落屑物質の付着部位（表1）と産生機構

- 落屑物質の付着は，前眼部（図1），後眼部に加え，眼付属器，全身臓器にみられる[1]。
- 白内障術後には，眼内レンズ表面への付着も観察される（図2）。
- 落屑物質は，直径18〜25nmの細い線維（タイプA線維）と直径30〜45nmの太い線維（タイプB線維）が，分節状に絡み合った直径50nmの成熟線維の集塊の沈着である[2]。
- 落屑物質は，虹彩を形成するほぼすべての種類の細胞，赤道部前方の水晶体上皮細胞，毛様体無色素上皮細胞，線維柱帯内皮網，角膜内皮細胞，血管内皮細胞などで産生されると推測される[1]。

- 弾性線維の生合成に関与するlysyl oxidase-like 1をコードする遺伝子の多型が本疾患の遺伝的素因である[3]。わが国では，一般人口の約50%がハイリスク多型を有する[4]。
- 弾性線維（エラスチン線維＝トロポエラスチン集合体とマイクロフィブリルからなる）の生合成が阻害されることで，細胞外マトリクスが異常沈着するとの仮説（マイクロフィブリロパチー仮説）が，疾患メカニズムとして提唱されている[1]（図3）。

表1 落屑物質の付着部位		
	前眼部	虹彩，水晶体嚢，毛様体，Zinn小帯，線維柱帯，角膜内皮，結膜，眼内レンズ
	後眼部	渦静脈，網膜中心動脈，短後毛様動脈
	眼付属器	眼瞼皮膚，外眼筋
	全身臓器	心臓，腎臓，肺，肝臓，膀胱，髄膜

図1 落屑症候群の前眼部所見（59歳，女性）
中心円盤（central disc）
中間透明帯（intermediate clear zone） 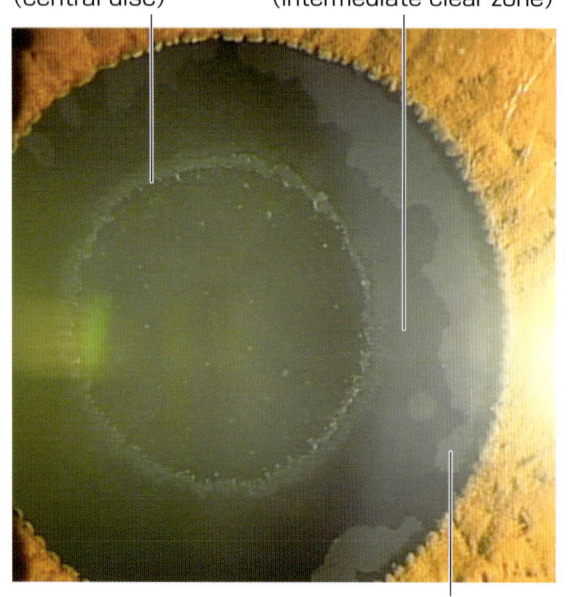
周辺混濁帯（peripheral band）

図2 眼内レンズ表面への落屑物質付着（85歳，男性）

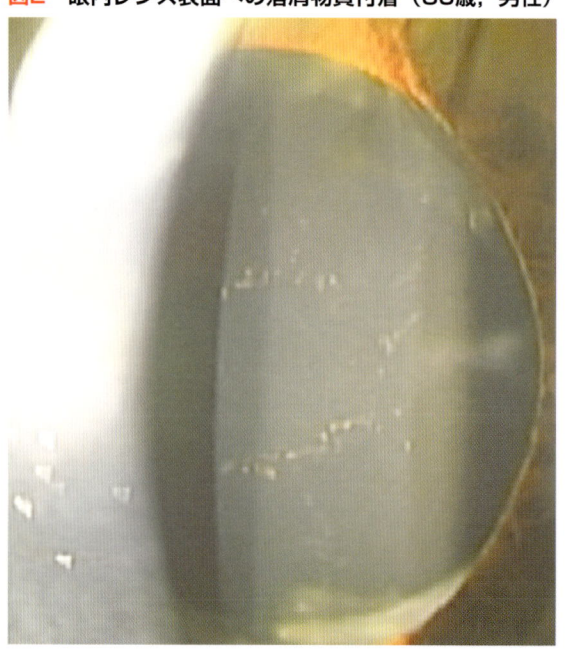

図3 落屑物質生成機構に関するマイクロフィブリロパチー仮説

遺伝的素因（**LOXL1 遺伝子多型：一般人口の約50％がハイリスク型**）
　　　　　　　　　　　　＋
　　　　　　酸化ストレス・細胞ストレス（加齢）

↓

ストレス応答因子（特にTGFβ）活性化

↓

細胞外マトリクス（弾性線維）合成の異常：
LOXL1 機能異常，シャペロン異常

細胞外マトリクス分解低下：
プロテアソームオーバーロード，MMP/TIMP 不均衡

↓

細胞外マトリクスの異常蓄積（沈着）

LOXL1：lysyl oxidase-like 1
TGFβ：transforming growth factor β
MMP：matrix metalloprotease
TIMP：tissue inhibitor of metalloprotease

表2 落屑症候群の臨床病態

- 落屑物質の付着（50％が片眼性）
- 眼圧上昇，続発緑内障（落屑緑内障）
- 角膜：角膜内皮細胞数減少
- 水晶体：Zinn小帯脆弱化，核白内障進行，亜脱臼／脱臼
- ぶどう膜：散瞳不良，慢性炎症所見，フレア値上昇（特に散瞳時）
- 網膜動静脈閉塞症

落屑症候群の臨床病態（表2）

- 細隙灯顕微鏡による観察では，落屑物質の付着は約半数が両眼性，半数が片眼性である。
- 落屑緑内障は，落屑症候群の一分症である。
- 落屑緑内障のほか，角膜内皮細胞数減少（**図4**），核白内障進行，水晶体亜脱臼／脱臼（**図5**），網膜中心静脈閉塞症が臨床上問題となる頻度が高い。
- 隅角色素沈着や散瞳時瞳孔径の左右差（**図6**）は，落屑症候群を発見するための臨床指標である。

図4 落屑症候群の角膜内皮検査所見（77歳，男性）

落屑物質の沈着が強いほうの眼（右眼）で内皮細胞密度（cell density：CD）の減少が顕著である。

①右眼

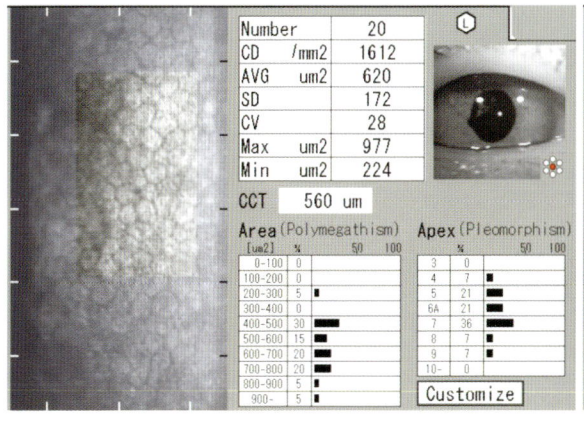

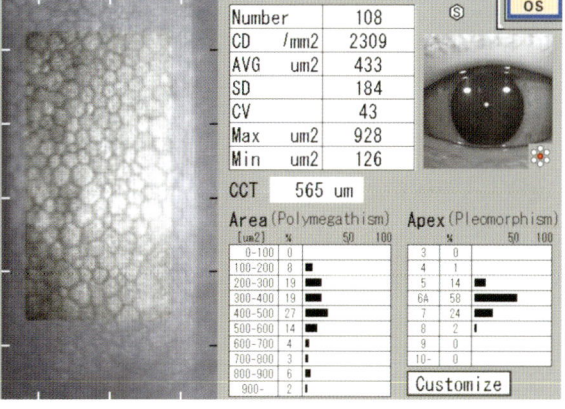

Number	20
CD /mm2	1612
AVG um2	620
SD	172
CV	28
Max um2	977
Min um2	224
CCT	560 um

②左眼

Number	108
CD /mm2	2309
AVG um2	433
SD	184
CV	43
Max um2	928
Min um2	126
CCT	565 um

落屑緑内障の特徴（表3）

- 年齢とともに有病率が上昇し、高齢者に多い。
- しばしば、Sampaolesi線を伴う著明な隅角色素沈着が特徴的である（図7）。
- 基本病型の開放隅角緑内障に加えて、水晶体位置異常や水晶体厚増加による閉塞隅角緑内障（図8）も混在する。
- 経過とともに眼圧が上昇し、視野障害進行が速い。

図5　落屑症候群にみられた水晶体脱臼（77歳，男性）
硝子体腔に落下した水晶体（矢印）が観察される（写真は倒像）。

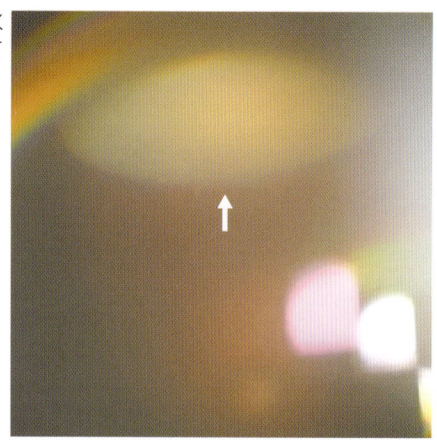

図6　落屑症候群の散瞳時前眼部所見（71歳，女性）
散瞳時瞳孔径の左右差は、落屑物質沈着（矢印）発見の重要な臨床指標である。
①右眼　　②左眼　　③左眼の落屑物質付着

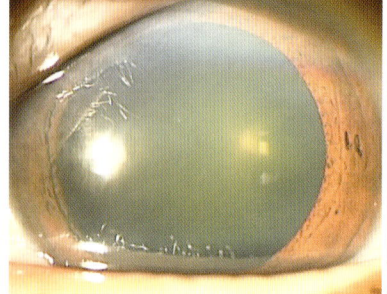

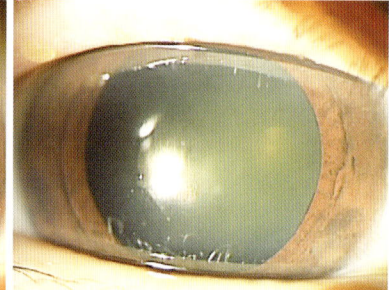

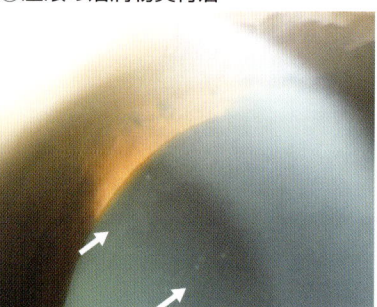

表3　落屑緑内障の特徴

- 落屑症候群の約25％で眼圧上昇
- 続発緑内障のなかで最も高頻度
- 基本病型は開放隅角緑内障
- Zinn小帯脆弱による水晶体位置異常，水晶体厚増加による閉塞隅角緑内障
- 自然経過で年間約1mmHgの眼圧上昇[5]
- 視野障害進行の危険は原発開放隅角緑内障の2倍以上[6]
- 落屑物質付着は高眼圧，高年齢と並ぶ開放隅角緑内障進行の危険因子[7]

ポイント
落屑緑内障は、年々ベースライン眼圧が上昇する。

ここに注意！　落屑緑内障の視野障害進行速度は原発開放隅角緑内障（POAG）より速いことが多く、薬物、手術治療のタイミングを逃さないように注意する。

落屑緑内障の治療

- 開放隅角緑内障の病型では，POAGに準じて，薬物療法を行う．多くの場合，プロスタグランジン製剤が第1選択となる．
- 薬物治療で目標眼圧が達成されない場合は手術を考慮する．高齢者では，認知症や肢体不自由による点眼アドヒアランス低下も手術治療選択の理由となりうる．
- しばしば著明な高眼圧を呈し，視野欠損の急速な進行がみられるため，手術治療のタイミングを逃さないよう注意が必要である．
- 10歳代前半の術後眼圧を目指す場合は，濾過手術（トラベクレクトミー，EX-PRESS™手術）を選択する．
- トラベクロトミーは白内障同時手術により追加の眼圧下降が期待できるため，白内障を有する落屑緑内障では，同時手術を考慮する．
- 水晶体要因による閉塞隅角緑内障では，白内障手術を考慮する．手術に際しては，しばしば水晶体全摘術と眼内レンズ縫着術が必要となる．

図7 落屑緑内障の隅角所見（59歳，女性）

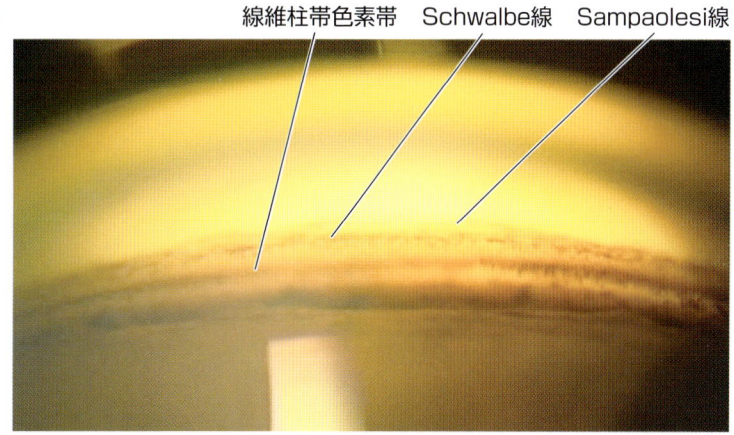

線維柱帯色素帯　Schwalbe線　Sampaolesi線

図8 落屑症候群のUBM所見（84歳，女性）

落屑物質の沈着が著明な右眼で浅前房と白内障進行による水晶体高反射がみられる．

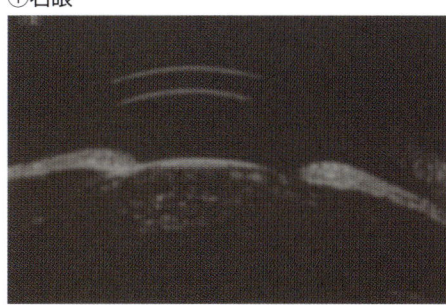

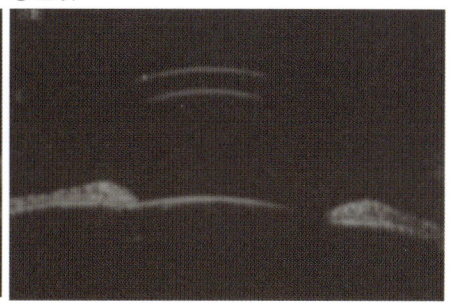

①右眼　　②左眼

◎文献

1) Schlotzer-Schrehardt U, Naumann GO: Ocular and systemic pseudoexfoliation syndrome. Am J Ophthalmol, 141 : 921-937, 2006.
2) Ritch R, Schlotzer-Schrehardt U : Exfoliation syndrome. Surv Ophthalmol, 45 : 265-315, 2001.
3) Thorleifsson G, et al.: Common sequence variants in the LOXL1 gene confer susceptibility to exfoliation glaucoma. Science, 317 : 1397-1400, 2007.
4) Tanito M, et al.: LOXL1 variants in elderly Japanese patients with exfoliation syndrome/glaucoma, primary open-angle glaucoma, normal tension glaucoma, and cataract. Mol Vis, 1898-1905, 2008.
5) Hyman L, et al.: Natural history of intraocular pressure in the early manifest glaucoma trial: A 6-year follow-up. Arch Ophthalmol, 601-607, 2010.
6) Leske MC, et al.: Predictors of long-term progression in the early manifest glaucoma trial. Ophthalmology, 114 : 1965-1972, 2007.
7) Ekstrom C : Risk factors for incident open-angle glaucoma: a population-based 20-year follow-up study. Acta Ophthalmol, 90 : 316-321, 2012.

IV 病型別診断と治療／続発緑内障
角膜疾患に続発する緑内障

病態（表1）

- 開放隅角：ステロイド緑内障
- 閉塞隅角：異常角膜内皮，炎症に伴う周辺虹彩前癒着（PAS）
- 炎症自体による眼圧上昇

表1 病態

	隅角	角膜内皮
①原疾患によるもの		
ICE症候群	開放，閉塞両方あり	異常角膜内皮
PPD	開放，閉塞両方あり	異常角膜内皮
herpes	開放，閉塞両方あり	軽度減少することもあり
CMV	開放隅角	角膜内皮減少
②治療によるもの		
ステロイド	開放隅角	正常
角膜移植後	開放，閉塞両方あり	移植眼

図1 進行性虹彩萎縮
虹彩萎縮を認める

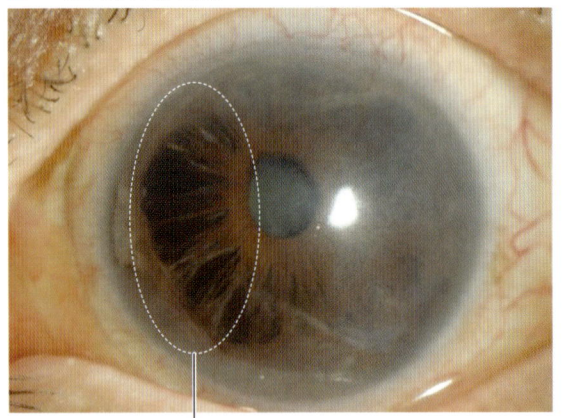

図2 Chandler症候群
角膜内皮写真では角膜内皮障害を認める。
角膜内皮写真　前眼部写真

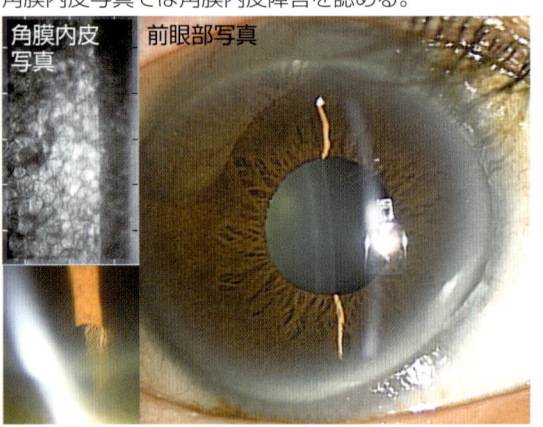

虹彩角膜内皮症候群（iridocorneal endothelial syndrome；ICE症候群）

- 通常片眼性であり，中年女性に多い。
- 角膜内皮異常に起因して角膜浮腫，隅角異常，虹彩異常，緑内障が引き起こされる。
- 角膜内皮細胞の異常により膜様物が産出され，この膜様物が虹彩まで伸展し，収縮することにより虹彩萎縮や虹彩前癒着，虹彩結節，瞳孔偏位を生じると考えられている。
- 緑内障は，線維柱帯を覆う膜形成やPASによって起こる。
- 緑内障発症早期には房水産生を抑制する薬物療法にて眼圧コントロールが可能であるが，最終的には緑内障手術が必要となる症例が多い。

●分類

虹彩異常の状態により以下の3つの病型に分類される。

①**進行性虹彩萎縮（progressive iris atrophy）**（図1）：虹彩の萎縮が顕著であり，孔が形成される。緑内障の合併は進行性虹彩萎縮に最も多い。

②**Chandler症候群**（図2）：虹彩の異常は軽度であるが，角膜内皮機能不全による角膜浮腫が特徴である。

③**Cogan-Reese症候群**（図3）：虹彩の有色素性結節が特徴である。

後部多形性角膜ジストロフィ（PPD or PPCD；posterior polymorphous corneal dystrophy）(図4)

- 通常両眼性で左右対称とされているが，非対称の例も多い。また通常は常染色体優性遺伝とされているが，孤発例もみられる。
- 角膜内皮細胞の異形成や過形成により生じ，角膜内皮に上皮様変化がみられるのが特徴である。
- 変性内皮細胞は微絨毛やデスモソーム構造，トノフィラメント，上皮ケラチンを有する。
- 2〜20個の水疱様の小さい円形病変が集合し，その周りを灰白色の円（halo）が取り囲むような病変を伴う。
- PPDに伴う病変として広範なPAS，眼圧上昇（15％程度）や帯状角膜変性がみられることがある。
- 鑑別診断として鉗子分娩によるDescemet膜破裂，Haab striae，また片眼性のposterior corneal vesicleがあげられる。
- 重症例には全層角膜移植が適応となり，移植後の再発は少ないが，緑内障や虹彩前癒着があれば移植片の維持は悪くなる。

図3 Cogan-Reese症候群
①手術前

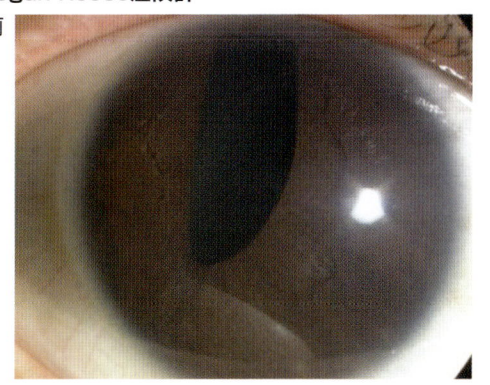

②手術後　続発緑内障に対してEX-PRESS™を用いた緑内障手術を施行後の写真。

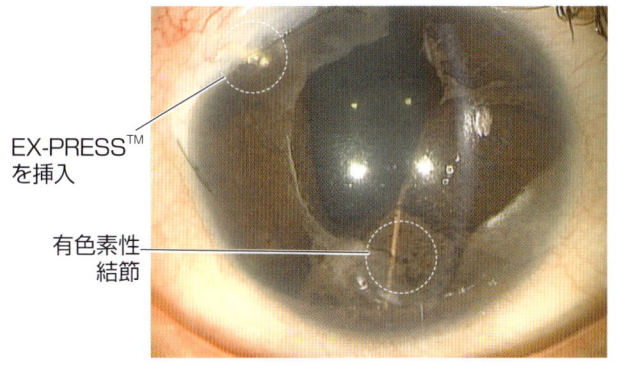

EX-PRESS™を挿入

有色素性結節

術後のblebの写真。

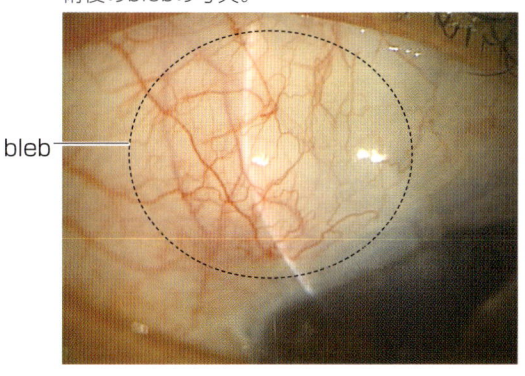

bleb

図4 PPD
①前眼部写真

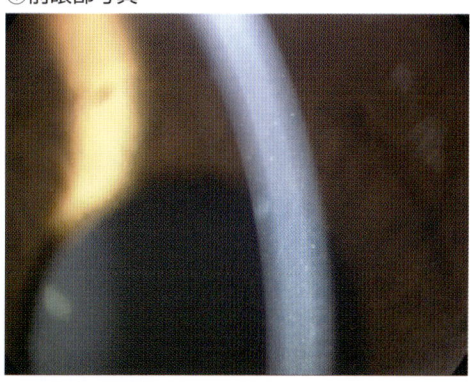

②角膜内皮写真

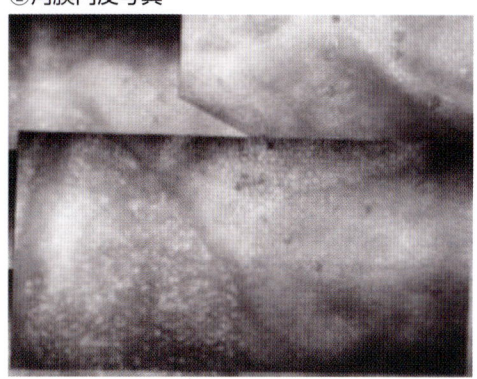

③隅角写真

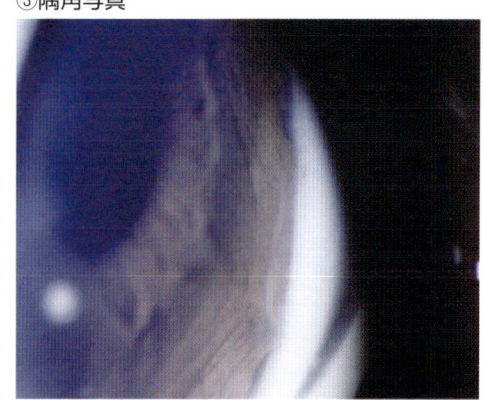

角膜移植後（全層角膜移植後）（図5）

- 術後早期，晩期とも眼圧が上昇する症例が報告されている。
- 術後の炎症，残存する粘弾性物質や出血による線維柱帯目詰まり，PAS，拒絶反応の抑制のためのステロイド使用といった多くの原因で眼圧上昇が生じる。
- もともと眼圧が高い人，移植手術の既往がある人，高齢，無水晶体眼の人は術後に眼圧上昇をきたしやすい。
- 周辺部の角膜は混濁していることが多く，隅角の観察を十分に行えないことも多いが，できる範囲で観察を行う必要がある。
- 全層角膜移植後には高頻度で眼圧上昇が生じるため，non-functioning blebでかろうじて眼圧コントロールされている場合に角膜移植をすると，移植後にコントロール不能となりやすいので，移植前からしっかりと眼圧がコントロールされていることが必須である。

図5　全層角膜移植後

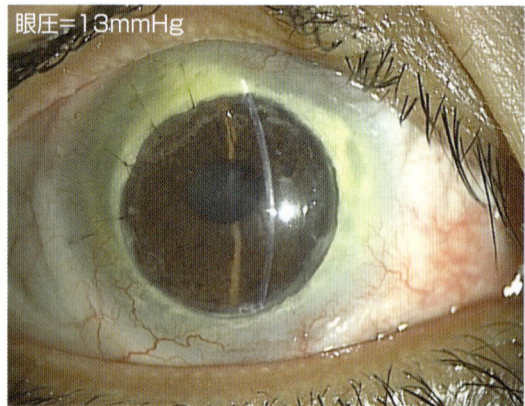

①前眼部写真　眼圧=13mmHg

②前眼部拡大　緑内障手術も施行

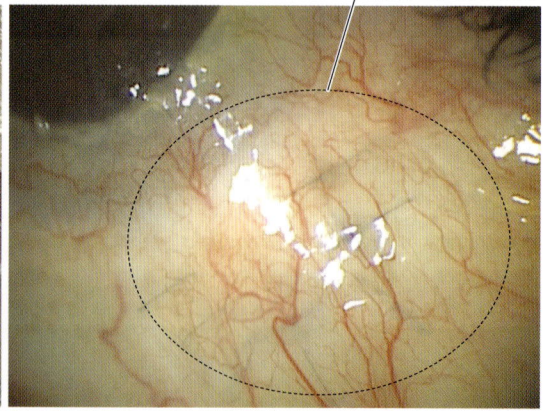

③隅角写真

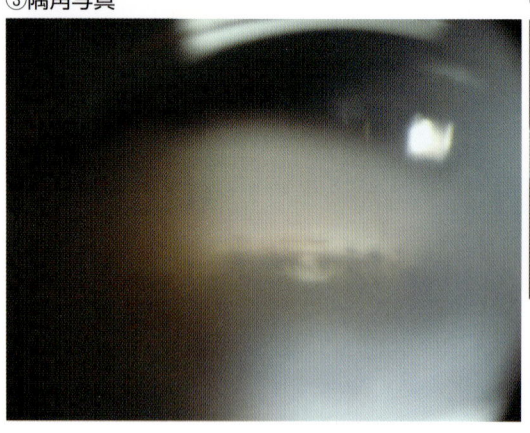

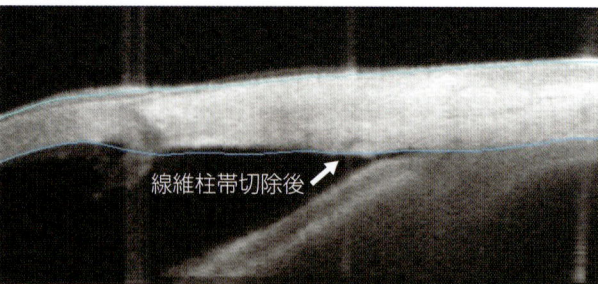

④前眼部OCT　線維柱帯切除後

眼表面再建術後（図6）

- 難治性角結膜上皮疾患（熱・化学外傷，Stevens-Johnson症候群，眼類天疱瘡，移植片宿主病（GVHD），瘢痕性トラコーマなど）に対して眼表面再建術が行われるようになっている。
- これらの症例は瘢痕結膜，瞼球癒着，高度の炎症といった多くの要素が混ざっており，緑内障の合併が生じていても存在が見逃される可能性もある。
- 眼表面再建術後に行った緑内障手術の周術期には特に術後炎症による瘢痕化が起こりやすいため，瘢痕化抑制のためにステロイドやシクロスポリン内服などの免疫抑制薬を併用することが望ましい。

図6 培養口腔粘膜移植＋緑内障手術併用
81歳，眼類天疱瘡で培養口腔粘膜移植と緑内障手術を併用して行った症例。
①手術前　　　②手術後

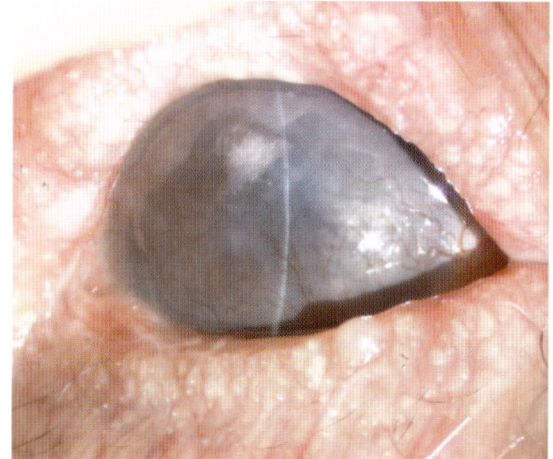

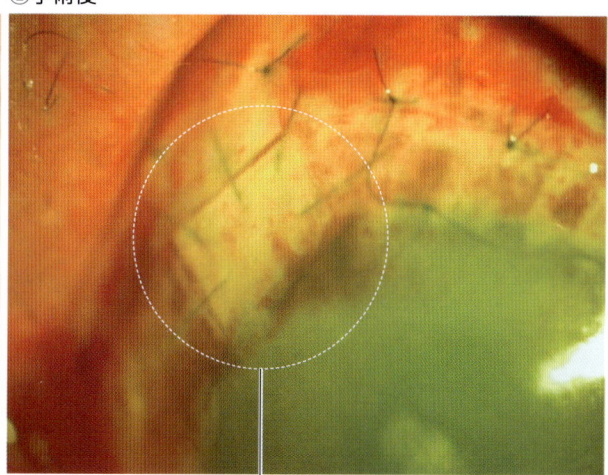

緑内障手術も同時に施行

ヘルペスウイルス関連疾患と緑内障

●単純ヘルペスウイルス（herpes simplex virus；HSV）
- 実質型角膜ヘルペスの一病型として角膜ぶどう膜炎がある。
- 深部角膜実質や角膜内皮に存在するウイルス抗原に対する免疫反応により生じるとされ，主として角膜中央部にみられる豚脂様角膜後面沈着物を特徴とした虹彩毛様体炎を認める。
- 角膜ぶどう膜炎と同様に三叉神経節に潜伏したHSV-1の再活性化により，角膜ヘルペスに併発しない眼圧上昇，豚脂様角膜後面沈着物を特徴とした片眼性の急性虹彩毛様体炎が発症することもある。

●サイトメガロウイルス（cytomegalovirus；CMV）（図7）
- 最近，角膜内皮炎や虹彩毛様体炎の原因ウイルスとして注目されている。
- 典型的な角膜内皮炎ではcoin lesionを認める。
- CMV虹彩毛様体炎は片眼性であることが多く，角膜内皮の減少とともに眼圧上昇を伴い再発・遷延化しやすい。

●水痘帯状ヘルペスウイルス（varicella zoster virus；VZV）（図8）
- VZVの再活性化によって眼部帯状ヘルペスが生じる。
- 約1/3において虹彩毛様体炎が合併するとされており，炎症に伴い眼圧上昇を起こす。

図7　サイトメガロウイルス角膜内皮炎

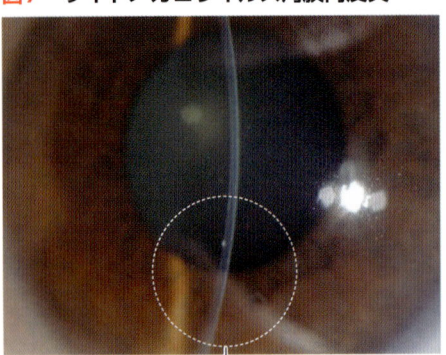

coin lesion

角膜内皮写真　　発作眼（左眼）で角膜内皮細胞密度が減少する

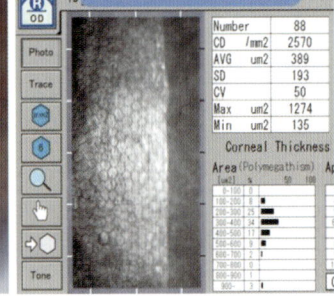

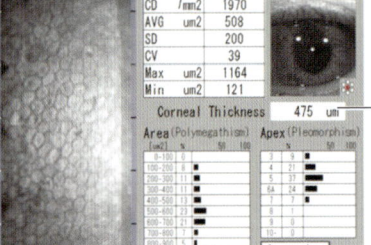

図8　水痘帯状疱疹ウイルス虹彩毛様体炎
①発作時　　　　　　　　　　　②発作後

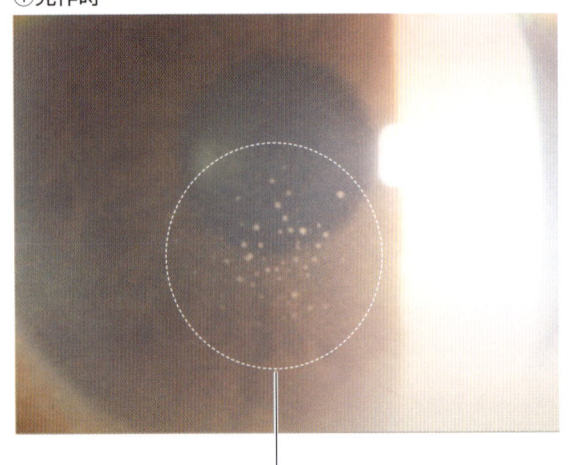

多数のKPを認める　　　　　　虹彩萎縮を認める

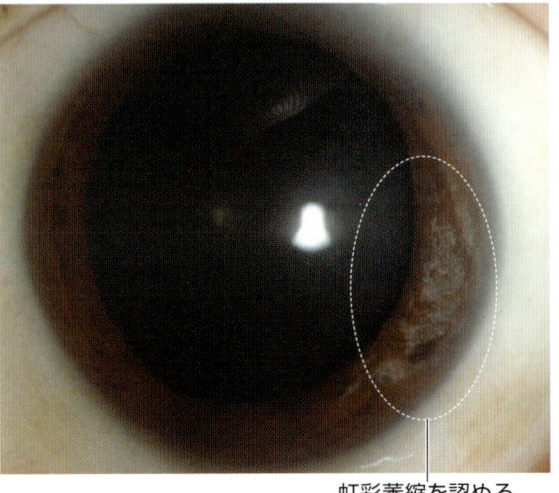

角膜疾患に合併する緑内障での注意点

- 免疫抑制状態にあることが多い（特に角膜移植後）。
- 治療によるステロイド緑内障の関与の可能性がある。
- 化学外傷に伴う房水流出路直接障害がないかどうか気をつける。
- 炎症に伴う続発閉塞隅角緑内障（SACG）に注意が必要。
- 眼圧が正確に測定しにくい（もしくはきちんと測定できないこともある）。種々の眼圧計を駆使する必要があるが，最終的には触診も参考にする。

治療

- 基本的には他の緑内障治療と同じだが，角膜移植症例に関しては移植前に手術加療を含めて眼圧コントロールをしっかりと行っておくことが必要である。
- 角膜疾患に関連する緑内障では，術前から角膜内皮細胞数の少ない症例も多く認めるため，角膜移植と同時手術を行うか，眼圧コントロールをしてから角膜移植を行うかあらかじめ角膜専門医と相談しておく必要がある。

●点眼

- 他の緑内障での点眼治療に準じる。
- ただし炭酸脱水酵素阻害薬の点眼は角膜内皮細胞にダメージを加える可能性が指摘されており使用に注意が必要。

●手術

- **トラベクロトミー**：開放隅角もしくはステロイド緑内障の関与が疑われる場合に行う。
- **MMC併用トラベクレクトミー**：閉塞隅角もしくは炎症の関与が強い場合に行う。結膜瘢痕に注意が必要。
- **チューブシャント手術**：可能であれば硝子体腔に挿入する。

◎文献
1) 丸尾敏夫，ほか監修：眼科学　第2版，文光堂，2011．
2) 眞鍋禮三，ほか監修：角膜クリニック　第2版，医学書院，2003．

Ⅳ 病型別診断と治療／続発緑内障
ステロイド緑内障

原因

- ステロイドには多くの副作用があるが，眼副作用の1つとして，ステロイドによる眼圧上昇から起因するステロイド緑内障がある。
- ステロイド緑内障は，ステロイドに感受性をもつステロイドレスポンダーに眼圧上昇が生じ，無治療のまま放置された場合に進行する。
- ステロイド緑内障を引き起こすようなステロイドの投与経路としては，眼局所投与（点眼，眼軟膏，ステロイド結膜下注射，トリアムシノロンなど徐放性ステロイド薬の硝子体注射やTenon嚢下注射）のほか，ステロイド内服・注射薬の全身投与，喘息・鼻炎などに用いられる吸入ステロイド・点鼻，全身皮膚疾患に用いられるステロイド軟膏の塗布などあらゆる投与経路がある。
- Cushing症候群での過剰な内因性ステロイドにより発症することもある。

図1　ステロイド緑内障の線維柱帯電顕写真
線維柱帯に多量の基底膜様の細胞外マトリックスが沈着している。

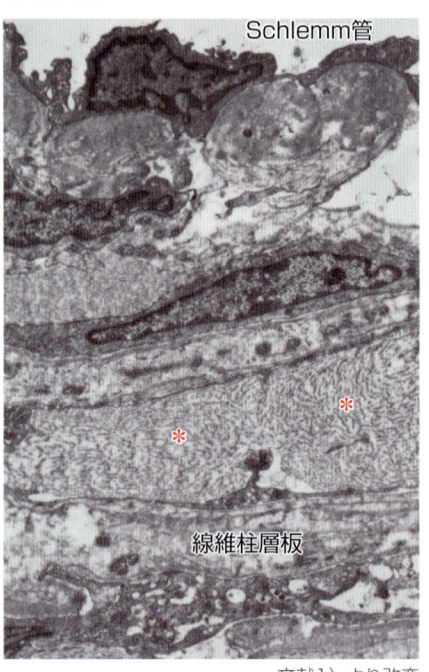

文献1）より改変

表1　ステロイド負荷試験

	Armalyの方法	Beckerの方法
使用薬物	0.1%デキサメタゾン	0.1%ベタメタゾン
投与方法	3回/日，4週間	4回/日，6週間
判定方法	眼圧上昇度	眼圧絶対値
non responder	6mmHg未満	20mmHg未満
moderate responder	6〜15mmHg	20〜31mmHg
high responder	16mmHg以上	32mmHg以上

> **ポイント**
> ステロイドに対する応答性には個人差がある。
> 負荷試験で陰性でもステロイド反応性に眼圧上昇することがあるので注意。

病態

- ステロイド緑内障患者の線維柱帯組織には①細胞外マトリックスの異常蓄積による房水流出抵抗増加，②線維柱帯細胞の貪食能の低下，③マイクロフィラメントの組織化促進に伴う線維柱帯細胞の増殖・移動・貪食能障害などが考えられており，結果線維柱帯組織内の房水流出抵抗が増大すると考えられている。
- 線維柱帯細胞間隙にグリコサミノグリカンやラミン，エラスチン，フィブロネクチンなど，多量の基底板様の細胞外マトリックスが沈着している[1]（図1）。
- 隅角鏡を用いた隅角検査では特徴的所見は認められない。

ステロイドレスポンダー

- ステロイド投与による眼圧上昇反応には個人差があり，眼圧上昇しやすい人をステロイドレスポンダーという。
- 眼圧上昇の程度により細分されるが，頻度としては健常人でも18～36％で何らかの眼圧上昇を認め，また原発開放隅角緑内障（POAG）眼では46～92％で眼圧上昇をきたすと報告されている[2]。
- 見つける方法としてステロイド負荷試験がある。代表的方法としては，Armalyの方法とBeckerの方法がある（表1）[3-5]。
- ステロイド負荷試験が陰性でも，ステロイド薬の内容，投与方法によっては眼圧が上昇してしまうこともあり，この試験は陽性であった場合にのみ，ステロイド投与により眼圧上昇をきたす症例だと理解すべきである。
- ステロイドの投与期間，投与量，投与回数の多い症例も眼圧が上昇しやすい。そのほか，開放隅角緑内障患者，強度近視，若年者，糖尿病患者にもステロイドレスポンダーが多いとされている（表2）[2, 6, 7]。
- 眼圧上昇の時期は投与開始から数週間～数カ月にわたり，いつ上昇するか特定できない。
- 一般的に0.1％フルオロメトロンよりも0.1％デキサメタゾンや0.1％ベタメタゾンのほうが眼圧上昇することが多く，点眼薬による眼圧上昇の頻度はステロイド点眼薬の種類に依存している（表3）。
- 0.1％デキサメタゾンによる眼圧上昇は10歳以下の幼児で起きやすいことが報告されている[8]。また近年，硝子体手術時にステロイド懸濁液が頻用されるほか，黄斑浮腫に対してTenon囊下注射や硝子体注射がよく行われている。
- 貯留型薬剤では眼圧が上昇しやすく，硝子体注射では若い患者，投与前眼圧の高い患者では特に眼圧上昇をきたしやすいため，注意を要する[7, 9]。

表2　ステロイドレスポンダーの危険因子

POAG
POAGの家族歴
強度近視
糖尿病
膠原病（特に関節リウマチ）

表3　眼科用ステロイド点眼薬と眼圧上昇作用

0.1％リンデロン®（ベタメタゾン）
0.1％デカドロン®（デキサメタゾン）
0.1％フルメトロン®（フルオロメトロン）
0.02％フルメトロン®（フルオロメトロン）

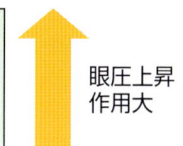

↑ 眼圧上昇作用大

ポイント
ステロイドの種類および濃度により，眼圧への影響が異なる。

診断

- ステロイド投与歴があり眼圧上昇がみられる場合は，まずステロイド緑内障を疑う。
- 前眼部や隅角に眼圧上昇をきたすようなほかの疾患を疑う特徴的所見がない場合，原疾患に対するステロイド治療が中止可能であれば投薬を中止し，眼圧が正常化すれば診断はほぼ確定する（表4）。ただし，初期例では眼圧上昇は可逆性で，1～4週間で眼圧は正常化するが，長期投与例では隅角線維柱帯に不可逆性変化が生じていて，ステロイド中止で眼圧の正常化が得られない場合も多い。
- トリアムシノロンなどの長期間作用型ステロイドを眼内投与あるいはTenon囊下注射した場合は，9～12カ月の長期にわたって眼圧上昇が継続する。

ポイント
ステロイド投与予定がある場合は事前にベースラインの眼圧を把握することが重要である。

- ぶどう膜炎などの眼内炎症性疾患にステロイドが投与されている場合，炎症に続発する眼圧上昇なのか，ステロイド-inducedの眼圧上昇なのか，判断は困難な場合が多い。
- 炎症所見の推移と眼圧値を詳細に見きわめて，治療方針を決定することが非常に重要である。

表4 ステロイド緑内障の臨床像

①ステロイド投与歴（問診も重要）
②眼圧上昇
③前房隅角検査では所見なし
④高眼圧時の房水流出率の低下
⑤ステロイド中止により眼圧が正常化する（症例によっては隅角機能の不可逆変化のため眼圧は正常化しない）
⑥早期例では眼圧上昇のみ，視力・視野・視神経に異常所見を認めない
⑦長期経過例では視神経乳頭の緑内障性変化と視野障害を認める

（ステロイド投与中止に伴い，見かけ上，正常眼圧緑内障にみえる症例もあり）

ポイント
原疾患への治療を優先しなければならない場合，ステロイドによる眼圧上昇と緑内障のデメリットのバランスを考えることが大切である。

表5 ステロイド緑内障の治療方針

①原疾患に対してステロイド中止可　→中止して数週間眼圧測定継続
②原疾患に対してステロイド投与中止不可能　→できるだけ投与量漸減，薬剤変更検討
③ステロイド中止，漸減，変更後も眼圧上昇　→眼圧下降治療をPOAGに準じて行う
　緑内障性変化の出現（＋）
④ステロイド中止，漸減，変更後眼圧正常化　→無治療で進行の有無を確認
　緑内障性変化のみ（＋）　　　　　　　　　　　進行があればPOAGに準じて治療開始

ポイント
まずはステロイドを減らす，それでも眼圧不良な場合はPOAGに準じて治療する。

治療

- 治療の原則は，基本的には原因となっているステロイド薬の中止であるが，原疾患によってはステロイドの中止が不可能な場合もあり，減量もしくはより弱いステロイドへの変更，投与方法の変更，投与量・回数の変更などを検討する。
- ステロイド薬の中止・減量が困難な場合，また休薬しても十分な眼圧下降が得られない場合は，高眼圧に対して眼圧下降治療を行う。
- 通常の開放隅角緑内障に準じて，プロスタグランジン関連薬，β遮断薬，炭酸脱水酵素阻害薬などを単剤，もしくは眼圧に応じて併用療法を行う。
- 眼圧が著明に上昇している場合は炭酸脱水酵素阻害薬の内服を行う（表5）。
- 薬物療法のみで眼圧下降効果が不十分な場合，視野障害の進行がみられる場合には観血的治療を検討する。
- 線維柱帯組織における細胞外マトリックスが房水流出抵抗の主因となっているため，トラベクロトミーは著効しやすい（図2）。
- POAGと比較すると，トラベクロトミーの成績はステロイド緑内障で優れており（図3），視野障害が進行していない症例では術後管理の容易なためよい適応といえる[10]。しかし，より低い術後眼圧が必要な場合はトラベクレクトミーのほうが適している。

図2　トラベクロトミー
blood refluxが確認されている

ポイント
線維柱帯を切開し流出抵抗を改善するトラベクロトミーはステロイド緑内障に奏効しやすい。

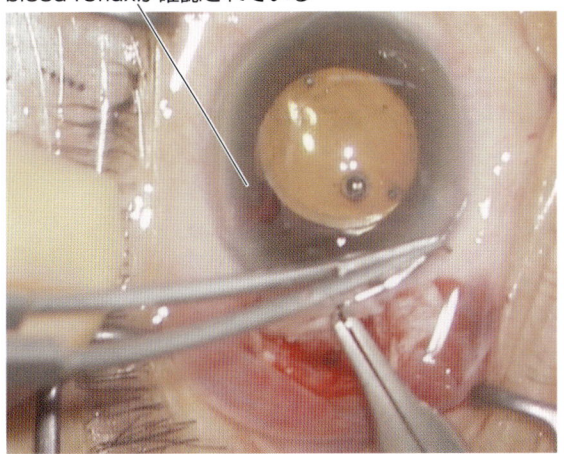

図3　トラベクロトミーのステロイド緑内障，およびPOAGでの手術成績

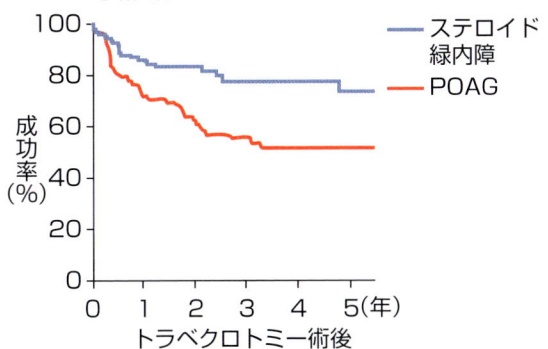

ポイント
眼圧21mmHg未満を基準としており，ステロイド緑内障は開放隅角緑内障に比べ，有意にトラベクロトミーが奏効する（$P=0.0008$）。

文献10）より引用

◎文献

1) 田原昭彦，ほか：内服によるステロイド緑内障　隅角組織の形態学的および組織学的検索．あたらしい眼科，10：1181-1187，1993．
2) Tripathi RC, et al.: Corticosteroids and glaucoma risk. Drugs Aging, 15：439-450, 1999.
3) Armaly MF: Effect of corticosteroids on intraocular pressure and fluid dynamics. I. The effect of dexamethasone in the normal eye. Arch Ophthalmol, 70：482-491, 1963.
4) Armaly MF: Effect of corticosteroids on intraocular pressure and fluid dynamics. II. The effect of dexamethasone in the glaucomatous eye. Arch Ophthalmol, 70：492-499, 1963.
5) Becker B, Mills DW: Corticosteroids and intraocular pressure. Arch Ophthalmol, 70：500-507, 1963.
6) Garbe E, et al.: Risk of ocular hypertension or open-angle glaucoma in elderly patients on oral glucocorticoids. Lancet, 350：979-982, 1997.
7) Inatani M, et al.: Intraocular pressure elevation after injection of triamcinolone acetonide: a multicenter retrospective case-control study. Am J Ophthalmol, 145：676-681, 2008.
8) Ohji M, et al.: Marked intraocular pressure response to instillation of corticosteroids in children. Am J Ophthalmol, 112：450-454, 1991.
9) Roth DB, et al.: Long-term incidence and timing of intraocular hypertension after intravitreal triamcinolone acetonide injection. Ophthalmology, 116：455-460, 2009.
10) Iwao K, et al.: Japanese Steroid-Induced Glaucoma Multicenter Study Group: Success rates of trabeculotomy for steroid-induced glaucoma: a comparative, multicenter, retrospective cohort study. Am J Ophthalmol, 151：1047-1056, 2011.

IV 病型別診断と治療／続発緑内障
網膜疾患に続発する緑内障

血管新生緑内障

病態

- 糖尿病網膜症，網膜静脈閉塞症などによる眼内虚血に起因して発症する難治性の緑内障である。
- 血管内皮細胞増殖因子（vascular endothelial growth factor；VEGF）が血管内皮細胞に作用することで新生血管が形成され，房水流出路を閉塞するために眼圧上昇をきたす。
- 眼圧が上昇すると，それに伴って眼内虚血が増悪，新生血管が増加し，さらに眼圧上昇につながるという悪循環に陥る（図1）。
- 病期は，①前緑内障期，②開放隅角緑内障期，③閉塞隅角緑内障期に分類される（図2）。

鑑別診断

- 虹彩，隅角に新生血管を伴う（図3）。
- 虹彩新生血管は瞳孔領に初発するが，高倍率で観察しないと見落とすことがある。
- 眼底検査，蛍光眼底造影検査にて眼内虚血病変の有無をチェックする。
- 前房出血に伴う前房内赤血球と，ぶどう膜炎による緑内障に伴う炎症細胞との鑑別が必要である。
- 角膜浮腫を伴う症例では前房深度の判定が難しく，急性緑内障発作との鑑別が難しいことがある。

図1 血管新生緑内障の病態と抗VEGF薬の作用部位

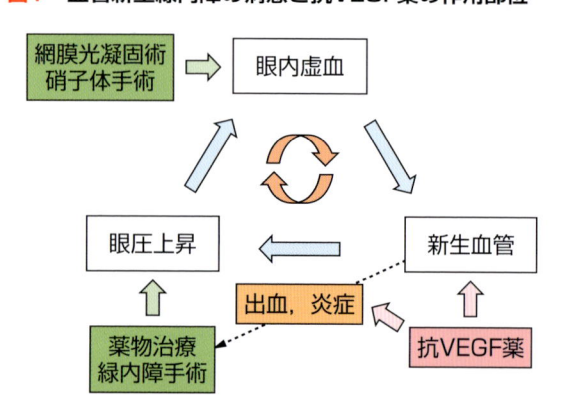

図2 血管新生緑内障の病期
① 前緑内障期：眼圧上昇（−），虹彩・隅角新生血管（＋）
② 開放隅角緑内障期：眼圧上昇（＋），周辺虹彩前癒着（−）
③ 閉塞隅角緑内障期：眼圧上昇（＋），周辺虹彩前癒着（＋）

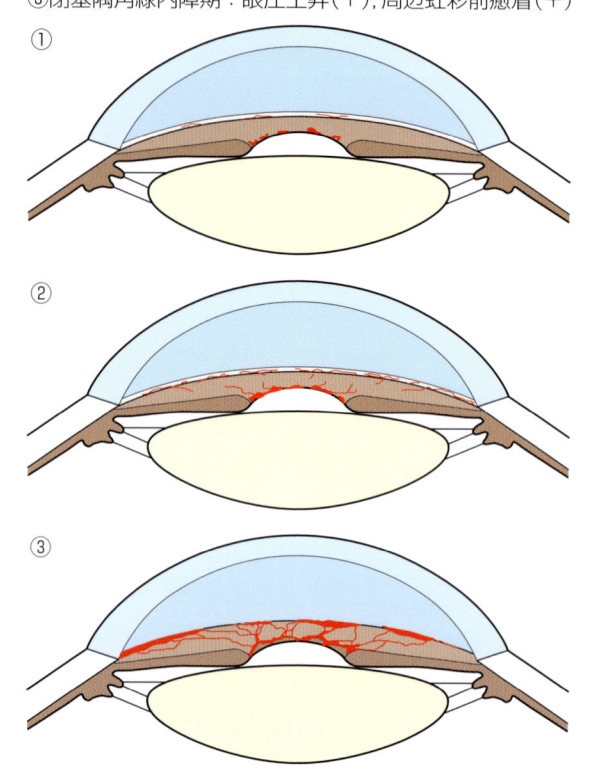

鈴木克佳先生（山口大学）のご厚意による，改変

治療

①眼内虚血に対する網膜光凝固術，硝子体手術
②新生血管に対する抗VEGF薬
③眼圧上昇に対する眼圧下降薬物治療，緑内障手術を病状により組み合わせて施行する(**図4**)。

図3　前眼部写真

①虹彩新生血管

虹彩新生血管は瞳孔領を重点的にチェック！

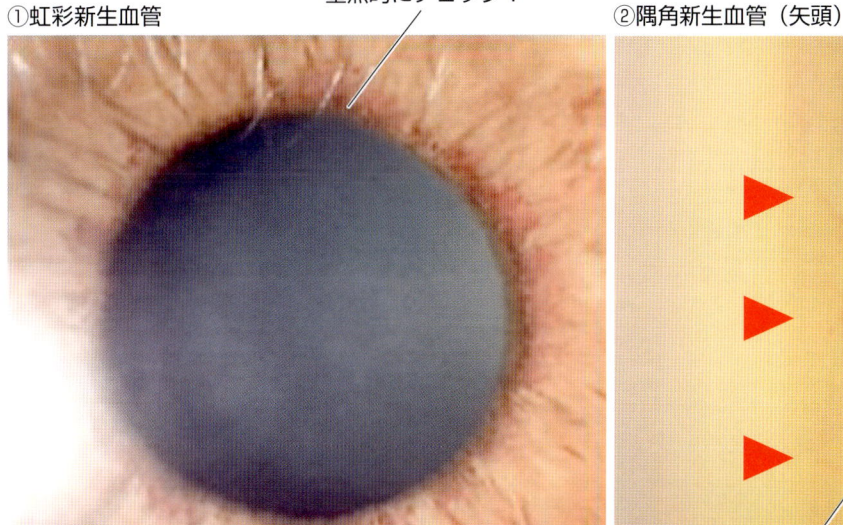

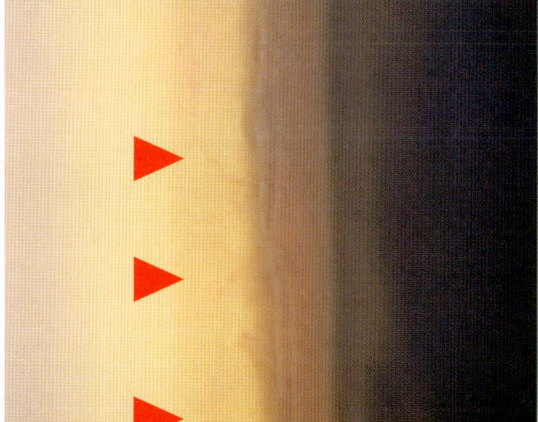

②隅角新生血管（矢頭）

隅角新生血管は，虹彩根部から立ち上がり，線維柱帯で枝分かれすることが多い

図4　血管新生緑内障の治療方針

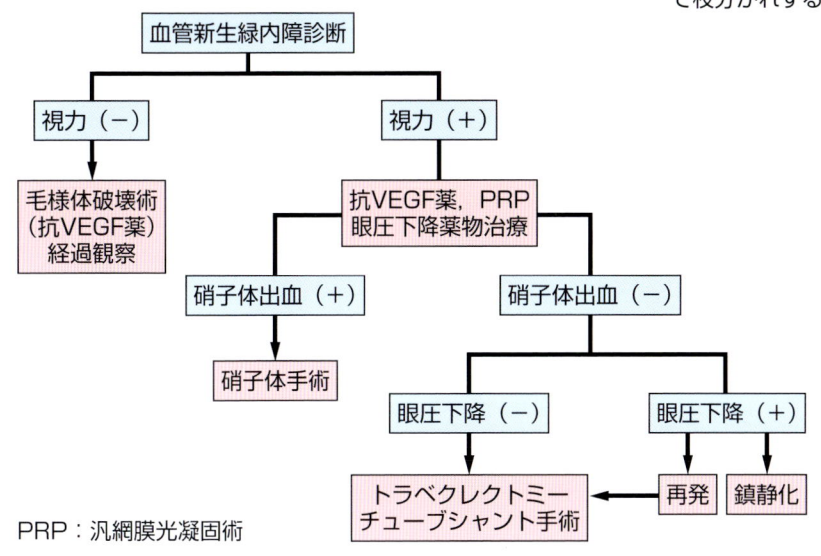

血管新生緑内障診断
- 視力（−）→ 毛様体破壊術（抗VEGF薬）経過観察
- 視力（+）→ 抗VEGF薬，PRP 眼圧下降薬物治療
  - 硝子体出血（+）→ 硝子体手術
  - 硝子体出血（−）
    - 眼圧下降（−）→ トラベクレクトミー チューブシャント手術
    - 眼圧下降（+）
      - 再発 → トラベクレクトミー チューブシャント手術
      - 鎮静化

PRP：汎網膜光凝固術

治療—抗VEGF薬

- アバスチン®（ベバシズマブ）硝子体内投与1.25mg（0.05mL）が広く使用されている（図5）。
- 前緑内障期では，抗VEGF薬の投与は必須ではなく，汎網膜光凝固術が第1選択となる。
- 開放隅角緑内障期，閉塞隅角緑内障期では，禁忌症例以外では原則抗VEGF薬を併用する。
- 投与後数日で，ほぼ全例で新生血管が消退する。
- 開放隅角緑内障期では，約70%で一時的な眼圧下降が得られ，約半数で緑内障手術が回避できる可能性がある。
- 閉塞隅角緑内障期では眼圧下降は難しく，ほとんどの症例で緑内障手術が必要となる。

治療—眼圧下降薬

- 原発開放隅角緑内障（POAG）に対する治療に準じるが，眼圧上昇が高度な場合は複数薬の同時投与も考慮する。
- ピロカルピンは縮瞳により眼底病変の把握や網膜光凝固術に支障をきたすこと，炎症を増悪させる可能性があるので使用しない。
- 角膜浮腫を伴っている場合は，炭酸脱水酵素阻害薬内服や高張浸透圧薬の点滴静注を併用する。
- 炎症が強い症例では，1%アトロピンの点眼，ステロイド薬点眼の併用も考慮する。

図5 抗VEGF薬の硝子体内投与

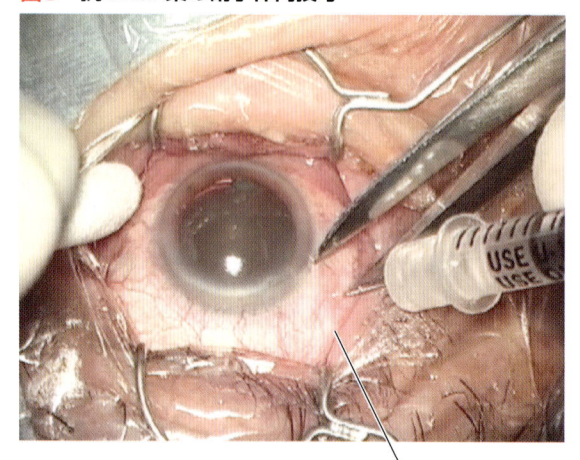

内眼手術に準じた清潔管理下で施行することが望ましい

図6 Baerverdt® glaucoma implant

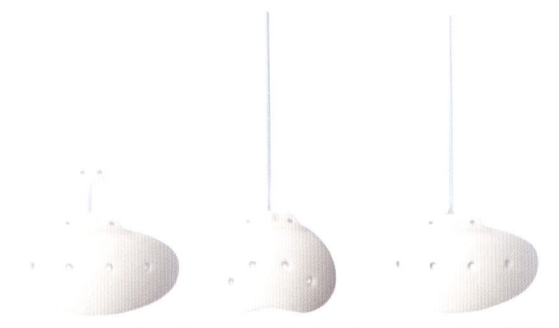

Abbott Medical Opticsのホームページより転載

手術方法

- 眼圧下降を目的とした手術としては，トラベクレクトミーが第1選択である。
- トラベクレクトミーが奏効しない症例については，2012年に国内に導入されたチューブシャント手術が施行され，情報が蓄積されつつある（図6）。
- 視力不良で眼痛の自覚が強い症例では，疼痛除去を目的とした毛様体光凝固術も選択枝の1つである。

> **参考：抗VEGF薬**
> - 国内では血管新生緑内障は適応疾患になっていない。
> - 治療を行うには事前に各所属施設の倫理委員会などによる承認を受けること，患者に効果，副作用および適応外使用であることを伝えて文書で同意を得ることが不可欠である。
> - 使用した場合，薬剤料および関連手技料は各所属施設の負担となり，保険請求も患者請求もできない。

Schwartz症候群

病態

- 裂孔原性網膜剥離では眼圧が下降することが多いが，逆に眼圧上昇するものをSchwartz症候群とよぶ。
- 網膜周辺部裂孔や毛様体裂孔を伴い，前房内に細胞やフレアを認める。
- 前房細胞は炎症性のものではなく，剥離部網膜から移行してきた視細胞外節である(図7,8)。
- 視細胞外節が線維柱帯に詰まることで，房水流出が阻害されて眼圧上昇する。

治療

- 眼圧下降薬物治療は無効のことが多い。
- バックル手術，硝子体手術により裂孔が閉鎖されれば眼圧は正常化する。

図7　Schwartz症候群のシェーマ
矢印は，視細胞外節の移行経路を表す。

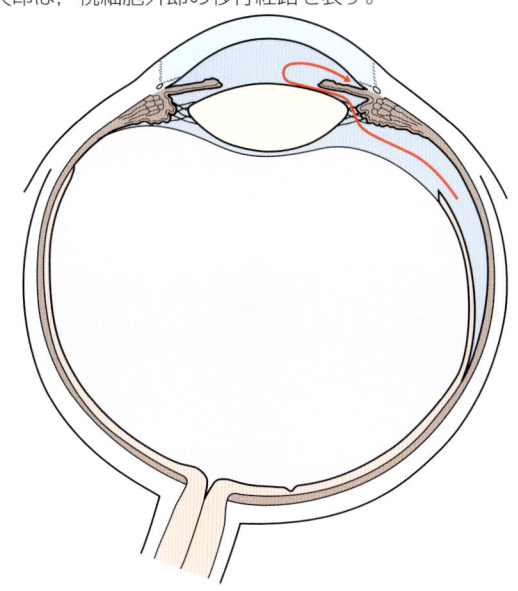

図8　前房水から採取された視細胞外節の電子顕微鏡写真

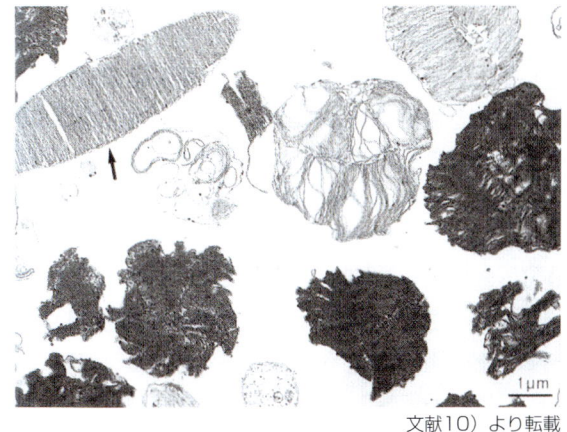

文献10)より転載

◎文献

1) Brown GC, et al.: Neovascular glaucoma. Etiologic considerations. Ophthalmology, 91 : 315-320, 1984.
2) Aiello LP, et al.: Vascular endothelial growth factor in ocular fluid of patients with diabetic retinopathy and other retinal disorders. N Engl J Med, 331 : 1480-1487, 1994.
3) Tripanti RC, et al.: Increased level of vascular endothelial growth factor in aqueous humor of patients with neovascular glaucoma. Ophthalmology, 105 : 232-237, 1998.
4) Wakabayashi T, et al.: Intravitreal bevacizumab to treat iris neovascularization and neovascular glaucoma secondary to ischemic retinal disease in 41 consecutive cases. Ophthalmology, 115 : 1571-1580, 2008.
5) Saito Y, et al.: Beneficial effects of preoperative intravitreal bevacizumab on trabeculectomy outcomes in neovascular glaucoma. Acta Ophthalmol, 88 : 96-102, 2010.
6) Takihara Y, et al.: Combined intravitreal bevacizumab and trabeculectomy with mitimycin C versus trabeculectomy with mitimycin C alone for neovascular glaucoma. J Glaucoma, 20 : 196-201, 2011.
7) Shen CC, et al.: Trabeculectomy versus Ahmed glaucoma valve implantation in neovascular glaucoma. Clin Ophthalmol, 5 : 281-286, 2011.
8) Schwartz A: Chronic open-angle glaucoma secondary to rhegmatogenous retinal detachment. Am J Ophthalmol, 75 : 205-211, 1973.
9) Matsuo N, et al.: Photoreceptor outer segments in the aqueous humor in rhegmatogenous retinal detachment. Am J Ophthalmol, 101 : 673-679, 1986.
10) 河西葉子, ほか：アトピー性皮膚炎に伴った網膜剥離の2例 －前房内に視細胞外節を認めた症例－. 眼科臨床医報, 86 (9)：2144-2148, 1992.

Ⅳ 病型別診断と治療／続発緑内障
悪性緑内障

疾患概念

- 悪性緑内障は毛様体・水晶体・硝子体部で本来前房側に流れる房水が硝子体腔側へ変化することを原因とする。
- 虹彩・水晶体が前方へ圧排され，浅前房および隅角部が閉塞し，眼圧が上昇する[1]。
- 1869年にvon Graefeが周辺虹彩切除後に生じた浅前房を伴う高眼圧症として初めて報告した。その後1954年にShafferが，現在考えられているciliary block glaucoma, aqueous misdirection[2] という疾患概念を提唱した（図1）。
- 遠視眼，狭隅角眼，小眼球が悪性緑内障発症の危険因子と報告されている。
- UBMの普及に伴い毛様突起が前方回旋しているプラトー虹彩形状でも生じやすいことが報告されている[3]。

診断

- 周辺虹彩切除や線維柱帯切除などの眼内手術後に発症することが多い。
- 周辺虹彩切除などで瞳孔ブロックを解除しているにもかかわらず前房全体が浅くなり眼圧が上昇する。
- 眼圧上昇の程度はさまざまである。
- 瞳孔ブロックでは前房中央部が浅くなることはない。
- UBM検査では，毛様突起の前方回旋と隅角閉塞が見て取れる（図2）。

図1 aqueous misdirection

悪性緑内障では，aqueous misdirection（赤矢印）により，水晶体，毛様体が前方へ圧排され，著明な浅前房と隅角閉塞を生じる。

①悪性緑内障　②正常眼における房水動態（緑矢印）

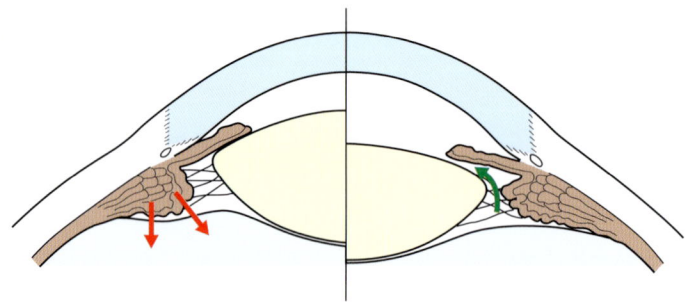

図2 悪性緑内障のUBM所見

毛様体，水晶体嚢が前方へ圧排され，押し上げられた虹彩が隅角を閉塞している。

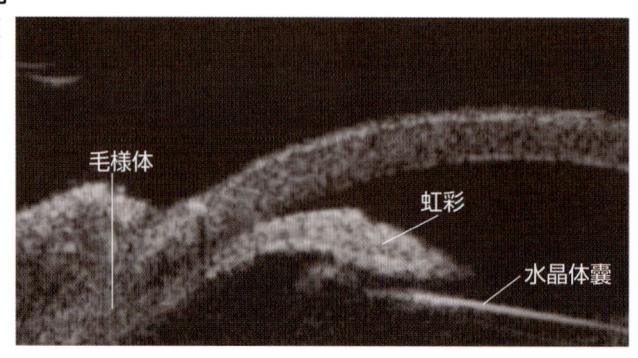

毛様体　虹彩　水晶体嚢

治療

- さまざまな悪条件が偶然重なって毛様体ブロックを生じることがほとんどである。わずかでも悪条件のバランスを崩すことが治療につながる。

●薬物治療
①**散瞳薬**：毛様体筋が弛緩し水晶体が後方移動することで前房深度が深くなる。
②**房水産生抑制**：β受容体遮断薬や炭酸脱水酵素阻害薬で後房へ流れる房水量を低下させ硝子体圧を減少させる。

●レーザー治療
①**YAGレーザー**
- 後嚢切開と前部硝子体膜切開を行う。
- 硝子体組織を切り開く、あるいは後房に貯留した房水を前房へ移動しやすくする。

②**毛様突起へのアルゴンレーザー**
- 毛様突起が熱収縮することで、毛様体と硝子体膜の位置関係をわずかに偏位させる。

③**手術治療**
- 硝子体，毛様体，水晶体（水晶体嚢）が毛様体ブロックを生じさせる主役である。
- この3要素の位置関係を大きく崩すことが手術の目的である（図3）。

（1）水晶体再建術
水晶体容積を減らすことで水晶体嚢と硝子体の位置関係が変化する。

（2）硝子体切除
毛様体ブロックの主役の1つである硝子体を取り除くことが目的である。
硝子体切除だけで対処するときは毛様突起のひだの間に嵌頓した硝子体を取り除く必要がある。

（3）水晶体嚢切開
悪性緑内障では，水晶体再建手術や硝子体切除が行われたにもかかわらず再発した報告がある[4]。水晶体嚢と毛様体が主役の毛様体ブロックもあるからである。
眼内レンズ眼でより確実な毛様体ブロックの解除を目的とするならば，硝子体切除による毛様体–硝子体ブロックの解除に加えて，水晶体前後嚢切開を併施し，毛様体–水晶体嚢間ブロックの解除も行うとよい。

図3　水晶体嚢切開併用前部硝子体切除の模式図
水晶体嚢切開を併用することで，より確実な前房，後房間における房水の交通（矢印）が得られる。

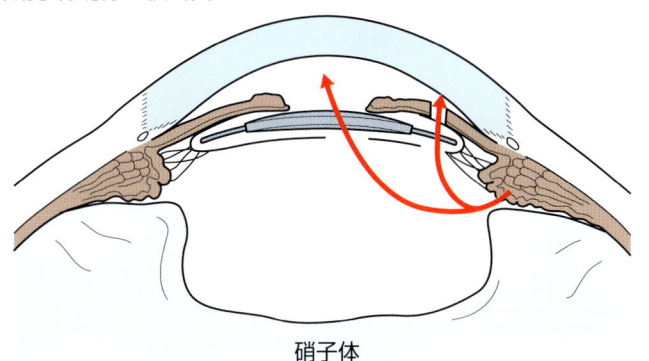

硝子体

▎トピックス▕

悪性緑内障に対する角膜輪部アプローチによる水晶体嚢切開併用前部硝子体切除（図4, 5）

悪性緑内障の根治的手術として水晶体嚢切開併用硝子体切除が行われる。しかしながら，小眼球に毛様体ブロックが生じている際の硝子体手術時の強膜創作製は，網膜裂孔が生じる可能性があり注意が必要である。大喜多ら[5]は，真性小眼球において毛様体扁平部が狭いという解剖学的異常を報告している。また，熟練した硝子体術者がいつでもスタンバイできる施設は限られる。したがって，前眼部術者でも比較的容易に行え，確実な毛様体ブロックの解除が期待できる術式が望ましいと考えられる。そのため著者の施設では，角膜輪部アプローチによる水晶体嚢切開併用前部硝子体切除を行っている。

図4　角膜輪部アプローチによる水晶体嚢切開併用前部硝子体切除の術中所見

トラベクロトミーと白内障手術の併用手術後に悪性緑内障を生じた症例である。
①角膜輪部よりVランスブレードを虹彩を通して後房へ刺入する。眼内レンズを包み込んでいる水晶体嚢も貫通している。
②硝子体カッターを用いて直視下で前部硝子体切除を行うと，硝子体腔に貯留した房水が排出されて眼圧が下がるとともに前房が形成される。
③前房メインテナーを留置後，水晶体嚢切開を広げて，さらに前部硝子体切除を行う。この後に本症例ではトラベクレクトミーを追加した。

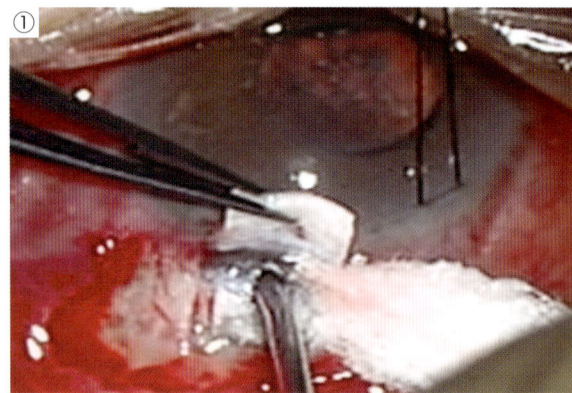

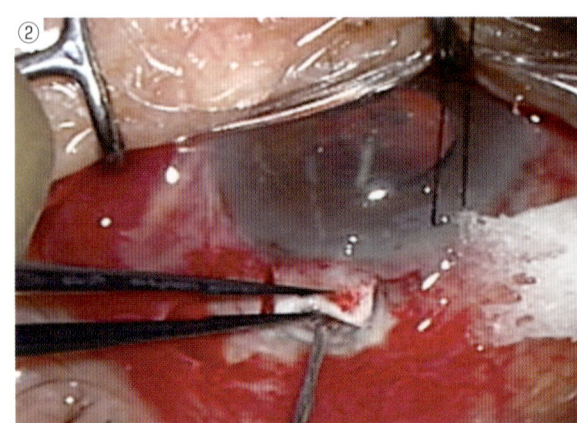

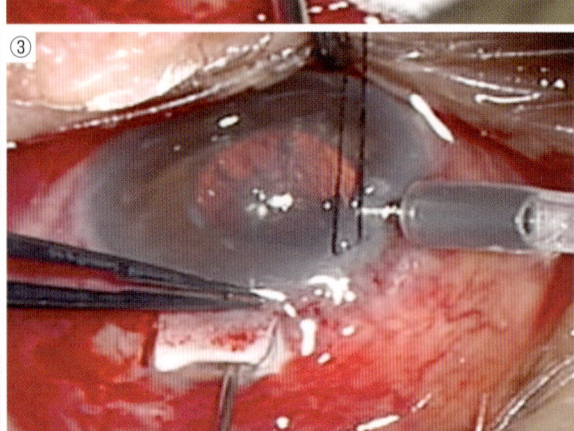

図5　角膜輪部アプローチによる水晶体嚢切開併用前部硝子体切除の術後UBM

硝子体による圧迫が解除され，虹彩の前方弯曲が消失し，隅角が開大している。

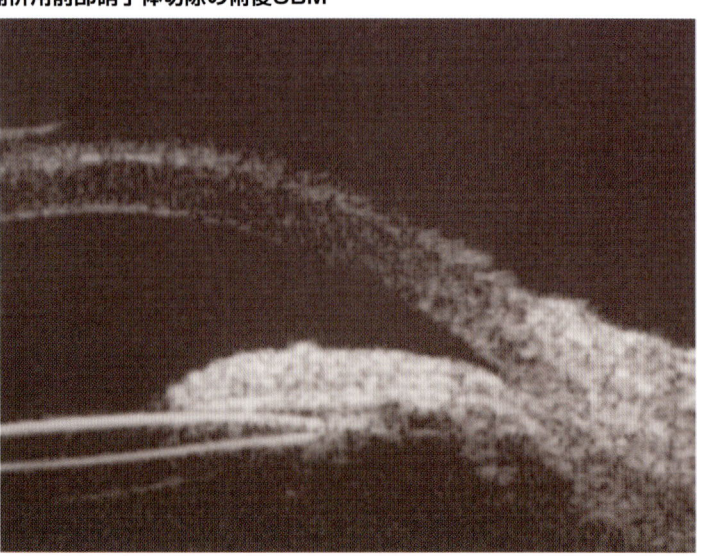

◎文献

1) Shaffer RN, Hoskins HD: Ciliary block (malignant) glaucoma. Ophthalmology, 85 : 215-221, 1978.
2) Lowe RF, Ritch R: Angle-closure glaucoma. The Glaucomas 2nd ed. St Louis, CV Mosby : 839-853, 1989.
3) 上田 潤, ほか：悪性緑内障の発症とplateau iris configuration. 日本眼科学会雑誌, 101：723-729, 1997.
4) Bynes GA, et al.: Vitrectomy for ciliary block (malignant) glaucoma. Ophthalmology, 102 : 1308-1311, 1995.
5) 大喜多隆秀, ほか：特発性uveal effusion syndromeに対する硝子体手術の有効性. 日本眼科学会雑誌, 112：472-475, 2008.

IV 病型別診断と治療／続発緑内障
外傷性緑内障

疾患概念

- 外傷に起因した緑内障。
- 急性期には房水産生が低下することが多く，房水流出路障害があっても必ずしも眼圧上昇をきたさないことがある。
- 受傷から数年〜数十年後に発症するケースもある[1]。
- 急性期は出血，炎症，水晶体位置異常や破囊などが眼圧変化に関与し，慢性期は虹彩前癒着や線維柱帯組織の瘢痕化などが眼圧上昇の主な要因であることが多い（図1〜4）。

図1　鈍的外傷における眼球の変化

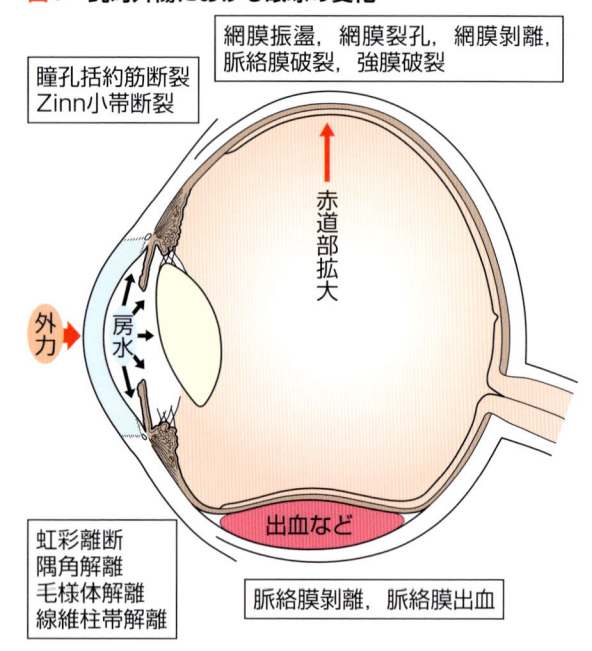

- 網膜振盪，網膜裂孔，網膜剝離，脈絡膜破裂，強膜破裂
- 瞳孔括約筋断裂
- Zinn小帯断裂
- 赤道部拡大
- 外力
- 房水
- 虹彩離断
- 隅角解離
- 毛様体解離
- 線維柱帯解離
- 出血など
- 脈絡膜剝離，脈絡膜出血

図2　鈍的外傷における隅角の変化

①正常隅角

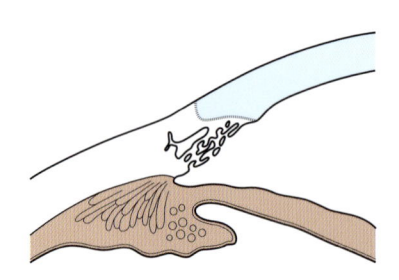

②隅角解離
毛様体縦走筋と輪状筋の間で裂ける。
- 毛様体縦走筋
- 毛様体輪状筋

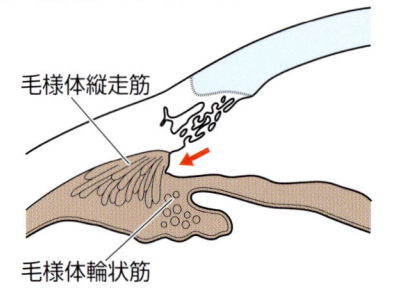

③虹彩離断
虹彩根部が毛様体から裂ける。

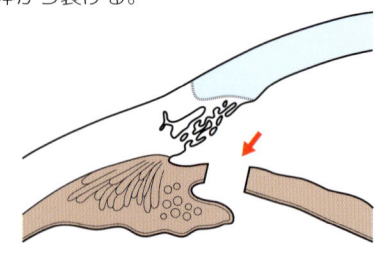

④毛様体解離
毛様体全体が強膜岬や強膜からはがれる。
- 強膜
- 強膜岬
- 毛様体縦走筋
- 毛様体輪状筋

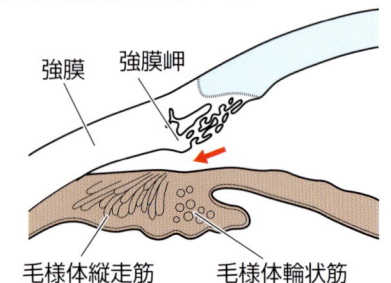

鈍的外傷後の眼圧

●受傷後早期

- 炎症，出血などによる房水流出路障害により眼圧上昇をきたす。通常数日〜数週間で眼圧下降が得られる。眼圧下降薬とステロイドを使用する。眼圧下降薬としては房水産生量を減少させるβ受容体遮断薬や炭酸脱水酵素阻害薬が適切である。
- 大量の前房出血などで薬物療法に抵抗する症例や水晶体偏位のある症例などでは，手術が必要になることがある（図5，6，7）。
- 受傷後早期は炎症などにより房水産生量が低下して眼圧が下がることがある。
- 外傷性低眼圧が自然に回復する直前には一過性に高眼圧になることが多いが，多くの場合後に正常化する。
- 毛様体解離などで低眼圧が長期に持続すると低眼圧黄斑症を発症することがあり，手術加療を要することがある（図8）。
- 毛様体解離が生じると，前房と上脈絡膜腔が交通するためuveoscleral outflowが増加し，房水流出量が増加し，低眼圧をきたすと考えられている。
- 受傷時には正常眼圧でも遅発性に低眼圧を生じることがある。自然軽快例もあるのでまず保存的に経過観察し，3カ月以上低眼圧が持続する症例にはアルゴンレーザーを毛様体解離部に照射して人工的に周辺虹彩前癒着（PAS）を形成し，解離部の接着を試みる。複数回の照射でも効果が認められない場合には解離した毛様体を直接強膜に縫合する。

●晩期

- 虹彩前癒着や線維柱帯組織の瘢痕化などによって眼圧上昇をきたす。
- 受傷から数年〜数十年後に生じる場合もある[1]。
- 毛様体解離を180°以上生じた症例では眼圧上昇を認めやすい。
- 薬物療法として開放隅角緑内障に準じて保存的に加療する。
- レーザー線維柱帯形成術およびピロカルピン点眼はあまり有効ではない。
- 薬物療法が無効の場合はトラベクレクトミーやチューブシャント手術を行う。

図3　鈍的外傷後の虹彩離断

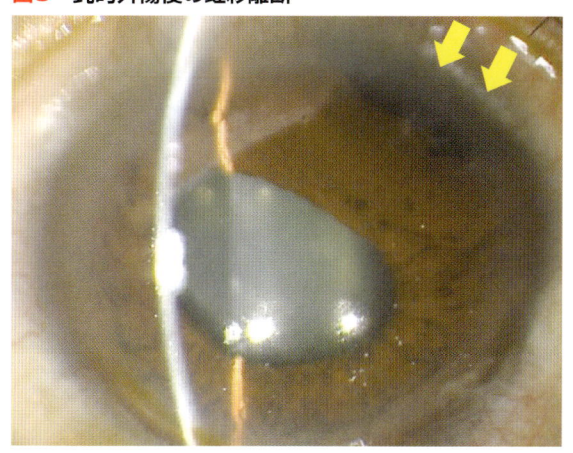

図4　鈍的外傷後の隅角解離
一部毛様体解離を伴う。

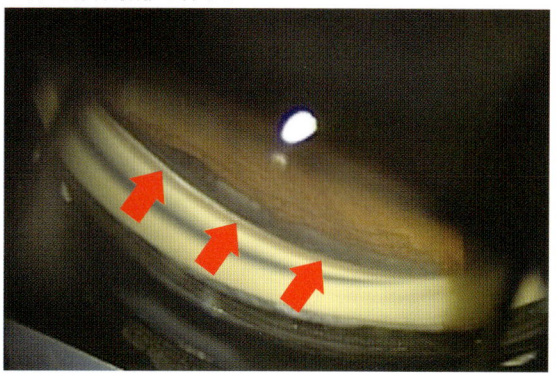

図5　外傷性前房出血に対するフローチャート

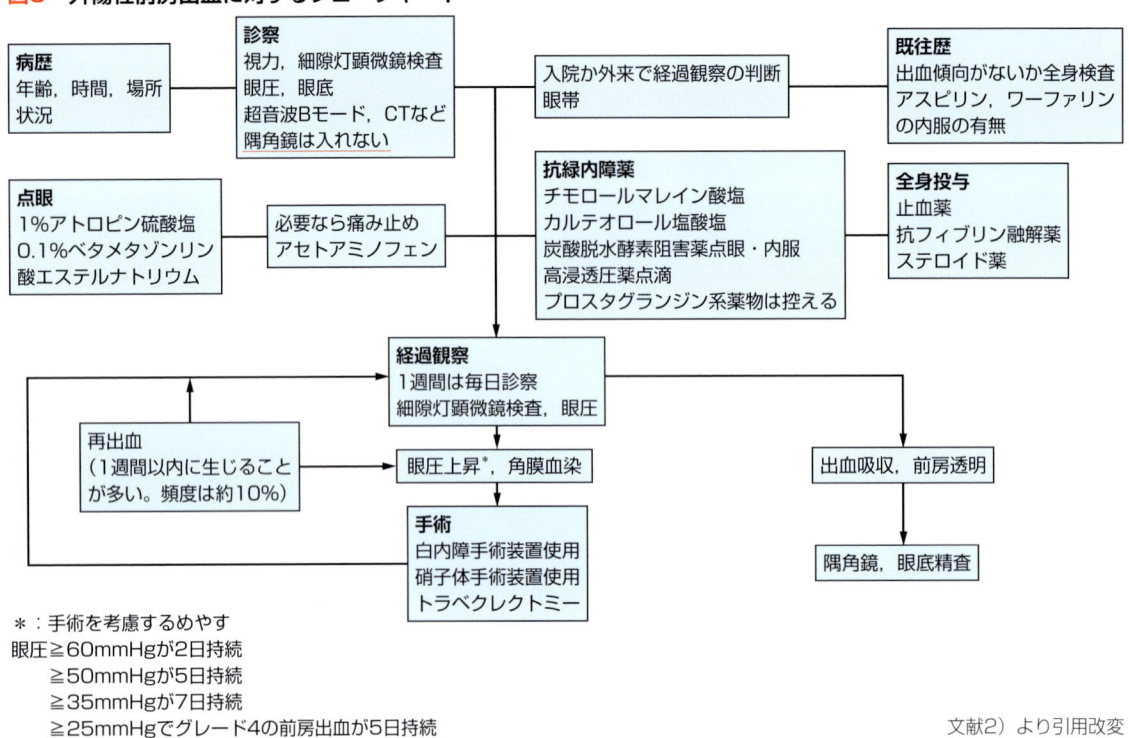

- 病歴：年齢，時間，場所，状況
- 診察：視力，細隙灯顕微鏡検査，眼圧，眼底，超音波Bモード，CTなど，隅角鏡は入れない
- 入院か外来で経過観察の判断，眼帯
- 既往歴：出血傾向がないか全身検査，アスピリン，ワーファリンの内服の有無
- 点眼：1％アトロピン硫酸塩，0.1％ベタメタゾンリン酸エステルナトリウム
- 必要なら痛み止め　アセトアミノフェン
- 抗緑内障薬：チモロールマレイン酸塩，カルテオロール塩酸塩，炭酸脱水酵素阻害薬点眼・内服，高浸透圧薬点滴，プロスタグランジン系薬物は控える
- 全身投与：止血薬，抗フィブリン融解薬，ステロイド薬
- 経過観察：1週間は毎日診察，細隙灯顕微鏡検査，眼圧
- 再出血（1週間以内に生じることが多い。頻度は約10％）
- 眼圧上昇*，角膜血染
- 手術：白内障手術装置使用，硝子体手術装置使用，トラベクレクトミー
- 出血吸収，前房透明 → 隅角鏡，眼底精査

＊：手術を考慮するめやす
　眼圧≧60mmHgが2日持続
　　　≧50mmHgが5日持続
　　　≧35mmHgが7日持続
　　　≧25mmHgでグレード4の前房出血が5日持続

文献2）より引用改変

図6　前房出血のグレード分類

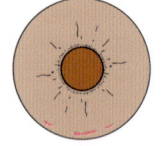

- 微量前房出血，血球の前房内循環
- グレード1：前房容積の1/3以下の量
- グレード2：前房容積の1/3〜1/2の量
- グレード3：前房容積の1/2以上の量
- グレード4：前房全体の量，（ビリヤードで使う）8番の黒球前房出血（eight ball hyphema）

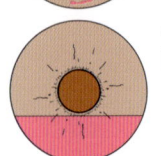

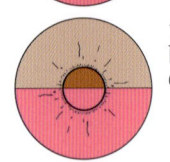

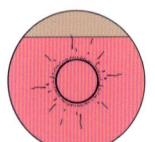

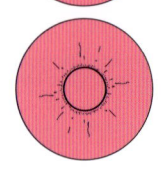

文献2）より引用改変

図7　水晶体亜脱臼のUBM画像

浅前房を呈し（＊），水晶体赤道部が毛様体の前方に位置し，水晶体亜脱臼を示唆する所見である（黄色矢印）。

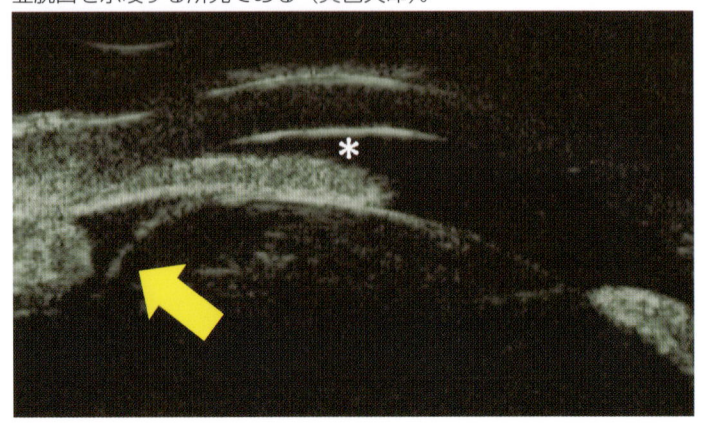

穿孔性眼外傷

- 鋭利な裂傷，飛入物，強い鈍的眼外傷などによって生じる。
- 房水流出による浅前房，炎症，出血，水晶体嚢破裂，水晶体亜脱臼や脈絡膜剥離による隅角閉塞，前房内上皮増殖，眼内異物残留（眼球鉄症，眼球銅症）などによって眼圧が上昇する。
- 眼球鉄症では遊離した鉄が網膜や線維柱帯を含む眼組織に対し種々の毒性を示す。角膜深層，線維柱帯，前嚢下や硝子体の錆色の沈着物，虹彩異色，散瞳，ぶどう膜炎，白内障，眼圧上昇，房水流出能の低下や網膜変性などさまざまな変化を示す（図9〜11）。

図8　外傷性低眼圧黄斑症の眼底写真およびOCT画像
網膜血管の蛇行および網膜皺襞を認める。

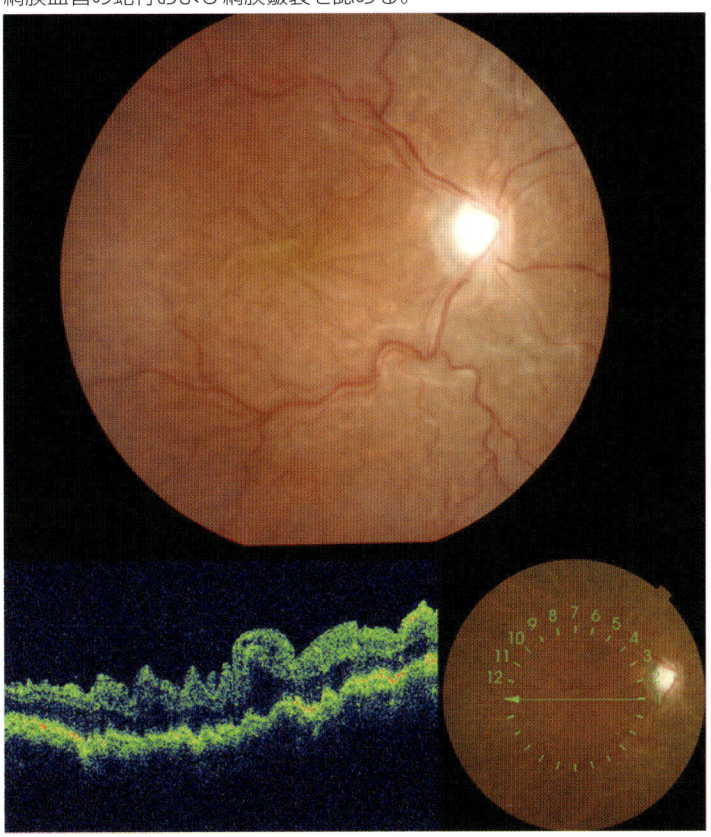

眼球鉄症

実際の症例

42歳，男性

● 経過

2007年	溶接中に左眼の視力低下および違和感のため眼科を受診し，眼球打撲として保存的加療を受けた（詳細不明）。
2009年	外傷性白内障を認め白内障手術を受けた。眼内レンズは毛様溝固定となった。軽度の前房内炎症および硝子体混濁が持続していた。
2010年	最大耐用薬剤投与にても眼圧コントロール不良（35〜40 mmHg）となり，ぶどう膜炎による続発緑内障として当科紹介受診となった。隅角異常は認めなかった（図9）。トラベクロトミーを施行するも眼圧コントロール不良であった。
2011年	鼻上側に原因裂孔をもつ裂孔原性網膜剥離を発症した。硝子体手術を施行し，術中に耳下側の網膜最周辺部に鉄片と思われる異物を認め，鉗子を用いて除去した。術後，無治療で眼圧コントロールは良好となり，眼球鉄症による続発緑内障と診断した（図10, 11）。

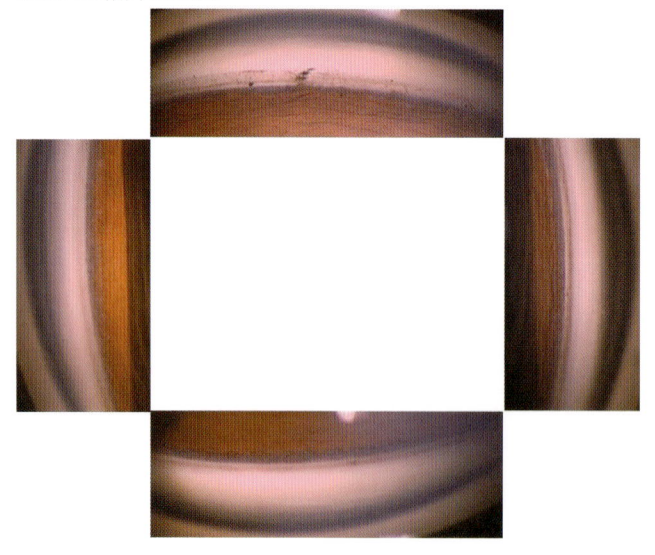

図9 眼球鉄症による続発緑内障眼の隅角所見
本症例では明らかな異常所見は認めなかったが，色素沈着を認めるとの報告もある。

図10 眼球鉄症による続発緑内障眼に生じた裂孔原性網膜剝離の術前および術中所見

①術前OCT画像
中心窩付近までの網膜剝離。
②,③術中所見
②下耳側の網膜最周辺部に鉄片異物を認めた（黄矢印）。③鉗子で除去したところ。

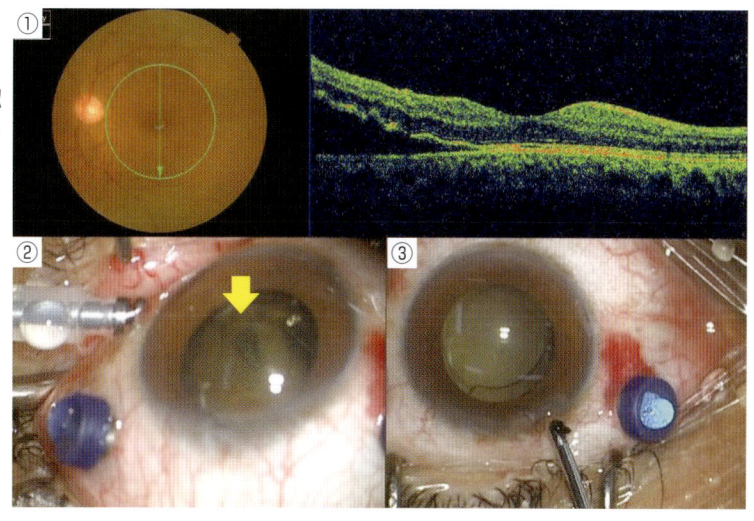

図11 眼球鉄症による続発緑内障眼に生じた裂孔原性網膜剝離の術後所見

眼底写真およびOCT画像（術後26カ月）。網膜は復位しているが中心窩のIS/OSおよびcost lineの途絶（矢印）を認める。

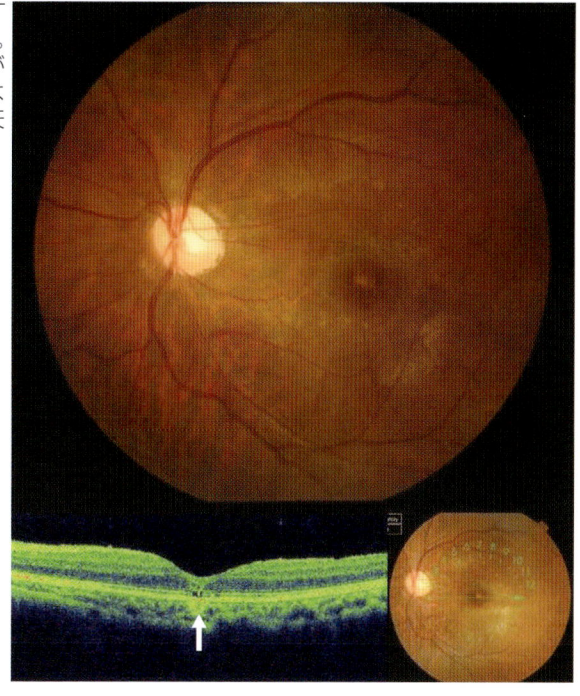

◎文献

1) Chi TS, Netland PA: Angle-recession glaucoma. Int Ophthalmol Clin, 35 : 117-126, 1995.
2) Campagna JA: Traumatic hyphema: current strategies. Focal Points: Clinical Modules for Ophthalmologists. San Francisco: American Academy of Ophthalmology, module 10, 2007.

Ⅳ 病型別診断と治療／発達緑内障
早発型発達緑内障 診断と治療

発達緑内障の分類
- 緑内障診療ガイドラインによると，発達緑内障は，形成異常が隅角に限定される早発型発達緑内障，遅発型発達緑内障と，他の先天異常を伴う発達緑内障に分類される（図1）[1]。

病態
- 早発型発達緑内障では，胎生期の隅角形成異常および軽度の虹彩発育異常により，眼圧上昇がみられる。

図1　発達緑内障の分類

早発型発達緑内障	多くは1歳ごろまでに発症
遅発型発達緑内障	隅角形成異常の程度が軽く，10～20歳に発症
他の先天異常を伴う発達緑内障	無虹彩症，Sturge-Weber症候群など

疫学
- 発達緑内障の頻度は3万人に1人程度といわれる。

診断―症状
- 流涙，羞明，眼瞼けいれんが主な初発症状である。
  → 乳幼児で上記症状がある場合は，発達緑内障を念頭に置いて診察する必要がある。
- 角膜径増大，角膜浮腫・混濁（図2）がみられる。

図2　角膜混濁・浮腫

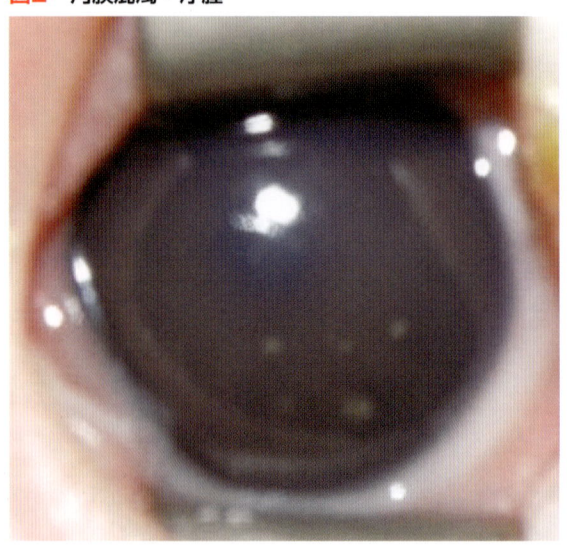

図3　Haab striae
破裂部位が線状に観察され，Haab striae（矢印）となって観察される。

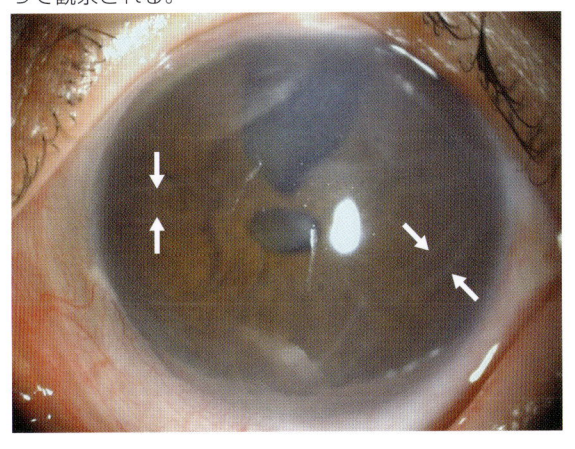

図4　隅角所見
虹彩高位付着と虹彩突起がみられる。

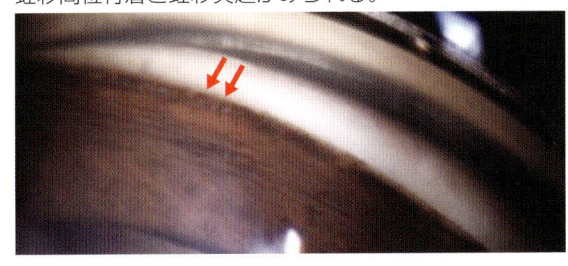

図5　視神経乳頭所見
陥凹は同心円状に均等に拡大する。

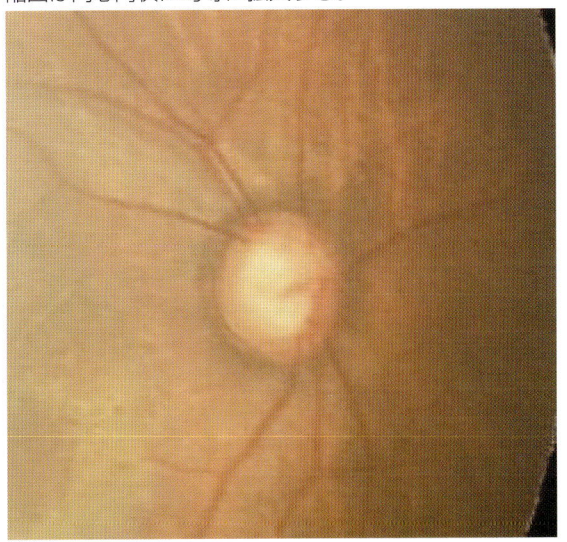

診断—検査所見

●角膜
- 角膜径は，新生児では10mm程度，1歳で11mm程度であり，1歳以下で12mm以上は注意が必要である。
- 3歳以下での乳幼児では，高眼圧による角膜径の拡大のためにDescemet膜が線状に破裂することがある。破裂直後は角膜実質内に房水が侵入するために，角膜は浮腫状になる。Descemet膜が修復されると浮腫は消失し，破裂部位が線状に観察されてHaab striaeとなって観察される（図3）。

●眼圧
- 催眠下であれば，Perkins眼圧計，TONO-PEN®眼圧計，Schiötz眼圧計，icare®PRO眼圧計を用いて測定する。ただし，催眠下や全身麻酔下での小児の眼圧値は，成人の覚醒下・座位での眼圧値よりも低く，15mmHgを正常上限と考えたほうがよい[2]。
- 3〜4歳ごろになれば，icare®眼圧計を用いて，覚醒下に座位で測定できるようになる。

●前房，隅角
- 前房深度は，異常を伴わない新生児〜乳児期は成人と比べて浅く，深い前房をもつときは注意を要する。
- 発達緑内障の隅角所見としては，虹彩高位付着と虹彩突起が特徴である（図4）。角膜混濁により隅角鏡での観察が困難なときは，超音波生体顕微鏡での検査が有用である。

●視神経乳頭
- 3歳以下の正常乳幼児では，陥凹乳頭比（C/D比）が0.3以下のものが87％を占めるのに比べ，緑内障眼では95％以上が0.4以上との報告があり[3]，発達緑内障でのC/D比は成人の緑内障よりも小さな値を示すと考える必要がある。

> **ポイント**
> 陥凹は，成人と異なり同心円状に均等に拡大（図5）し，眼圧が下降するともに大きさや深さが減少することが特徴的である。

早発型発達緑内障においては，薬物治療は補助的に用いる。手術が第一選択である。
遅発型発達緑内障においては，まずは点眼治療から開始し，効果が不十分であれば手術治療を選択する。

治療—薬物治療

- 小児においては，いずれの眼圧下降薬も「安全性が確立されていない」と記載されており，投与には注意が必要である。
- プロスタグランジン製剤は，全身・眼への重篤な副作用の危険性は低く，小児緑内障に対する眼圧下降効果も多数報告されているが，ぶどう膜強膜流出路の未発達性からか，早発型発達緑内障では無効例もみられるとの報告がある[4]。
- β遮断薬点眼は，最も長期にわたり使用されているが，喘息や不整脈の既往がない児に使用が限られる。
- 炭酸脱水酵素阻害薬点眼は，重篤な副作用は報告されておらず，小児緑内障に対する効果も報告されている[5]が，角膜内皮障害が疑われる眼に対しては注意が必要である。
- 炭酸脱水酵素阻害薬内服は，小児では成長抑制，乳児では代謝性アシドーシスの出現に注意が必要である。
- α_2作動薬のブリモニジン点眼は，乳幼児では，血液脳関門を通過し，傾眠・呼吸抑制・徐脈・昏睡・低血圧・低体温・運動失調など中枢神経系の副作用が出現しやすい[6]と考えられることから，乳幼児への使用は禁忌である。

治療—手術療法

- 初回手術としては，トラベクロトミーもしくは隅角切開術が第一選択である。
- 十分な眼圧下降が得られなければ追加を行い，それでも眼圧高値であればトラベクレクトミーを選択する。

●隅角切開術
- 手術用顕微鏡下で，Swan-Jacob隅角鏡などの直接型隅角鏡で隅角を観察しながら，隅角切開刀で切開を加える。
- 熟練が必要であり，角膜混濁が強い場合は施行できないが，結膜への侵襲がないという利点がある。

●トラベクロトミー
- 角膜混濁などで眼内の視認性が低い場合も実施でき，成人緑内障でも行われる手術のために手技を習得しやすいという利点がある。しかし，眼球拡大が著明な症例では強膜が菲薄化している可能性があること，Schlemm管が後方に位置するようにみえる症例があることを念頭に置いて手術を行う必要がある。
- 角膜が拡大すると輪部の同定が難しい。

管理

- 発達緑内障においては，眼圧管理に加えて，屈折検査や視力検査などの視機能管理を長期的に行い，弱視の早期発見・治療に留意しながら経過をみることが非常に重要である。

◎文献

1) 日本緑内障学会：緑内障診療ガイドライン　第3版：p21, 2012.
2) 山本　節, ほか：全身麻酔下における小児眼圧の検討. 臨床眼科, 35：842-846, 1981.
3) Stamper RL, et al.：Developmental and childhood glaucoma. In Becker-Shaffer's Diagnosis and Therapy of the Glaucomas 8th ed, 294-329, Mosby Elsevier, 2009.
4) Enyedi LB, et al.：Latanoprost for the treatment of pediatric glaucoma. Surv Ophthalmol, 47：129-132, 2002.
5) Portellos M, et al.：Topical versus oral carbonic anhydrase inhibitor therapy for pediatric glaucoma. J AAPOS, 2：43-47, 1998.
6) Becker ML, et al.：Brimonidine tartrate poisoning in children：frequency, trends, and use of naloxone as an antidote. Pediatrics, 123：305-311, 2009.

IV 病型別診断と治療／発達緑内障
続発発達緑内障 診断と治療

疾患概念

- 続発発達緑内障の場合，原疾患に対する配慮が必要になる点が原発発達緑内障と大きく異なる。視機能の発達への配慮が必要になることも少なくない。しかし，緑内障自体の管理は原発の発達緑内障と相違はない。
- 無虹彩症，Sturge-Weber症候群，Peters奇形，Axenfeld-Rieger症候群などが続発する注意する必要がある疾患である。
- ステロイドはあらゆる投与経路で眼圧上昇に注意する必要がある。

図1 無虹彩症の前眼部

①細隙灯所見
自然瞳孔の状態である。虹彩は上方に一部みられるが，下方では水晶体の赤道部やZinn小帯が容易に観察できる。

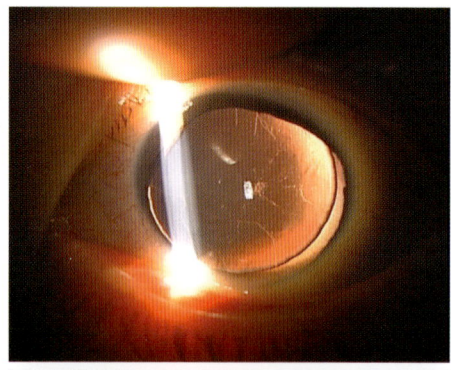

②隅角所見
同一例の下方隅角である。毛様体の前端は虹彩と同色であるが，虹彩様の組織はなく，色調を変え毛様体突起につながっている。

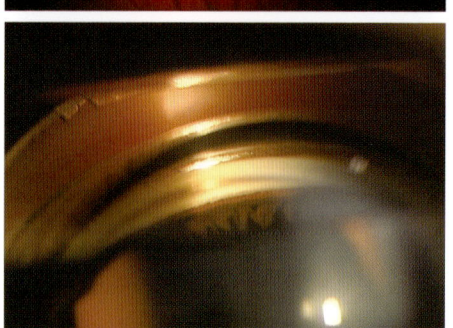

無虹彩症（図1）

- 眼のマスターコントロール遺伝子であるPAX6遺伝子の変異により生じる。このため，無虹彩以外の病変を広範に伴うことに注意を要する。
- 常染色体優性で遺伝するのが通常であるが，弧発例も1/3程度もある。
- 虹彩の低形成のレベルはさまざまであり，部分的に虹彩が存在することも多い。
- 細隙灯で虹彩が確認できない場合でも，隅角検査を行うと隅角と毛様体突起部の間に虹彩様組織を認める場合が多い。
- 輪部機能の低下も特徴であるが，乳幼児期には角膜上皮は透明に保たれている。
- 一般的に小角膜・小眼球の傾向がある。
- 前極白内障を伴うことがあるが，視機能に大きく影響することはまれで，成長に伴い進行する。
- 黄斑低形成の程度はさまざまであり，必ずしも強い視力低下をもたらすわけではない。しかし，前述の通り小眼球傾向で，遠視が強いことが多いため，注意する必要がある。
- Wilms腫瘍の合併がみられることがしばしばあり，小児科へのコンサルテーションはルーチンに行う。

無虹彩症の眼圧管理

- 無虹彩症では中心角膜厚が暑いという報告が多く，病的な眼圧上昇を合併していない場合でも，眼圧値は正常範囲の高めであることがある。
- 半数以上に生じる眼圧上昇は，出生時よりあることもあれば，発達に伴い生じることもある。

> **ここに注意！** 原発の発達緑内障ほど眼圧上昇が激しくないこともあり，角膜混濁のみでは眼圧上昇を見逃す可能性がある点に注意を要する。

図2 Peters奇形の前眼部
角膜中央の混濁と比較的透明な周辺部の角膜が特徴的である。

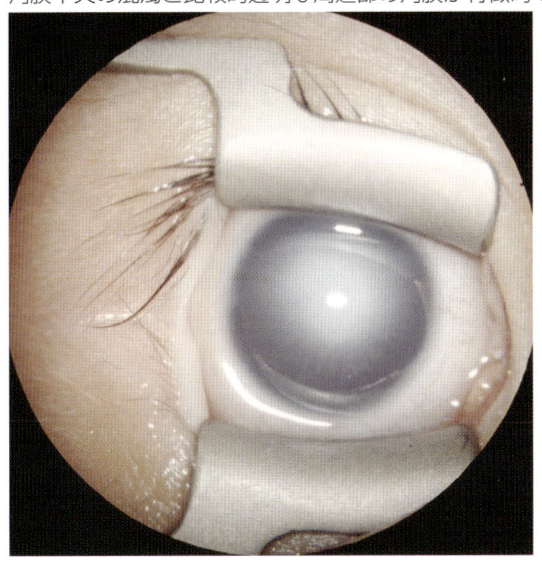

図3 Axenfeld-Rieger症候群の前眼部
①細隙灯所見
本症例では虹彩萎縮は目立たない。

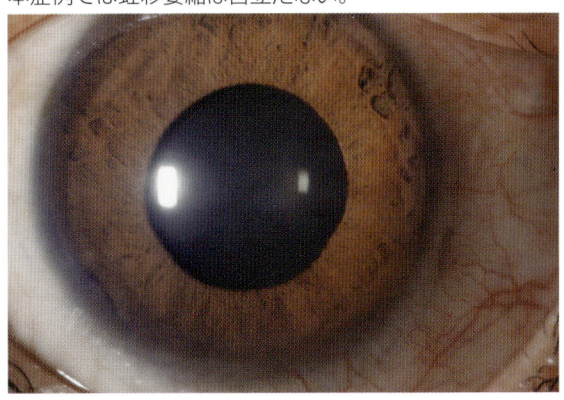

②隅角所見
肥厚したSchwalbe線とそれに付着するよく発達した虹彩突起が観察される。

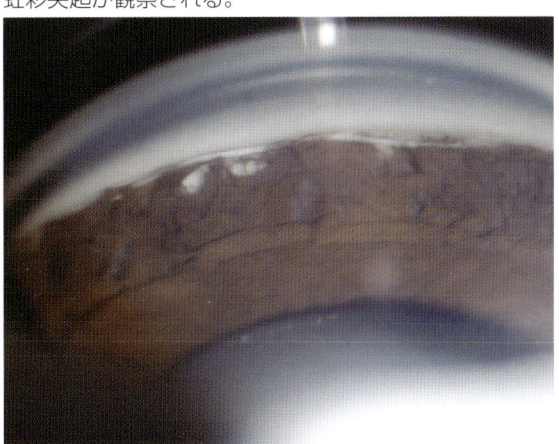

眼圧上昇への対処

- 眼圧上昇が軽微であれば点眼治療を試してもよいが，多くの場合外科的治療が必要になる。
- 外科的治療の術式としては，眼圧下降が得られるまでトラベクロトミーを繰り替えし行うことが一般的である。しかし，本症においてはSchlemm管の発達が悪いことが多く，原発の発達緑内障よりもはるかに同定が困難な頻度が高い。
- 早期穿孔を避けつつ，十分な厚さの強膜弁を作成し，スムースなSchlemm管の露出を目指す必要がある。

Peters奇形（図2）

- 角膜中央部のDescemet膜欠損，Descemet膜欠損部位に一致した角膜混濁，Descemet膜欠損外縁に付着する虹彩索が特徴である。
- 周辺部角膜は比較的透明であることが多いが，混濁が強くsclerocorneaを呈することもある。
- 半数近くに眼圧上昇が生じるとされているが，白濁した角膜中央での眼圧測定は困難な場合も多く，複数の眼圧計を用いて慎重の眼圧上昇の有無を評価する必要がある。
- 両眼性が多いが，通常は孤発性である。

Axenfeld-Rieger症候群（図3）

- 前方へ偏位しかつ肥厚したSchwalbe線である後部胎生環とそこへ伸びる太く密な虹彩突起を伴った形態がAxenfeld奇形である。
- 通常両眼性である。
- 虹彩萎縮を伴うとRieger奇形とよばれる。
- Rieger奇形に歯牙異常，顔面奇形および骨格奇形などといった全身合併症を伴った場合は，Rieger症候群とよばれる。

ポイント
これらの疾患スペクトラムの総称としてAxenfeld-Rieger症候群とよばれることが多い。

- 常染色体優性遺伝が多いが孤発例も少なくない。

Axenfeld-Rieger症候群の眼圧管理

- 奇形後部胎生環と虹彩突起は，細隙灯で容易に確認できるレベルのことも多いが，隅角検査が必要であることもある。
- 眼圧上昇の表現形は出生時にすでに牛眼を呈するような例，青壮年になって初めて眼圧があがる例，生涯を通じて眼圧上昇を経験しない例まで幅広い。
- いずれにせよ眼科的フォローが必要な疾患である。

眼圧上昇への対応

- 眼圧上昇が生じた際には，軽度であれば成人同様に点眼治療を行うが，外科的治療を要する場合が多い。
- 一般的にはトラベクロトミーを行うが，予後良好でない場合が少なくない。
- 元来隅角の発達が不良であり，かつ虹彩突起も強いためトラベクロトームの前房への回転が困難なことが多い。

Sturge-Weber 症候群（図4）

- 三叉神経の支配領域の顔面皮膚や軟膜に血管腫が存在し，皮膚の血管腫はポートワイン斑とよばれる。
- 眼部では強角膜輪部や眼底に血管腫が存在することがある。
- 輪部，脈絡膜とも，よく経験を積んだうえで意識して診察をしないと見落としがちなのでよく注意する必要がある。
- 眼圧上昇は強角膜輪部の血管腫により上強膜静脈圧が上昇し，その結果で眼圧上昇が生じるとされる。しかし，ゴニオトミーやトラベクロトミーが有効であるとの報告も多いことから，線維柱帯・Schlemm管レベルでの防水流出抵抗も一定の役割を有している場合もあると考えられる。
- 眼圧上昇は約半数に生じるが一定の時間を経て眼圧が上昇することも多い。

> **ここに注意！** 初診時に眼圧上昇がなかったからといって，経過観察は中断せず継続する必要がある。

- 外科的治療を選択した際には，術中術後を問わず低眼圧であれば，脈絡膜の血管腫からの滲出による滲出性網膜剝離がしばしば起きる。
- まずはトラベクロトミーを行いなるべく低眼圧を避けるようにする。

図4　Sturge-Weber症候群
①前眼部写真
輪部の血管異常に注意する。

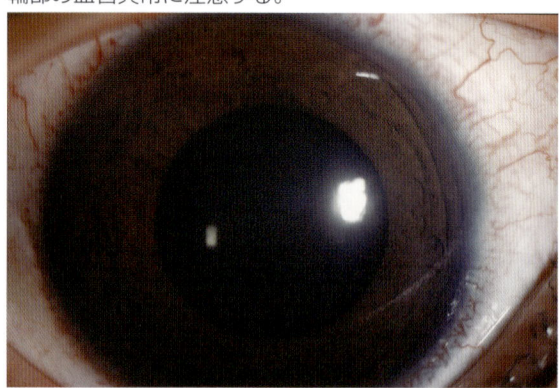

②滲出性網膜剝離
本症候群による脈絡膜血管腫からの滲出による滲出性網膜剝離がみられる。乳頭耳側にアーケード血管を超える範囲に脈絡膜血管腫が視認できる。

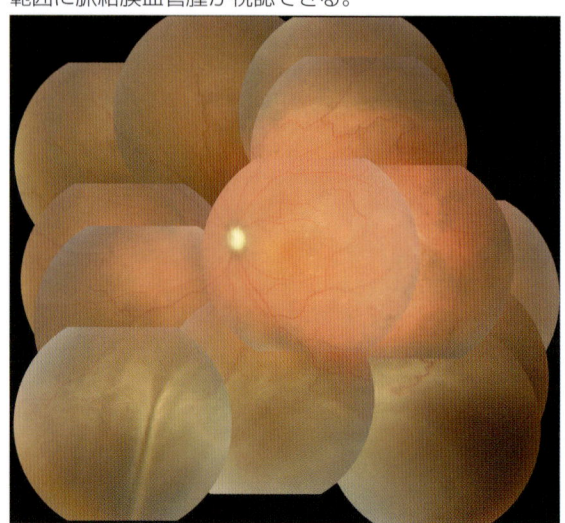

IV 病型別診断と治療

続発閉塞隅角緑内障（図5）

- 未熟児網膜症，家族性増殖性硝子体網膜症および第1次硝子体過形成遺残などの硝子体腔の増殖性病変がある場合，増殖により水晶体が前方移動し閉塞隅角機序による眼圧上昇を発症することがある。
- 相対的瞳孔ブロックを介するタイプの場合，周辺虹彩切開術やレーザー虹彩切開術が有効なケースもあるが，効果が一時的であったり無効なときもある。そういった場合，白内障の有無を問わず水晶体摘出がほぼ唯一の選択肢である。
- 眼内レンズ挿入も支障がないことが多い。調節力の消失などの問題があるが，このような症例の場合は強度近視例がほとんどであり，屈折矯正上のメリットも大きい。

ステロイド緑内障

- ステロイドによる眼圧上昇は，若年であればあるほど頻度が高く程度も強い。
- 成人では生じないような用量の内服ステロイドでも角膜上皮浮腫が生じるような眼圧上昇が生じることすらある。

> **ここに注意！** ステロイドはさまざまな疾患で処方される機会があり，外用を含めて注意を要する。

- 眼圧上昇は可逆的であることがほとんどであり，ステロイドの減量ないしは中止が著効することが多い。
- 眼圧レベルと視神経乳頭（可能であれば視野検査やOCT）の緑内障性変化の状況を確認しながら，対症的に点眼薬や炭酸脱水酵素阻害薬の内服で眼圧下降を試みることが可能な場合もある。

図5 瘢痕期未熟児網膜症に続発した閉塞隅角緑内障（12歳，男性）

①細隙灯所見
周辺部隅角は閉塞している。

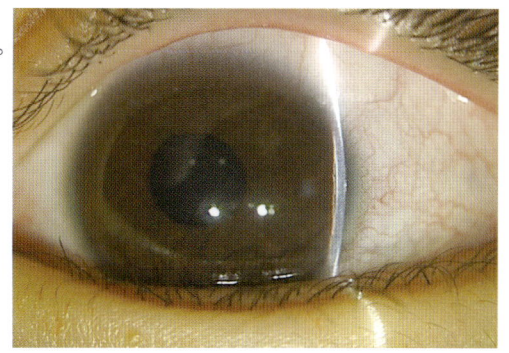

②前眼部OCT画像
水晶体の前方偏位により隅角が閉塞している。水晶体後方の線維増殖はUBMを用いて確認する。虹彩の前弯は顕著でない。

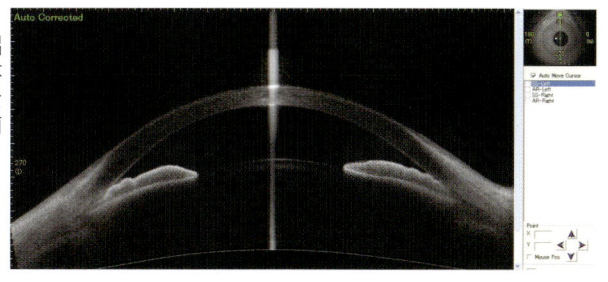

③水晶体再建術後

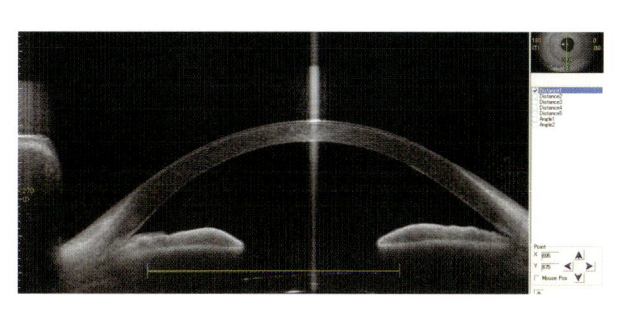

索引

あ

アイ・ステント(iStent®)	133
悪性緑内障	118, 138, 222, 256
圧迫眼帯	113
圧迫隅角鏡検査	204
アドヒアランス	96
アミロイド緑内障	52
アルゴンレーザー線維柱帯形成術	157
一酸化窒素合成酵素阻害薬	94

い・う・え・お

エンドポイントの設定・評価方法	95
黄斑部網膜内層解析	71

か

外傷性緑内障	260
角膜移植後の緑内障	244
過剰濾過	117, 144
眼圧下降不良	153
陥凹乳頭比	64
眼球運動障害	148
眼球拡大	268
眼球マッサージ	120
眼表面再建後の緑内障	245

き

逆瞳孔ブロック	206
急性原発隅角閉塞症	220
急性発作	211
狭隅角眼	61
偽陽性率	32
近視性視神経症	186

く

隅角結節	57
隅角新生血管	57, 253
隅角癒着解離術	132
楔状視野欠損	36
グルタミン酸受容体拮抗薬	94
グレースケール	28, 38

け

経強膜毛様体光凝固術	162
傾斜乳頭	69
血管新生緑内障	108, 252
原発開放隅角緑内障	2, 90, 168, 174, 180, 195, 230
原発隅角閉塞症	203
原発閉塞隅角緑内障	4, 123, 132, 203, 210, 230

こ

抗VEGF薬	254
高眼圧(症)	138, 146, 196
後期緑内障	36
虹彩角膜内皮症候群	50, 242
虹彩新生血管	253
虹彩脱出	127
虹彩毛様体損傷	128
虹彩離断	260
高浸透圧薬	211
極早期例	44
固視不良	32
コンプライアンス	96

さ

催奇形性	103
細隙灯顕微鏡検査	50
サイトメガロウイルス	230, 246

し

視細胞外節	255
篩状板	172, 187
視神経乳頭周囲網膜神経線維層	70
視神経乳頭変形	186
シヌソトミー	123
周辺虹彩切除術	150, 212
周辺虹彩前癒着	57, 123, 227
縮瞳薬	211, 219
上方視神経部分低形成	37
神経節細胞複合体	191, 197
神経線維層欠損	12, 29, 88

す

水晶体亜脱臼	222, 262
水晶体起因性緑内障	208
水晶体再建術	257
水晶体損傷	214
水晶体脱臼	234
ステロイド	100, 125, 193, 249
ステロイド緑内障	123, 248, 273

せ

正常眼圧緑内障 … 3, 74, 180
静的隅角検査 … 55, 204
浅前房 … 117, 220
選択的レーザー線維柱帯形成術 … 157
前房出血 … 117, 128, 138, 153, 155, 214, 262
前房消失 … 136, 144
前房水検査 … 229

そ

走査レーザーポラリメトリー … 81
相対的瞳孔ブロック … 206
続発開放隅角緑内障 … 131, 237
続発閉塞隅角緑内障 … 132, 222, 273

た・ち・て

第一選択薬 … 91
対光反射 … 220
炭酸脱水素酵素阻害薬 … 102, 211, 223
チューブシャント手術 … 247
長眼軸眼 … 75
低眼圧 … 116, 136, 145, 261
手持ち眼圧計 … 19
点眼薬の副作用 … 53

と

瞳孔ブロック … 52
動的隅角検査 … 55, 204
トータル偏差 … 31
トラベクレクトミー … 57, 108, 109, 113, 114
トラベクロトミー … 121, 123, 247
トレンド解析 … 47

な・に・の

ニードリング … 121
ニボー … 117
乳頭周囲網脈絡膜萎縮 … 76, 85, 190
乳頭出血 … 172
ノンコンタクトトノメーター … 18

は・ひ・ふ

白内障 … 118, 155, 219
パターン標準偏差 … 30
発達緑内障 … 50, 57, 123, 266
鼻側階段 … 36
ぶどう膜炎 … 108, 224
プラトー虹彩 … 57, 150, 216

へ・ほ

平均偏差 … 30
閉塞隅角緑内障 … 101, 108
ベースライン眼圧 … 175
房水産生 … 211, 260
房水漏出 … 115
膨隆虹彩 … 150
膨隆白内障 … 222

み・む・も

脈絡膜剥離 … 116, 144
無虹彩症 … 270
毛様体解離 … 260
毛様体ブロック … 52, 222
毛様体脈絡膜剥離 … 206, 208
目標眼圧 … 89, 175

や・ら・り

薬剤性角膜上皮障害 … 53
落屑物質 … 238
落屑緑内障 … 123
リバウンドトノメーター … 20
緑内障の疑い … 197

れ・ろ

レーザー隅角形成術 … 160, 215, 219
レーザー虹彩切開術 … 132, 150, 154, 213, 223
レーザー切糸(術) … 112, 121, 135
レーザー線維柱帯形成術 … 157
濾過胞 … 53, 110, 115, 118, 120

A

acute primary angle closure(APAC) … 220
argon laser trabeculoplasty(ALT) … 157
Axenfeld-Rieger症候群 … 51, 271

B

Baerveldtインプラント手術 … 140, 144
bayonetting … 64
Behçet病 … 232
Bjerrum暗点 … 36
blood-ocular barrier … 224

C・D

C/D比 … 64, 168
Ca^{2+}チャンネル遮断薬 … 94
diffuse defect(DDc) … 39

double hump sign ·· 216
dynamic counter tonometer(DCT) ···················· 17

E・F

endocyclophotocoagulation(ECP) ··················· 164
enhanced depth imaging(EDI) ························· 181
EX-PRESS™手術····························· 134, 139, 241
frequency doubling technology(FDT) ············· 44

G

ganglion cell complex(GCC) ············· 178, 191, 197
glaucoma hemifield test(GHT) ························ 33
glaucoma probability score(GPS) ·················· 78
guided progression analysis(GPA) ················· 47
Goldmann圧平眼圧計 ··· 16
goniosynechiolysis(GSL) ······························· 132

H・I

Haab striae ··································· 50, 243, 267
Heidelberg retina tomograph(HRT) ············ 76, 81
iridocorneal endothelial syndrome(ICE症候群)
 ·· 50, 157, 242
iridotrabecular contact(ITC) ······················· 203
iris bombé ·································· 52, 150, 208, 227
ISNTの法則 ·· 64

L

laser gonioplasty(LGP) ························· 160, 219
laser iridotomy(LI) ············ 132, 150, 154, 213, 223
laser suturelysis ································· 111, 121
laser trabeculoplasty(LTP) ···························· 157
local defect(LDc) ·· 39

M

Marfan症候群 ·· 234
Mariotte盲点 ·· 32
mean deviation(MD) ································· 30, 176
MD slope ·· 47, 179
MMC併用トラベクレクトミー ································· 247
Moorfields regression analysis(MRA) ············· 78

N・O

nasal step ··· 36
nerve fiber layer defect(NFLD) ········ 12, 29, 88, 180
normal tension glaucoma(NTG) ············· 3, 74, 180
oozing ··· 53, 110
optic pit ··· 69

P

parapapillary atrophy(PPA) ······················· 76, 85
pattern standard deviation(PSD) ·················· 30
peripapillary chorioretinal atrophy(PPA) ······· 190
peripheral anterior synechia(PAS) ········· 57, 227
peripheral iridotomy(PI) ······························ 132
Peters異常［奇形］ ··· 50, 271
pit-macular syndrome ······································· 69
preperimetric glaucoma ·················· 12, 178, 197
primary angle-closure glaucoma(PACG)
 ·· 203, 210, 230
primary angle closure suspect(PACS) ············ 203
primary angle closure(PAC) ·························· 203
primary angle-closure glaucoma(PACG)
 ·· 4, 123, 132
primary open-angle glaucoma(POAG)
 ······················· 2, 90, 168, 174, 180, 196, 230

R・S

scanning laser polarimetry(SLP) ··················· 81
Scheie分類 ·· 55, 216
Schwartz症候群 ·· 255
secondary angle-closure glaucoma(SACG)
 ·· 132, 222
secondary open-angle glaucoma(SOAG)
 ·· 131, 237
selective laser trabeculoplasty(SLT) ············· 157
Shaffer分類 ·· 55, 216
short wavelength automated perimetry(SWAP)
 ··· 44, 200
superior segmental optic hypoplasia(SSOH)
 ·· 37, 69

T・U・V・W・その他

TSNIT ··· 70, 81
ultrasound biomicroscopy(UBM) ····················· 58
van Herick法 ·· 51
vascular endothelial growth factor(VEGF) ······ 252
visual field index(VFI) ····································· 47
(Weill-)Marchesani症候群 ······························· 234

緑内障診療クローズアップ

2014年4月10日　第1版第1刷発行
2021年12月1日　第1版第4刷発行

- ■編　集　木内良明　きうちよしあき
- ■発行者　三澤　岳
- ■発行所　株式会社メジカルビュー社
  〒162-0845　東京都新宿区市谷本村町2-30
  電話　03(5228)2050(代表)
  ホームページ　https://www.medicalview.co.jp/

  営業部　FAX 03(5228)2059
  　　　　E-mail eigyo@medicalview.co.jp

  編集部　FAX 03(5228)2062
  　　　　E-mail ed@medicalview.co.jp

- ■印刷所　株式会社加藤文明社

ISBN978-4-7583-1088-8 C3047

©MEDICAL VIEW, 2014. Printed in Japan

- ・本書に掲載された著作物の複写・複製・転載・翻訳・データベースへの取り込みおよび送信（送信可能化権を含む）・上映・譲渡に関する許諾権は，（株）メジカルビュー社が保有しています．
- ・JCOPY〈出版者著作権管理機構 委託出版物〉
  本書の無断複製は著作権法上での例外を除き禁じられています．複製される場合は，そのつど事前に，出版者著作権管理機構（電話 03-5244-5088，FAX 03-5244-5089，e-mail：info@jcopy.or.jp）の許諾を得てください．
- ・本書をコピー，スキャン，デジタルデータ化するなどの複製を無許諾で行う行為は，著作権法上での限られた例外（「私的使用のための複製」など）を除き禁じられています．大学，病院，企業などにおいて，研究活動，診察を含み業務上使用する目的で上記の行為を行うことは私的使用には該当せず違法です．また私的使用のためであっても，代行業者等の第三者に依頼して上記の行為を行うことは違法となります．